原　著　Martyn T. Cobourne
　　　　Andrew T. DiBiase

主　译　金作林

口腔正畸学手册

Handbook of Orthodontics

第 2 版

人民卫生出版社
·北 京·

图书在版编目（CIP）数据

口腔正畸学手册 /（英）马蒂·T.考伯尼
（Martyn T. Cobourne）原著；金作林主译.—北京：
人民卫生出版社，2021.9（2024.7 重印）
ISBN 978-7-117-32043-6

Ⅰ.①口… Ⅱ.①马…②金… Ⅲ.①口腔正畸学
Ⅳ.①R783.5

中国版本图书馆 CIP 数据核字（2021）第 177719 号

人卫智网	www.ipmph.com	医学教育、学术、考试、健康， 购书智慧智能综合服务平台
人卫官网	www.pmph.com	人卫官方资讯发布平台

图字：01-2020-0584 号

口腔正畸学手册
Kouqiang Zhengjixue Shouce

主　　译：金作林
出版发行：人民卫生出版社（中继线 010-59780011）
地　　址：北京市朝阳区潘家园南里 19 号
邮　　编：100021
E - mail：pmph @ pmph.com
购书热线：010-59787592　010-59787584　010-65264830
印　　刷：北京华联印刷有限公司
经　　销：新华书店
开　　本：710×1000　1/16　印张：34
字　　数：628 千字
版　　次：2021 年 9 月第 1 版
印　　次：2024 年 7 月第 2 次印刷
标准书号：ISBN 978-7-117-32043-6
定　　价：298.00 元

原　著　Martyn T. Cobourne
　　　　Andrew T. DiBiase

主　译　金作林

副主译　高　洁　刘　佳　徐悦蓉

译　者（按姓氏笔画排序）

王　宪（联勤保障部队第九六二医院）

牛茜楠（空军军医大学第三附属医院）

文　艺（空军军医大学第三附属医院）

刘　佳（空军军医大学第三附属医院）

闫立波（空军军医大学第三附属医院）

李　欣（空军军医大学第三附属医院）

苗　沛（南部战区总医院）

金作林（空军军医大学第三附属医院）

贺娇娇（空军军医大学第三附属医院）

秦　文（空军军医大学第三附属医院）

徐悦蓉（空军军医大学第三附属医院）

高　洁（空军军医大学第三附属医院）

郭冬会（空军军医大学第三附属医院）

口腔正畸学手册

Handbook of Orthodontics

第 2 版

人民卫生出版社
·北　京·

ELSEVIER

Elsevier(Singapore)Pte Ltd.

3 Killiney Road

#08-01 Winsland House I

Singapore 239519

Tel：(65)6349-0200

Fax：(65)6733-1817

第 1 版前言

我们很高兴能有机会写一本关于正畸学的教科书,将我们多年的专业经验融入其中。正畸实践经常被描述为一门艺术而非科学。正畸在临床实践中也充满了争议,如果你向两位或两位以上的专家咨询意见,很少能达成完全一致的意见。在准备这本书的过程中,我们一直秉承这一理念,而且我们知道,并非所有的内容都能得到大家的广泛认同。

正畸学是一门不断发展的专业,各种新的技术和发明不断涌现。虽然我们对这些技术认知很多,但是我们还是应当聚焦于循证医学基础上的正畸基本原则和技术。**目前,临床正畸中有一种趋势,即越来越多的人将注意力放在治疗效率以及某些厂家一直在宣传的"最快、最好"矫治器上,事实上,我们应该避免对矫治器的依赖,更应关注正畸本质的原理和技术。**

深刻理解基础理论对任何正畸医师来说都是非常重要的,因此,本书特别注重颅颌面生长、发育及其疾病细节的描述。如果你能深刻理解正畸生物学基础,那正畸治疗通常会事半功倍,但不幸的是,这并不能保证最后的结果。因为,患者的本质生理特征对治疗有可能起到决定性作用;然而,理解了生物学基础,正畸医生至少有机会接近这个本质特征!在过去的二十多年里,生物学科有了许多振奋人心的发展,我们相信正畸从业人员都应该知道它们。在这些章节中我们广泛参考了 OMIM 网站(Online Mendelian Inheritance in Man),这个网站为读者提供了一个优异而又全面的人类基因和遗传疾病数据库(http://www.ncbi.nlm.nih.gov/omim)。

我们试图写一本面向所有正畸学专业学生的书,但是通常其他口腔专业的读者也会涉及。因此,如果某些章节能够提供帮助给他们,我们将不胜荣幸。最后,我们要感谢众多优秀的老师和经典的教材,使我们在学习过程中获益匪浅。为此,不可避免地,我们在此书中体现了他们的思想,如果他们事先并不知情,我们都将为此表示歉意。

Martyn T. Cobourne

BDS(Hons)FDSRCS(Eng),FDSRCS(Ed),

Msc,MOrthRCS(Eng),FDSOrth RCS,PhD,FHEA

Professor of Orthodontics,

King's College London Dental Institute and Hon Consultant in Orthodontics,

Guy's and St Thomas'NHS Foundation Trust,UK

Andrew T. DiBiase

BDS(Hons)FDSRCS(Eng),Msc,MOrthRCS(Eng),FDSOrth RCS

Consultant Orthodontist,East Kent Hospitals University NHS Foundation Trust,UK

London and Canterbury, 2009

第 2 版前言

　　2010 年《口腔正畸学手册》首次出版，当时我们尚不知这本书是否会被接受，甚至不知道是否对正畸学生有帮助。因此，当收到来自整个正畸界、正畸专业学生以及经验丰富的临床医生等的高度评价，并看到该书在正畸学科教科书中占有一席之地，我们非常高兴并愉快的接受 Elsevier 的邀请，考虑出版新版《口腔正畸学手册》。

　　在新的版本中，我们保持了原有的格式和标题，也保留原版的精髓。虽然这本书非常全面，但是我们还希望它是紧凑的，可以随身携带，便于快速参考。为了解释和说明具体要点，我们尽可能多地附上了注释和插图，并增加了大量新的临床图片。所有的章节都扩展了新的知识领域，特别是在数字成像技术，矫治器系统方面，当然，还包括颅面生物学。

　　在不断变化的正畸和医疗领域，5 年是一段很长的时间，在我们的专业内，越来越多的人接受了循证实践的必要性。因此，在过去 5 年中发表了更多高质量的临床研究，以及大量系统性回顾研究，这些研究解决了正畸治疗中的许多问题。本书从两个方面说明这些成果。首先，在正文中引入专栏，提问并解释：证据在哪里？ 这些专栏为正畸治疗的许多方面提供了最新的证据。我们还从历史和循证学的角度找出了一些我们认为在其领域内特别重要的出版物，并在参考书目中突出了这些文章的重要发现。其次，我们增加了新的章节，介绍了临床正畸领域内循证医学的基本原则，以期为临床研究方法学提供有益的帮助。总之，我们希望这些补充将鼓励我们的学生在他们的临床和学术实践中获得更可靠的依据！

　　尽管我们殚精竭虑，在本书中详尽正畸学知识，但不可避免会有遗漏。此外，部分的内容有可能已被新的思想、新的研究和新的知识所取代：这就是医疗领域出版的本质——推陈出新。我们鼓励读者将这本书作为一个工具，不断探索正畸世界，不断提出问题。我们乐于重新修订，不断完善原版内容。

Martyn T. Cobourne

BDS(Hons)FDSRCS(Eng),FDSRCS(Ed),

Msc,MOrthRCS(Eng),FDSOrth RCS,PhD,FHEA

Professor of Orthodontics,

King's College London Dental Institute and Hon Consultant in Orthodontics,

Guy's and St Thomas'NHS Foundation Trust,UK

Andrew T. DiBiase

BDS(Hons)FDSRCS(Eng),Msc,MOrthRCS(Eng),FDSOrth RCS

Consultant Orthodontist,East Kent Hospitals University NHS Foundation Trust,UK

London and Canterbury, 2015

致　谢

我们仍然非常感谢许多同事，他们热心地提供和捐赠了本书两个版本中的图片。对相关个人的图片在备注中我们已经致谢，但仍需特别感谢 Nic Goodger、Christoph Huppa、Saeeda Jehan、Zahra Kordi、Björn Ludwig、Jonathan Sandler、Evelyn Sheehy、Salome Suarez 和 Dirk Wiechman，他们为查找相关的临床图片付出了巨大的努力。此外，Herman Duterloo 也提供了非常有用的数据，并就正确进行区域重叠的细微差别给我们提供了建议。

我们还要感谢许多专家，他们对两版各章节的文本进行了校对，并提出了许多建议，Sue Mildenhall 和已故的 Raymond Edler 对唇腭裂治疗的相关章节进行了校正；Peter Kesling 从专业视角审阅了 Tip-Edge 力学的部分；Eric Whaites 对复杂而有争议的辐射防护问题提出了建议，Philippa Francis-West 对颅颌面发育章节提供了反馈意见；Spyridon Papageorgiou 就循证正畸学的新章节发表了评论；最后，Oliver Bowyer 和 Joyti Vasudev 通过阅读了多个章节的草稿，并从学生的角度给出了相关的反馈。Nigel Pitts 提供的资料使我们对国内的龋齿状况有了进一步认识。我还要感谢 James Abbott 制作了本书中多个活动矫治器。

在 Elsevier，我们要感谢 Michael Parkinson，以及 Alison Taylor，他们给了我们坚定信心出版本书第一和第二版；本书两个版本的编辑：Hannah Kenner 和 Carole McMurray 处理了全部原始手稿；Bryan Potter 和 Joanna Souch 整理手稿，把它们编辑成书，并毫无怨言接受最后一分钟的修改（如"我们可不可以在这里多加一张图……"）。我们也要感谢众多正畸研究生、牙科学生、治疗师和正畸医师，他们阅读本书第一版后给我们很多有用的反馈。希望我们在新版本中体现了你们的建议。

　　最后，我们要感谢我们的妻子 Jackie 和 Sarah 所提供的巨大帮助。感谢她们对正畸相关理论（Jackie）和英语语法（Sarah）的专业审校；以及对本书的持续关注，尤其是在本书两个版本的编写和制作过程中，我们的三个孩子相继出生，希望她们现在都不会说"你能把那本该死的书放下，过来和你的孩子们待一会儿吗"——至少可以五年左右。

　　谨以本书献给 Jackie，Miles，Max；Sarah，Wilf，Arthur 和 Stanley；同时纪念 David DiBiase。我们也希望他一切都好。

目 录

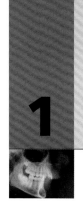

1 第一章
咬合与错殆畸形

正畸学是口腔医学中的一门专业学科,涉及错殆畸形的管理与治疗。在大多数情况下,错殆畸形本身并不代表疾病的状态,而是理想咬合的一种变异。因此,正畸医师明确理想咬合的定义是非常重要的,理想咬合是正畸诊断和制订治疗计划的基础。

理想咬合

理想的牙齿关系可以用静态(或形态)咬合和功能态咬合来定义。Edward Angle(专栏 1.1)认为正常咬合的关键是第一恒磨牙的前后向相对位置,并以此定义牙弓间关系。他认为良好的尖窝交错很重要,可以在牙齿功能运动时提供相互支持(••Angle,1899)。在 Angle 之后近 100 年,Lawrence Andrews 重新定义了静态理想咬合的概念,提出了理想咬合的六个殆关键,着重解释第一恒磨牙的理想位置关系(••Andrews,1972)(专栏 1.2)。

专栏 1.1 Edward Hartley Angle

Edward Angle 是一位出生于 1855 年的美国牙医。他原本是一名修复医师,后来对咬合产生了兴趣,这些背景在将正畸学发展为一门独立的牙科专业中发挥了重要作用。他的成就包括建立了现代固定矫治器系统,提出的错殆畸形的分类至今仍然在世界范围内适用。他提出正常咬合是以第一恒磨牙的位置为基准。如果第一恒磨牙处于正确的位置关系,而其余的牙齿排列在一条平滑的曲线上,此时的咬合是正常的。Angle 的磨牙关系分类至今仍在使用,但现在正畸医师们已经认识到第一恒磨牙的位置并不是一成不变的,这些牙齿在牙弓中的位置会受到很多因素的影响,如乳牙早失等因素都会影响第一恒磨牙的位置。

传统上,正畸医师的治疗是基于这些静态的目标,很少考虑动态咬合或颞下颌关节及相关咀嚼系统的肌肉组织。然而,在过去的几十年里正畸医师对殆学原理和功能咬合产生了浓厚的兴趣(表 1.1)。很多文献报道了理想功

专栏 1.2　Andrews 咬合的六关键

关键 1		**关键 1** 磨牙关系—上颌第一恒磨牙的近中颊尖咬合于下颌第一磨牙近中颊沟处。上颌第一恒磨牙的远中边缘嵴的远中面咬在下颌第二磨牙近中边缘嵴的近中面
关键 2	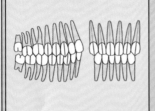	**关键 2** 牙冠的角度或近远中的倾斜—牙齿临床冠长轴与殆平面垂线所组成的角为冠角或轴倾角,代表牙齿的近、远中倾斜程度。正常情况下,临床冠长轴的龈端大都向远中倾斜。倾斜角度因牙位不同而不同
关键 3	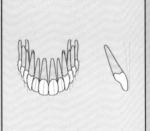	**关键 3** 牙冠的颊舌向倾斜或转矩—牙齿临床冠长轴的颊舌向倾斜度称为冠转矩。不同牙齿有不同的冠转矩:上切牙冠向唇侧倾斜,冠转矩为正;下切牙冠接近直立;除此之外,其余牙齿牙冠都向舌侧倾斜
关键 4	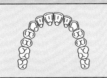	**关键 4** 扭转—上下牙弓内的牙齿无任何扭转
关键 5	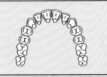	**关键 5** 间隙—上下牙弓内无任何间隙,牙齿保持紧密接触
关键 6		**关键 6** 殆平面—咬合平面平坦或稍有曲度

能咬合的构成及其重要性(专栏1.3);其中有一个重要的概念是牙齿间的相互保护,即前牙和后牙在功能运动时相互保护。牙齿在下列情况下可实现相互保护:

表1.1 咬合的定义

- 后退接触位(RCP)或正中关系(centric relation,CR)是𬌗学中的专业术语,描述的是下颌相对于上颌的位置,此时,髁突处于最稳定可重复的位置。髁突在关节窝的位置已经从最后、最上更改为了最前、最上位
- 牙尖交错位(ICP)或者正中咬合(centric occlusion,CO)是指牙齿达到最大牙尖接触面积时的咬合
- 尖牙引导𬌗是指在下颌侧方运动时,工作侧尖牙始终保持接触
- 组牙功能𬌗是指下颌侧方运动时,工作侧有多个牙齿保持接触
- 非工作侧𬌗干扰是指下颌侧方运动时,非工作侧出现咬合接触

专栏1.3 理想的功能𬌗有多重要?

理想功能𬌗定义为无颞下颌关节功能紊乱、无牙周破坏和无长期咬合不稳定。事实上,有研究表明,所有无最佳咬合功能的年轻人,都应当做正畸治疗。这个标准意味着大部分人都需要正畸治疗,因为理想功能𬌗并不常见。此外,在自然牙列中,似乎没有一种类型的功能𬌗占主导地位,这使得应该治疗为何种理想的咬合存在争议。例如,有研究表明75%的受试者有非工作侧接触(Tipton & Rinchuse,1991);有研究表明正畸患者中有40%者后退接触位(retruded contact position,RCP)和牙尖交错位(intercuspal position,ICP)之间的不调超过2mm(Hidaka et al,2002)。这些重要吗?虽然人为地制造非工作侧𬌗干扰可能会引起颞下颌关节功能紊乱的体征和症状(Christensen 和 Rassouli,1995),即便创造了一个理想的功能𬌗,咬合平衡的结果也是模棱两可的。据报道,尖牙引导可以降低咀嚼肌的肌电活动度(electromyographic,EMG)(Christensen & Rassouli,1995),但肌电图的可重复性有待商榷(Cecere et al,1996)。虽然错𬌗畸形的其他特征与颞下颌关节功能障碍之间的相关性较弱(Egermark-Eriksson et al,1981),但颞下颌关节功能障碍与 RCP 到 ICP 之间差异过大似乎存在关系(Solberg et al,1979)。因此,建立一个理想的功能性咬合,是否能消除或减少颞下颌功能障碍?不幸的是,没有确切证据可以证明这一点,也没有证据可以证明理想的咬合就有长期的稳定性(Luther,2007a,b)。因此,虽然任何治疗都应该以理想功能𬌗为目标,但如果没有达到,似乎也不会对患者造成长期严重的后果。

- 当侧方和前伸运动时,后牙即刻分离,非工作侧无咬合干扰(牙齿接触);

这是因为在侧方运动时工作侧有尖牙引导或组牙功能的存在(图1.1)，前伸运动时有切牙引导的存在。由此，实现了前牙对后牙的保护。

- 在牙尖交错位时，双侧后牙多个牙尖同时接触，而前牙不接触(ICP或正中位，CO)；此时，实现了后牙对前牙的保护。
- 如果ICP与后退接触位(RCP或正中关系，CR)一致，下颌骨在矢状向和横向上从ICP少量向前移动会轻微受限。

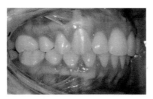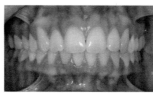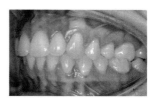

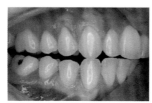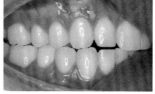

尖牙引导𬌗　　　　　　　　组牙功能𬌗

图1.1　未经治疗的理想咬合。切牙、尖牙、磨牙关系均为I类，牙齿排列整齐，上下牙弓无横向不调。侧方功能运动时有尖牙保护𬌗或组牙功能𬌗

事实上，理想的静态或功能态咬合在西方国家是很少见的(图1.1)，而各种类型的错𬌗畸形发生率较高。

错𬌗畸形的分类

不同于理想咬合，错𬌗畸形是在美学上或功能上均不能令人满意的一种咬合。错𬌗畸形有多种分类方法，主要依据治疗需求与治疗结果进行分类。错𬌗畸形有独特的咬合特点，以此进行分类可以更好地用于诊断和病例交流。

磨牙的分类

安氏分类是以磨牙的咬合关系为依据的一种分类方法，至今它依然是国际上最被认可的一种错𬌗畸形分类方法(••Angle,1899)。在定义理想咬合时，Angle发现上颌第一恒磨牙的近中颊尖应该咬在下颌第一恒磨牙的近中颊尖和远中颊尖之间的颊沟处(图1.2)。因此，基于这种第一磨牙的相对近远中位置关系，将咬合分为以下几类：

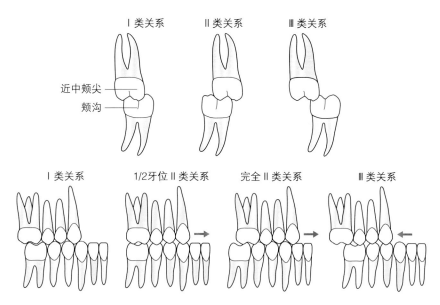

图 1.2　安氏磨牙分类。后牙的咬合可以根据上下第一磨牙近远中牙尖咬合位置程度进一步分类,计量单位通常为磨牙的前后径

- Ⅰ类—牙弓间的位置正常,第一磨牙处于正常的咬合位置。
- Ⅱ类—牙弓间的关系异常,所有的下颌牙齿处于正常位置的远中。Angle 将Ⅱ类又分为两种亚类:
  - Ⅱ类 1 分类—具有Ⅱ类咬合特征,同时,上前牙唇倾。
  - Ⅱ类 2 分类—具有Ⅱ类咬合特征,同时,上前牙舌倾。
- Ⅲ类—牙弓间的关系异常,所有的下颌牙齿都咬在正常牙齿的近中。

在临床中,经常用 1/2 或者 1/3 颗牙来描述Ⅱ类或Ⅲ类关系(图 1.2)。Angle 分类的前提是第一恒磨牙在牙弓内保持固定的位置,但是,并非所有病例都是这样。乳牙早失或恒牙列拥挤会影响第一恒磨牙的位置或关系,当存在不对称的磨牙关系时,很难应用这种分类。

尖牙关系

尖牙关系提供了一种有用的前后向咬合的分类。
- Ⅰ类 — 上颌恒尖牙直接咬在下颌恒尖牙与第一前磨牙的外展隙。
- Ⅱ类 — 上颌恒尖牙咬在下颌恒尖牙与第一前磨牙的外展隙的前方。
- Ⅲ类 — 上颌恒尖牙咬在下颌恒尖牙与第一前磨牙的外展隙的后方。

与磨牙关系相似,尖牙关系的严重程度也可以用牙齿单位来描述,可能会受到局部因素的影响,如拥挤(图 1.2)。

切牙关系

一种与临床更相关的错殆畸形的分类方法是基于上下切牙的关系。上下颌切牙关系可以更真实地反映潜在的骨性关系,也兼顾了患者的主诉。它本质上是安氏分类在切牙中的应用,切牙分类的定义是基于下颌中切牙切端与上颌中切牙舌隆突的关系(图1.3),切牙关系分类被纳入英国牙科专业协会的术语表:

- Ⅰ类—下颌切牙切端咬在或位于上颌切牙舌隆突下方。
- Ⅱ类—下颌切牙切端咬在或位于上颌切牙舌隆突的后方。此类进一步分为:
  - Ⅱ类1分类—上颌切牙直立或者唇倾,覆盖较大。
  - Ⅱ类2分类—上切牙舌倾,覆盖正常或较大。
- Ⅲ类—下切牙的切端咬在上切牙舌隆突的前方。

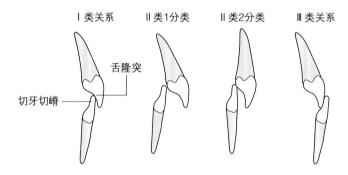

图1.3 英国标准协会的切牙分类

当上颌切牙直立或舌倾同时伴随覆盖较大时就难以确定其分类。因此,就有了Ⅱ类中间型的切牙分类(Williams & Stephens,1992):

- Ⅱ类中间型—下颌切牙的切端位于上颌切牙舌隆突的后方。上颌切牙直立或轻微舌倾,覆盖为5~7mm。

事实上,覆盖较大伴随上切牙舌倾是在Ⅱ类2分类的描述范畴内的。

错殆畸形的发病率

错殆畸形在西方国家曾被描述为一种多基因遗传的疾病,某些咬合特征如拥挤是较常见的表现。从人口研究的数据来看,出现一个或者多个错殆畸形的特点似乎具有地域性。

- 1988—1991 年美国国家健康与营养机构调查了 7 000 例个体,结果发现其中 57%~59% 的人需要接受正畸治疗(Proffit et al,1998)。
- 最常见的问题是切牙不整齐,大多数成人都存在这样的问题,只有 34% 的人下颌切牙排列良好,45% 的人上颌切牙排列良好。
- 大约 20% 的人有明显的骨性问题,其 2% 较为严重,超出了单纯正畸的限度。

在英国,从牙齿健康和审美方面考虑,大约 35% 的 12 岁儿童明确需要正畸治疗,如果把正在治疗的包括在内,这一比例已经上升到 43%(Chestnutnutt et al,2006)。

种族对错𬌗畸形也有重要影响。在北欧、中东和印度的高加索人口中,Ⅱ类错𬌗的问题比较常见,而Ⅲ类错𬌗畸形在东亚国家中很常见,如中国和日本(Soh et al,2005)。与高加索人相比,在非洲—加勒比人群中,前牙开𬌗更常见,而反过来,高加索人中深覆𬌗与Ⅱ类 2 分类错𬌗畸形的人数明显更多。

错𬌗畸形的病因

错𬌗畸形应被视为一种发育的状态,并不是一个简单的个体问题。相反,它是一系列复杂咬合特征的总和,是多因素遗传的表现。虽然在某些病例中,一些特定的因素和病理特征确定是错𬌗畸形的病因,在大多数病例中,错𬌗畸形的病因尚不明确。在每一个体的颌骨与牙列的生长发育期间,遗传因素和环境因素都有密切的相互作用,正是这种相互作用导致了错𬌗畸形(专栏 1.4)。

遗传因素的影响

基因同质的社会与异质的社会相比,表现出较低水平的错𬌗畸形,大多数人的牙齿与咬合的异常似乎都存在显著的基因成分。早期的动物实验提出了一个令人信服的论点,认为错𬌗畸形是由遗传因素造成的,这是基于狗的近亲繁殖,这种近亲繁殖可能导致某些狗的面部严重畸形。后来发现,这些研究是有缺陷的,因为它们只是对软骨发育不全等特定的特征突变进行了分离。软骨发育不全存在于许多品种的小狗身上,但在人类中很少见。

直到最近,大多数关于遗传因素对错𬌗畸形影响的结论都是通过对家庭和双胞胎的研究得到的。同卵双胞胎的基因是相同的,而异卵双胞胎只有 50% 的基因组成相同。因此,通过比较两组间咬合性状的差异,可以看出基因对某一性状的影响;差异越大,遗传效应越大(Corruccini et al,1990)。它假设了两组的环境影响是相似的,但并不总是这样。因此,从简单的相关性研究转向了更复杂的统计学分析,以解释环境对基因功能的影响。利用这些技术,双

专栏 1.4　先天因素与后天因素：错殆畸形的病因

错殆畸形的发生是由于遗传因素还是环境因素，这对于理解错殆畸形的病因以及开发新的治疗方法非常重要。当代正畸学的鼻祖们认为错殆畸形是一种文明化的疾病，重建正常的颌骨功能与咬合，可以获得稳定的治疗效果。随着对基因和遗传更深刻的理解，以及头影测量技术的引入，人们开始认为错殆畸形是由遗传因素造成。因此治疗也变为直接矫正错殆畸形同时矫治现有的面部骨骼和软组织问题；头影测量和临床治疗的目标也一直在发展，通常是基于下颌切牙的位置。目前，科学已经远远不止简单的孟德尔遗传学，正畸医师的注意力又转移到环境因素对错殆畸形的影响。这也重新提起了正畸医师对颌骨生长治疗方法的兴趣。

我们能够完全解释错殆畸形的病因吗？区别于有单一病因的疾病状态，错殆畸形的表现是一系列随着生长和功能而改变和建立的特征性特点。如果说遗传在其中扮演了一定的角色，一定是通过多基因遗传，也就是说最终的表型是由不同位点的多个基因相互作用决定的，每个位点都具有附加效应。此外，与唇腭裂等情况不同，要超过一个临界阈值，表型才可以表达，错殆畸形的表现具有连续的梯度分布，使得其遗传性病因学更难辨别。随着人类基因组图谱的绘制，现在已经有了工作的蓝图，但真正的挑战将是破译基因如何相互作用，与自身和环境，以及表观遗传学中的新科学。因此，错殆畸形可能并不是单独由先天或后天因素所致，而是两者共同决定了个体的表型。

胞胎研究表明，大多数牙齿的大小和牙弓的尺寸具有高度的遗传性，而一些咬合特征，如覆殆和覆盖，则具有较低的遗传性（Townsend et al，2008）。

许多发育性牙齿畸形都是同时发生的，并且有很强的家族性倾向。这种发育的一个例子是上颌腭侧的阻生尖牙，它在女性和某些族群中更为常见，通常伴随着侧切牙过小或缺失（Peck et al，1994）。颅颌面生长同样也受到遗传的影响，Ⅱ类 1 分类错殆畸形患者与直系亲属之间有较高的相关性，支持多基因遗传，尤其是下颌后缩遗传性更高。垂直生长模式也比水平生长模式具有更高的遗传控制，这表现在Ⅱ类 2 分类错殆特征的高度遗传，其典型特征是深覆殆和向前的生长旋转。

从家族遗传研究和不同种族群体中的变异研究可见，Ⅲ类错殆中的下颌前突，有高度的遗传倾向（Litton et al，1970；Watanabe et al，2005）。

对兄弟姐妹的研究表明，牙弓的大小和形状似乎受到更多环境的影响（Cassidy et al，1998）。牙列拥挤表明牙齿大小与牙弓大小之间存在差异。牙齿的发育,包括大小、形态以及在牙弓内的排列,更多地受到遗传的影响。然而,拥挤的主要原因似乎在于牙弓大小与牙齿大小的不匹配(Howe et al,1983)。

大量的人口学研究也调查了外来人口增加和近亲通婚对错殆畸形的影响。这些流行病学研究的结果显示,遗传因素对骨性关系影响较大,对牙性的特征影响较小,比如覆殆、磨牙关系和拥挤,这意味着环境因素对牙性特征的影响会更大一些。遗传因素的重要性也随着错殆畸形的严重程度而增加。

虽然颅颌面的形态和生长可能受遗传控制,但兄弟姐妹经常出现类似的错殆的原因可能与他们对环境因素的影响做出相似的反应有关。因此,虽然错殆畸形似乎是后天形成的,但遗传因素对颅面形态的潜在控制将会使兄弟姐妹表现相似的生理反应,从而出现相似的错殆畸形(King et al,1993)。

所有这些研究都表明错殆畸形并不遵循简单的孟德尔学说,而是多基因遗传或表观遗传、基因之间的相互作用或基因与环境之间的相互作用,共同决定了特征的表型变化。因此,任何一个因素都有一个附加效应,表现为错殆畸形特征的连续变化。在基因分离的群体中,这些特征的等位基因更为频繁的表达,表明了这类群体有更大的遗传成分迹象。有研究调查了近亲繁殖对错殆的影响,支持这些特征的多基因遗传理论,如覆殆和覆盖(Lauc et al,2003)。

环境因素

发育中的牙列受到静息状态下软组织压力和功能的影响:处于肌肉平衡的位置(•Proffit,1978)。牙齿的萌出受到唇颊肌和舌体的影响。在有持续吮指习惯或唇闭合不全的患者中可见,在功能运动时,下唇习惯性处于上切牙后方,可能导致覆盖增大。当这种肌肉力量平衡被打破时,牙齿的位置也会发生改变。来自生理的、习惯的或病理的原因,都将影响唇、颊、舌肌以及牙周组织。

软组织

在功能运动时,牙齿和牙周组织受到许多力的作用。在功能运动中,咀嚼力大但持续时间短,最终被牙周膜吸收。因此,在没有病理因素的情况下,这个作用力不会导致牙齿移动。相反,如果有病理因素存在,咀嚼力会导致牙齿非正常移动。相比之下,软组织对牙齿施加的作用力既小且持久。牙齿所在的位置正好处于唇颊肌和舌肌之间的平衡区,如果这种力量不平衡,就会导致牙齿移动(•Proffit,1978)。例如,许多儿童有唇闭合不全的问题:

- 如果下唇处于上切牙后方,这可能会导致覆盖增大,造成唇外翻(图1.4)。
- 有一小部分患者,颏肌高度紧张,导致下切牙舌倾,又称为条带样下唇

（图1.5）。

- 同样，下唇位置过高被认为是导致Ⅱ类2分类患者上切牙舌倾的原因之一（图1.6）。

在前牙开殆的病例中，吞咽时舌头向前伸填补了上下牙齿之间的空隙，从而封闭了口腔前部。这是一种适应性行为，继发于错殆畸形。有时候，吐舌是错殆畸形的主要原因，称为内源性（原发性）吐舌（图1.7）。原发性吐舌发生率并不高，可能与舌体在休息位时的异常位置有关（专栏1.5）。软组织也可以受习惯或活动度变化的影响。吹奏铜管乐器，可能会使演奏者有反殆或者反殆的

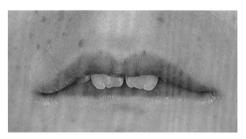
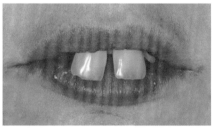

图1.4 下唇内陷导致覆盖增大

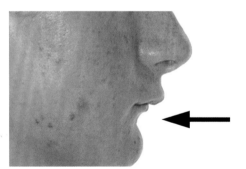
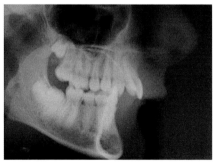

图1.5 条带样下唇

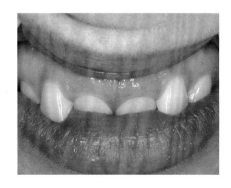

图1.6 下唇位置过高导致Ⅱ类2分类切牙关系中的上中切牙舌倾，侧切牙唇倾（照片中上唇是牵拉开的状态）

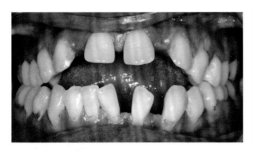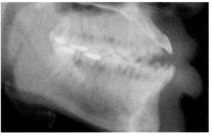

图 1.7　舌习惯所致的前牙开殆和双牙弓前突

倾向,因为演奏时嘴唇持续张开,舌体一直处于较低的位置(Grammatopoulos et al,2012)。再次强调,这种结果是由于持续的软组织处于不良位置导致的而不是软组织力量大小决定的。

　　如果患者本身就存在上下颌骨骨性不调,就会出现生理性适应,又名为牙槽骨代偿(•Solow,1980)。这种趋势在唇侧牙槽骨更为明显,与正常牙弓相反,前牙会直立或者唇倾以掩饰骨性不调的严重程度。这种代偿在Ⅲ类错殆畸形中更常见,通常表现为上前牙唇倾和下前牙舌倾(图1.8)。

口呼吸

与正常儿童相比,鼻咽阻塞并伴有腺样体肥大的儿童通常表现为长面、小下颌(图1.9)(Linder-Aronson,1970)。这种面型通常也在儿童的睡眠障碍患者中出现,睡眠障碍通常表现为打鼾、阻塞性睡眠呼吸暂停(Katyal et al, 2013)。

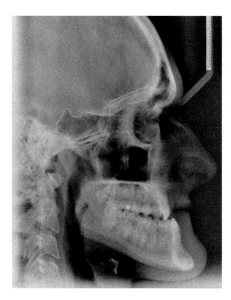

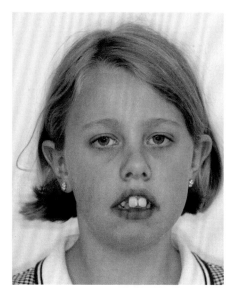

图1.8 安氏Ⅲ类错𬌗可见切牙牙槽骨代偿。在骨性Ⅲ类的基础上,下颌切牙舌倾试图达到Ⅰ类切牙关系

图1.9 面下高度增加和唇闭合不全的儿童,有鼻塞和口呼吸的病史。这种面形又叫腺样体面容

新生儿必须进行鼻呼吸才能完成吮吸(见图4.12);然而,大多数青春期前的儿童在休息位时都习惯性地张嘴。但在很多情况下这种现象会消失,因为相较于面下部的骨骼生长,唇部会有更多的垂直向生长,这种生长在男孩中表现更明显。灵长类动物和人类的鼻腔气道阻塞实验表明,阻塞会导致头部姿势位的改变,伴随着颈部伸展,下颌在生长过程中会发生向下和向后旋转。据报道,严重鼻咽部阻塞的儿童在腺样体切除术后,相比垂直向的生长,面部会出现更多的水平向生长(•Woodside et al,1991)。

在人类中,鼻呼吸道的完全阻塞是罕见的,许多儿童虽然有鼻阻塞或唇闭合不全,也依然会使用鼻子呼吸(Vig,1998)。因此,不能将一些从个别病例中所得的数据应用于正常的人群。所以,部分鼻阻塞是否是错𬌗畸形的一个病因,实际情况似乎远比一种简单的形态与功能之间的相互作用更复杂。

肌肉活动

与肌肉张力丧失有关的疾病,如肌肉萎缩和某些类型的脑瘫等,可导致下颌骨向下和向后旋转,面下 1/3 的高度增加和前牙开殆(图 1.10)。成人下面高的增加会导致咬合力的降低,咬肌纤维的组成也不同,提示肌肉问题是错殆畸形的首要病因(Hunt et al,2006)。此外,不同面型的患者,其收缩调节蛋白的基因表达水平也不相同(Huh et al,2013)。然而,拥有相似骨骼结构儿童,他们的咬合力大小和面部高度正常的儿童咬合力相同,这意味着咬合力丧失和肌肉纤维类型的差异可能仅伴随错殆畸形发生而不是导致错殆(Proffit & Fields,1983)。

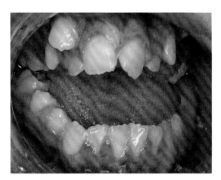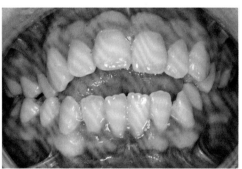

图 1.10　与脑瘫相关的前牙开殆(左图),持续的吮指习惯造成的开殆(右图)

吮吸习惯

儿童在幼年时期会形成各种非营养性的吮吸习惯,在大多数情况下是吮吸橡皮奶嘴和/或手指。在出生后的最初几年比较常见的是使用吮吸奶嘴,但通常不超过 5 岁。相比之下,吸吮手指在 5 岁以上的儿童中也极为常见,有吸吮手指习惯的儿童在所有吸吮习惯儿童中大概占 10%(Brenchley,1991)。不良吸吮习惯如果超过了 2 岁依然存在,则会影响牙弓和咬合的发育,吮吸习惯的类型、频率、强度和持续时间会对咬合造成不同程度的后果,如:

- 增加上颌牙弓长度,导致上牙弓前凸。
- 上颌牙弓变窄,下颌牙弓宽度增加。
- 后牙反殆。
- 上颌切牙唇倾,散隙,覆盖增大。
- 覆殆减小或前牙开殆。
- 后牙区 Ⅱ 类咬合。

一般来说,吮吸奶嘴通常与对称的开殆和后牙反殆相关,相较于吮指,对乳牙列的影响较大(Duncan et al,2007)。吮指倾向于产生不对称的开殆,覆盖增大,对混合牙列和早期恒牙列有更显著的影响(图1.10)。由于不良习惯对切牙位置的直接影响,造成了覆殆和覆盖的改变,然而,如果舌位置较低远离上颌牙弓,会导致颊肌力量增加,因为上颌后牙区缺乏牙齿的支持接触,上颌牙弓变窄,导致后牙反殆的形成。值得注意的是,许多咬合的改变可以持续到不良习惯的破除,如果不良习惯已经持续到混合牙列依然没有改变,那这种咬合的改变可能是永久的。

饮食

大量人口研究和考古记录的比较证实了错殆畸形在过去的1 000年里变得越来越常见。事实上,流行病学的调查数据显示,在几代人的时间内,有时甚至从一代到下一代,人类咬合变异都明显增加(Weiland et al,1997)。这种快速的变化,主要是因为环境的不断变化,如日益发展的城市化进程和工业化社会(Corruccini,1984)。目前的理论认为,现代社会的饮食结构发生了很大的改变,现代食物的消耗主要集中在软的、高能量的食物,这种模式会导致牙齿邻面的磨耗减小。关于原住民与石器时代的研究表明,缺乏磨耗可能是错殆畸形的病因,尤其是牙列拥挤(••Begg,1954)(图1.11)。

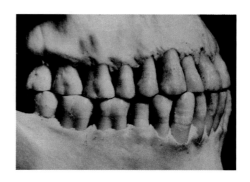

图1.11 完美的牙尖交错的 I 类咬合,从中可看到饮食相关的邻面磨耗

软性饮食也可能导致颌骨发育不全和牙弓长度不足,从而导致牙列拥挤。根据这一理论,硬性饮食需要有力的咀嚼,可以刺激面部骨骼的生长,特别上下牙弓水平向的发育。牙齿磨耗仅仅是饮食相关的磨耗和高度的咀嚼活动所带来的副产物,对牙齿的排列影响很小,因为每半侧牙弓的磨耗只有2~3mm。同样的,动物实验研究也表明,饮食的一致性和咀嚼活动不仅影响咀嚼肌,还会影响骨骼生长的很多方面,包括骨骼大小和体积、骨骼的内部结构以及颅颌面的大小和形态(Varrela,2006)。这意味着,大多数以软性饮食为食物结构的发达国家会出现更多的颌骨发育不足和错殆畸形。当然,社会城市化及工业化发展也会引起人口迁移、远系繁殖(族外婚)、基因库和异型结合的增加,这其中也包括一些影响颅面发育的基因。

病理因素

许多病理因素可以直接引起错殆畸形,导致骨性异常对牙列产生影响。

儿童颌骨骨折

髁突是儿童时期下颌骨最常见的骨折部位,在诊断中常常被忽略。在更严重的病例中,双侧髁突骨折,从关节窝中脱位,由于下颌升支的高度降低,前牙开殆可能是一个主要的特征。下颌髁突早期创伤的长期后遗症可能是下颌骨不对称,同侧的下颌升支高度降低,颏点偏斜(图 1.12)。髁突骨折后果的严重程度与受伤时的年龄相关。然而,有较高比例的儿童在髁突骨折的情况下,仍然有正常的下颌生长,这是因为髁突有一定的修复能力,甚至是从关节窝中脱位的髁突。

青少年类风湿性关节炎

发生于 16 岁之前并侵犯颞下颌关节的关节炎,可引起下颌骨的生长受限,可导致严重的 Ⅱ 类错殆畸形(图 1.13)。

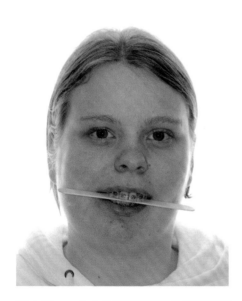

图 1.12 一位由儿童期的髁突骨折所致面部不对称的成年女性

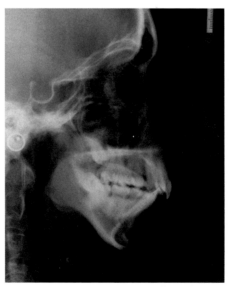

图 1.13 侧位片所示为一位有青少年类风湿性关节炎病史的患者

生长激素分泌异常

腺垂体肿瘤源的生长激素分泌过多会导致儿童的巨人症和成人的患肢端肥大症。在这两种情况下,患者都表现为Ⅲ类错殆畸形,特点是下颌发育过度(图 1.14)。

牙周疾病

牙周病引起的牙槽骨骨量减少后,牙齿变得更容易受到周围软组织的影响。随着年龄的增长,这种现象更为普遍,软组织平衡的任何改变都可能导致牙齿移动,特别是当牙齿本身就有一定动度的时候。当上颌切牙脱离下唇的控制后,通常会导致覆盖的增加和牙列间隙(图 1.15)。

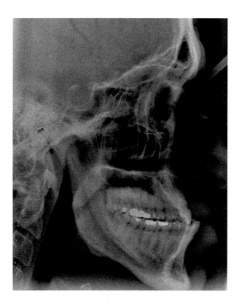

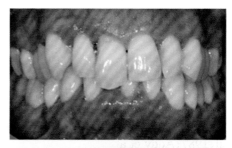

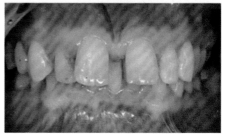

图1.14　侧位片所示为一位成年人的安氏Ⅲ类错殆,继发于垂体肿瘤生长激素的过度分泌,可见明显增大的垂体窝的边缘影迹

图1.15　牙槽骨丧失导致:上图:(右侧)上颌切牙萌出过度和漂移。下图:左侧上切牙唇倾,有散隙

牙槽骨创伤

上颌乳切牙的外伤会导致乳切牙移位至继承恒牙的发育蕾处。会引起继承恒牙牙冠的损伤或者牙根的开张,导致牙齿萌出障碍或者阻生。由于外伤导致的恒切牙缺失会导致间隙丧失和中线偏移(图 1.16)。

乳牙过早脱落

饮用水氟化和口腔卫生教育已经显著降低了儿童龋坏的发病率,但是由于龋齿而导致的乳牙丧失,仍然是导致局部错殆的主要病因。在牙列中,乳牙的早期缺失会导致间隙丢失,拥挤增加,中线偏移。这将在第10章进一步讨论。

正畸治疗的益处

对于任何选择性的医疗治疗,都应该清楚地列出对患者的益处,并且这些益处应该超过任何潜在的风险。很明显,正畸治疗可以为患者提供明显的美观优势。正畸治疗也可以改善一个人的口腔健康和心理健康,然而,这一点很难提供有力的证据来证明。

预防龋病和牙周病

龋病是大多数发达国家的地方病,主要病因是牙菌斑中的致龋菌群和频繁摄入精制糖。通过良好的饮食和口腔卫生可以控制该病的发展,与错殆畸形的存在与否无关。整齐的牙齿更容易保持口腔清洁(El-Mangoury et al,1987;Addy et al,1988),接受牙齿矫正的患者,被证实有较低的菌斑数值(Davies et al,1991)。这是由于治疗所带来的行为改变还是治疗本身尚不明确;但无论如何,正畸治疗的效果似乎是有利的。然而,关于牙列拥挤是龋坏的危险因素的证据是微弱的(Hafez et al,2012)。

正畸治疗可以防止牙周破坏,尤其是在下列情形中:
- 矫正伴随下切牙牙龈退缩的前牙反殆(图1.17)。
- 矫正创伤性深覆殆(图1.18)。

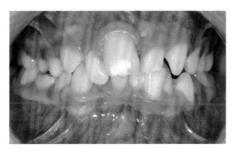

图1.16 创伤导致左侧上颌切牙缺失,随后间隙丧失,中线偏斜

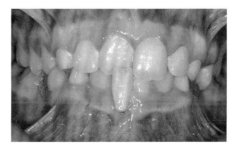

图1.17 由个别前牙(右侧)反殆和创伤性覆殆导致的左侧下切牙牙龈退缩

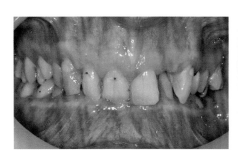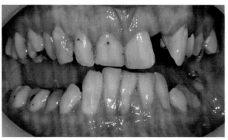

图 1.18　创伤性深覆𬌗导致下切牙唇侧牙龈退缩

提高咀嚼效率

虽然拥有正常的咬合可以提高咀嚼效率的证据很弱,但是不良的咬合接触确实会影响咀嚼效率(Magalhaes et al, 2010)。此外,儿童后牙反𬌗与咀嚼时不对称的肌肉活动有关(Andrade Ada et al, 2008)。正畸—正颌联合治疗Ⅱ类和Ⅲ类错𬌗术后,长期的追踪证实了咀嚼功能的改善(Kobayashi et al, 1993; van den Braber et al, 2005)。

虽然像许多人一样,没有牙齿也完全可能在西方这种软性饮食中生存下来,但某些咬合特征,比如前牙开𬌗,患者不能切断食物,对患者的社交产生了一定的影响,这通常也是患者的主诉。

颞下颌关节功能障碍

颞下颌关节功能障碍的病因学仍然存在争议,目前其病因被认为是多因素的。已有大量研究探讨错𬌗畸形和颞下颌关节功能障碍之间的关系,主要集中在大型的流行病学研究,与此同时错𬌗畸形的某些特征被证实与关节功能障碍的一些症状和体征相关(表1.2),但这些证据都很微弱(Egermark-Eriksson et al, 1983)(见证据在哪里 1?)。

表 1.2　与颞下颌关节功能紊乱相关的咬合特征

• 前牙开𬌗	• Ⅱ类和Ⅲ类磨牙关系
• 深覆𬌗	• 后牙反𬌗伴牙齿移位

改善语音

语言模式早期就开始建立,大多数情况下,在恒牙萌出之前就已形成。一些语言问题与错𬌗畸形的某些特征有关,如口齿不清和前牙开𬌗有关,但治疗错𬌗畸形并不能保证解决这些问题(Hassan et al, 2008)。

证据在哪里 1？错𬌗畸形，正畸和颞下颌关节紊乱

颞下颌关节功能障碍（temporomandibular joint dysfunction，TMD）是指一组与颞下颌关节和周围肌肉的弹响、绞索和疼痛相关的症状。这些症状非常常见，据报道，3/4 的人至少有其中的一种症状，1/3 的人在人生的某个阶段至少也有一种症状。它在女性中有较高的发病率，同时受影响的人数也随着年龄的增长而增加。许多咬合特征被随意地与 TMD 体征或症状的发生联系起来，正畸治疗被认为既是潜在的病因，也是治疗的方法。从横向的人群观察性研究中发现，错𬌗畸形的一些特征和 TMD 之间似乎存在微弱的相关性，包括未治疗的反𬌗伴随功能性偏斜与大覆盖，这些咬合特征和略高的 TMD 患病率有一定的联系（**Mohlin et al, 2007；Thilander & Bjerklin，2012）。

没有证据表明正畸治疗是 TMD 的危险因素，无论正畸治疗中是否拔牙（**Mohlin et al, 2004；Rinchuse & McMinn，2006）。也没有证据支持正畸治疗可以减少 TMD 的症状和体征这一理念（Macfarlane et al, 2009；•Luther et al, 2010）。已经有研究表明，在 TMD 治疗方面还没有更好更明确的方法，因此，美国牙科研究协会强烈建议，除非有特定的无可非议的指征，TMD 治疗应该首选保守和可逆的方法，这种观点似乎是合理的。

预防创伤

较大的覆盖是上切牙外伤的一个危险因素（Jarvinen，1978）。因此，在 Ⅱ 类 1 分类的患者中，上切牙外伤的比例很高。理论上讲，改善这样的切牙关系可以降低这些牙齿受外伤的可能性。然而，大多数的前牙外伤发生在恒切牙萌出后不久，通常在正畸治疗的年龄之前。最近有随机临床试验的证据表明，在青春期前纠正 Ⅱ 类 1 分类的切牙关系确实可以降低后期前牙外伤的发生率（**Thiruvenkatachari et al, 2013）。

心理益处

世界卫生组织将健康定义为"身体、社会和精神完全健康的状态，而不仅仅是没有疾病"。因此，即使错𬌗畸形不是一种疾病状态，治疗的益处也应该考虑到个人的社会和心理健康。某些咬合特征，如较大的覆盖，容易使儿童更容易受到嘲笑和欺负，这可能对儿童的自尊产生深远的影响，并导致儿童的心理健康和社会问题（•Seehra et al, 2011）。与面部缺陷相关的更严重的错𬌗畸形，如唇腭裂，已被证明对患者心理有长期的影响。然而，纵向研究表明，几乎没有客观证据支持正畸治疗可以改善个人的长期心理健康这一假设（**Kenealy et al,2007；Benson et al,2014)。

　　近年来,研究的重点是错𬌗畸形对患者生活质量的潜在影响。这是一种很难定义的关系,但就健康而言,它关注的是一个人对疼痛或不适、身体功能、心理和社会功能的体验。某些咬合特征,如较大的覆盖和牙齿间隙,似乎对儿童及其家庭有一些负面影响(Johal et al,2007),而在成人中,需要手术矫正的严重骨骼问题可能对个人生活质量产生很大的影响。越来越多的证据表明错𬌗畸形的治疗必要性与不良口腔健康导致的生活质量降低相关(Liu et al,2009；Dimberg et al,2014),对于这一类患者而言,正畸治疗可以提高他们的生活质量(Zhou et al,2014)。

牙齿矫正治疗的风险

　　正畸治疗并非没有风险。与治疗相关的风险可能是粘接矫治器造成的直接后果,也可能继发于治疗本身。

矫治器的风险

　　固定矫治器的主要的风险来自这些装置可能会直接影响牙齿本身、牙周组织和软组织。

牙釉质脱矿

　　在应用固定矫治器治疗过程中,脱矿的发生率很高,可能导致牙齿唇面出现白色斑块。多达 1/2 接受固定矫治器治疗的患者有釉质脱矿的现象发生(Gorelick et al,1982)。主要的病因是口腔卫生不良和饮食中含有大量的精制糖。这些因素结合在一起并长期存在,将不可避免地导致牙齿的脱矿和永久性白斑(图 1.19)。因此,良好的口腔卫生和非致龋性饮食是应用固定矫治器进行正畸治疗的首要条件。在治疗过程中,常规应用局部氟化物补充剂可以降低牙釉质白斑产生的概率。每天使用 0.05% 的氟化钠漱口水可以显著降低釉质白斑的发生率(Benson et al,2005),而释放氟离子的粘接剂,如玻璃离子,可以降低治疗期间的龋坏水平(Derks et al,2004)。

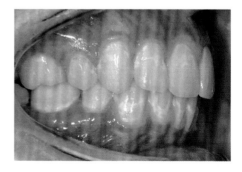

图 1.19　固定矫治器治疗后,牙齿脱矿

釉质折断

去除粘接在牙面上的固定矫治器时,如果托槽的粘接强度很高,釉质—牙本质界处会有折断的风险。事实上,通常使用的粘接强度要比这低得多,粘接脱落失败经常发生在托槽底板—釉质界面。可以证明这一点的是早期的陶瓷托槽系统,厂家考虑到治疗过程中的粘接失败,经化学处理,增加了粘接的机械强度。这导致粘接强度过大,增加了去托槽过程中釉质折断的风险。现在的陶瓷托槽系统的底板设计的便于更容易去除,降低了牙釉质折断的风险。

牙根吸收

牙根外吸收几乎是正畸治疗的普遍现象,但是通常没有显著的临床意义,对牙齿的长期健康也没有影响。据报道,严重的牙根吸收,牙根超过 1/3 的长度丧失,在正畸治疗患者中发生率为 1%~5%(图 1.20)(Sameshima & Sinclair,2004)。牙根吸收的最大量和最严重的部位可见于上颌前牙区,尤其是上颌侧切牙。牙根吸收的病因学和特定危险因素将在第五章进一步探讨。

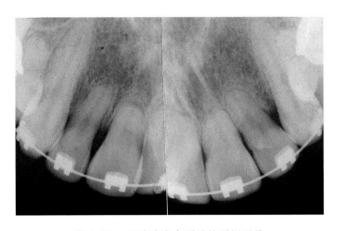

图 1.20　正畸治疗中严重的牙根吸收

疼痛和牙髓损伤

正畸治疗,尤其是在应用固定矫治器时,患者可能会感觉疼痛。然而,这种疼痛通常在矫治器激活后几天内消失,可以用镇痛药控制。矫治过程中使用过大的力量或把牙根尖移动到皮质骨外,会导致牙髓活力丧失。有外伤史的牙齿更容易在治疗过程中牙髓丧失活力,但多数情况下都无明显原因。幸运的是,牙髓活力丧失是正畸治疗中非常罕见的一种并发症(图 1.21)。

牙龈炎

牙龈刺激是在使用固定矫治器时不可避免的,尤其是放置带环的部位,而糟糕的口腔卫生会导致牙龈增生,从而加重牙龈炎症。去除矫治器后,牙龈健康会明显改善,探诊深度的降低主要是由于牙龈增生性组织的回缩(图 1.22)。某些药物,如抗癫痫药物和免疫抑制剂同时伴随口腔卫生不良时可导致广泛的牙龈增生,这种情况下,矫治器去除后可能需要牙龈手术。

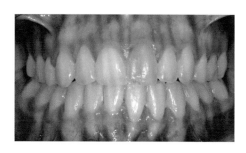

图1.21 正畸治疗中左侧上颌中切牙牙髓活力丧失,牙冠变色

牙槽骨吸收

据报道,正畸治疗结束后牙槽骨高度轻微降低通常发生在邻近拔牙处的牙齿,也并无证据证明正畸治疗对牙周健康有长远的影响(Zachrisson & Alnaes,1974)。有一个例外是,对活动性牙周病患者进行正畸治疗会加速牙槽骨的丧失。在开始正畸治疗前,应治疗牙周病,维持牙周稳定良好。正畸治疗也可以导致牙龈退缩,若在矫治的过程中,将牙齿大量地向唇侧或者颊侧移动,将会导致骨开裂和牙龈退缩。这通常发生在应当拔牙的非拔牙矫治中(图 1.23)。

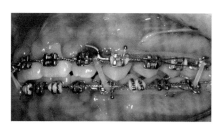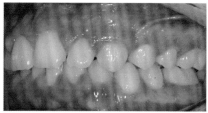

图1.22 正畸治疗中的牙龈增生,去除矫治器后,牙龈增生得到了改善

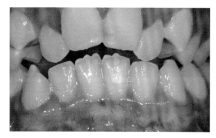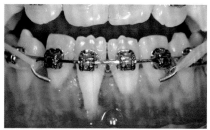

图1.23 正畸治疗过程中下切牙唇倾后牙龈退缩

口腔溃疡

部分易感人群在接受固定矫治器治疗时发生创伤性溃疡是很常见的，特别是在治疗的早期阶段，对患者来说溃疡可能是很多的不适和疼痛的原因。如果弓丝末端没有被切断或者回弯，仍然在磨牙颊管末端突出，患者的溃疡将更加严重(图1.24)。用酸蚀剂酸蚀牙面时，若酸蚀剂直接接触到软组织，可能会造成酸蚀灼伤，因此直接粘接时务必要重视这些情况。

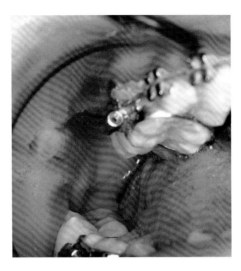

图1.24 固定矫治器患者的口腔溃疡

过敏反应

正畸所用的弓丝和托槽中通常都含有镍，而镍过敏患者也越来越多。据报道，镍过敏在美国和欧洲的发生率约为10%，在女性中更为常见。它通常是一种Ⅳ型过敏反应，在佩戴饰品或手表以及扎耳洞等时会发生。幸运的是，虽然长期暴露在含镍的口腔矫治器中可能会增加对镍的敏感性，但口腔过敏反应却鲜见报道(Bass et al,1993)。过敏在口腔内的表现是非特异性的，据报道口腔卫生良好时仍出现红斑区或严重的牙龈炎，要考虑过敏反应。

头帽外伤

据报道，在使用头帽时会造成很多口内外的意外发生，尤其是眼睛刺伤的风险。大多数的这些意外发生在夜里头帽的内弓从磨牙带环中脱出导致，头帽外伤将在第5章进一步讨论。

与正畸治疗相关的一般风险

已有报道关于正畸治疗更为普遍的风险，特别是对面部外形或颞下颌关节造成的损伤。但是关于这些损伤的说法引起了很大的争议，目前在文献中没有任何有力的证据来支持这些说法。相反的是，大家都清楚地认识到，经过正畸治疗后，牙齿最后的位置可能会复发，所以正畸患者必须明白，如果没有永久的保持，就无法保证绝对的稳定性。

面部美学

牙列在面部软组织内的位置对面部美学有影响。切牙过度内收，与牙弓中段前磨牙的拔除相关,常被批评导致面部侧貌过于平直,尤其对嘴唇的位置造成影响。相反,切牙过度唇倾也会导致面部外形变差。切牙位置变化与软组织改变之间的关系非常复杂。有很多研究(主要是回顾性研究)评估矫正治疗后的面部变化,虽然拔牙矫正比非拔牙治疗会使面型轻微后缩,但是对于大多数病例,不论是否拔牙治疗,普通人与正畸医师的评价都证明面部美观度变得更好了(见证据在哪里 2?)。

证据在哪里 2? 牙齿矫正会破坏面型吗?

对正畸治疗最持久和最严厉的批评之一是,它会导致面部软组织外形的恶化,唇部后缩和上牙弓变窄,尤其是涉及拔牙的时候。持这一观点的人经常情绪激动地以"毁容"案例报告来支持这一观点,并且通常针对全科医师或患者宣传,这可能导致患者不愿接受拔牙作为正畸治疗的一部分。毫无疑问,治疗计划不当和执行不当的治疗可能是有害的,尤其是试图单纯使用正畸治疗来矫正严重的骨性问题,那么,是否有证据表明正畸治疗经常破坏面型?

这一领域的大多数研究都是回顾性的,因此样本存在一些偏倚。一些作者试图通过分组的方法来减少偏倚,将相似的样本分组进行分析(Paquette et al,1992)。这些研究和前瞻性研究表明,拔除四颗前磨牙后,嘴唇突度减小。然而,这样的变化通常很小,一般认为对外貌的改变是有利的,而且改变也因个体的差异不同(Leonardi et al,2010)。牙弓中段拔牙也不会导致不可接受的微笑变窄和垂直向的问题(Kim & Gianelly,2003)。因此,目前的证据表明,合理的正畸治疗计划和治疗,对于大多数的病例都是有益的,尤其是那些软组织前突的患者受益更多。

颞下颌关节功能障碍

曾有关于正畸治疗与颞下颌关节功能障碍相关症状加重的索赔和成功的诉讼。然而,目前并没有证据可以证明正畸,尤其是拔除恒牙的正畸治疗与颞下颌关节功能障碍的症状和体征有关。无论是否拔除牙齿,正畸治疗都未被证明是导致日后生活中颞下颌关节功能障碍的因素之一(见证据在哪里 1?)。但是,正畸治疗前对患者颞下颌关节状态的记录是非常有必要且重要的。如果治疗前患者颞下颌关节存在一定的体征和症状,则需认真记录并妥善处理。同时,还应注意在治疗结束时建立一个良好的功能性咬合。

复发

复发是指正畸治疗后牙列部分或者完全回到最初错𬌗畸形的一种情况。

不幸的是,即使大多数病例进行了保持,复发仍然是一个普遍的现象。尽管由于较高的个体差异,复发难以预测,但纵向研究表明有些错𬌗特征在矫正后复发率很高:

- 牙齿扭转。
- 下切牙拥挤。
- 下切牙颊舌向位置的改变过多。
- 下颌尖牙间宽度增加。
- 散隙。

在未治疗的人群中发现,随着年龄的增长,牙列拥挤逐渐增加,尤其在下颌前牙段,因此,这被视为是一种增龄性改变,而不是复发。这对患者来说往往很难理解,这也是需要长期保持的一个原因。保持将在第 11 章进一步讨论。

治疗失败

成功的正畸治疗往往需要患者良好的配合和依从性,这对于一些患者来说是很困难的。良好的配合通常对治疗有高度积极性的成年患者来说不是一个问题,但据报道,儿童和青少年中,终止治疗率很高。很明显,一个没有完成治疗的患者通常会有一个不理想的咬合,甚至比治疗前更糟糕的咬合,尤其对于那些拔牙间隙还未关闭的患者。

正畸治疗的社会保障

鉴于错𬌗畸形在普通人群中的高发病率和治疗需求的增加,西方国家政府已经尝试制定可提供正畸治疗的指数,以便在医疗系统内优先提供正畸治疗(专栏 1.6)。在英国和斯堪的纳维亚等国家,政府将牙科保健服务作为国家卫生服务的一部分进行补贴。

正畸治疗需求指数

正畸治疗需求指数(IOTN)是在英国发展起来的,英国大部分的正畸治疗都是由国家资助的医疗机构提供的,这个指数得到了广泛的应用和公认(**Brook & Shaw,1989)。瑞典国家福利指数委员会(Linder-Aronson,1974),从牙齿健康益处和牙齿美学缺陷两方面定义了治疗的需求性,并已被证明是可重复和可靠的(Cooper et al,2000)。IOTN 分为牙齿健康保健和牙齿美学两部分。

牙齿健康保健

需要牙齿健康保健的有五类,从无需求(1 级)到极需(5 级)定义了的治疗

专栏 1.6 咬合指标的局限性

应用咬合指标来量化是否需要正畸治疗是一直存在争议的,远未被大众普遍接受。事实上,美国正畸协会不承认用任何指标,等级分类或编码系统科学有效地评估正畸治疗的必要性(Shaw et al,1995)。一个理想的指标有许多要求:

- 可靠性和可重复性。
- 有效性。
- 专业人士和公众都可接受。
- 客观性。
- 应用简单。

治疗需求指数(index of treatment need,IOTN)已被证明是可重复的,且简单易用。它已成为流行病学研究和资源规划中最常使用的指标;然而,有人对其有效性提出了质疑。它是否可以衡量牙齿正畸治疗的必要性?人们对正畸的需求取决于许多因素,而错𬌗畸形只是其中一个因素。这些因素可以包括正畸医师的原籍国和他们的薪酬制度(Richmond & Daniels,1998a)。关于什么是可接受的治疗,他们也发现了类似的差异(Richmond & Daniels,1998b)。治疗需求指数中的牙齿健康部分反映了我们目前对错𬌗畸形给牙齿健康所带来的风险的理解,尽管关于错𬌗畸形有害影响的证据很薄弱(Borzabadi-Farahani,2012)。此外,很少考虑错𬌗畸形对患者所带来的面部美学和心理危害,这两者都是患者寻求治疗的原因。在一定程度上应当考虑审美因素,但审美本身就带有主观性,与其他需要正畸治疗考虑因素之间的联系通常较差(Hunt et al,2002)。患者寻求正畸治疗的动机通常是由于其自身对牙齿美学看法所驱动,因此,未来的指数编写也许会将患者对自己的评价纳入评分系统。

需求性。通过以下 5 个特点为每个人是否需要治疗进行打分:

- 缺失牙。
- 覆盖。
- 反𬌗。
- 接触点的移位(拥挤)。
- 覆𬌗。

牙齿健康保健方面是分级的;通过检查每个人牙齿情况的上述 5 个方面,记录个人牙齿情况的最高分数,而不考虑其错𬌗畸形的任何特征。这五种分类进一步使用字母进行细分,这些字母代表的是被评分的错𬌗畸形的特征(表

1.3)。最近,有一项关于错𬌗畸形的手术治疗需求指数的出台,这份指数主要通过评分来确定患者是否需要正畸—正颌联合治疗(Ireland et al,2014)。这将在第12章中详细讨论。

表1.3　治疗需求指数的牙齿健康保健内容

一级—不需要治疗

1	极其微小的错𬌗,牙齿的错位 <1mm

二级—几乎不需要治疗

2a	覆盖 >3.5mm,≤6mm(嘴唇可闭合)
2b	反覆盖 >0mm,但是≤1mm
2c	RCP 和 ICP 之间差异≤1mm,前牙或者后牙的反𬌗≤1mm
2d	牙齿移位 >1mm,≤2mm
2e	前牙或者后牙开𬌗 >1mm,≤2mm
2f	覆𬌗≥3.5mm(无牙龈接触)
2g	远中关系或近中关系(差异最多半个牙单位),无其他畸形

三级—可能需要治疗的临界病例

3a	覆盖 >3.5mm,≤6mm(嘴唇闭合不全)
3b	反覆盖 >1mm,≤3.5mm
3c	前牙或后牙反𬌗 >1mm,RCP 与 ICP 不调≤2mm
3d	牙齿错位 >2mm 但≤4mm
3e	侧方或前牙开𬌗 >2mm,≤4mm
3f	覆𬌗较深前牙无接触,无牙龈或腭侧黏膜创伤

四级—需要治疗

4a	6mm< 覆盖≤9mm
4b	反覆盖 >3.5mm,但是无咀嚼或语音困难
4c	前牙或后牙反𬌗,RCP 与 ICP 不调 >2mm
4d	严重的牙齿错位,>4mm
4e	严重的侧方或前牙开𬌗 >4mm
4f	覆𬌗较深,有牙龈或腭侧黏膜的咬合创伤
4h	不太严重的过小牙,修复前需要正畸治疗或为避免制作修复体正畸关闭缺牙间隙
4l	后牙完全性锁𬌗,后牙区一个或多个区域无功能性咬合接触
4m	1mm< 反覆盖 <3.5mm,有咀嚼以及语音困难
4t	牙齿萌出不全,倾斜且影响相邻的牙齿
4x	多生牙

续表

五级—需要治疗

5a　覆盖 >9mm

5h　严重的过小牙需要修复治疗(任何一个象限超过一颗牙齿缺失,需要修复前的正畸治疗)

5i　因拥挤、牙齿错位、多生牙滞留的乳牙或任何病理性因素导致阻生的牙齿(除了第三磨牙)

5m　反覆盖 >3.5mm,有咀嚼和语音困难的病史

5p　唇腭裂

5s　乳牙下沉

ICP,牙尖交错位;RCP,后退接触位

牙齿美学

这部分主要记录患者因为错殆畸形所产生的牙齿美学缺陷的评分,以一系列的 10 张照片为基础,这些照片显示了牙齿美学的逐步下降(图 1.25)。根据每个个体错殆畸形造成的牙齿美学缺陷进行评分,评分从 1 到 10。通常,专业人员给出的分数与患者给出的分数之间存在很高的一致性。

正畸治疗的监控

正畸的结果可以根据咬合的变化来记录,并且可以通过客观的分数来评价。

同行等级评估

同行等级评估(peer assessment rating,PAR)(Richmond et al,1992a,b)给出一个累计评分,记录与正常功能咬合模型的偏离程度。评估治疗前和治疗后的模型,给出治疗导致咬合改变的百分数。加权 PAR 评分低于 30% 被认为是咬合相较于治疗前变差或没有改变。分数减少 >30% 表明咬合有所改善,减少22点或更大意味着咬合结果显著改善。这可以绘制在诺母图上(图1.26),该图分为 3 个部分:上部分(更差—无改善)、中部分(改善)和下部分(极大改善)。这在就诊大量患者时是有意义的,因为他给出了独立的个体和一组的治疗质量的指标。

指数的复杂性和正畸需求

基于 IOTN 和 PAR 等单一指征指数,正畸医师又开发出复杂指数和正

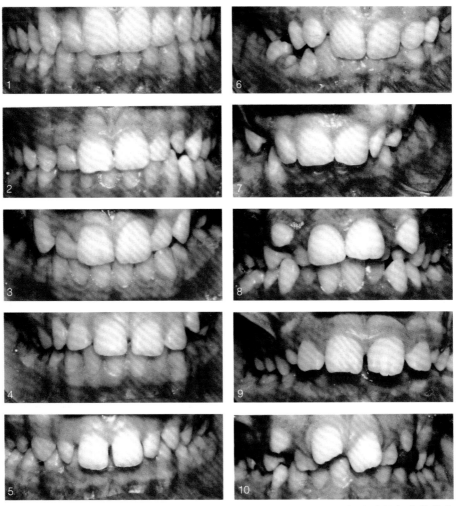

图 1.25　正畸治疗需求指数（IOTN）。最早由欧洲正畸协会于 1987 年发表的标准化美学需求（standardized continuum of aesthetic need, SCAN）的连续变化范围

(Evans R and Shaw W, Preliminary evaluation of an illustrated scale for dental attractiveness. Eur J Orthod 9: 314-318.) IOTN aesthetic and dental health components reproduced courtesy of Orthocare.

畸的需求指数（ICON）用于衡量治疗需求和治疗结果（Daniels & Richmond, 2000）。将 5 个不同权重的咬合特征（IOTN、美学成分、反𬌗、矢状关系和前牙垂直关系）结合一起，给出一个具体的分数，用来确定治疗需求、治疗复杂性和治疗后改善程度。对于一个病例的治疗需求和复杂性，这种方法已被证实是可重复的，但是对于治疗结果的评价效果并不理想，因为检查者之间对于什么是可接受的治疗的一致性很低（Richmond & Daniels, 1998a, b）。

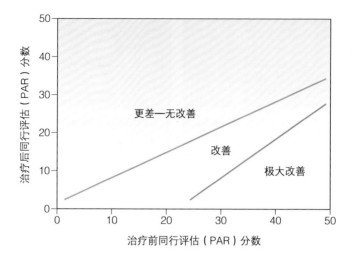

图1.26 Nomogram 图中治疗前和治疗后的同行等级评估(PAR)分数

（贺娇娇 译，高洁 审）

进一步阅读

Clark, J.R., Evans, R.D., 2001. Functional occlusion: I. A review. J. Orthod. 28, 76–81.

Davies, S.J., Gray, R.M., Sandler, P.J., et al., 2001. Orthodontics and occlusion. Br. Dent. J. 191, 539–542, 545–549.

Rinchuse, D.J., Kandasamy, S., Sciote, J., 2007. A contemporary evidence-based view of canine protected occlusion. Am. J. Orthod. Dentofacial Orthop. 132, 90–102.

参考文献

Addy, M., Griffiths, G.S., Dummer, P.M., et al., 1988. The association between tooth irregularity and plaque accumulation, gingivitis, and caries in 11-12-year-old children. Eur. J. Orthod. 10, 76–83.

Andrade Ada S., Gameiro, G.H., Derossi, M., Gavião, M.B.D., 2008. Posterior crossbite and functional changes: a systematic review. Angle Orthod. 79, 380–386.

•• Andrews, L.F., 1972. The six keys to normal occlusion. Am. J. Orthod. 62, 296–309. *A landmark paper describing the occlusal characteristics of 120 non-orthodontic patients with normal occlusion that became Andrews' six keys and led to the development of what became known as the Straight Wire appliance.*

•• Angle, E.H., 1899. Classification of malocclusion. Dental Cosmos 41, 248–264. *The first attempt at a definition of malocclusion and whilst some of the concepts were flawed (immutability of first permanent molar position, for example) many remain in use today. A man ahead of his time.*

Bass, J.K., Fine, H., Cisneros, G.J., 1993. Nickel hypersensitivity in the orthodontic patient. Am. J. Orthod. Dentofacial Orthop. 103, 280–285.

•• Begg, P.R., 1954. Stone age man's dentition. Am. J. Orthod. 40, 298–312. *Another landmark paper in the history of orthodontics, in which this Australian orthodontist and former student of Edward Angle described the dentitions and occlusions of aboriginal Australians. Begg ascribed their lack of crowding to the level of interproximal wear associated with their coarse diet. From this, he concluded that the high levels of crowding seen in developed societies was due to diet and a lack of wear.*

Benson, P.E., Shah, A.A., Millett, D.T., et al., 2005. Fluorides, orthodontics and demineralization: a systematic review. J. Orthod. 32, 102–114.

Benson, P.E., Da'as, T., Johal, A., et al., 2014. Relationships between dental appearance, self- esteem, socio-economic status, and oral health- related quality of life in UK schoolchildren: A 3-year cohort study. Eur. J. Orthod. Epub ahead of print.

Borzabadi-Farahani, A., 2012. A review of the oral health-related evidence that supports the orthodontic treatment need indices. Prog. Orthod. 13, 314–325.

Brenchley, M.L., 1991. Is digit sucking of significance? Br. Dent. J. 171, 357–362.

••Brook, P.H., Shaw, W.C., 1989. The development of an index of orthodontic treatment priority. Eur. J. Orthod. 11, 309–320. *The development of an Index of Orthodontic Treatment Need in the UK. This index defines need for treatment, both in terms of dental health benefits and aesthetic handicap and has been shown to be both reproducible (see Cooper et al, below) and reliable over time. It is currently used in England as a method of assessing eligibility for orthodontic treatment within the National Health Service.*

Cassidy, K.M., Harris, E.F., Tolley, E.A., et al., 1998. Genetic influence on dental arch form in orthodontic patients. Angle Orthod. 68, 445–454.

Cecere, F., Ruf, S., Pancherz, H., 1996. Is quantitative electromyography reliable? J. Orofac. Pain 10, 38–47.

Chestnutt, I.G., Burden, D.J., Steele, J.G., et al., 2006. The orthodontic condition of children in the United Kingdom, 2003. Br. Dent. J. 200, 609–612, quiz 638.

Christensen, L.V., Rassouli, N.M., 1995. Experimental occlusal interferences. Part I. A review. J. Oral Rehabil. 22, 515–520.

Cooper, S., Mandall, N.A., Dibiase, D., et al., 2000. The reliability of the Index of Orthodontic Treatment Need over time. J. Orthod. 27, 47–53.

Corruccini, R.S., 1984. An epidemiologic transition in dental occlusion in world populations. Am. J. Orthod. 86, 419–426.

Corruccini, R.S., Townsend, G.C., Richards, L.C., et al., 1990. Genetic and environmental determinants of dental occlusal variation in twins of different nationalities. Hum. Biol. 62, 353–367.

Daniels, C., Richmond, S., 2000. The development of the index of complexity, outcome and need (ICON). J. Orthod. 27, 149–162.

Davies, T.M., Shaw, W.C., Worthington, H.V., et al., 1991. The effect of orthodontic treatment on plaque and gingivitis. Am. J. Orthod. Dentofacial Orthop. 99, 155–161.

Derks, A., Katsaros, C., Frencken, J.E., et al., 2004. Caries-inhibiting effect of preventive measures during orthodontic treatment with fixed appliances. A systematic review. Caries Res. 38, 413–420.

Dimberg, L., Arnrup, K., Bondemark, L., 2014. The impact of malocclusion on the quality of life among children and adolescents: a systematic review of quantitative studies. Eur. J. Orthod. Epub ahead of print.

Duncan, K., McNamara, C., Ireland, A.J., 2007. Sucking habits in childhood and the effects on the primary dentition: findings of the Avon Longitudinal Study of Pregnancy and Childhood. Int. J. Paediatr. Dent. 18, 178–188.

Egermark-Eriksson, I., Carlsson, G.E., Ingervall, B., 1981. Prevalence of mandibular dysfunction and orofacial parafunction in 7-, 11- and 15-year-old Swedish children. Eur. J. Orthod. 3, 163–172.

Egermark-Eriksson, I., Ingervall, B., Carlsson, G.E., 1983. The dependence of mandibular dysfunction in children on functional and morphologic malocclusion. Am. J. Orthod. 83, 187–194.

El-Mangoury, N.H., Gaafar, S.M., Mostafa, Y.A., 1987. Mandibular anterior crowding and periodontal disease. Angle Orthod. 57, 33–38.

Gorelick, L., Geiger, A.M., Gwinnett, A.J., 1982. Incidence of white spot formation after bonding and banding. Am. J. Orthod. 81, 93–98.

Grammatopoulos, E., White, A.P., Dhopatkar, A., 2012. Effects of playing a wind instrument on the occlusion. Am. J. Orthod. Dentofacial Orthop. 141, 138–145.

Hafez, H.S., Shaarawy, S.M., Al-Sakiti, A.A., Mostafa, Y.A., 2012. Dental crowding as a caries risk factor: a systematic review. Am. J. Orthod. Dentofacial Orthop. 142, 443–450.

Hassan, T., Naini, F.B., Gill, D.S., 2008. The effects of orthognathic surgery on speech: a review. J. Oral Maxillofac. Surg. 65, 2536–2543.

Hidaka, O., Adachi, S., Takada, K., 2002. The difference in condylar position between centric relation and centric occlusion in pretreatment Japanese orthodontic patients. Angle Orthod. 72, 295–301.

Howe, R.P., McNamara, J.A. Jr., O'Connor, K.A., 1983. An examination of dental crowding and its relationship to tooth size and arch dimension. Am. J. Orthod. 83, 363–373.

Huh, A., Horton, M.J., Cuenco, K.T., et al., 2013. Epigenetic influence of KAT6B and HDAC4 in the development of skeletal malocclusion. Am. J. Orthod. Dentofacial Orthop. 144, 568–576.

Hunt, N., Shah, R., Sinanan, A., et al., 2006. Northcroft Memorial Lecture 2005: muscling in on malocclusions: current concepts on the role of muscles in the aetiology and treatment of malocclusion. J. Orthod. 33, 187–197.

Hunt, O., Hepper, P., Johnston, C., et al., 2002. The Aesthetic Component of the Index of Orthodontic Treatment Need validated against lay opinion. Eur. J. Orthod. 24, 53–59.

Ireland, A.J., Cunningham, S.J., Petrie, A., et al., 2014. An index of orthognathic functional treatment need (IOFTN). J. Orthod. 41, 77–83.

Jarvinen, S., 1978. Incisal overjet and traumatic injuries to upper permanent incisors. A retrospective study. Acta Odontol. Scand. 36, 359–362.

Johal, A., Cheung, M.Y., Marcene, W., 2007. The impact of two different malocclusion traits on quality of life. Br. Dent. J. 202, E2.

Katyal, V., Pamula, Y., Martin, A.J., et al., 2013. Craniofacial and upper airway morphology in pediatric sleep-disordered breathing: systematic review and meta-analysis. Am. J. Orthod. Dentofacial Orthop. 143, 20–30, e3.

•• Kenealy, P.M., Kingdon, A., Richmond, S., et al., 2007. The Cardiff dental study: a 20-year critical evaluation of the psychological health gain from orthodontic treatment. Br. J. Health Psychol. 12, 17–49.
A large longitudinal cohort study that began in 1981 with over 1000 11–12-year-old child recruits. The health and psychological impact of malocclusion and orthodontic treatment was investigated in just over 300 at the age of 30–31 years. Interestingly, in terms of self-esteem and psychological health, orthodontic treatment was found to have no measurable positive impact in adulthood. This is one of the largest longitudinal studies to be carried out investigating the benefits of orthodontic treatment, but the results need to be placed in some historic context in terms of the availability, uptake and type of orthodontic treatment that was carried out. Also, whilst measuring self-esteem provides one aspect of psychological health it is not very specific. More recent research has focused more specifically on the impact of malocclusion on quality of life.

King, L., Harris, E.F., Tolley, E.A., 1993. Heritability of cephalometric and occlusal variables as assessed from siblings with overt malocclusions. Am. J. Orthod. Dentofacial Orthop. 104, 121–131.

Kim, E., Gianelly, A.A., 2003. Extraction versus nonextraction: arch widths and smile esthetics. Angle Orthod. 73, 354–358.

Kobayashi, T., Honma, K., Nakajima, T., Hanada, K., 1993. Masticatory function in patients with mandibular prognathism before and after orthognathic surgery. J. Oral Maxillofac. Surg. 51, 997–1001.

Lauc, T., Rudan, P., Rudan, I., et al., 2003. Effect of inbreeding and endogamy on occlusal traits in human isolates. J. Orthod. 30, 301–308, discussion 297.

Leonardi, R., Annunziata, A., Licciardello, V., Barbato, E., 2010. Soft tissue changes following the extraction of premolars in nongrowing patients with bimaxillary protrusion. A systematic review. Angle Orthod. 80, 211–216.

Linder-Aronson, S., 1970. Adenoids. Their effect on mode of breathing and nasal airflow and their relationship to characteristics of the facial skeleton and the dentition. A biometric, rhino-manometric and cephalometro-radiographic study on children with and without adenoids. Acta Otolaryngol Suppl. 265, 1–132.

Linder-Aronson, S., 1974. Orthodontics in the Swedish Public Dental Health Service. Trans. Eur. Orthod. Soc. 233–240.

Litton, S.F., Ackermann, L.V., Isaacson, R.J., Shapiro, B.L., 1970. A genetic study of Class 3 malocclusion. Am. J. Orthod. 58, 565–577.

Liu, Z., McGrath, C., Hägg, U., 2009. The impact of malocclusion/orthodontic treatment need on quality of life. A systematic review. Angle Orthod. 79, 585–591.

Luther, F., 2007a. TMD and occlusion part I. Damned if we do? Occlusion: the interface of dentistry and orthodontics. Br. Dent. J. 202, E2, discussion 38–39.

Luther, F., 2007b. TMD and occlusion part II. Damned if we don't? Functional occlusal problems: TMD epidemiology in a wider context. Br. Dent. J. 202, E3, discussion 38–39.

• Luther, F., Layton, S., McDonald, F., 2010. Orthodontics for treating temporomandibular joint (TMJ) disorders. Cochrane Database Syst. Rev. (7), CD006541. *A Cochrane review that could find no evidence that orthodontic treatment can prevent or relieve the symptoms of temporomandibular joint dysfunction.*

Macfarlane, T.V., Kenealy, P., Kingdon, H.A., et al., 2009. Twenty-year cohort study of health gain from orthodontic treatment: temporomandibular disorders. Am. J. Orthod. Dentofacial Orthop. 135, 692. e1–8.

Magalhães, I.B., Pereira, L.J., Marques, L.S., et al., 2010. The influence of malocclusion on masticatory performance. A systematic review. Angle Orthod. 80, 981–987.

Mew, J.R., 2004. The postural basis of malocclusion: a philosophical overview. Am. J. Orthod. Dentofacial Orthop. 126, 729–738.

•• Mohlin, B.O., Derweduwen, K., Pilley, R., et al., 2004. Malocclusion and temporomandibular disorder: a comparison of adolescents with moderate to severe dysfunction with those without signs and symptoms of temporomandibular disorder and their further development to 30 years of age. Angle Orthod. 74, 319–327. *A systematic review investigating the association between malocclusion, orthodontic treatment and TMD. There was a lack of evidence to correlate TMD with any specific type of malocclusion; whilst the symptoms of this disorder changed and reduced over time.*

•• Mohlin, B., Axelsson, S., Paulin, G., et al., 2007. TMD in relation to malocclusion and orthodontic treatment. Angle Orthod. 77, 542–548. *A systematic review investigating the association between malocclusion, orthodontic treatment and temporomandibular dysfunction. There was a lack of evidence to correlate temporomandibular dysfunction with any specific type of malocclusion; whilst the symptoms of this disorder changed and reduced over time.*

Paquette, D.E., Beattie, J.R., Johnston, L.E.J.R., 1992. A long-term comparison of nonextraction and premolar extraction edgewise therapy in 'borderline' Class II patients. Am. J. Orthod. Dentofacial Orthop. 102, 1–14.

Peck, S., Peck, L., Kataja, M., 1994. The palatally displaced canine as a dental anomaly of genetic origin. Angle Orthod. 64, 249–256.

• Proffit, W.R., 1978. Equilibrium theory revisited: factors influencing position of the teeth. Angle Orthod. 48, 175–186. *A narrative review of the soft tissue environmental influence on the aetiology of malocclusion. Interesting from a historical perspective and highlighting the importance of duration of force applied to the dentition, as teeth will move under very low force as long as it is applied for a sufficient amount of time. The resting pressures of the soft tissue envelope are far more influential than deviant swallowing patterns.*

Proffit, W.R., Fields, H.W., 1983. Occlusal forces in normal- and long-face children. J. Dent. Res. 62, 571–574.

Proffit, W.R., Fields, H.W. Jr., Moray, L.J., 1998. Prevalence of malocclusion and orthodontic treatment need in the United States: estimates from the NHANES III survey. Int. J. Adult Orthodon. Orthognath. Surg. 13, 97–106.

Richmond, S., Daniels, C.P., 1998a. International comparisons of professional assessments in orthodontics: part 1 – Treatment need. Am. J. Orthod. Dentofacial Orthop. 113, 180–185.

Richmond, S., Daniels, C.P., 1998b. International comparisons of professional assessments in orthodontics: part 2 – treatment outcome. Am. J. Orthod. Dentofacial Orthop. 113, 324–328.

Richmond, S., Shaw, W.C., O'Brien, K.D., et al., 1992a. The development of the PAR Index (Peer Assessment Rating): reliability and validity. Eur. J. Orthod. 14, 125–139.

Richmond, S., Shaw, W.C., Roberts, C.T., et al., 1992b. The PAR Index (Peer Assessment Rating): methods to determine outcome of orthodontic treatment in terms of improvement and standards. Eur. J. Orthod. 14, 180–187.

Rinchuse, D.J., McMinn, J.T., 2006. Summary of evidence-based systematic reviews of temporomandibular disorders. Am. J. Orthod. Dentofacial Orthop. 130, 715–720.

Sameshima, G.T., Sinclair, P.M., 2004. Characteristics of patients with severe root resorption. Orthod. Craniofac. Res. 7, 108–114.

• Seehra, J., Fleming, P.S., Newton, J.T., et al., 2011. Bullying in orthodontic patients and its relationship to malocclusion, self-esteem and oral health-related quality of life. J. Orthod. 38, 247–256. *A cross-sectional observational study investigating levels of bullying among patients referred for ortho-*

dontic assessment. Occlusal traits associated with being bullied included an increased overjet and overbite, plus a high score on the aesthetic component of IOTN. The bullied group also reported lower self-esteem and a greater impact of their malocclusion on quality of life.

Shaw, W.C., Richmond, S., O'Brien, K.D., 1995. The use of occlusal indices: a European perspective. Am. J. Orthod. Dentofacial Orthop. 107, 1–10.

Soh, J., Sandham, A., Chan, Y.H., 2005. Occlusal status in Asian male adults: prevalence and ethnic variation. Angle Orthod. 75, 814–820.

Solberg, W.K., Woo, M.W., Houston, J.B., 1979. Prevalence of mandibular dysfunction in young adults. J. Am. Dent. Assoc. 98, 25–34.

• Solow, B., 1980. The dentoalveolar compensatory mechanism: background and clinical implications. Br. J. Orthod. 7, 145–161. *An excellent narrative review article that covers the influence of dentoalveolar compensation and growth rotations on malocclusion.*

Thilander, B., Bjerklin, K., 2012. Posterior crossbite and temporomandibular disorders (TMDs): need for orthodontic treatment? Eur. J. Orthod. 34, 667–673.

•• Thiruvenkatachari, B., Harrison, J.E., Worthington, H.V., et al., 2013. Orthodontic treatment for prominent upper front teeth (Class II malocclusion) in children. Cochrane Database Syst. Rev. (11), CD003452. *Cochrane review looking at early two phase treatment for class II malocclusion which showed a lack of evidence for any benefit over one phase treatment carried out in adolescence except for a reduced level of dentoalveolar trauma in the patients who had early treatment.*

Tipton, R.T., Rinchuse, D.J., 1991. The relationship between static occlusion and functional occlusion in a dental school population. Angle Orthod. 61, 57–66.

Townsend, G., Hughs, T., Luciano, M., et al., 2008. Genetic and environmental influences on human dental variation: a critical evaluation pf studies involving twins. Arch Oral Bio. 54S, 45–51.

van den Braber, W., van der Bilt, A., van der Glas, H.W., et al., 2005. The influence of orthognathic surgery on masticatory performance in retrognathic patients. J. Oral Rehabil. 32, 237–241.

Varrela, J., 2006. Masticatory function and malocclusion: a clinical perspective. Semin. Orthod. 12, 102–109.

Vig, K.W., 1998. Nasal obstruction and facial growth: the strength of evidence for clinical assumptions. Am. J. Orthod. Dentofacial Orthop. 113, 603–611.

Watanabe, M., Suda, N., Ohyama, K., 2005. Mandibular prognathism in Japanese families ascertained through orthognathically treated patients. Am. J. Orthod. Dentofacial Orthop. 128, 466–470.

Weiland, F.J., Jonke, E., Bantleon, H.P., 1997. Secular trends in malocclusion in Austrian men. Eur. J. Orthod. 19, 355–359.

Williams, A.C., Stephens, C.D., 1992. A modification to the incisor classification of malocclusion. Br. J. Orthod. 19, 127–130.

• Woodside, D.G., Linder-Aronson, S., Lundstrom, A., et al., 1991. Mandibular and maxillary growth after changed mode of breathing. Am. J. Orthod. Dentofacial Orthop. 100, 1–18. *A longitudinal observational study that monitored facial growth in a group of 38 children 5 years following adenoidectomy. It was found that the patients who had undergone an adenoidectomy exhibited greater growth of the mandible compared to controls and the growth direction became more horizontal. The authors concluded this was due to a change from oral to nasal breathing patterns.*

Zachrisson, B.U., Alnaes, L., 1974. Periodontal condition in orthodontically treated and untreated individuals. II. Alveolar bone loss: radiographic findings. Angle Orthod. 44, 48–55.

Zhou, Y., Wang, Y., Wang, X., et al., 2014. The impact of orthodontic treatment on the quality of life a systematic review. BMC Oral Health. Epub ahead of print.

2 第二章
颅颌面的出生前发育

在物种进化过程中,人类和大猩猩从一个共同的祖先(巨猿)中分离,并在700 万~1 000 万年彻底分道扬镳。从那时起,智人就成了独特的物种,并与其他灵长类动物区别开来,智人往往具备以下特征:

- 直立行走。
- 更大的大脑容量和尺寸,更高的智力。
- 拇指可以与其他手指合拢。
- 喉部相对于颅底的下降及伴随的语言能力的发展。

许多进化的改变都反映在物种的形态和功能上(图 2.1)。人类颅脑部与面部的基本形态发展是复杂的,在生命早期,需要所有胚胎时期细胞的协调生长和相互作用。颅脑功能非常复杂,需要执行非常多的功能,如保护大脑、呼吸、咀嚼、吞咽、看、听、平衡、说话和表达情感。这种多功能是通过模块化发育来实现的。头部由许多不同的解剖结构组成,通过互相协助形成具有一定功能的组织(••Lieberman,2011)。

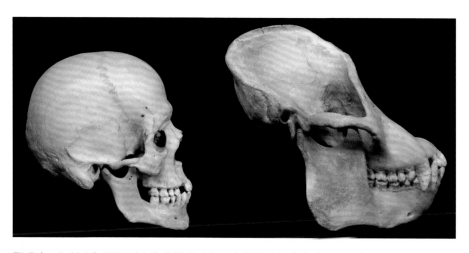

图 2.1　人(左)与猩猩(右)头盖骨的比较。人类的头骨特点为头盖骨较大,在眼睛上方有一个直立的前额,反映出额叶的扩张。人类面部相对于前额而言是向下、向后的

头和颈的胚胎起源

主要来源于胚胎组织的 3 个初级胚层（表 2.1）：

- 外胚层（第一胚层）。
- 内胚层（第二胚层）。
- 中胚层（第三胚层）。

表 2.1 头部和颈部的胚胎起源

外胚层	舌腺
皮肤	胸腺
头发	甲状腺
皮脂腺	甲状旁腺
脑下垂体前叶	血管和皮肤平滑肌
口腔上皮细胞	成牙本质细胞和牙髓
牙釉质	角膜内皮细胞和基质
鼻和嗅觉	黑色素细胞
外耳道	表皮色素细胞
神经管	颈动脉型 I 型细胞
前脑	后咽体的 C 细胞
中脑	**内胚层**
后脑	咽
颈脊髓	甲状腺
颅神经嵴	咽囊
感觉神经节	1 鼓室
交感神经节（V，Ⅶ，Ⅸ，Ⅹ）	咽鼓管
颈部副交感神经节	2 扁桃体隐窝
施万细胞	3 胸腺
脑膜	下甲状旁腺
硬脑膜	4 上甲状旁腺
软脑膜	后咽体
蛛网膜	**中胚层**
咽弓软骨	**头部中胚层**
头盖骨	颅面肌肉组织
结缔组织：	**轴旁中胚层**
颅肌肉组织	轴颈骨与枕骨基底
腺垂体	

神经嵴(或第四胚层)也有一定的贡献。外胚层和内胚层来源于胚胎的上胚层和下胚层,这是早期胚胎的双层盘内存在的两个基本细胞群。中胚层是在两个胚层之间转化过程的主要组织层。

在哺乳动物中,神经嵴细胞是在神经管形成过程中产生的,并迁移于整个胚胎的 4 个重叠区域(•Bronner & LeDouarin,2012):

- 颅。
- 心脏。
- 躯干。
- 骶骨。

脑神经嵴细胞是形成头部大部分骨骼及结缔组织的基础细胞。同时还形成脑神经节和周围末梢神经来支配相关骨骼结构(•Santagati & Rijli,2003;Le Douarin,2012)。在头部发育过程中,来自前脑和中脑区域的神经嵴细胞形成上面部,而来自后中脑和后脑的神经嵴细胞则迁移到咽弓系统(见图 2.15)。脑神经嵴细胞与这些区域内的外胚层和中胚层细胞群相互作用,形成颅面部骨骼、软骨和结缔组织(图 2.2)。

脊索前板—大脑和面部的分子组织者

大脑和面部早期发育最重要的区域是脊索前板,在胚胎早期,其位于胚胎前脑下方增厚的内胚层区域(图 2.3)。

脊索前板作为颅部的分子生物学组织者,产生分子信号,使前脑按照模式发育,并将视野分成两部分。如果这个区域的分子生物学信号缺失,便会发生前脑畸形或独眼畸形。甚至出现最严重的情况,即没有下前脑的形成:其颅部上半部分仍然是一个未分开的囊泡,而不是发育成对的大脑半球(•Muenke & Beachy,2000)。这种中枢神经系统中部区域组织发育的缺失对面部存在重要影响,面部畸形的程度往往可以反映大脑畸形的严重程度。如前脑分裂失败导致视神经原基缺乏分离,形成位于中线区的未发育面鼻或鼻状结构下方的单一独眼(图 13.22)。

早期的颅面组织区域

早期的颅面组织区域是基于胚胎时期区域划分并在发育过程中逐渐建立的(图 2.4)。在胚胎期最终形成的人类脑部,神经管被分割成 3 个囊泡并最终形成:

- 前脑。

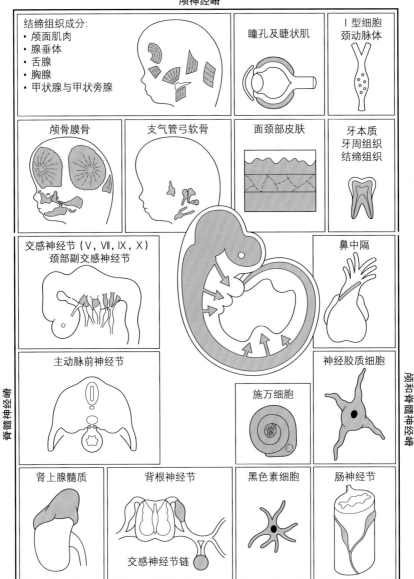

图 2.2　神经嵴细胞的衍生

(Redrawn from Larsen, W.J., 1998. Essentials of Human Embryology. Churchill Livingstone, Edinburgh.)

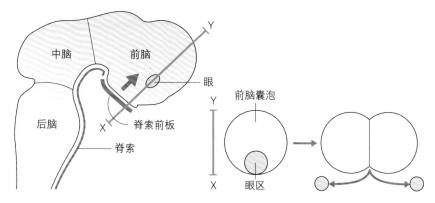

图 2.3　来自脊索前板的信号对于形成早期前脑腹侧区域和产生双侧视野非常重要。来自脊索前板的超音 hedgehog 基因（*Shh*）信号在这一过程中起着重要作用

- 中脑。
- 后脑。

胚胎头部的上层区域主要为额鼻突形成过程，它以早期前脑为中心形成：

- 面部的上半部分，包括鼻子、人中和前上颌骨。

头部的下层区域是第一咽弓，最终形成：

- 面中部，包括上颌骨和牙列。
- 面下部，包括下颌骨和牙列。

再往下是其余的咽弓，它们形成颈部和咽部结构，包括：

- 舌骨上下肌群。
- 喉部。

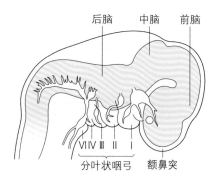

图 2.4　早期胚胎颅面的区域划分，神经管分为前脑、中脑和后脑囊泡；额鼻突位于发育中的前脑，分叶状咽弓位于前侧

咽弓

　　人类存在 6 个咽弓，在胚胎发育的第四周逐渐出现。每个咽弓都由外胚层和内胚层组成，外胚层和内胚层之间的过渡组织称为中胚层。随着发育的成熟，脑神经嵴细胞会迁移渗透至中胚层，这些细胞从它们的起点迁移到靠近神经管顶部的足弓。每一个咽弓的连接处都与其相邻咽弓很近，从而在外部产生一个外胚层的咽部裂口，在内部产生一个内胚层的袋状结构（图 2.5）。

　　咽弓最终发育为头部和颈部的许多组织结构（图 2.6）：

- 第一咽弓发育为颌骨和牙齿。

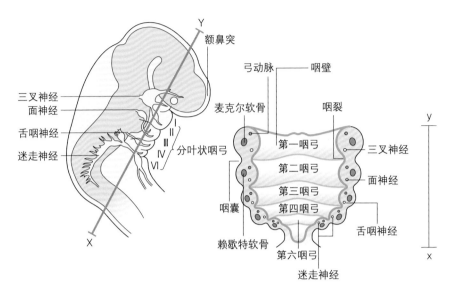

图2.5　咽弓。每一咽弓都由外胚层和内胚层组成，两层之间为中胚层，中胚层在发育过程中会逐渐被迁移的神经嵴细胞浸润。每一咽弓都具备神经、软骨、动脉等结构。

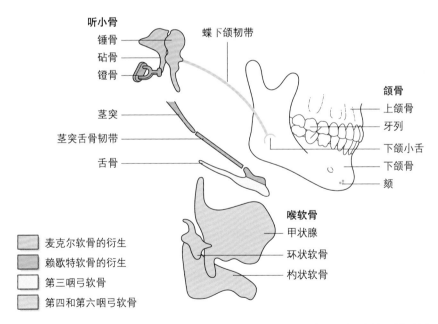

图2.6　咽弓的骨骼衍生物。第一咽弓发育为上下颌骨、牙齿、锤骨、砧骨和蝶下颌韧带。第二咽弓发育为茎突、茎突韧带、镫骨、小角和舌骨上部。第三咽弓形成大角和舌骨的下部。第四咽弓形成喉软骨。咽弓软骨形成的结构在图2.6中用颜色表示

(Redrawn from Wendell-Smith, C.P., Williams, R.L., Treadgold, S., 1984. Basic Human Embryology, third ed. Pitman Publishing, London.)

- 第二咽弓形成舌骨上结构。
- 第三咽弓形成舌骨下结构。
- 第四和第六咽弓形成喉部结构。
- 第五咽弓是个例外,它发育完成后迅速退化,并没有形成任何人体的器官或组织。

每个咽弓的不同胚胎层最终都会发育为特定功能的结构:

- 外胚层形成面下部和颈部的皮肤及感觉神经元。
- 内胚层形成咽及相关内分泌器官(甲状腺、甲状旁腺和胸腺)的黏膜内层。
- 脑神经嵴细胞形成头部和颈部的大部分骨骼和结缔组织。
- 中胚层形成相关的颅面部肌肉组织、心脏流出道以及咽弓动脉的内皮细胞。

在咽弓系统中也有两侧对称的动脉、神经和软骨。与第一、第二咽弓相关的动脉形成上颌和镫骨动脉,下咽弓内的动脉系统负责形成颈部和心胸区域内的大动脉。迁移到第三和第四咽弓的神经嵴细胞被统称为心脏神经嵴,这些细胞对咽弓动脉的重建以及功能性心脏流出道和心胸血管系统的形成作出了重要贡献。胚胎咽部发育过程中出现任何干扰都可能对正常发育产生严重影响,可见于 22q11 缺失综合征等疾病(专栏 2.1)。

面部发育

面部的发育是一个动态的过程,需要组织间复杂的紧密协调的相互作用(图 2.7)。面部的生长发育受到神经嵴细胞迁移和增殖的驱动,神经嵴的迁移和增殖引导着一系列隆起或突起的形成和成熟。最终,这些隆起相互融合,形成了外胚层及颌面部。在分子水平上,一系列的信号分子、转录因子和细胞外基质蛋白控制着面部发育背后的细胞活动(**Francis-West et al,2003)。

人的面部发育大约在受孕后 4 周开始,原始口腔的形成需要 5 个突起(表 2.2):

- 额鼻突。
- 来自第一咽弓的一对上颌突。
- 来自第一咽弓的一对下颌突。

在发育的第 4 周,前脑向双侧大脑半球扩张时,额鼻突迅速扩大,成对的下颌突联合在一起,形成连续的卜颌骨和下唇。

第 5 周时,扩大的额鼻突形成了中鼻突和侧鼻突,突起的外胚层增厚,形成原始鼻腔。此时,鼻基板产生高度分化的嗅觉受体细胞和神经纤维束,支配未来的鼻腔。随着中鼻突和侧鼻突的扩大,原始鼻腔会下沉形成鼻凹,这些鼻

专栏 2.1　TBX1：正常咽弓发育过程中的信使

T-box 基因编码了大量的转录因子，而 TBX1 被认为是鳃弓缺陷（DGS，OMIM 601362）、腭 - 心 - 面综合征（VCFS，OMIM 192430）或称为 22q11 缺失综合征（22q11DS）的病因学中的一个关键因素。这些综合征是由于 22 号染色体部分区域的缺失或重组造成的（Baldini，2005；Scamber，2000）。腭 - 心 - 面综合征的患者常表现为心脏血液流出道、主动脉弓、胸腺和甲状旁腺发育不全，或存在颅面异常，包括小颌、腭裂等面部特征。这些综合征被认为是由于咽弓系统在发育过程中神经嵴细胞迁移信号通路的缺失或紊乱造成的。

TBX1 成为 22q11DS 的候选基因是基于它在被删除的 22 号染色体区域内的位置、它在内胚层和中胚层发育中的表达量，以及靶向敲除 TBX1 小鼠表现出的类似临床表型效应，这类小鼠出现了大多数常见的 22q11DS 缺失畸形患者的常见症状（•Lindsay et al，2001；•Merscher et al，2001）。小鼠相关的基因实验，旨在发现早期咽部不同区域在不同发育时间点的 Tbx1 的功能，为该转录因子在咽弓的形成和分化过程中的作用提供线索。

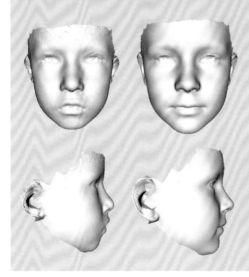

对 2 周 ~24 岁的患者和正常人（对照组）进行三维面部扫描。22q11d 缺失患者（左）的脸和正常对照组（右）的脸部只有细微的差别，仔细对比发现实验组鼻子的长度较大，鼻尖和鼻基底部较窄，但是鼻尖以上的部分是丰满的。实验组眼睛向上倾斜，耳朵多呈杯状或不规则形状（Hammond et al，2005）。

(Reproduced with kind permission of Professor Peter Hammond, Institute of Child Health, University College London.)

凹最终形成鼻孔。

上颌突的内侧生长最终完善了面部的后续发育（图 2.8）。上颌突先与侧鼻突接触，然后与侧鼻突融合形成：

- 鼻泪管。
- 脸颊。
- 鼻翼底部。

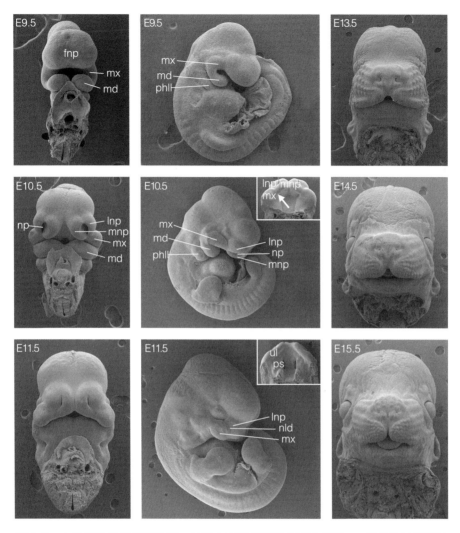

图 2.7　小鼠胚胎早期面部发育。扫描电子显微图显示了在胚胎 9.5 天首次被识别的面部发育过程。尤其在胚胎 10.5 和 11.5 天之间，上唇的外侧部分是由上颌突形成的，而人中则来自成对的中鼻突（见插图框），两个突起在中线处融合。Fnp，额鼻突；md，下颌突；mx，上颌突；inp，侧鼻突；mnp，中鼻突；nld，鼻泪管；np，鼻窝；phll，第二咽弓；插图框显示上唇的形成，箭头处是上颌突和中鼻突的融合点

　　上颌突进一步向中线生长将侧鼻突向上推高，上颌突与中鼻突向下融合，在中线合并形成：

- 鼻子的中央部分。
- 上唇人中。
- 原始腭部。

表 2.2 头部和颈部的构造

额鼻突	下颌突
前额包括上眼睑和结膜	下唇
中鼻突	下颌骨及下颌牙列
鼻	麦克尔软骨:下颌小舌
上唇人中	鼻骨
前颌骨及切牙	蝶下颌韧带
侧鼻突	锤骨前韧带
鼻基底	锤骨
鼻泪管	砧骨
第一咽弓	**第二咽弓**
咀嚼肌	面部表情肌
下颌舌骨肌	二腹肌后腹
二腹肌前腹	茎突舌骨肌
腭帆张肌	镫骨肌
鼓膜张肌	镫骨
上颌突	茎突
下眼睑及结膜	茎突舌骨韧带
脸颊	舌骨角和舌骨体的上部
两侧上唇	**第三咽弓**
上颌骨	茎突咽肌
腭部	舌骨大角
翼状肌	舌骨体的下部
颧骨	**第四咽弓**
鳞状骨	腭咽提肌
蝶骨大翼	咽缩肌
继发腭部	喉软骨
尖牙,前磨牙,磨牙	**第六咽弓**
	喉部的固有肌肉

因此,上唇是由上颌突的侧鼻突和中鼻突在中线处构成,在胚胎第 8 周时,人脸的基本组织结构形成(··Jiang et al,2006)。

腭部发育

腭部发育与面部发育密切相关,发育从第 6 周开始,到第 10 周基本完成。(图 2.9)(·Gritli-Linde,2007;··Bush & Jiang,2012)。在胚胎学上,腭部分为:

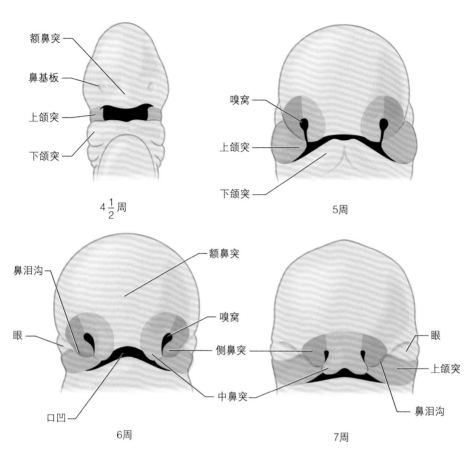

额鼻突
鼻基板
上颌突
下颌突

$4\frac{1}{2}$周

嗅窝
上颌突
下颌突

5周

鼻泪沟
眼
口凹

额鼻突
嗅窝
侧鼻突
中鼻突

6周

眼
上颌突
鼻泪沟

7周

图 2.8　人类面部发育过程。在 4.5 周时，早期的面部被 5 个突起所划分，围成早期的原口（由额鼻突、成对的上颌突和成对的下颌突围成），鼻腔基板刚刚开始发育。5 周时，中鼻突和侧鼻突在额鼻突内形成。在 6 周时，上颌突向中线移动，与侧鼻突融合，形成鼻泪沟和鼻翼底部。在 7 周时，上颌突进一步向内运动，与位于中线的中鼻突融合，形成人中和鼻中部分

(Redrawn from Sadler, T.W. (Ed.), 1985. Langman's Medical Embryology, fifth ed. Lippincott Williams and Wilkins, Baltimore.)

- 原始腭部。
- 继发腭部。

　　原始腭部来源于中鼻突，形成了 4 颗上颌切牙及其牙槽骨和一个三角形的硬腭（上颌骨前部）直到切牙孔区域。继发腭部包括上颌骨的腭突、腭骨的水平突和软腭的肌肉组织。继发腭部的发育主要是由成对的腭板构成的，腭板是第一咽弓形成的上颌突的延伸。最初，这些结构垂直位于舌的两侧，经过一段时期的快速生长发育，位置向上提升到舌上方并与中线的对应部分融合（图 2.10）。最后，向上和鼻中隔融合在一起，向前和原始腭部融合在一起，

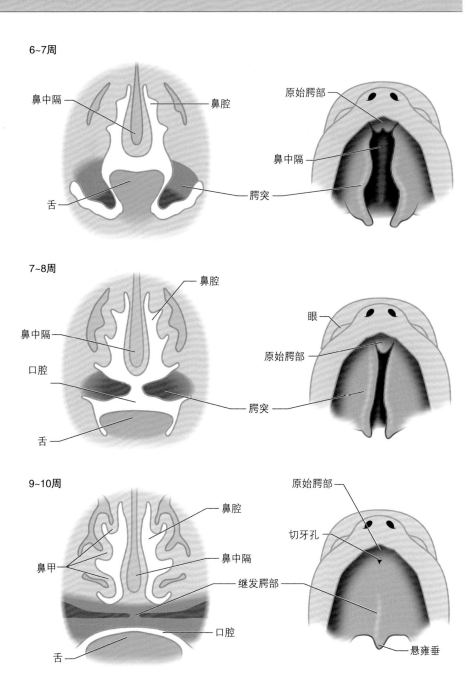

图 2.9　腭的发育。在第 6~7 周，腭突垂直位于舌两侧。在第 7~8 周，腭突生长和抬高导致它们与舌体位置基本水平。最后，在第 9~10 周，腭突进一步生长，在中线处发生融合（首先是前方的原始腭部，然后是上方的鼻中隔）。左图显示了发育中的鼻和口腔的正面。右图显示上唇和上腭的腹面观

(Redrawn from Sadler, T.W. (Ed.), 1985. Langman's Medical Embryology, fifth ed. Lippincott Williams and Wilkins, Baltimore.)

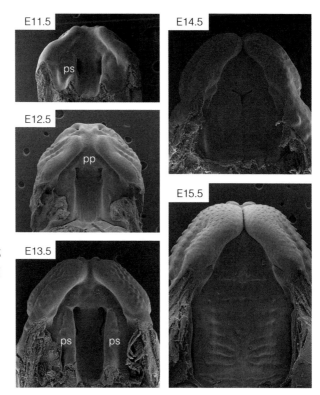

图 2.10 小鼠胚胎腭部发育的扫描电子显微图（11.5~15.5 天）。PP,原始腭；PS,腭突

最终将口腔和鼻腔分隔开。同时,一系列隆起的脊状或皱状突起依次出现在腭板上皮(专栏 2.2)。原始腭部和继发腭部的骨形成都是通过聚集的神经嵴衍生的外胚层结缔组织膜内骨化而形成,软腭的肌肉组织则是直接从中胚层形成。

面部和 / 或腭部发育过程中偶尔也可能出现异常。最常见的异常是口面裂。正畸医师应密切参与口面裂患者的治疗管理中,这在第 13 章中有详细介绍。

咽部发育

内胚层紧贴咽弓,以咽袋的形式,产生许多与成熟的咽部有关的重要结构(图 2.11)。

- 第一咽囊形成一个小的内部凸起,为咽鼓管鼓室隐窝,形成鼓膜腔和咽鼓管。在最深处,咽鼓管鼓室隐窝直接与鼓膜或鼓膜位置的第一咽裂的外胚层接触。
- 第二咽囊形成扁桃体窝,形成腭扁桃体的上皮成分。

专栏 2.2　腭皱襞:胚胎发育模型

　　腭皱襞是一系列不规则的周期性脊状突起,从硬腭的中线横向辐射延伸。目前它的功能未知,在某种程度上,被认为与食物的感知有关。在不同物种之间,腭皱襞的数量是不同的,人类一般有4个,老鼠有8个。在小鼠中,腭皱襞在胚胎发育过程中依次出现,并以许多基因的表达为特征,如 Sonic hedgehog(*shh*)。

　　在自然生物中,经常会出现有规则间隔的结构,如椎骨、毛囊、羽毛甚至是老虎皮毛上的条纹。1952 年,数学家兼密码破译家阿兰·图灵提出了一个简单的模型来解释这些自我调节的周期性生物模式是如何形成的。他认为,两种形态之间的反应可以产生这些模式,称为反应扩散模型,即激活剂和抑制剂在组织中扩散。然而,这种机制很少在体内实验中得到证明,要么不能识别两种形态源,要么不能排除其他的机制。近年来,发育中的腭皱襞被用作进一步了解哺乳动物模式形成的有用模型。值得注意的是,在基因激活剂和抑制剂实验下,腭板外植体识别出了图灵型反应扩散机制。这一机制可能在脊椎动物发育的许多方面具有广泛的相关性(Economou et al,2012)。

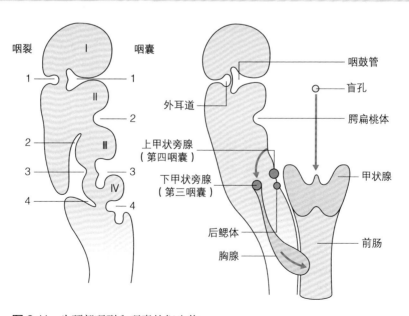

图 2.11　头颈部咽裂和咽囊的衍生物

(Redrawn from Sadler, T.W. (Ed.), 1985. Langman's Medical Embryology, fifth ed. Lippincott Williams and Wilkins, Baltimore.)

- 第三咽囊具有上突和下突,分别与颅和心脏神经嵴细胞结合,形成下甲状旁腺和胸腺。
- 第四咽囊形成上甲状旁腺。
- 第五咽囊是暂时性存在的。
- 后鳃体或咽囊底部在甲状腺内合并为副沟或 C 细胞。

在外部,有 4 个咽部裂口,但只有一个在新生儿中发育成可识别的结构。第一咽裂口形成外耳道,并形成外耳的鼓膜。其余咽裂随着第二咽弓向下生长而消失,成为颈窦。

舌由一系列的突起发育分化而成,这些突起在原始咽底发育的第 6 周左右出现(图 2.12)。

- 舌外侧突起和中线处奇结节的突起来源于第一咽弓的中胚层,最终形成前 2/3 舌体。
- 鳃下隆起形成中线后突起,并和第二、第三和第四咽弓中胚层形成后 1/3 舌体。

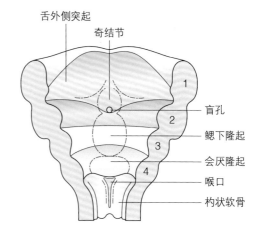

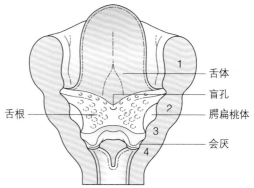

图 2.12 舌的胚胎起源。在胚胎发育第 6 周左右,咽底产生一系列隆起,最终形成舌的前 2/3 和后 1/3

(Redrawn from Sadler, T.W. (Ed.), 1985. Langman's Medical Embryology, fifth ed. Lippincott Williams and Wilkins, Baltimore.)

- 会厌隆起也是第四咽弓的衍生物,形成舌的最后边界及喉部会厌。

甲状腺与舌几乎在同一时期形成,甲状腺是由盲孔内胚层增生形成的,盲孔位于咽底层结节和鳃下隆起之间。原始甲状腺进入颈部的过程持续数周,腺体最终位于甲状腺软骨之下。

颅的发育

构成人颅骨的骨骼通过两种基本机制形成:
- 软骨内成骨是从软骨模板内发育而来的。
- 膜内成骨是由间充质细胞直接分化为成骨细胞而形成的。

除锁骨外,只在头骨中存在膜内成骨的骨骼。总的来说,颅骨的软骨内成骨和膜内成骨都起源于两个胚胎细胞群:
- 脑神经嵴。
- 轴旁中胚层。

这两种组织在颅骨内位于冠状缝水平。

颅骨在解剖学上可细分为两个不同的区域:
- 神经颅。
- 面颅。

神经颅由颅顶(或硬脑膜颅顶)和颅底(或软骨颅底)组成,前者形成于大脑的膜和周围,后者由软骨模板形成并构成颅底。面颅或面部骨骼也是膜内成骨,由面突和咽弓发育而来。

颅

颅骨完全由膜内成骨形成,由以下骨骼组成:
- 额骨。
- 顶骨。
- 鳞状颞。
- 枕骨(在颈线以上)。

这些骨骼在发育的第 5 周开始出现,到 7 个月左右,骨化作用在骨缝这个特殊位置出现。

骨缝是一种特殊的生长部位,当头骨的扁平骨被大脑和感觉囊的生长所取代时,骨缝可以帮助骨骼协调生长。在新生儿颅骨中,在 3 个或更多的颅骨接合处存在扩大的骨缝或囟门,在最初成对的额骨之间也存在额骨缝(图2.13)。这些骨缝的存在为婴儿的头骨提供了一定程度的灵活性,便于婴儿头骨通过产道。骨缝在胎儿颅骨出生后生长过程中有重要作用,任何形式的骨缝过早融合都可能导致颅缝早闭(见图 13.19)。

颅底(软骨颅)

颅底由一系列独立的软骨组成,这些软骨位于早期的脑囊和前肠之间,在发育的第六周开始出现(图 2.14)。这些软骨在中线和外侧形成胚胎内主要软骨骨架的一部分,并从脊索的颅端延伸到鼻囊。

在中线处,枕骨硬体(起源于枕骨体)与对侧软骨合并形成枕骨的基底和髁突区域。垂体(后蝶骨)和小梁(前蝶骨)软骨形成蝶骨体,而小梁和鼻软骨则形成筛骨垂直板和鸡冠。原发性软骨也位于颅底的外侧区域,颞翼和眶翼

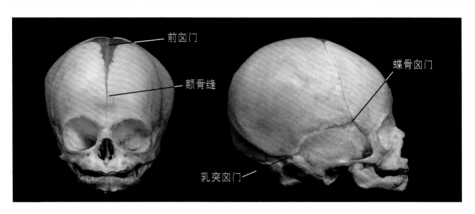

图 2.13　新生儿颅骨存在前、后面观(不可见)、蝶骨和乳突囟门

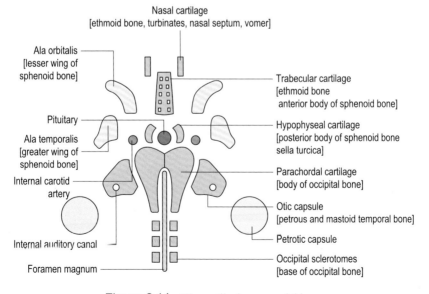

Figure 2.14　The cartilaginous cranial base.

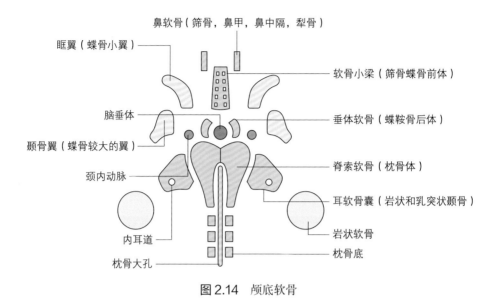

图 2.14　颅底软骨

分别形成蝶骨的大翼和小翼。

　　早期的颅底也有软骨性的感觉囊,它包围着发育中的感觉器官,最终形成颅底。耳囊含有前庭器和耳蜗,与脊索旁软骨的外侧部分融合,形成颞骨岩部和乳突。成对的鼻囊环绕位于鼻窝底部的嗅觉细胞。这些软骨相互融合,脊索前软骨向前形成鼻腔(图 2.15)。

面部骨骼(面颅)

　　面部骨骼或面颅的骨骼是由神经嵴细胞在膜中发育而成的,神经嵴细胞将迁移到第一、第二咽弓和面突中。骨化中心通常在胚胎发育的第 7 周左右

Figure 2.15　Formation of head structures in the vertebrate embryo. The early neural tube (yellow) is segmented into forebrain, midbrain and hindbrain, with the hindbrain further segmented into rhombomeres (r1-7). Neural crest cells (light blue) migrate from their origin adjacent to the neural tube into the pharyngeal arches (PAs) and express different combinations of Hox genes. This migration and gene expression is specific, neural crest destined for PA1 migrates from r1+2 (with a small contribution from the midbrain region), neural crest for PA2 + 3 migrates from r3 + 4 and 5 + 6, respectively. r2, 4, 6 and 7 contain the exit points for cranial nerves V, VII, IX and X; with these nerves innervating structures derived from PA 1, 2, 3 and 4, respectively. The musculature of the larynx and tongue is derived from the somites (s1-5); whilst muscles associated with PA1-3 and the extraocular muscles are derived from paraxial mesoderm (brown). Thus, early formation of the head is axial specific; neural crest migration is organized according to their origin.

(Adapted from an original diagram by Drew Noden in: Noden DA and Trainor MP (2005). Relations and interactions between cranial mesoderm and neural crest populations. J Anat 207: 575-601.)

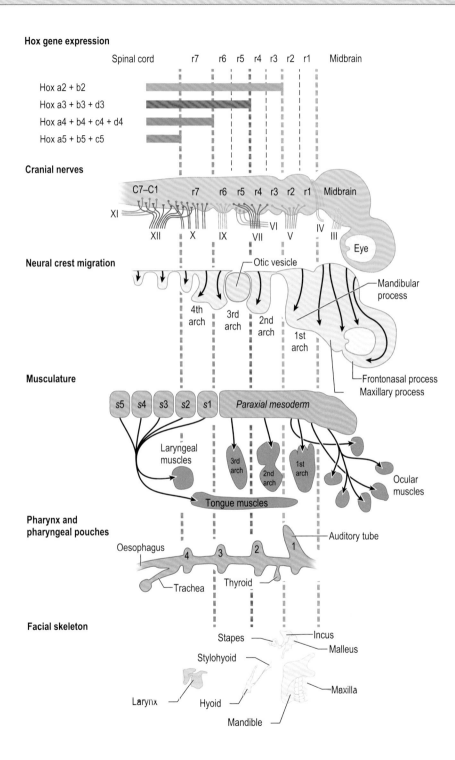

Hox gene expression

Spinal cord   r7 r6 r5 r4 r3 r2 r1   Midbrain

Hox a2 + b2
Hox a3 + b3 + d3
Hox a4 + b4 + c4 + d4
Hox a5 + b5 + c5

Cranial nerves

C7–C1   r7 r6 r5 r4 r3 r2 r1   Midbrain

XI

XII   X   IX   VII   V   IV   III

Eye

Neural crest migration

Otic vesicle

4th arch   3rd arch   2nd arch   1st arch

Mandibular process

Frontonasal process
Maxillary process

Musculature

s5 s4 s3 s2 s1   *Paraxial mesoderm*

Laryngeal muscles

3rd arch   2nd arch   1st arch

Tongue muscles

Ocular muscles

Pharynx and pharyngeal pouches

Oesophagus   4   3   2   1

Auditory tube

Trachea   Thyroid

Facial skeleton

Stapes   Incus

Malleus

Stylohyoid

Maxilla

Larynx   Hyoid

Mandible

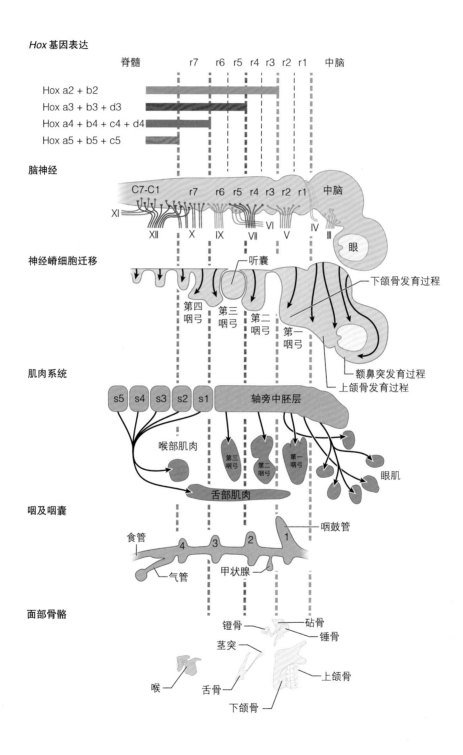

开始在膜内缩聚处出现。

在上颌骨,骨化首先出现在乳尖牙区域。在下颌骨,骨化出现在麦克尔软骨外侧,位于下牙槽神经分支之间。随后,骨化迅速扩散到上下颌骨的各个部分。在骨化过程中,麦克尔软骨大部分被吸收,只有一小部分留存。在前方,结节状残余的小骨合并到下颌联合;在后面,软骨从下牙槽神经进入下颌骨的位置向耳后延伸,形成许多结构(见图2.6):

- 下颌小舌。
- 中耳的两个听小骨(锤骨和砧骨)。
- 锤骨前韧带(软骨膜来源)。
- 蝶下颌韧带(软骨膜来源)。

在发育约10周时,由于形成了3种继发软骨,下颌骨的胚胎发育更加复杂,这三种继发软骨是:

- 髁突软骨。
- 冠状软骨。
- 联合(骨间)软骨。

这些继发软骨出现在胚胎形成初级软骨骨架之后。继发软骨存在于许多鸟类和哺乳动物的头骨内的膜内骨骼中,通常位于关节或肌肉的附着处。继发软骨细胞来源于膜骨骨膜内的祖细胞分化。这些区域的机械刺激使这些祖细胞分化为软骨细胞而不是成骨细胞。

继发软骨在结构和功能上都不同于初级软骨,可以认为是一种膜内骨的适应性反应,以允许骨在压缩状态生长。对于人类来说,冠状软骨和联合软骨的存在是短暂的,大多在出生后的第一年就消失,在发育过程中没有发挥重要作用。然而,髁突软骨存在一直持续到20岁左右,是重要的下颌骨生长中心(专栏3.3)。软骨具有适应外部功能刺激的能力,这使得许多正畸医师认为,可以使用功能矫治器刺激青少年髁突的生长。

图2.15　脊椎动物胚胎颅面骨结构图。早期神经管(黄色)分为前脑、中脑和后脑,后脑进一步分叶为菱形(r1~7)。神经嵴细胞(浅蓝色)从与神经管相邻的起点迁移至咽弓(PAs),其 Hox 基因的表达不同。这种迁移和基因表达是特异性的,PA1的神经嵴分别从r1+2(中脑区域贡献较小)迁移,PA2+3的神经嵴分别从r3+4和5+6迁移。r2、4、6和7包含脑神经Ⅴ、Ⅶ、Ⅸ和Ⅹ的出口;这些神经分别来自pa1、pa2、pa3和pa4。喉部和舌部的肌肉组织来自体节(s1~5);而与PA1~3和眼外肌相关的肌肉来源于近轴中胚层(棕色)。因此,颅面早期形成是轴向特异性的;神经嵴迁移可以根据它们的起源进行组织

(Adapted from an original diagram by Drew Noden in: Noden DA and Trainor MP (2005). Relations and interactions between cranial mesoderm and neural crest populations. J Anat 207: 575-601.)

早期颅面发育的分子调控

近年来,分子生物学的发展和基因编辑技术使生物学家在了解胚胎发育及胚胎分子水平调控方面取得了重大进展。颅面部发育研究也得益于此,获得了大量胚胎发育中颅面部区域的构成信息。

头部的早期分区发育

来自后脑的神经嵴细胞对面部和颈部的正常形成至关重要。早期的胚胎颅面区域分割模式(在神经管和咽弓的初级囊泡内可见)在后脑中得到进一步发育,后脑也是由 7 个亚基组成的区域划分结构,称为菱脑原节。

- 脊椎动物颅面发育的一个关键特征是,神经嵴细胞迁移并形成面部大部分骨骼,它们与菱形神经细胞产生于同一水平的神经管,而菱形神经细胞的神经元最终支配该区域。

因此,神经嵴细胞的起源可以追溯到头部的不同区域。

- 将发育为第一咽弓的神经嵴主要从菱脑原节 1 和 2 迁移而来。
- 第二和第三咽弓的神经嵴分别从菱脑原节 4 和 6 迁移而来。

偶数编号的菱脑原节(2、4 和 6)包含脑神经 Ⅴ、Ⅶ 和 Ⅸ 的出口,分别支配第一、第二、第三咽弓。因此,存在一个在任何神经嵴迁移之前的早期阶段就已建立的轴向水平代码,具有位置标识,可以使细胞相互识别。随着它们向咽弓迁移,可以发育为单独的骨骼结构,进而有序地组成颅骨(图 2.15)。

显然,这些颅面发育机制是受到基因调控的。目前生物学家已经发现许多可以在有脊椎生物头部中建立区域识别的基因及其基因家族,在这一过程中起着关键作用。

从果蝇研究中得到的经验

黑腹果蝇是一种常见的研究早期胚胎发育的生物。果蝇胚胎、幼虫以及最终的成虫也是基于区域分割发育的(图 2.16)。果蝇躯体主要包括以下几部分:

- 头部。
- 3 个胸段。
- 8 个腹段。
- 尾。

一旦这些区域分割完成,它们的特征结构将被一组同源基因所调控。

- 同源异型基因编码转录因子,从而调节其他基因的活性。
- 同源异型基因的特征是一个高度保守的序列,称为同源序列,它编码转录因子蛋白中与 DNA 结合的区域。

在果蝇中,同源异型基因在同源异型复合体(homeotic complex,HOM-C)中,由 3 号染色体上的两个复合体组成:

- 触角足突变(Antennapedia,ANT-C);
- 双胸(bithorax,BX-C)。

除了高度保守的结构,同源异型基因还表现出另一个显著的特征:每个基因功能的轴向水平与它在染色体上的位置有直接的关系,称为共线性。表达在最前的,相应位于苍蝇的头端染色体上,表达靠后的,位置则在胸部和腹部等末端。简单地说,这些基因表达代表了果蝇胚胎分子生物层面的前后轴(图 2.16)。

同源异型基因为果蝇胚胎中每个区域胚胎片段特征性地提供了一个组合代码。这些基因的突变可以导致异常的同源转化,比如果蝇的某部分可以呈现另一部分的表型。基因的力量异常强大,如位于触角复合体的吻足突变导致了位于前胸处的腿发育为口(图 2.17)。

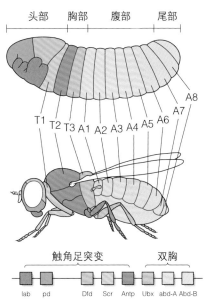

图 2.16　果蝇幼虫的身体分为头部、胸部、腹部和尾部。同源基因在果蝇 3 号染色体的两个复合体(触角和双胸)中被发现,并沿着果蝇的身体轴以它们在这条染色体上出现的顺序表达。每个同源基因的功能都表现在其调控发育的具体解剖结构特征中。lab:唇;pb:吻足;Dfd:畸变;Scr:性梳减少;Antp:触角足突变;Ubx:超级双胸基因;abd-A:腹部 A;Abd-B:腹部 B

Hox 基因家族和颅面发育

基因对生长发育的调控比人们想象的更为普遍。人们在脊椎动物中发现了一个与果蝇同源基因非常接近的基因家族,这些基因被称为 Hox 基因。在小鼠和人类的基因组中,共有 39 个 Hox 基因,排列在 4 条不同的染色体上,形成 4 个簇(而不是果蝇的一个簇);小鼠 Hoxa~d 和人 HoxA~D(图 2.18)。它们在小鼠和人类的数量较果蝇更多是因为小鼠和人类的身体结构比蝇更复杂。Hox 基因的存在意味着人类和果蝇有一个共同的祖先。也许几亿年的进化才把我们分开,但构成胚胎基因的基本功能被保留了下来。

Hox 基因在脊椎动物胚胎中的表达可以在神经管中从后脑的前区到脊髓看到。然而,表达模式显示出非常精准的空间限制。每个 Hox 基因在胚胎前后轴的重叠区域内表达,每个基因在其前界有特有的节段性表达限制。在发育中的头部,这种空间受限的表达模式出现在后脑,Hox 基因表达的前界常对

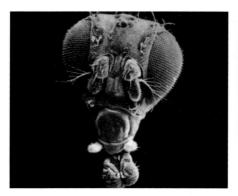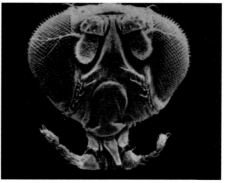

图2.17 黑腹果蝇的同种转化。野生型(左)和吻足无效突变体(右)的扫描电子显微照片。在变异果蝇中,果蝇口变成了在胸腔中的一对腿

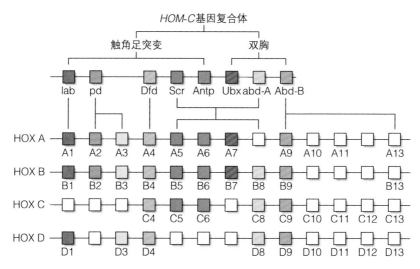

图2.18 人类的 *HOX* 基因。人类的 39 个 *HOX* 基因位于 4 个不同的染色体簇中(*HOX A~D*)。这 4 个不同的染色体簇来自一个祖先,果蝇中的 HOM-C 复合体也来源于该祖先。HOM-C 复合体由 2 个染色体簇组成,触角足(包含唇形、喙形、畸形、性梳减少、触角)和双胸(包含超胸廓、腹 A、腹 B 三个基因)。因此,从一个共同的祖先基因中可以找到最多 4 个基因的组合。这些基因源可以沿着胚胎的前后轴显示类似的表达,进而产生基因间冗余。lab:唇;pb:吻足;Dfd:畸变;Scr:性梳减少;Antp:触角足突变;Ubx:超级双胸基因;abd-A:腹部 A;Abd-B:腹部 B

应于菱脑原节的边界。当神经嵴细胞从神经管的菱脑原节迁移到特定的咽弓时，保留了菱脑原节特有的 *Hox* 基因表达组合或编码。因此，脑神经嵴从每个轴向水平传达一个独特的组合 *Hox* 代码。这个编码可指定头部和颈部不同咽弓衍生区域的形式和模式 (图 2.19)。

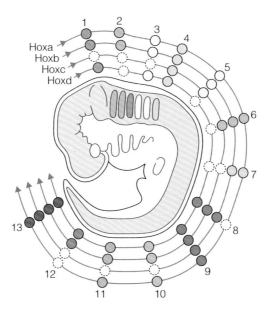

图 2.19 *Hox* 基因在哺乳动物胚胎中的表达。哺乳动物有 4 个 *Hox* 簇 (*Hoxa~d*) 位于 4 个不同的染色体上。在不同集群中占据相同位置的 *Hox* 基因是杂合的，哺乳动物中有 13 个这样的杂合群体。这些基源在染色体上的位置反映了它们在胚胎前后轴上的表达 (即 *Hoxa1* 在头端表达，而 *Hoxa13* 在尾端开始)。这种 *Hox* 基因的复杂组合表达代表了胚胎结构的遗传蓝图

(Diagram adapted from Santagati, F., Rijli, F.M., 2003. Cranial neural crest and the building of the vertebrate head. Nat Rev Neurosci 4, 806-818.)

第一咽弓模式

上颌骨和下颌骨发育的第一咽弓的神经嵴细胞不表达同源相关的 *Hox* 基因。有观点认为，从第一咽弓处丢失 *Hox* 基因的表达促进了颌骨进化。然而，来自第一和第二咽弓的骨骼对 *Hox* 前基因 *Hoxa2* (其正常前表达边界位于咽弓 1 和 2 的边界) 的表达域极为敏感 (见图 2.15)：

- *Hoxa2* 的缺失导致第二咽弓向第一咽弓结构的转化。
- *Hoxa2* 在第一咽弓中的过表达导致第一咽弓骨结构向第二咽弓转变 (专栏 2.3)。

第一咽弓形成牙列和牙原基，牙原基沿着颌骨的原始牙轴形成，这些都受

基因控制。牙齿代表了一系列独特的结构，可以用形状和大小的变化来描述，并且反映在未来牙弓的位置中。因此，在人类牙列中，中切牙和侧切牙位于牙弓的前部，尖牙、前磨牙和磨牙的位置则比较靠后。*Hoxa2* 在下颌原基中的过表达并不影响牙齿的发育，这表明在咽弓内的牙列和骨骼是独立的（•James et al，2002）。

如果 *Hox* 基因没有从第一咽弓衍生出任何结构的模式，那是哪个基因负责调控骨骼还是牙齿的发育呢？与 *Hox* 基因同源的亚家族，可以在第一咽弓内以空间受限的模式表达，这些基因的表达对下颌骨骼和牙列形成很重要，也因此受到科学家们的关注（见图4.4）。

专栏 2.3　*Hox* 基因测试

有实验证据表明，*Hox* 基因可以调控头部和颈部形态发生的机制。测试 *Hox* 基因功能的方法之一是通过转基因技术，敲除或过表达特定 *Hox* 基因构建转基因小鼠。如敲除第二咽弓中正常表达的 *Hoxa2* 基因，发现原本由第二咽弓分化的正常结构，如镫骨发生缺失。除此之外，还会出现近端第一咽弓结构的复制增生，并且增生部分与正常发育的咽弓结构产生融合突变（••Gendron-Maguire et al，1993；••Rijli et al，1993）。换句话说，这种基因缺失产生了一种同源转化。*Hoxa2* 的缺失导致第二咽弓细胞变为第一咽弓特性。说明 *Hoxa2* 参与第二咽弓及其衍生结构的形成。*Hoxa2* 在第一咽弓中的过表达导致第一咽弓骨化元素向第二咽弓转变（•Grammatopoulos et al，2000）。另一个 *Hox* 基因 *Hoxd4* 通常在脊髓中表达，其表达的前界在C1水平。如果实验中将 *Hoxd4* 的表达域从C1扩展到头部枕叶区域，结果显示出颅骨中枕骨向附加颈椎的转化（••Lufkin et al，1992）。

颌骨生物名片：*Dlx* 基因

Dlx 基因（*Distal-less，Dlx*）包含哺乳动物同源基因的六基因家族（*Dlx1~3；Dlx5~7*）。在发育过程中，*Dlx* 基因在咽弓神经嵴中呈现巢状表达（图2.20）。在哺乳动物基因组中，这些基因排列成相反的一对，每一对都有相似的表达范围：

- *Dlx2/1*。
- *Dlx5/6*。
- *Dlx3/7*。

Dlx2/1 在咽弓近端 - 远端轴中表达，*Dlx5/6* 和 *Dlx3/7* 的表达在远端方向受到更多限制：

- 对不同 *Dlx* 基因组合具有靶向突变的小鼠研究表明，*Dlx* 基因表达对建立咽弓的结构特征非常重要,尤其影响第一咽弓的上颌突和下颌突的同一性。

Dlx1/2 基因敲除小鼠,其咽弓近端区域的结构出现细微异常,尤其是第一咽弓的上颌突。这些异常近端结构反而在咽弓远端区域表达,但是由于其他 *Dlx* 基因的代偿作用,*Dlx1/2* 的丢失并未对整个发育模式产生影响。然而,在 *Dlx5* 和 *Dlx6* 基因敲除小鼠中,咽弓远端区域表达的基因发生了同源转化,使得这些小鼠有一些下颌骨结构向上颌骨发生了转化(图 2.20)(••Depew et al,

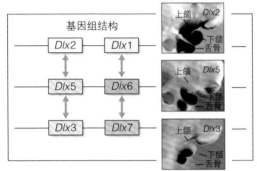

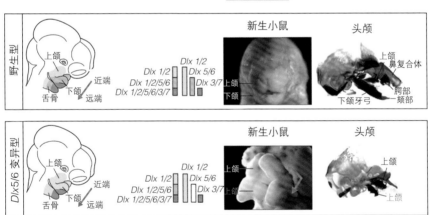

图 2.20　*Dlx* 基因参与咽弓模式构成。咽弓构成沿着其产生的骨骼结构的近端到远端轴可观察到鲜明的个体特征。此外,第一咽弓本身又细分为近端(上颌)和远端(下颌)。这些咽弓中不同的 *Dlx* 基因表达组合会产生相应的特定骨骼结构。哺乳动物基因组中的 6 个 *Dlx* 基因成对排列在三条不同的染色体上。每一对都表现出一种表达模式,这种表达模式在远端方向上受到越来越多的限制。在上颌突和下颌突中,*Dlx2/1* 在整个下颌突中表达,而 *Dlx5/6* 在下颌突背部(远端)表达,*Dlx3/7* 在下颌突背部的最远端区域表达。敲除小鼠胚胎中 *Dlx5* 和 *Dlx6* 基因后,下颌骨的发育过程与上颌相同(仅表达 *Dlx2/1*),并发生同源转化。此时上颌骨是重复出现的。这种上颌复制在新生的小鼠和它们的头骨骨骼中可以清楚地看到

(Courtesy of Dr Michael Depew.)

2002）。这是因为在本质上，*Dlx5/6* 的丢失将下颌骨的基因转换为上颌骨的基因模式。因此，*Dlx* 基因表达可能在建立不同咽弓识别和第一咽弓的上颌和下颌过程识别中起着重要作用（Graham，2002；Schilling，2003）。

骨形成的分子调控

胚胎内的骨形成始于上皮和神经组织的间充质前体细胞。在颅骨扁平骨中，这些细胞直接分化为成骨细胞，在骨骼的其余部分，这些前体细胞分化为软骨细胞，形成发育中骨骼的软骨中间物，并随着成骨细胞的进入而逐渐骨化。

软骨内骨化

软骨内骨化的过程（图 2.21）：

- 软骨细胞从间充质前体细胞聚集中分化，形成未来骨骼的软骨模板。
- 该模板通过间充质细胞的增殖而增大。
- 最终，这个模板中心的软骨细胞停止增殖，变得肥厚并迅速死亡。
- 血管开始延伸至该区域以增加血管化，成骨细胞从局部软骨周围分化形成骨领和基质。
- 在长骨的周围区域，建立继发骨化中心，在这些骨化区域之间，软骨细胞变平并沿着长轴生长板进行增殖。
- 长骨内的生长速度代表软骨细胞增殖，伸长、肥大和骨化的总体平衡。

转录因子和信号分子被认为是软骨内骨形成的关键调控因子。SOX 转录因子对软骨细胞的分化至关重要。在这种分化过程中，存在两个关键步骤：

- 间充质细胞聚集。
- 抑制细胞成熟，进入细胞肥厚状态。

而另外两个 SOX 转录因子，L-SOX5 和 SOX6，是软骨细胞分化的最后一步所必需的。

Ihh 是信号分子家族中的一员，是信号分子的主要调控因子，可以参与：

- 软骨细胞增殖和分化。
- 成骨细胞分化。

Ihh 突变小鼠的长骨变短，出现侏儒样表型（St-Jacques et al，1999）。Ihh 也是甲状旁腺激素相关蛋白的诱导因子，它能维持软骨细胞在增生状态，从而促进软骨骨骼生长。

成纤维细胞生长因子信号也是一种重要的调控因子，可以参与：

- 软骨细胞增殖。
- 软骨细胞分化。

重要的是，通过成纤维细胞生长因子受体 FGFR3 可以抑制增殖；*Fgfr3*

软骨内成骨

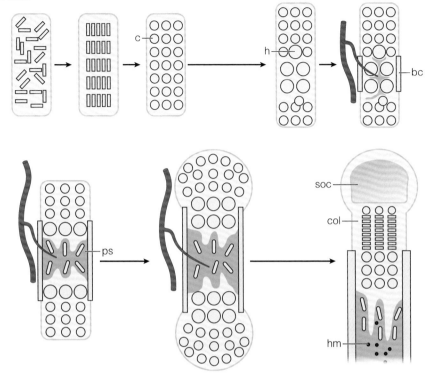

膜内成骨

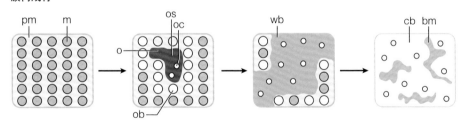

图2.21　骨形成。软骨内成骨（上部分图示）涉及软骨细胞的分化和软骨模板的形成，这些软骨模板通过成骨细胞的进入而变得血管化和骨化。膜内骨（下部分图示）最初由间充质细胞组成的原始骨化中心发展而来，周围环绕着骨膜。间充质细胞分化为成骨细胞，直接分泌类骨质，变成腔隙中的骨细胞。类骨质的邻近区域会矿化合并形成编织骨。然后通过逐渐矿化产生成熟的致密骨，其间散布着来自未分化间充质细胞的骨髓区域。bm，骨髓；cb，密质骨；软骨细胞；h，肥大；bc，骨领；ps，原发海绵体；col，增生的软骨细胞；soc，继发性骨化；hm，造血骨髓；m，间充质细胞；o，类骨质；ob，成骨细胞；oc，骨细胞；os，骨质疏松；pm，骨膜；wb，编织骨

(Adapted in part from Kronenberg, H.M., 2003. Developmental regulation of the growth plate. Nature 423, 332-336.)

突变小鼠软骨细胞增殖过度（Colvin et al,1996;Deng et al,1996），并且人类 FGFR3 的本构活性突变可能是软骨发育不全或侏儒症的原因（OMIM 100800）（Shiang et al,1994）。

膜内成骨

膜内骨化依赖于间充质骨祖细胞的直接增殖，该细胞最终分化成成骨细胞（图 2.21）。颅骨中膜骨发育的一个关键因素是在细胞增殖和分化之间保持正确的平衡。

这一过程直接受到 MSX1 和 MSX2 转录因子活性的影响（Ferguson, 2000）。特别是，人体内缺乏 MSX2 可导致颅骨骨化减少，颅骨穹窿中出现扩大的顶骨孔或骨缺损（Wilkie et al,2000）。在敲除 Msx2 的小鼠中也能看到这种情况，有趣的是，在小鼠体内缺乏 Msx1 和 Msx2 的情况下，颅骨中几乎没有膜骨骨化，这表明这些蛋白在颅骨发育过程中具有强大作用（Satokata et al, 2000）。然而，很明显，为了协调正常的颅骨发育，必须仔细控制 MSX 蛋白的活性水平；人类 MSX2 基因的突变可以增加该蛋白的转录活性，从而导致过多的骨形成和颅缝过早融合或颅缝早闭（Ma et al,1996）。

成骨细胞分化

在成骨细胞分化过程中，膜内骨和软骨内骨之间存在一定程度的共性，这是成骨的前提条件。并且，不管骨的胚胎来源是什么，都需要 Runx2 转录因子的活性。缺乏 Runx2 的小鼠没有成骨细胞，无论是软骨成骨还是膜内成骨都没有骨形成。在生长板中，Runx2 也诱导了肥厚软骨细胞的分化，因此对软骨骨化也有附加作用。

（秦文 译,高洁 审）

进一步阅读

Larsen, W.J., 1998. Essentials of Human Embryology. Churchill Livingstone, Edinburgh.
Meikle, M.C., 2002. Craniofacial Development, Growth and Evolution. Bateson, Norfolk.

参考文献

Baldini, A., 2005. Dissecting contiguous gene defects: TBX1. Curr. Opin. Genet. Dev. 15, 279–284.
Bronner, M.E., LeDouarin, N.M., 2012. Development and evolution of the neural crest. Dev. Biol. 366, 2–9.
●●Bush, J.O., Jiang, R., 2012. Palatogenesis: morphogenetic and molecular mechanisms of secondary palate development. Development 139, 231–243. *This review focuses on the molecular mechanisms regu-*

lating secondary palate formation, including epithelial–mesenchymal interactions, regional variation during growth, elevation and fusion, and bone formation in the palate.

Colvin, J.S., Bohne, B.A., Harding, G.W., et al., 1996. Skeletal overgrowth and deafness in mice lacking fibroblast growth factor receptor 3. Nat. Genet. 12, 390–397.

Deng, C., Wynshaw-Boris, A., Zhou, F., et al., 1996. Fibroblast growth factor receptor 3 is a negative regulator of bone growth. Cell 84, 911–921.

•• Depew, M.J., Lufkin, T., Rubenstein, J.L., 2002. Specification of jaw subdivisions by Dlx genes. Science 298, 381–385. *This investigation demonstrated the importance of Dlx genes in patterning the pharyngeal arches using mouse mutants. In particular, jaw identity in the maxillary and mandibular arch derivatives is controlled by nested Dlx2/1 and Dlx5/6 expression, respectively. The generation of mice lacking function of Dlx5 and 6 produced a stunning transformation of mandibular arch structures into maxillary.*

Economou, A., Ohazama, A., Porntaveetus, T., et al., 2012. Periodic stripe formation by a Turing-mechanism operating at growth zones in the mammalian palate. Nat. Genet. 44, 348–351.

Ferguson, M.W., 2000. A hole in the head. Nat. Genet. 24, 30–31.

•• Francis-West, P.H., Robson, L., Evans, D.J., 2003. Craniofacial development: the tissue and molecular interactions that control development of the head. Adv. Anat. Embryol. Cell Biol. 169 (3–6), 1–138. *A definitive overview of the molecular concepts underlying development of the head. Although published over a decade ago, this still provides an excellent advanced introduction to the subject.*

•• Gendron-Maguire, M., Mallo, M., Zhang, M., et al., 1993. Hoxa-2 mutant mice exhibit homeotic transformation of skeletal elements derived from cranial neural crest. Cell 75, 1317–1331. *The first description of a mouse lacking Hoxa2 function (published simultaneously with Rijli et al). The presence of duplicated middle ear bones demonstrated a transformation associated with skeletal elements derived from the second pharyngeal arch into those from the first. Thus, a Hox code exists for the pharyngeal arches.*

Graham, A., 2002. Jaw development: chinless wonders. Curr. Biol. 12, R810–R812.

• Grammatopoulos, G.A., Bell, E., Toole, L., et al., 2000. Homeotic transformation of branchial arch identity after Hoxa2 overexpression. Development 127, 5355–5365. *In this investigation, Hoxa2 was inappropriately expressed in the first pharyngeal arch of developing chick embryos, which led to a transformation of some first arch elements into second, such as a rudimentary tongue skeleton. These findings confirmed the role of Hoxa2 acting as a selector gene in specifying second pharyngeal arch fate.*

• Gritli-Linde, A., 2007. Molecular control of secondary palate development. Dev. Biol. 301, 309–326. *A defining account up to 2007 of the tissue processes and molecular mechanisms underlying development of the secondary palate in the mouse embryo.*

Hammond, P., Hutton, T.J., Allanson, J.E., et al., 2005. Discriminating power of localized three-dimensional facial morphology. Am. J. Hum. Genet. 77, 999–1010.

• James, C.T., Ohazama, A., Tucker, A.S., et al., 2002. Tooth development is independent of a Hox patterning programme. Dev. Dyn. 225, 332–335. *Given that Hoxa2 is a selector gene for second pharyngeal arch structures, what happens to the developing dentition (a structure which develops on the first arch) when Hoxa2 is mis-expressed in the first arch? The answer is tooth development proceeds normally, suggesting that odontogenesis is independent of Hox gene patterning.*

•• Jiang, R., Bush, J.O., Lidral, A.C., 2006. Development of the upper lip: morphogenetic and molecular mechanisms. Dev. Dyn. 235, 1152–1166. *A contemporary update of the latest concepts underlying development of the upper lip within the context of classic embryology.*

Le Douarin, N.M., 2012. Piecing together the vertebrate skull. Development 139, 4293–4296.

•• Lieberman, D.E., 2011. The Evolution of the Human Head. Belknap Press of Harvard University Press, Cambridge, MA, and London, UK. *A joyous text describing the evolution, function and development of the human head. An absolute must for anyone who is interested in further understanding the human craniofacial region in these contexts.*

• Lindsay, E.A., Vitelli, F., Su, H., et al., 2001. Tbx1 haploinsufficieny in the DiGeorge syndrome region causes aortic arch defects in mice. Nature 410, 97–101. *An investigation demonstrating that Tbx1 is required for normal development of the pharyngeal arch arteries in a dosage-dependent manner (see also Merscher et al). Deleting one copy of Tbx1 affects development of the fourth pharyngeal arch arteries, whereas a complete loss severely disrupts the entire system. This showed that Tbx1 is the causative gene for at least one component of the DiGeorge syndrome.*

•• Lufkin, T., Mark, M., Hart, C.P., et al., 1992. Homeotic transformation of the occipital bones of the skull by ectopic expression of a homeobox gene. Nature 359, 835–841. *The Hoxd4 gene is normally expressed up to the level of the first cervical vertebra (C1). In this experiment, transgenic mice were generated that inappropriately expressed Hoxd4 into the occipital region. This ectopic expression resulted in a homeotic transformation of the skull occipital bones, so that they now resembled cervical vertebrae. This experiment provided compelling evidence for Hox genes controlling axis specification in vertebrates as well as invertebrates.*

Ma, L., Golden, S., Wu, L., et al., 1996. The molecular basis of Boston-type craniosynostosis: the Pro148–>His mutation in the N-terminal arm of the MSX2 homeodomain stabilizes DNA binding without altering nucleotide sequence preferences. Hum. Mol. Genet. 5, 1915–1920.

• Merscher, S., Funke, B., Epstein, J.A., et al., 2001. TBX1 is responsible for cardiovascular defects in velo-cardio-facial/DiGeorge syndrome. Cell 104, 619–629. *A simultaneous demonstration using mouse genetics (see also Lindsay et al) that Tbx1 plays a significant role in the molecular aetiology of the DiGeorge syndrome.*

Muenke, M., Beachy, P.A., 2000. Genetics of ventral forebrain development and holoprosencephaly. Curr. Opin. Genet. Dev. 10, 262–269.

•• Rijli, F.M., Mark, M., Lakkaraju, S., et al., 1993. A homeotic transformation is generated in the rostral branchial region of the head by disruption of Hoxa-2, which acts as a selector gene. Cell 75, 1333–1349. *The first description of a mouse Hoxa2 mutant (published simultaneously with Gendron-Maguire et al) and observation that in the absence of Hoxa2 there is a homeotic transformation of some second arch structures into first. Thus, Hoxa2 seemingly acts as a selector gene in the second pharyngeal arch.*

Santagati, F., Rijli, F.M., 2003. Cranial neural crest and the building of the vertebrate head. Nat. Rev. Neurosci. 4, 806–818.

• Satokata, I., Ma, L., Ohshima, H., et al., 2000. Msx2 deficiency in mice causes pleiotropic defects in bone growth and ectodermal organ formation. Nat. Genet. 24, 391–395. *Evidence from the mouse demonstrating the importance of Msx1 and Msx2 function during intramembranous ossification in the skull. Msx2-deficient mice have defects of skull ossification and persistent calvarial foramen due to defective proliferation of bone-forming progenitor cells, which phenotypes a human condition, enlarged parietal foramina (PFM) (see also Wilkie et al). Significantly, the Msx2-mutant calvarial defects are significantly enhanced by combined loss of Msx1 function.*

Scambler, P.J., 2000. The 22q11 deletion syndromes. Hum. Mol. Genet. 9, 2421–2426.

Schilling, T., 2003. Evolution and development. Making jaws. Heredity 90, 3–5.

Scott, M.P., 1992. Vertebrate homeobox gene nomenclature. Cell 71, 551–553.

Shiang, R., Thompson, L.M., Zhu, Y.Z., et al., 1994. Mutations in the transmembrane domain of FGFR3 cause the most common genetic form of dwarfism, achondroplasia. Cell 78, 335–342.

St-Jacques, B., Hammerschmidt, M., Mcmahon, A.P., 1999. Indian hedgehog signaling regulates proliferation and differentiation of chondrocytes and is essential for bone formation. Genes Dev. 13, 2072–2086.

• Wilkie, A.O., Tang, Z., Elanko, N., et al., 2000. Functional haploinsufficiency of the human homeobox gene MSX2 causes defects in skull ossification. Nat. Genet. 24, 387–390. *Enlarged parietal foramina (PFM) are oval defects of the parietal bones. This investigation describes heterozygous loss-of-function mutations in MSX2 in association with PFM. Given a previous description of MSX2 gain-of-function mutation associated with craniosynostosis, this demonstrates very nicely that MSX2 dosage is critical for human skull development and suggests that PFM and craniosynostosis can result respectively, from either too much or too little MSX2 activity.*

3 第三章
出生后颅颌面部生长

成人头颅由 28 个独立骨块组成,是人体最复杂的器官之一。颅骨是通过软骨成骨或膜内成骨,或两种机制共同作用形成(图 3.1)。因此该区域的生长是软骨成骨和膜内成骨方式的共同作用。

对于正畸医师而言,了解颅颌面部生长的机制是十分重要的:

- 面部生长发育直接影响颌骨关系和牙齿咬合位置。
- 正畸治疗通常在颅颌面骨骼生长期间进行,并且可以尝试改变颌骨生长模式。
- 根据之前的面部生长模式可以预测未来面部的生长。

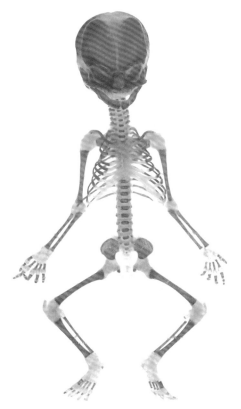

图 3.1 用茜素红染色约 20 周时的胎儿标本。除了锁骨之外,中轴骨架和附肢骨以软骨内成骨为特征。颅骨以软骨成骨和膜内成骨两种方式发育

(Courtesy of the Gordon Museum, King's College London.)

身体发育

男性或女性身高与年龄(或身高—长度曲线)的简单曲线说明了身高在出生后发育过程中发生相对平稳和持续的增长。在这段时间(从出生到新生儿时期、婴儿期、童年期、青少年期、青春期和成年期),身高大约有3倍的增长(图3.2)。然而,身高与年龄曲线并不能说明从出生到成年的生长速率或速度的动态变化。为此,需要增加高度变化曲线或高度—速度曲线,以显示生长曲线中的3个重要阶段(图3.3):

- 出生时增长迅速,3岁左右逐渐减速。
- 缓慢减速增长阶段,在6岁到8岁左右有一个生长突增阶段,过了这个时期,继续缓慢增长,一直持续到青春期的生长高峰到来。
- 青春期生长高峰期,随后增长逐渐放缓直到成年。

虽然身高的总体生长趋势在男性和女性中是相似的,但在两性之间确实存在一些差异。特别是,男性的青春期生长高峰期发生得更晚,从而使他们的整体生长期更长,青春期的生长加速更快,身高也增长更多。

相反,与身高相比,身体其他组织表现出完全不同的生长模式。例如,在出生时中枢神经系统已发育良好,早期迅速生长,10岁左右生长基本完成,而

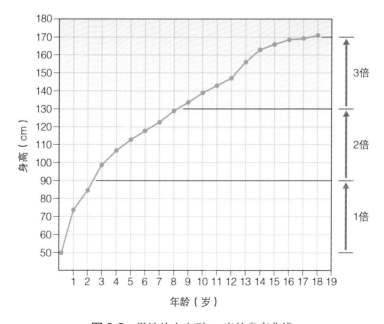

图3.2　男性从出生到18岁的身高曲线

生殖器官直到青春期体积才开始增大(图 3.4)。

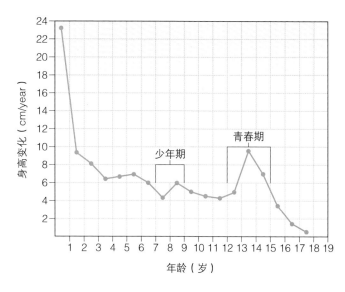

图 3.3 男性从出生到 18 岁的身高—速率曲线。值得注意的是,在出生后的前 3 年中,身高增长迅速减速,随之减速变缓,8 岁时有一突然的生长高峰,在 13 岁左右时,有明显的生长发育高峰

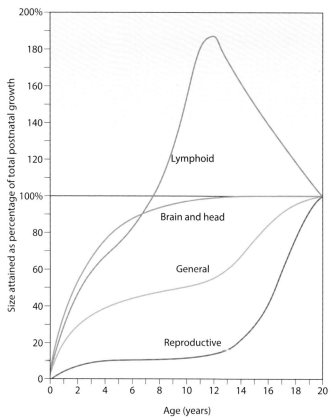

Figure 3.4 Growth curves of different tissue types, regions of the body and organ systems.

(Adapted from Scammon, R.E., 1930. Measurement of the Body in Childhood. In: The Measurement of Man. University of Minnesota, Minneapolis.)

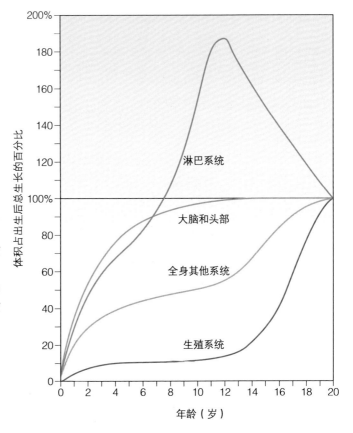

图 3.4 不同组织类型、身体部位和器官系统的生长曲线(改编自 Scammon, R.E., 1930. Measurement of the Body in Childhood. In：The Measurement of Man. University of Minnesota, Minneapolis)

生长研究

生长研究是一个或多个生长指标(例如身高、体重或头围)的数据库,按特定人群的性别和年龄进行索引。生长研究可进行横向的、纵向的或混合纵向的设计。

- 横向研究指的是收集各个年龄段儿童的数据,每个儿童在一个特定年龄段进行单次测量。
- 纵向研究即同一批受试者随时间在不同节点重复测量。
- 混合纵向研究只随时间重复测量部分儿童。

最常见的生长研究形式是横向研究,因为可以更容易和更快地在特定时间点对不同年龄的儿童进行抽样;纵向研究需要花费更长的时间,从出生到成年观察研究对象。但是,纵向研究提供了关于生长变化和平均生长的更多信息,而横向研究只能估算年平均生长量。

生长图表

从生长研究得出的信息通常被绘制为生长图表,它可方便地表示在特定的测量条件下童年到成年的变化。生长图表描绘了生长指标(例如身高)的平均值(图 3.5),也有一系列折线或百分比来表示每个年龄段的频率分布。这些图表可用于预测特定年龄段儿童的预期身高或体重,或与其他人群进行比较。

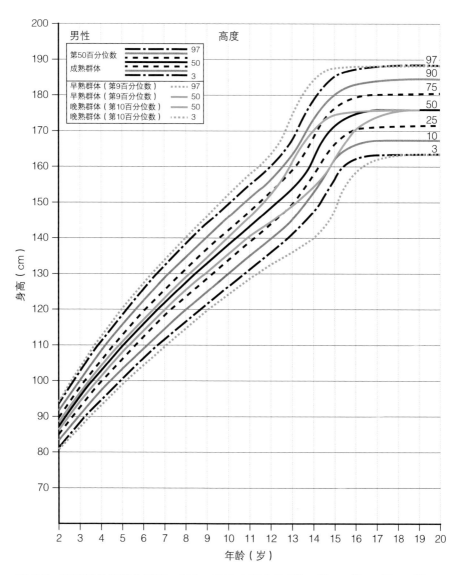

图 3.5　英国男性标准生长图。存在一组 7 个百分位(第 3、第 10、第 25、第 50、第 75、第 90 和第 97 位),它们大致相距 2 个标准差以显示均值周围分布的范围。与同年龄、同性别和同样人口的 100 名儿童相比,一个身高处于第 25 百分位的儿童预计比其他 75 名儿童低,比 24 名儿童高

颅面部生长研究

20 世纪,在欧洲和北美的很多机构开展了众多颅面生长和发育测量的纵向研究。这些研究在很大程度上依赖于对侧位片进行头影测量,测量结果提供了北欧血统的高加索人生长发育的数据。

- Bolton-Brush 研究:主要研究面部和牙齿的生长和发育,由 B. Holly Broadbent 于 1929 年开始,并一直持续到 1959 年,研究对象主要来自俄亥俄州的克利夫兰。这些研究档案现在仍存放于美国凯斯西储大学。Bolton 牙颌面生长和发育标准图谱为颅面生长和发育提供了一个全面的参考(Broadbent et al,1975)。
- Burlington 生长研究:由多伦多大学 Robert Moyers 在 1952 年发起,最初的样本为 1 258 名高加索儿童,全部来自距多伦多 30 英里(1 英里 = 1.6km)的伯灵顿镇。
- 密歇根大学的生长研究:数据来源于安娜堡校区内的一所大学的学生。在 1953—1970 年之间进行了 X 线头影测量数据的收集,收集了超过 700 名志愿者的数据,出版了头颅测量标准图册和牙齿模型测量图册(Riolo et al,1974;Moyers et al,1976)。
- 在英国,自 20 世纪 50 年代开始,国王大学医学院和牙科学院进行了一项关于面部生长的纵向研究,样本量包括 700 多名英国高加索裔人。其中的 121 人的头影测量数据已作为该人群颅面生长的图集发表(Bhatia & Leighton,1993)。

颅面生长模式

从这些纵向研究的头影测量中得到的颅面部标准生长数据可以作为正畸治疗中的诊断模板(图 3.6)。这些模板为一些特定年龄和性别人群的头影测量提供了可视化的参考。将男性或女性颅面部生长平均量和生长方向的模板叠加在需要诊断患者的头颅侧位片上,就可以直接进行比较。除了牙列在面部骨骼内的位置信息外,模板还提供了与上颌骨、下颌骨和颅底的大小和方向有关的有用信息。

颅面部生长的长期趋势

在过去的一个世纪里,发达国家的各个年龄段人口都有逐渐增加的趋势。在欧洲和美国,这些趋势的量变使得他们在社会经济阶层之间的差异更加明显:

- 现代人群表现为青春期提前,总体身高和体重增加。

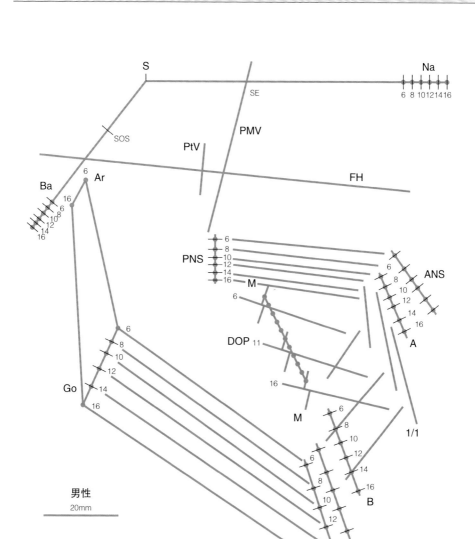

图 3.6 根据密歇根大学生长研究数据绘制的 6~16 岁男性的诊断模板。A，A 点；ANS，前鼻棘点；Ar，关节点；B，B 点；Ba，颅底点；DOP，Down's 咬合平面；FH，Frankfort 平面；Gn，颏顶点；Go，下颌角点；1/1，切牙长轴交角；M，第一磨牙终末平面；Na，鼻根点；PNS，后鼻棘点；PMV，上颌后垂直线；Pog，颏前点；PtV，通过翼上颌裂垂直于上颌平面的垂线；S，蝶鞍点；SE，蝶筛点；SOS，蝶枕软骨结合。除了 M 和 DOP 外，图中显示了所有的指标在 6、8、10、12、14、16 岁时的数值（改编自 Johnston，L.，Jr.，1987. Template Analysis. J. Clin. Orthod. 21，585-590.）

重要的是,已发现许多牙颌面特征的长期趋势,其中包括牙齿大小、面部大小,甚至错𬌗的严重程度(Hunter & Garn,1967;Suzuki,1993;Weiland 1997)。

颅面生长与正畸研究

正畸医师非常擅长使用颅面生长纵向研究的数据为介入性临床研究提供对照。而且,正畸医师们通常会参照这些数据来评估临床患者,目的在改变患者颌骨和牙列的不良生长模式。使用这种类型的数据作为对照组有很多原因,总的来说,从已发表的生长研究中获得参考数据更容易、快捷,并符合伦理要求(表3.1)。

表3.1 为什么以历史生长研究作为对照组?

优势:
● 它避免了随机对照试验相关的问题和困难(有人未得到治疗)
● 可以直接从研究档案中获得数据
● 相较于前瞻性研究花费更少
● 快速高效
不足:
● 存在固有的选择偏倚
● 无法评估与患者相关的结果;例如,患者的自尊心和满意度
● 没有考虑到生长的长期变化

(Adapted from O'Brien,2015)

一个合理的质疑是生长的长期性是否对这些纵向颅面部生长研究数据产生一定的影响。有人通过分析1930—1982年在美国和加拿大进行的9个历史研究(包括Bolton-Brush、Burlington和Michigan研究的数据)来回答这个质疑(Antoun et al,2015)。有趣的是,许多颅颌面矢状向的维度都表现出明显的"出生年份"效应;SNA、ANB、SN和Co-A等数值也随时间增长。这表明,颅面生长从出生开始就有显著的差异,因此,使用这些研究数据作为标准对照的有效性受到了一些人的质疑(图3.7)。

出生时的头骨

新生儿最显著的特征之一是头部相对于身体其他部位体积较大(图3.8)。胎儿时期由于大脑的生长和发育,在出生时颅顶的大小几乎已经达到其最终大小的2/3。然而,尽管新生儿头部尺寸很大,但骨骼结构和成年人明显不同(图3.9)。

● 婴儿由于鼻腔、上颌骨和下颌骨都尚未发育完成,同时,颅顶和眼眶又相对较大,因此脸部相对于颅骨显得非常不呈比例。

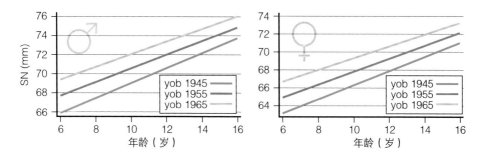

图 3.7　男性（左）和女性（右）SN 长度的头影测量变化曲线，以年龄和出生年份（yob）为模型。在 1945、1955 和 1965 年出生的人群中有一个长期的 SN 长度增加的趋势（来自 Antoun et al，2015）

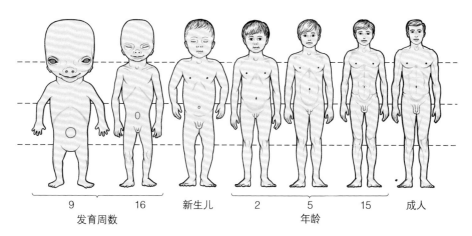

图 3.8　从怀孕后第 5 个月到成熟的身体比例变化。相对于身体其他部位而言，新生儿的头部较大（Redrawn from Medawar, P.B., 1945. The shape of the human being as a function of time. Proc. R. Soc. Lond.132, 133-141.）

- 除听小骨外，新生儿颅骨内的所有骨骼均小于成人骨骼。
- 新生儿头颅有 6 个囟门或纤维膜。这些结构帮助新生儿头颅顺利通过产道，在 18 个月时闭合（见图 2.16）。
- 在新生儿头颅中还有其他骨缝，包括额骨内的额缝（7 岁时闭合）和下颌联合（2 岁时闭合）。
- 蝶枕软骨联合是一种软骨生长板，存在于枕骨基底部和蝶骨体之间，是一个重要的生长中心，生长一直持续到 20 岁。

在出生后的第一年，颅骨继续快速增长，但在接下来的 2 年内增长速度逐渐下降，并持续到成年（图 3.10）。5 岁儿童的头颅大小已经达到成人头颅大小

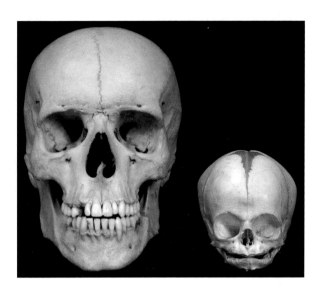

图 3.9　成人和新生婴儿头骨之间的比较。因颅骨和眼眶过大,婴儿的面部较宽,但由于鼻复合体和颌骨还未发育,婴儿的面部也较短。新生儿鼻腔底部处于眼眶之间,上颌骨和下颌骨几乎没有垂直发育。成人颅骨的特征是鼻腔位于眼眶下方,颌骨垂直向生长明显

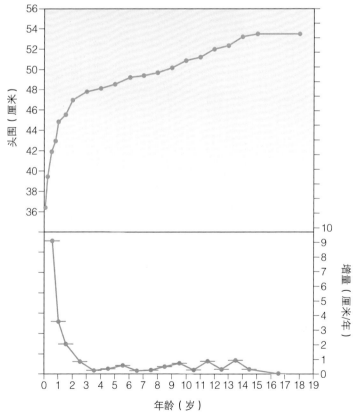

图 3.10　从出生到 18 岁的女孩头围增长曲线。上图为头围—长度曲线,而下图为头围—速率曲线。可以看出,在出生后前 3 年头围增长最快

的 90%。在生长发育高峰期时,头颅的维度也没有很大的变化(图 3.11)。

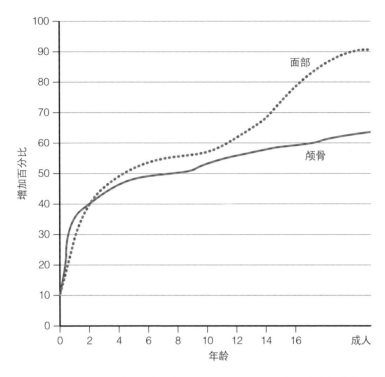

图 3.11 出生后,面部骨骼生长迅速超过颅骨的生长,并受青春期生长高峰的影响(Adapted from Scott, J.H., 1954. The Growth of the Human Face. Proc. R. Soc. Med. 47, 91-102.)

与颅骨相比,面部的维度在出生后有更显著的改变。面部的生长发育需要更多的时间,生长发育高峰期对面部的发育影响较大。相对于颅底,面部矢状向和垂直向的生长及鼻部的增长有显著的变化。青少年中期时,颅骨已经达到了成人尺寸,面部大小也约为其最终尺寸的 95% 左右。

颅面骨骼的生长机制

比较不同的颅骨可以清楚看到,出生后的颅面生长不是由每个单独骨块的简单比例放大形成的(图 3.12)。软骨内骨生长通过软骨替换进行,而膜内骨生长是骨膜重塑的结果。颅骨的复杂性和多样性是由于构成骨骼在不同的时间和空间发生变化(图 3.13)。颅面区域的生长机制反映了这一点并产生:

- 骨重塑(或生长改建)。

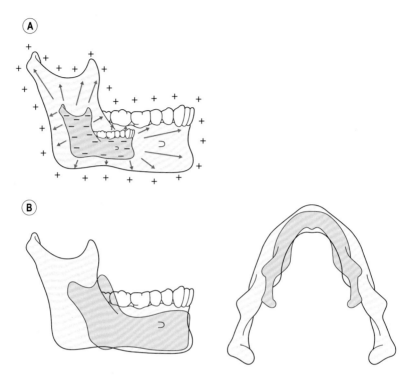

图 3.12 下颌骨并不是通过简单的对称扩大而生长(A);髁突和下颌升支向后向上生长,下颌骨体延长(B)

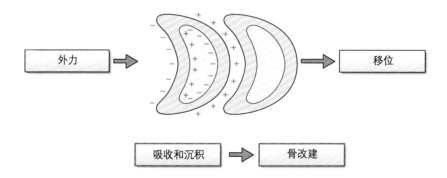

图 3.13 颅骨内外表面的骨吸收(−)和骨沉积(+)使颅骨在尺寸和形状上产生不同的变化,或称为骨改建。这种骨改建将遵循外部骨沉积的方向。在外力作用下,单个骨块也会发生移位,这是一个独立的过程,但通常与骨改建同时进行。但是骨改建和骨移位可能在相反的方向发生

- 个别骨块的生长移位。

骨重塑是通过骨在大小和形状上的改变而发生的,主要是通过成骨细胞介导的骨表面沉积和破骨细胞介导的再吸收调节的。这种生长模式发生在每个骨的外部(骨膜)和内部(骨内膜)表面,骨重塑或皮质骨漂移将遵循外部骨沉积的方向。

作为单个单位的骨块也发生位移,这是一个独立的过程,并经常与骨重塑同时进行。移位是由软组织介导的,这些软组织将外力施加在骨骼上,使得它们彼此分开。骨缝的代偿性生长保持了骨骼在移动时的连接。软组织包括颅面肌和结缔组织,原发性和继发性软骨以及大脑和眼睛等器官。这些源于不同的生长力量对颅面发育的重要性和影响力是有争议的,因此,科学家们也提出了不同的生长控制理论。

骨改建的模式

Donald Enlow 研究提出,在骨表面可以看到成骨细胞介导的骨沉积和破骨细胞调控的骨吸收现象(Enlow,1990)。这些不同的骨改建模式具有很高的物种特异性,为颅面生长动力学提供了许多参考。在人类面部生长中,骨沉积直到婴儿 3 个月大时才占主导地位,随着面部和颌骨的发育,骨吸收穿插在面部骨骼的改建中。最近,有研究通过比较亚成年(<18 岁)和成年(>18 岁)颅骨来重新评估人类骨骼改建的复杂性。前面部骨骼和下颌骨的骨改建模式存在重要差异。成人颅骨表面持续进行骨改建,上颌骨和下颌骨的骨形成显著增加。这是亚成年到成年颅面生长方向改变的原因,主要为向下的生长模式变为更向前的生长方向。(图 3.14)(Martinez-Maza et al,2013)。

颅面生长理论

科学家们一直试图解释出生后颅颌面骨骼的生长机制。由此,他们提出了一些假说,在不同程度上强调遗传和环境因素的作用,或不同组织在颅面部的重要性。这些假说有的主要基于实验和生物学观察,有的只有理论基础(•Carlson,2005)。

骨改建假说

由解剖学家 James Couper Brash 提出,是科学家第一次试图解释颅面部生长的基础机制。这个假说非常强调骨改建是作为颅面复合体内所有骨骼生长的主要机制。因此,颅穹是通过内侧骨吸收外侧骨沉积而扩大的,而面部骨骼通过后部骨吸收和前部骨沉积从而整体生长方向是向下和向前的。颅颌面复

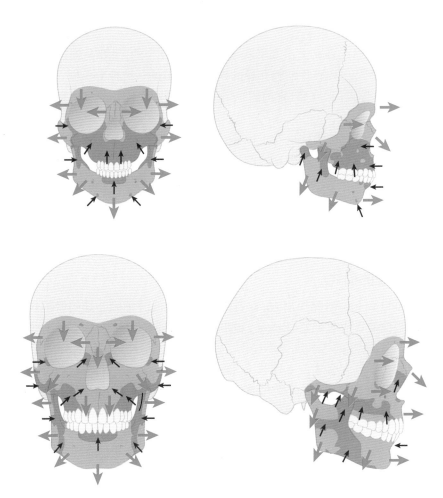

图 3.14　广义的亚成人（上图）和成人（下图）颅骨的骨改建模式。浅蓝色阴影代表骨沉积区域,浅紫色阴影区代表骨吸收区域。生长方向用箭头表示（深蓝色箭头显示沉积的生长方向,深紫色箭头显示吸收的方向）（Courtesy of Cayetana Martinez-Maza.）

合体的骨缝和软骨没有内在生长的能力。

骨缝生长假说

　　由两位解剖学家 Joseph Weinmann 和 Harry Sicher 提出,他们认为颅面骨骼的主要生长是由遗传调控的,主要调控部位在骨缝和软骨（Weimman & Sicher,1974）。重要的是,在该模型中,骨缝与软骨产生同等的组织分离力。对于颅骨和上颌复合体,骨缝生长被认为是骨扩张的主要形式,例如上颌骨相对于前颅底是向下和向前移位的（图 3.15）。

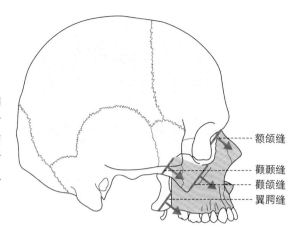

图 3.15 鼻上颌复合体向下和向前生长是骨缝生长的结果。骨缝间是平行的,向下和向前的方向是以前颅底平面作为参考 (Redrawn from Sicher, H., 1952. Oral Anatomy. Mosby, St Louis.)

额颌缝
颧颞缝
颧颌缝
翼腭缝

软骨生长假说

与骨缝理论形成鲜明对比的是另一位解剖学家 James Scott 提出的软骨生长假说,他认为骨缝仅是骨外膜和骨内膜在交界处的延续。因此,在这些区域的生长本质上应被视为骨膜的作用,而不是产生组织分离力。Scott 认为,与骨缝相邻的骨块只能通过相关器官的生长来分开,例如大脑生长对颅顶产生的作用。在这个假说中,强调了软骨在颅面生长中的动力作用;特别是鼻中隔软骨对上颌复合体产生向下和向前移位的作用,颅底软骨对颅底增长的作用和髁突软骨对下颌骨产生向前下生长的作用(••Scott, 1953, 1954, 1956)。

功能基质假说

Melvin Moss 的功能基质假说是建立在荷兰解剖学家 CJ van der Klaauw (Dubbeldam, 2007)最初提出的颅面的功能生长概念的基础上。这一假说提出颅面骨骼内的生长主要受功能的影响(••Moss & Salentijn, 1969)。它认为颅骨的生长并不是由基因决定的,基因在出生后颅面生长方面没有什么作用。

Moss 认为,头部仅仅代表一个区域,在这个区域中有许多特定的功能发生,每个功能都由"功能性颅骨成分"来执行。功能性颅骨成分由两个要素组成:

- 功能基质。
- 骨骼单元。

功能基质代表发挥特定功能的所有组织、器官和空间,而骨骼单元是支持这一功能的骨骼、软骨和肌腱。

两种类型的功能基质:

- 骨膜基质。

- 囊性基质。

骨膜基质由和骨骼单元密切相关的软组织组成，如肌肉和肌腱；而囊性基质是与空间相关的一些特定组织构成，如脑颅、眼眶和口咽。

骨骼单元可进一步细分为：

- 微观骨骼单元。
- 宏观骨骼单元。

每个骨骼单元并不一定代表颅骨内的单一骨骼，一些骨骼单元由几个微骨骼单元或多个骨骼组成，通过单个颅骨成分或宏观骨骼单元起作用。一般来说，骨膜基质主要通过调控微观骨骼单元的生长从而改变整体骨骼的大小和形状，而宏观骨骼的生长更多地受到囊性基质的影响，产生颅骨区域的位移，如鼻上颌复合体或颅骨（图 3.16）。

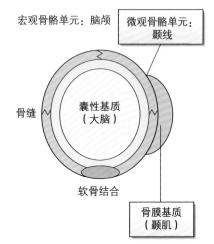

图 3.16　功能基质假说应用于颅骨。大脑或囊性基质的原发性生长导致扁骨的扩张以及骨缝和软骨的继发性生长，继而发生脑颅或宏观骨骼单元的扩大。颞肌对骨膜基质和颞线（微观骨骼单元）的骨生长施加牵拉作用（Redrawn from Carlson, D.S., 2005. Theories of craniofacial growth in the postgenomic era. Semin. Orthod. 11, 172-183.）

部分—对应原则

Donald Enlow 的部分对应原则将颅骨进行了分割（Enlow, 1990）。这一理论认为，颅骨由许多结构部件或部分组成，其生长发育由一系列对应的结构支持。如果各部分的相对生长是均衡的，那颅颌面生长就能达到平衡。整个颅骨沿着上颌平面后方的一条分界线分成需要平衡的部分和对应部分（图 3.17）。这一理论为解释错𬌗畸形的形成机制提供了一个有用的模型，上颌骨（部分）和下颌骨（对应部分）的生长需要匹配才能维持正常的咬合（图 3.18）。

伺服系统理论

颅面部的原发性软骨不同于继发性软骨，原发性软骨在某种程度上不受局部和全身的环境影响。根据这些观察，Alexandre Petrovic 提出了决定颅面区域生长的 2 个主要因素：

- 颅底和鼻中隔原发性软骨的生长受到基因的调控，决定了面中部的生长，并通过牙齿咬合变化不断地改变。
- 下颌骨能够通过肌肉适应来应对咬合的变化并在局部介导髁突的改建。

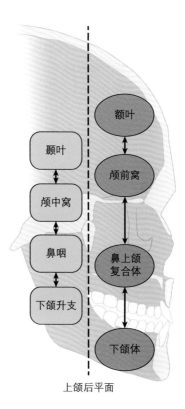

图 3.17 部分—对应模型。颅骨由主要部分—对应部分组成，它们分别位于上颌后（posterior maxillary，PM）平面线的两侧。它们在垂直方向上相互作用，但在水平方向上保持相对独立（Redrawn from Lieberman, D.E., 2011. The Evolution of the Human Head. Belknap Press of Harvard University Press, Cambridge, MA.）

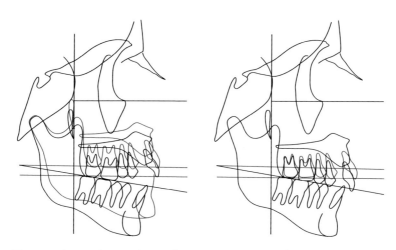

图 3.18 颅面生长过程中的垂直向不平衡。左图中，鼻上颌复合体垂直向增长，超过了下颌刈支—颅中窝的垂直生长。下颌骨因此向下和向后旋转，造成 II 类关系，覆盖增大和前牙开殆。在右图中，牙槽骨代偿使咬合接触且覆殆增加（红色轮廓表示 T1，黑色轮廓表示 T2）（Adapted from Enlow, D.H., 1982. Handbook of Facial Growth. WB Saunders Company, Philadelphia, PA.）

　　这个理论提供了一个颅面生长"控制论"的模型(图3.19),该模型基于原发性软骨、继发性软骨和骨缝生长功能的生物学原理(•Petrovik et al,1975,1981)。这一理论的优势在于,它融合了遗传和环境两方面的影响,并假定在头部生长期间软骨和骨膜组织均发挥作用。

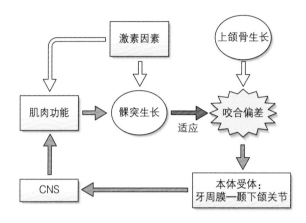

图3.19　颅颌面生长伺服系统理论应用于上颌骨和下颌骨。CNS,中枢神经系统;TMJ,颞下颌关节(Redrawn from Carlson, D.S., 2005. Theories of craniofacial growth in the postgenomic era. Semin. Orthod. 11, 172-183.)

颅骨的生长

　　颅骨或脑颅由额骨、颞骨和枕骨的鳞状部分以及成对的顶骨组成。颅骨的生长与大脑的生长和扩张密切相关,大脑以同心的增长方式使得颅顶的各个骨骼分开。当这种移位发生时,颅骨的膜内骨以两种方式生长(图3.20):

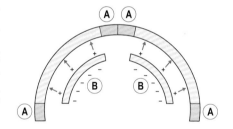

图3.20　颅骨的生长情况。随着大脑的生长,颅顶的扁骨被动扩展,骨缝处发生代偿性骨生长保持颅顶连续(A)。外部和内部表面骨改建减少曲率并调整它们在位移时的关系(B)

- 骨缝处的代偿性骨生长。
- 表面骨膜和骨内膜重塑。

　　骨缝是位于相邻膜内骨之间的特殊纤维性关节,当相邻的骨分开时,分开处的骨缝沿着边缘生长。骨缝是张力适应性的,它们不会产生主动力量使得相邻骨分开,但会对骨分离做出反应,在骨块分离处产生新骨。这个过程是受到精密调控的,骨缝处过多的骨形成会导致颅骨内的一条或多条骨缝过早融合,这些区域的生长就会受到限制,从而导致颅骨其他部位的过度代偿性生长,并随着软组织的扩张而变形,该现象称为颅缝早闭。

　　除了骨缝处的生长外,颅骨外部和内部骨表面也一直发生改建,以减少其曲率,并在快速生长时调节内部骨块的关系。此外,颅骨处的骨厚度也逐渐增加,直到骨骼生长结束。

颅底的生长

颅底由原发性软骨骨化而来(见第 2 章)。许多骨骼参与了颅底的形成,包括额骨、筛骨、蝶骨、颞骨和枕骨。颅底结构看似简单,但发挥特别重要的功能。它提供了颅骨与脊柱和下颌骨之间的连接。它支持大脑并提供面部生长的平台。它还连接面部和颈部共同的结构——咽部。

出生后颅底生长通过以下机制实现:

- 软骨内生长。
- 表面重建。

软骨的独立区域,或称为软骨联合,是出生后颅底生长的主要部位,在颅底存在的时间不断变化。它们调控应力下原发性软骨内的生长,并直接增加颅底的前后径(专栏 3.1)。一旦软骨联合的生长停止,软骨将被骨结合所取代。

专栏 3.1　前颅底有多少生长量?

前颅底经常作为重叠和比较一系列头影测量片的参考平面。因此,了解前颅底生长的持续时间和生长量以及前颅底何时生长结束尤为重要。

从 5 岁到 20 岁,女性蝶鞍点到鼻根点的距离增加约 8mm(见第 6 章),男性增加 10mm,女性在 14 岁、男性在 17 岁时生长基本完成。有趣的是,与整个前颅底的生长相比,从蝶鞍点到盲孔(位于额骨和筛骨之间)的距离增长比例非常小(约 3mm)。相反,从盲孔到鼻根点的距离增加了 5~7mm。鉴于这个距离在成年人身上的总长度只有 10~12mm,这是相当大的增长量(Bhatia & Leighton,1993)。这些差异反映了这样一个事实,即在解剖学上,前颅底是一个相对稳定的区域,可用于局部重叠(••Björk,1968;••Melsen,1974),但在使用鼻根点时要注意,因为额窦的生长和额骨的改建可以明显影响这个标志点的位置。

- 蝶筛软骨联合和蝶枕软骨联合对出生后颅底发育的影响最大。
- 蝶筛软骨联合通常在 7 岁左右骨化。
- 蝶枕软骨联合存在时间较长。尸检组织学检查表明,女性在 13~15 岁蝶枕软骨联合消失,而男性在 15~17 岁蝶枕软骨联合依然存在(••Melsen,1972)。

颅底的生长在本质上并不是完全软骨内生长,颅底长度的增长伴随着骨改建。内侧的骨吸收和外侧的骨沉积同时进行,是颅底增大和侧向移位的基础。颅底骨改建的方式前文已经详细描述(图 3.21)(••Melsen,1974)。由于颅底通过软骨生长和表面骨改建而增加长度和宽度,骨缝处的代偿性膜间生长则保持了该区域骨连接的完整。特别是,冠状向的骨缝(额蝶缝、蝶颞缝、枕乳突缝)有助于前后向生长,而矢状向骨缝(额筛缝、蝶颞缝、枕乳突缝)有助于宽度的生长。从 4 岁至 20 岁,男性颅底长度平均增加 15mm,女性平均增加 10mm 以上(图 3.22)。

颅底的协调生长并不是孤立地发生在颅骨内,且该区域的生长对面部的影响不容低估。上颌骨与前颅底连接,下颌骨悬在颅中窝下方,与后颅底紧密连接(•Solow,1980)。前后颅底之间的角度改变会直接影响面部颌骨的生长发育(图 3.23)。从 12 岁起,前后颅底的角度几乎没有变化,但个体差异很大(••Björk,1955a)。

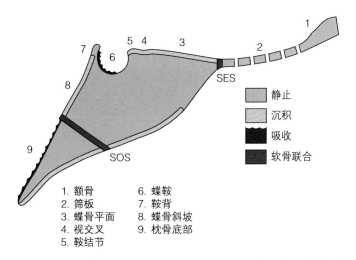

图 3.21   颅底表面的骨改建。筛骨区在 4 岁以后基本稳定,但是直至青春期中期,骨沉积也依然发生在蝶骨平面(蝶骨体的上表面)、视交叉和鞍结节(蝶鞍的前界)处。蝶鞍前壁在 5 岁时基本稳定,然而,直到青少年后期,其底壁和后壁依然存在吸收。更进一步地说,女性直到 17 岁,男性直到 19 岁左右,蝶鞍背部仍然发生骨沉积,但枕骨的大脑面存在吸收。直到青少年中后期,蝶筛软骨联合和蝶枕软骨联合(SES 和 SOS)仍然具有生长潜力。这些数据来自 Birte Melsen 的一项经典研究,该研究样本来源于 Arhus、Odense 和 Copenhagen(丹麦的 3 个城市)城市的法医学和病理学研究所。从 0~20 岁的尸体颅底取出组织,使用常规组织学和显微放射学检查来判断颅底中矢状结构的正常生长模式。这些尸体源于各种事故(Adapted from Melsen,B.,1974. The cranial base. Acta Odontol. Scand. 32,1-126.)

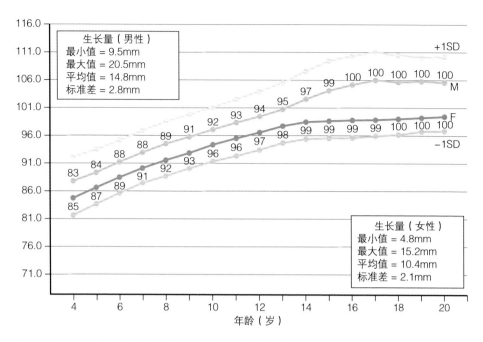

图 3.22 4~20 岁颅底长度(鼻根点到颅底点)的纵向变化(Redrawn from Bhatia, S.N., Leighton, B.C., 1993. A Manual of Facial Growth. Oxford Medical Publications. Oxford University Press, Oxford.)

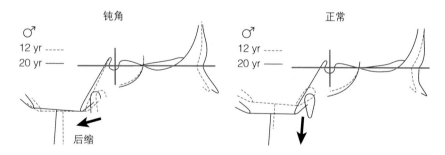

图 3.23 随着颅底角度变得更钝(平坦),下颌骨相对于上颌骨更加靠后(左图)。相反,颅底角越锐则下颌骨越靠前(右图)(Redrawn from Björk, A., Skieller, V., 1977. Growth of the maxilla in three dimensions as revealed radiographically by the implant method. Br. J. Orthod. 4, 53-64.)

面部生长

面部或面颅是颅骨较复杂的区域之一。它包含了许多不同的解剖和功能空间,由大约十二个单独的骨骼组成,其中许多是成对的,并且大部分属于膜内成骨。一些骨骼,特别是筛骨和蝶骨,也对颅骨内其他部位的生长和发育影响深远。简而言之,面部相对于颅底的生长方向为向下向前的;然而,细化面上部、鼻上颌复合体和下颌骨这三个区域的生长是很有必要的。

面上部的生长

现代人类面上部的特征是一个垂直的前额位于成对眼眶之上,这个特点是为了适应人类额叶的大范围生长,并将人类与人类最亲近的猿类区分开来。该区域的生长主要由额骨和眼眶决定:

- 额骨构成了颅前窝的底部、眶顶和前额的表面。作为一种膜化骨,它通过骨缝和骨表面改建(主要的)生长,因此受到脑、眼眶内眼球和面中部生长的影响。
- 眼眶由额骨、颧骨、上颌骨、泪骨、筛骨、腭骨和蝶骨组成。该区域的早期生长依赖于眼球本身生长的再定位和移位。后期的向下和侧方扩张生长是为了适应颅前窝和上颌骨的生长变化。

鼻上颌复合体的生长

鼻上颌复合体形成面部骨骼的中间部分,并以眼眶、鼻腔、上颌和颧突为主。许多骨骼都参与了鼻上颌复合体的构成,包括额骨、蝶骨、颧骨、泪骨、鼻骨、上颌骨、腭骨、筛骨和犁骨。

上颌骨相对于前颅底发生向下和向前的生长,同时随着眼眶和鼻腔的生长,这三个区域的体积都在增加。颧骨和颧弓横向生长,并在面部后部移动。这些骨骼的变化主要依赖于复杂的骨表面改建和骨缝生长。

上颌牙弓长度和宽度的增加来源于牙弓后方和侧方的骨沉积。在 4~20 岁,男性上颌基底增加了约 8mm,女性增加了 5.5mm(图 3.24)。使用种植钉评估上颌骨在三维方向上生长的相关研究已广受认可(专栏 3.2 和图 3.25)(••Björk & Skielle,1977):

- 上颌骨高度的增加依赖于颧骨和额骨连接处的骨缝生长以及牙槽突的骨沉积。上颌骨向下生长通常伴随着眶底和鼻底的骨吸收和硬腭处的骨沉积。
- 上颌骨宽度的增加来源于腭中缝的生长,同时伴有外侧的骨改建。

腭中缝的生长在后部较大,因此上颌骨块之间产生了一定的横向旋转,并在矢状平面上长度减小:

- 上颌骨向下和向前的生长往往与不同程度的垂直旋转有关。当后面部生长大于前部时,将发生向前的旋转,当前部生长大于后部时,则发生方向相反的旋转(图 3.26)。

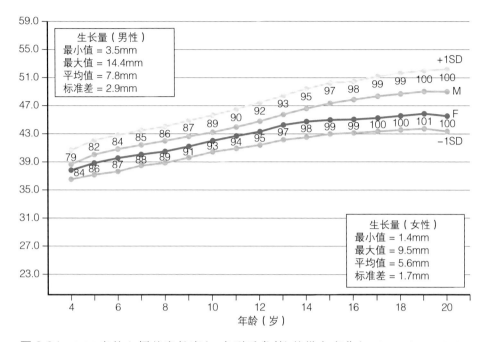

图 3.24 4~20 岁的上颌基底长度（A 点到后鼻棘）的纵向变化（Redrawn from Bhatia，S.N.，Leighton，B.C.，1993. A Manual of Facial Growth. Oxford Medical Publications. Oxford University Press，Oxford.）

专栏 3.2 Arne Björk 的种植体研究

　　Arne Björk 在哥本哈根皇家牙科学院对青少年进行的一项长期生长发育研究提供了大量关于出生后颅面生长发育的数据和结论。这一里程碑式的研究始于 20 世纪 50 年代，研究方法结合了纵向头影测量并在颌骨内植入了金属种植体，男女各约 100 名青少年参与了这项研究，覆盖年龄 4~24 岁（••Björk，1955b）。种植体在整个研究过程中位置保持不变，并作为 X 线重叠的固定参考点。这些种植体的稳定意味着可以在上下颌骨内确定生长和吸收的部位。这项研究强调了颅面生长的许多特征，而这些特征仅通过头影测量无法进行辨别：

- 在比较受试者的面部生长模式时，存在着大量的个体变异。
- 上颌骨和下颌骨的生长通常包含明显的旋转。
- 颅面骨骼内存在许多自然和稳定的参考结构，可用于比较一系列的头影测量片。

- 颧突的前表面在矢状方向上是稳定的,因此可作为上颌骨生长分析的自然参考结构。
- 上颌牙列随着上颌骨的生长而前移。

当上颌骨向下和向前生长时,伴随着骨表面的吸收和沉积(图3.27)。自

图3.25 4~20岁男孩的上颌复合体平均骨改建量(mm)(通过种植体法研究得出)。A,牙槽骨处骨生长;C,颧牙槽嵴处骨沉积;O,眶底骨沉积;Re,鼻底处骨吸收;Su,骨缝处骨下沉(Redrawn from Björk,A.,Skieller,V.,1977. Growth of the maxilla in three dimensions as revealed radiographically by the implant method. Br. J. Orthod. 4,53-64.)

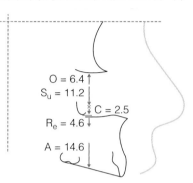

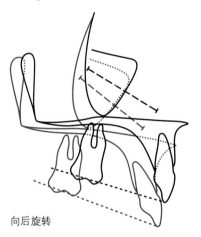

向后旋转

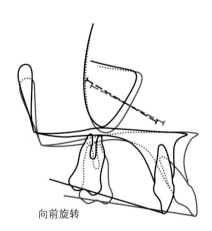

向前旋转

图3.26 上颌骨生长旋转(Adapted from Duterloo,H.S.,Planche,P.-G.,2011. A Handbook of Cephalometric Superimposition. Quintessence Publishing Co Inc,Hanover Park,IL.)

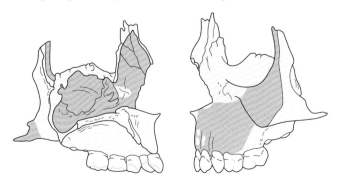

图3.27 上颌骨改建。深色处为骨吸收处,浅色处为骨沉积处

颅面生长的首次研究以来,关于上颌骨移动力的来源一直是争论的焦点,并成为所有主要生长假说的核心主题,包括骨缝处的骨膜生长假说、鼻中隔处的软骨生长假说及与骨相关的功能性基质假说。

下颌骨的生长

下颌骨相对于颅底也发生向下和向前生长,可以通过以下方式实现:

- 骨膜下吸收和沉积的骨改建。
- 髁突软骨生长。

下颌升支的后方,上方和侧方通过骨吸收与沉积发生改建。升支长度的增加和后方的骨改建不但使下颌骨体发生向下和向前的移位,也增加了下颌牙弓后方的长度。下颌骨长度的增长意义重大,在4~20岁,男性下颌骨体平均增加26mm,女性下颌骨体平均增加20mm(图3.28)。下颌骨的生长在青少年生长发育高峰期时变化最明显。下颌骨外部骨改建非常复杂,但本质上是升支前缘的骨吸收和后缘的骨沉积,同时还有沿着髁突、喙突、升支、下颌角的外侧和舌侧区域以不同方式进行的骨吸收和骨沉积(图3.29)。

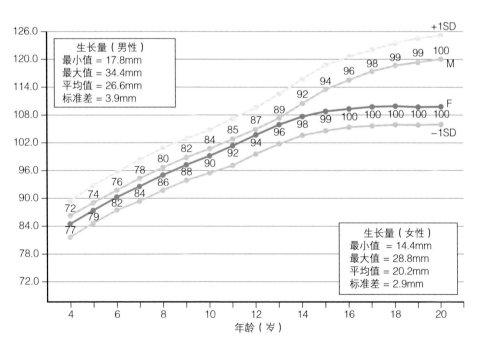

图3.28　4~20岁的下颌长度的纵向变化(从髁顶点到颏顶点)(Redrawn from Bhatia, S.N., Leighton, B.C., 1993. A Manual of Facial Growth. Oxford Medical Publications. Oxford University Press, Oxford.)

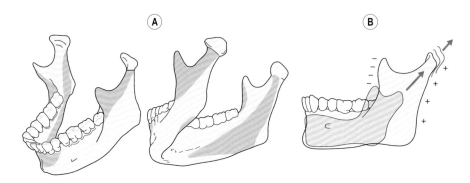

图 3.29 下颌骨生长。髁突的表面骨改建（A）和长度增加（B）。深色处为骨吸收处，浅色处为骨沉积处。

髁突是下颌骨生长的主要位点,但它是否是下颌骨移动的主要力量来源,或髁突的生长是否是适应性的生长仍然存在争议。

髁突软骨

髁突软骨是在胚胎发育约 10 周时在下颌骨髁突内形成的继发性软骨。最初,它在整个髁突中形成一个胡萝卜形状的楔形结构,但在出生后髁突发生进行性骨化,髁突软骨变小,最后为在髁突纤维性关节表面下方的一小块帽状增殖软骨,直到 20 岁消失。

- 一种观点认为,髁突是一个主要的生长中心,在基因上先天决定升支的高度和下颌的长度,是下颌向前和向下生长的原动力。
- 另一种观点认为,髁突软骨是适应性软骨,在下颌骨向下向前生长中始终改建保持髁突位于关节窝内。

事实上,髁突软骨代表了下颌骨的一种基本适应,允许髁突在行使功能过程中受到压力时仍然发生骨生长。这种适应是必要的,下颌骨是一种膜内骨,在骨膜表面、骨内膜和骨缝处的张力区通过膜内成骨生长。膜内成骨对压力反应差,且不能在受压区内生长。在功能上,髁突承受颞下颌关节内的压力,因此需要在该区域内适应压力以保障骨生长。有软骨成骨能力的骨,如躯干中的长骨,因为它们在骨骺或生长板上保留了软骨区域,使得它能够在压力下仍然保持骨生长。软骨生长板具有稳定的生长潜力,并能在受力状态下保持骨生长。髁突软骨的适应性更强,当下颌骨通过区域性生长向下和向前移动时,可以保持髁突在关节窝内(专栏 3.3)。

下颌生长旋转

髁突处成骨引起下颌支高度增加。但这种生长在方向上是可变的,并会

专栏 3.3 髁突软骨与骨骺生长板的不同

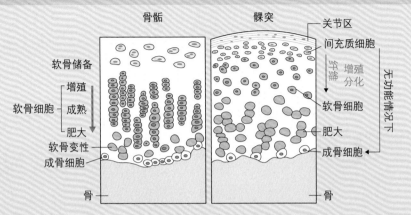

表面上,髁突软骨类似于骨骺或软骨结合的初级生长板;然而所有这些结构之间存在相当大的功能和解剖差异。

髁突软骨与维持多方向压力区(颞下颌关节)内的膜内骨(下颌骨)的生长有关。

- 髁突软骨的外侧区域或关节区由纤维结缔组织层构成,纤维结缔组织层与下颌骨骨膜的纤维层连续。
- 在此之下,增殖和未分化间充质细胞区域与下颌骨骨膜的成骨层连续。
- 这些间充质细胞是髁突软骨发挥功能的关键,因为它们直接受到局部环境的影响。在功能受力时,它们增殖并分化成分泌软骨的软骨细胞。一旦分化后,这些髁突软骨细胞就无法进一步分化,在软骨内随机排列,反映了该区域的多向生长能力。
- 在没有功能的情况下,间充质细胞既不能增殖也不能生长;相反,它们直接分化为成骨细胞进而形成骨。
- 因此,受到功能刺激的间充质细胞增殖为软骨生长提供了前提。随着表面软骨的增加,深层的软骨细胞最终变得肥大,并发生软骨内骨化。

长骨内发现骨骺生长板,并通过软骨内骨化促进其伸长。骨在软骨周边钙化区内形成,生长由软骨细胞增殖和软骨替代调节。骨骺生长板在许多方面与髁突不同:

- 骨骺的外侧区域由透明软骨层组成,充满小簇软骨细胞。
- 在此之下是软骨细胞增殖的区域,在骨骺内形成大的细长柱状或栅栏状。这些细胞在压力区内增殖的能力使得骨骺得以生长,而长骨则支撑身体的重量。
- 在增殖区深处有一个成熟区,软骨细胞已经停止分裂且体积开始增大,最终变得肥大。这些肥大的软骨细胞退化,形成陷窝,随之血管化并以成骨细胞填满。

涉及一部分旋转（••Björk，1955b，1963）。旋转通常发生在垂直向，可能向前或向后，且个体差异性很大（图 3.30）。最初 Björk 和 Skieller 描述了三种不同类型的下颌骨生长旋转，后来 Salow 和 Houston 进一步简化了与这些不同旋转相关的术语（专栏 3.4）（••Björk & Skielle，1983；•Salow & Houston，1988）：

- 总旋转代表了下颌体相对于前颅底的倾斜变化。
- 基质旋转代表了下颌骨软组织基质相对于前颅底的倾斜变化。下颌骨下缘切线表示软组织基质，髁突位于此旋转的中心。
- 如果下颌骨体在软组织基质内旋转叫作基质内旋转，基质内旋转是总旋转和基质旋转之差。这种差异反映了沿着下颌骨下缘发生的骨改建，直观地表示为种植体参考线和下颌下缘切线间的夹角。

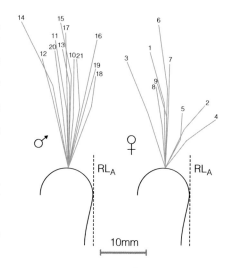

图 3.30　髁突生长方向的变化（Adapted from Björk, A., Skieller, V., 1972. Facial development and tooth eruption. An implant study at the age of puberty. Am. J. Orthod. 62, 339-383.）

专栏 3.4　下颌骨生长旋转的重新命名

Solow 和 Houston（1988）更新了 ••Björk 和 Skielle（1983）提出的下颌旋转的原始名称，以简化下颌骨生长旋转的命名。

- "真性旋转"一词代表下颌骨总旋转，是发生在下颌骨和颅底之间的基本旋转。
- 基质旋转改称为下颌骨的表观旋转。表观旋转是下颌下缘的真性旋转和骨改建的结果，是在没有种植体评估生长的头侧位 X 线片上最直观的改变。
- 基质内旋转改称为下颌下缘的角度改建。这种角度骨改建，只有当使用种植体或稳定的结构作为参考时才能发现。

此外还阐明了下颌骨生长旋转的通用标准。头部面向右侧，向前旋转是指逆时针旋转，而向后旋转是指顺时针旋转（•Solow & Houston，1988）。

　　下颌骨生长旋转可以向前或向后，总旋转代表基质和基质内旋转的总和（图 3.31）。按照一般惯例，在描述生长旋转时，侧位片朝向右侧；因此，向前旋转也可以描述为逆时针旋转,向后旋转为顺时针旋转。最常见的是向前旋转,旋转中心通过髁突、切牙或前磨牙,而向后旋转则通过髁突或最远端磨牙(••Björk,1969)。这些不同的旋转都代表了前后面高之间生长的不平衡(图3.32)。前面高的过度生长会造成下颌骨向后旋转,而后面高的过度增长会造成下颌总体向前旋转(Houston,1988)。在很多情况下,由于牙槽骨代偿生长而维持了正常的咬合;然而,如果这种不平衡较严重,超出了牙槽骨代偿的限度,则可能会出现前牙开𬌗或深覆𬌗等错𬌗畸形。

下颌骨生长旋转的存在对正畸治疗有重要影响。极端的旋转会影响牙齿

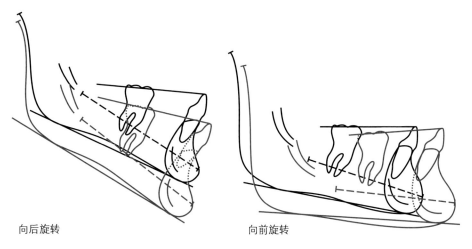

向后旋转　　　　　　　　　　　向前旋转

图3.31　下颌骨生长旋转(Adapted from Duterloo,H.S.,Planche,P.-G.,2011. A Handbook of Cephalometric Superimposition. Quintessence Publishing Co Inc,Canada.)

图3.32　随着生长的进行,颈椎的长度增加,头部远离肩胛。这个过程中还有肌肉群的生长和延伸,向上肌肉从下颌骨延伸到颅底上方,向下肌肉从下颌骨到舌骨,从舌骨到肩胛骨。从而造成下颌骨联合和舌骨相对于颅底的下降和前面高的增加。后面高的增加通过颅中窝和髁突的生长而增加。这些组织的过度生长会导致前后面高的比例失调和下颌骨的旋转(Redrawn from Houston,W.J.,1988. Mandibular growth rotations-their mechanisms and importance. Eur. J. Orthod. 10,369-673.)

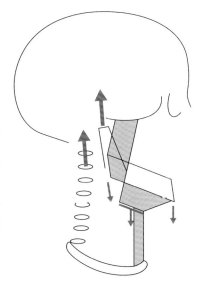

的萌出和上下颌骨间的骨骼关系。因此,如果有这种情况出现,一定要加以警惕。但是,现实情况下,正畸医师很少有条件通过种植钉重叠侧位片来评估整体的生长旋转,仅仅通过测量下颌骨的外部骨骼轮廓评估生长旋转是不可信的,因为骨改建掩饰了一部分下颌骨的旋转。因此这里介绍一种方法,基于识别头影测量 X 线片上的某些形态特征,用于预测下颌骨生长旋转的存在和方向(••Björk,1969)。这种方法包括识别和描述以下特征(图 3.33):

- 髁突头倾斜度。
- 下颌神经管弯曲度。
- 下颌骨下缘形态。
- 下颌联合的倾斜度。

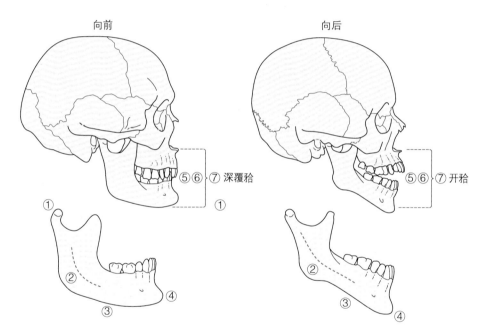

图 3.33　下颌骨生长旋转的结构特征。Björk 在下颌骨内发现了可能与不同生长旋转相关的 7 个结构特征。并非所有这些特征都存在于每个个体中,但是存在的数量越多,向前或向后旋转的预测就越可靠。在向前旋转的下颌骨中(左):(1)髁突向前倾斜;(2)下颌管的曲率大于下颌轮廓;(3)下颌骨下缘前部呈圆形,下颌角处成凹状,这是由于下颌骨前部以及联合处存在骨沉积,而在下颌角处存在骨吸收;(4)面部骨联合处向前倾斜,颏部突出;(5)切牙角增大;(6)前磨牙和磨牙间角度均增加;(7)前下面高随着覆𬌗增加而减小。相反,下颌骨向后旋转(右图)与以下变化相关联的:(1)髁突向后倾斜;(2)下颌管扁平;(3)下颌骨下缘前部较薄并成凸状,这是由于下颌骨下缘发生的微小骨重建以及升支后缘发生骨沉积;(4)在面部骨联合处向后倾斜,颏部向后缩;(5)切牙角减小;(6)前磨牙间和磨牙间角度均减小;(7)前牙开𬌗,面下部高度增加

- 切牙间角度。
- 前磨牙间和磨牙间角度。
- 面下部高度。

关于结构方法的预测准确性仍有一定争议。Björk原始样本中的一些极端的样本研究表明,使用下颌倾斜度的联合测量法对于这些样本的下颌骨生长旋转具有较高的预测准确性(Skielet et al,1984)。然而,另一项5名有经验的临床医师预测能力的研究表明,使用头颅侧位片预测生长旋转的准确性是非常随机的(•Baurrnd et al,1984)。尽管对生长方向的预测仍然存在一些问题,但生长结束后,那些极端的旋转就很容易确定(图3.34)。

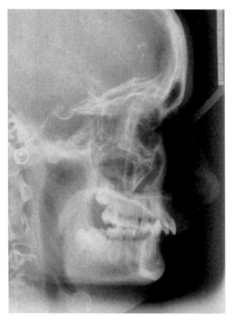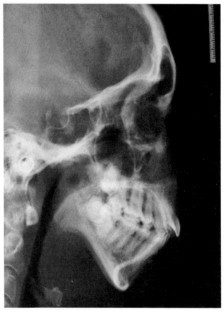

图3.34 极端的下颌骨旋转示例。左图显示下颌骨向前旋转伴面下部高度降低。右图显示下颌骨向后旋转,面下部高度增加

下颌骨生长异常

下颌骨在出生后的生长发育过程中,其生长速度、模式和整体生长程度表现出相当大的个体差异。在许多情况下,这种变化会导致错殆畸形。然而,下颌骨也可能出现显著的生长异常,表现为生长明显减少、增加甚至不对称生长。影响下颌骨生长的情况很多,广泛的可分为先天性畸形、原发性生长障碍和获得性疾病或创伤(表3.2)(Pirttiniemi et al,2009)。某些情况会影响髁突软骨的正常功能,但是内在机制仍然不为人知。

表 3.2 下颌骨生长异常的病理原因

障碍	对下颌骨生长的影响
先天畸形	
半侧颜面短小畸形（OMIM 164210）	减少,不对称
半侧颜面萎缩（OMIM 141300）	减少,不对称
22q11 缺失综合征	减少,不对称
Treacher Collins 综合征（OMIM 154500）	减少
Pierre Robin 综合征（OMIM 261800）	减少
肢端骨发育不全 I 型（OMIM 154400）	强直
Hallermann-Streiff 综合征（OMIM 234100）	减少
Proteus 综合征（OMIM 176920）	增加,不对称
Klinefelter 综合征（OMIM 400045）	增加
原发性生长障碍	
髁突活动亢进	增加
髁突（半侧下颌）增生	增加
半侧下颌骨增长	增加
获得性障碍	
创伤	减少
青少年特发性关节炎	减少
颞下颌关节盘紊乱	减少

（Adapted from Pirttiniemi et al,2009）

牙槽骨代偿

出生后上下颌骨生长的总量和方向存在相当大的个体差异。当上下颌骨骨性关系异常时,牙槽骨会发生一定代偿来维持正常的咬合关系（•Solow,1980）。牙槽骨代偿成功也需要一定的条件:

- 正常的牙齿萌出。
- 软组织力量。
- 咬合力和近中漂移。

错𬌗畸形可能导致牙槽骨代偿不足。然而,末端的牙齿为弥补颌骨差异可能会导致牙弓拥挤,变成另一种形式的错𬌗。换句话说,牙槽骨代偿是否成功取决于骨性不调的程度（图 3.35）。在正畸治疗时,对于存在骨性不调的患者,必须考虑其牙槽骨代偿的程度。

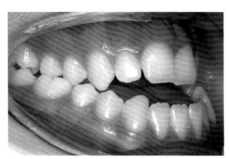

图 3.35　切牙萌出未能弥补明显增加的面下部高度和基骨的 Ⅲ 类关系,出现前牙开𬌗和反覆盖

生长预测

一直以来,正畸医师都致力于评估生长期青少年面部生长模式和生长量以及剩余的生长潜力,从而预测其生长发育停止后面部复合体的位置和维度。出生后的面部生长发育并不是一个匀速的生长过程,它的生长速度在不同的时期有不同的变化。如下颌骨的生长快速期和个体的生长发育高峰期基本一致。

对生长发育知识了解的越深刻,那么对于骨性不调矫治的成功率可能就越高。例如,下颌骨生长的增加可能会加重Ⅲ类或高角错𬌗畸形,但在治疗Ⅱ类患者时可能是有利的。因此,以生长改良为目的的正畸治疗开始的最好时机是在生长发育高峰期前而不是生长发育高峰期结束以后。患者的生长发育评估和预测对正畸治疗的成功有深远的影响,因此,正畸医师们一直都在努力寻求更简单可靠的方法来准确地预测患者的生长状态,特别是生长发育高峰期的时机(参见证据 1)。常见的方法包括:

- 年龄、生长速率高峰(身高)和牙齿发育,这些都可作为评估儿童发育状态的参考。但是这些指标对生长发育高峰期的预测性都比较差(Sullivan,1983)。
- 第二性征,如月经初潮或变声,但这些通常是生长发育高峰期结束的特征。

由于这些方法的预测能力有限,正畸医师们开始尝试使用影像学检查中的骨骼成熟程度作为预测生长发育高峰及评估剩余生长量的指标。

手腕 X 线片

手和手腕的小骨骼在骨骼发育过程中会经历一系列可预测和可识别的骨化过程,这个过程可使用连续的手腕 X 线片来记录(图 3.36)。通过将 X 线片与已有的人均数据相比较,或通过特定的骨化事件来预测评估骨龄和骨骼成

证据1,面部生长及成熟指数

最近由 Lysle Johnston 发起的一项调查,选用了俄亥俄州利夫兰 Bolton-Brush 生长研究中心的数据,研究了面部骨骼的生长模式及其与各种成熟指标之间的关系(Mellion et al,2013)。该调查选择 100 名儿童(50 名男性和 50 名女性)的系列记录,包括青春期面部生长高峰期的开始和峰值,其中年龄、身高、头影测量和不同年龄的手腕片。这项调查有一些有趣的发现:

- 对于女性来说,其身高、面部大小和下颌骨长度青春期发育分别始于 9.3 岁、9.8 岁和 9.5 岁;它们的峰值分别出现在 10.9 岁、11.5 岁和 11.5 岁。
- 对于男性来说,其身高面部大小和下颌骨长度青春期发育基本始于 11.9 岁、12.0 岁和 11.9 岁;身高峰值发生时间比面部尺寸和下颌骨长度峰值略早,分别在 14.0 岁、14.4 岁和 14.3 岁。
- 在生长预测方面,手腕 X 线片可以作为最好的指标预测生长成熟的峰值,而年龄也可以作为一种指示,CMV 的预测始终是最差的。

因此,这项研究提供了一些证据表明,男性青春生长高峰期的开始和峰值似乎发生在 12 岁和 14 岁。然而假设女性的青春生长高峰期的开始和峰值分别为 10 岁和 12 岁,那么相比于男性早了 6 个月~1 年。是否我们应该早点开始治疗女性患者呢?

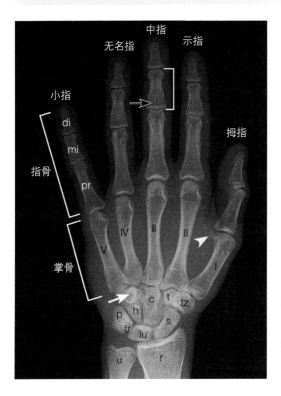

图 3.36　手腕 X 线片。通过手及腕部许多骨骼的一系列可预测的骨化,可对骨骼成熟度进行分期。尺骨籽骨(箭头)和钩状骨(箭头)的存在是可靠的预测指标,标志着青春期生长高峰已经完成。第三指的中指骨骨化也用作成熟度指标(黑白箭头)。在这个例子中,骨骺和干骺端的完全融合,表明骨骼发育成熟。c,头状骨;h,钩状骨;lu,月骨;p,豌豆骨,r,桡骨;s,手舟骨;t,梯形骨;tr,三角骨;tz,梯形骨;u,尺骨;I~V,掌骨;pr、mi、di,近端、中、远端指骨

熟度。尽管整个面部的生长速率,或更确切地说,上下颌骨的生长速率和骨骼成熟度有关(Flores-Mir et al,2004),用手腕 X 线片可以提高对于生长高峰期的预测(·Houston,1979),但这种方法的可靠性仍然很低。考虑到放射对身体的健康影响,仅仅为了预测生长发育高峰期和未来生长的评估而不断地拍摄手腕 X 线片是不可接受的。

颈椎分期(cervical vertebral maturation,CMV)

颈椎也经历了一系列明确的骨化变化,与手腕发育的不同阶段也有一定的相关性。因为头颅侧位片中本身就包含颈椎,使用 CMV 分析法时并不需要拍摄额外的 X 线片,因此使得 CMV 方法相对于手腕 X 线片法更具优势。CMV 方法最初由 Lamparski 在 20 世纪 70 年代提出,后来被 Tiziano Baccetti、Lorenzo Franchi 和 James McNamara 改良为一种预测下颌骨生长高峰期的方法(Baccetti et al,2005)。该方法基于第二(C_2—枢椎齿突)、第三(C_3)和第四(C_4)颈椎体的形态,通过具体的测量标志来进行定义(图 3.37)。颈椎体分为 6 个成熟阶段,又叫做颈椎分期 1~6 阶段(CS1~6)(图 3.38),可以预测下颌骨生长不足的患者未来的生长情况:

- CS1 或 CS2,下颌骨生长高峰将在这两个阶段后平均 2 年或 1 年到来(C_2 下缘凹陷表明生长高峰期正在接近);临床医师可以等待至少 1 年后,进行进一步 X 线检查,来确定使用功能性矫治器的时机。
- CS3,下颌骨生长高峰将在这一阶段后 1 年内出现,因此这是开始功能矫治的理想时机。
- CS4,下颌生长高峰在这一阶段前 1~2 年。

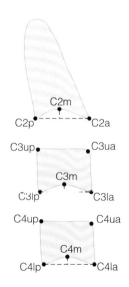

图 3.37　用于分析 C_{2-4} 颈椎形态特征的头影测量标志。[C_2p,C_2m,C_2a],分别代表 C_2 下缘最后、最深和最前点;[$C_3up,C_3ua,C_3lp,C_3m,C_3la$] 分别是代表 C_3 后缘和前缘最上点,C_3 下缘最后点、最深点和最前点;[$C_4up,C_4ua,C_4lp,C_4m,C_4la$],分别是代表 C_4 后缘和前缘最上点,以及 C_4 下缘最后点、最深点和最前点

(Adapted from Baccetti, T., Franchi, L., McNamara, J.A., Jr., 2005. The cervical vertebral maturation (CMV) method for the assessment of optimal treatment timing in dentofacial orthopedics. Semin. Orthod. 11, 119-129.)

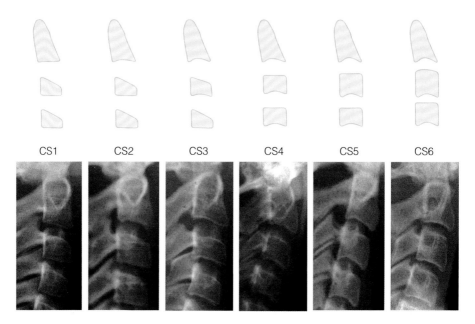

图 3.38　基于 C_{2-4} 形态的颈椎分期的示意图。CS1 期，C_{2-4} 的下缘均平坦，C_3 和 C_4 均为梯形；CS2 期在 C_2 的下边界为凹状，而 C_3 和 C_4 保持梯形；CS3 期在 C_2 和 C_3 的下边界为凹状，C_3 和 C_4 的主体可以是梯形或水平矩形。CS4 在 C_2、C_3 和 C_4 的下边界为凹状，C_3 和 C_4 的主体为水平矩形；CS5 期，C_2、C_3 和 C_4 的下边界中的凹陷仍然存在，C_3 或 C_4 中至少一个是方形；CS6 期，C_2、C_3 和 C_4 的下边界的凹陷仍然存在，C_3 或 C_4 中的至少一个是垂直矩形（Baccetti，T.，Franchi，L.，McNamara，J.A.，Jr.，2005. The cervical vertebral maturation（CMV）method for the assessment of optimal treatment timing in dentofacial orthopedics. Semin. Orthod. 11，119-129.）

* CS5 和 CS6 均在青春期后，下颌骨的生长高峰在这一阶段至少已经结束了 1 年或 2 年。

来自密歇根的纵向生长研究证据表明，在 CS3 期之后的一年内，下颌总长度可以平均增加 5.4mm，而 CS1~2 和 CS2~3 之间的平均长度增加 2.5mm，CS4~5 平均长度增加 1.6mm，CS5~6 之间平均增加 2.1mm（Baccetti et al，2005）。

成人颅面生长

尽管大部分颅面生长在青春期结束时就已经完成了，但纵向研究表明，在成人期间仍有少量的颅面生长。这反映了本身的生长模式，特别是当上下颌骨存在潜在的骨性不调时；在成年后的生长中，垂直向的变化占主导地位。同时在颌骨也存在一些旋转,其中男性表现出下颌骨的向前旋转,女性则表现出下颌骨向后旋转的倾向。研究还发现,女性在成年后,尤其是在怀孕期间,生长会再次加速。除了这些骨骼的变化外,面部软组织也随着年龄的增长发生相当大的变化,特别是,鼻子和下巴往往会变长,嘴唇会更加后缩和不饱满(图 3.39)。

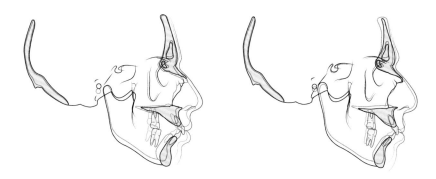

图 3.39 17~20 岁(左)至 20~55 岁(右)男性颅面生长变化的重叠图

(Redrawn from Behrents, R.G., 1985. Growth in the Ageing Craniofacial Skeleton. Monograph 17, Craniofacial Growth Series. Centre for Human Growth and Development, University of Michigan, Ann Arbor, Michigan.)

(文艺 译,高洁 审)

进一步阅读

Cameron, N., 2002. Human Growth and Development. Academic Press, San Diego.
Enlow, D.H., Hans, M.G., 1996. Essentials of Facial Growth. WB Saunders, Philadelphia.

参考文献

••Antoun, J.S., Cameron, C., Sew Hoy, W., et al., 2015. Evidence of secular trends in a collection of historical craniofacial growth studies. Eur. J. Orthod. EPub ahead of print. *A really interesting and innovative analysis of secular trends in human craniofacial growth data derived from a number of important longitudinal growth studies. The finding of secular trends within these growth data has important implications for the interpretation of clinical trials that have used data derived from these studies as control groups.*

Baccetti, T., Franchi, L., McNamara, J.A. Jr., 2005. The cervical vertebral maturation (CMV) method for the assessment of optimal treatment timing in dentofacial orthopedics. Semin. Orthod. 11, 119–129.

•Baumrind, S., Korn, E.L., West, E.E., 1984. Prediction of mandibular rotation: an empirical test of clinician performance. Am. J. Orthod. 86, 371–385. *An interesting investigation that demonstrated a group of experienced clinicians as having little or no ability to differentiate forwards from backwards mandibular growth rotators on the basis of their initial cephalometric radiograph.*

Bhatia, S.N., Leighton, B.C., 1993. A Manual of Facial Growth. Oxford Medical Publications. Oxford University Press, Oxford.

••Björk, A., 1955a. Cranial base development. Am. J. Orthod. 41, 198–225.

••Björk, A., 1955b. Facial growth in man, studied with the aid of metallic implants. Acta Odontol. Scand. 13, 9–34.

••Björk, A., 1963. Variations in the growth pattern of the human mandible: longitudinal radiographic study by the implant method. J. Dent. Res. 42 (1 Pt 2), 400–411.

••Björk, A., 1968. The use of metallic implants in the study of facial growth in children: method and application. Am. J. Phys. Anthropol. 29, 243–254.

••Björk, A., 1969. Prediction of mandibular growth rotation. Am. J. Orthod. 55, 585–599.

••Björk, A., Skieller, V., 1977. Growth of the maxilla in three dimensions as revealed radiographically by the implant method. Br. J. Orthod. 4, 53–64.

••Björk, A., Skieller, V., 1983. Normal and abnormal growth of the mandible. A synthesis of longitudinal cephalometric implant studies over a period of 25 years. Eur. J. Orthod. 5, 1–46. *The implant studies of Arne Björk have been of huge importance for our understanding of postnatal craniofacial growth. Collectively, the original research articles and invited summaries highlighted above represent an essential resource for anybody interested in understanding this complex subject. This growth study is discussed in more detail in Box 3.2.*

Broadbent, B.H. Sr., Broadbent, B.H. Jr., Golden, W.H., 1975. Bolton Standards of Dentofacial Developmental Growth. The C. V. Mosby Company, St. Louis.

•Carlson, D.S., 2005. Theories of craniofacial growth in the postgenomic era. Semin. Orthod. 11, 172–183. *An excellent overview of the main theories relating to postnatal growth of the craniofacial region.*

Dubbeldam, J.L., 2007. An annotated bibliography of C.J. van der Klaauw with notes on the impact of his work. Acta. Biotheor. 55, 1–22.

Enlow, D.H., 1990. Facial Growth. WB Saunders, Philadelphia.

Flores-Mir, C., Nebbe, B., Major, P.W., 2004. Use of skeletal maturation based on hand-wrist radiographic analysis as a predictor of facial growth: a systematic review. Angle Orthod. 74, 118–124.

Houston, W.J., 1988. Mandibular growth rotations – their mechanisms and importance. Eur. J. Orthod. 10, 369–373.

Hunter, W.S., Garn, S.M., 1967. Evidence for a secular trend in face size. Angle Orthod. 39, 320–333.

Martinez-Maza, C., Rosas, A., Nieto-Diaz, M., 2013. Postnatal changes in the growth dynamics of the human face revealed from bone remodeling patterns. J. Anat. 223, 228–241.

Mellion, Z.J., Behrents, R.G., Johnston, L.E. Jr., 2013. The pattern of facial skeletal growth and its relationship to various common indexes of maturation. Am. J. Orthod. Dentofacial Orthop. 143, 845–854.

••Melsen, B., 1972. Time and mode of closure of the spheno-occipital synchrondrosis determined on human autopsy material. Acta Anat. (Basel) 83, 112–118.

••Melsen, B., 1974. The cranial base. Acta Odontol. Scand. 32, 1–126. *Birte Melson performed seminal work analysing human autopsy material, providing significant insight into the patterns of growth and remodelling that take place within the cranial base.*

••Moss, M.L., Salentijn, L., 1969. The primary role of functional matrices in facial growth. Am. J. Orthod. 55, 566–577. *The functional matrix theory of Melvin Moss, which suggested that growth of the craniofacial skeleton was entirely dependent upon the functional matrix – the tissues, organs and functional cavities associated with the different skeletal elements within the skull.*

Moyers, R.E., Van Der Linden, P.G.M., Riolo, M.L., et al., 1976. Standards of Human Occlusal Development, Monograph 5, Craniofacial Growth Series. Center for Human Growth and Development, University of Michigan, Ann Arbor, Michigan.

O'Brien, K.D. Kevin O'Brien's Orthodontic Blog. http://kevinobrienorthoblog.com/historical-controls-valid-secular-traits-orthodontics. Accessed April 2015.

•Petrovik, A.G., Stutzman, J.J., Gasson, N., 1981. The final length of the mandible. Is it genetically predetermined? Is the functional maxipropulsion involving periodic repositioning the best procedure to elicit overlengthening? In: Carlson, D.S., Ribbens, K.A. (Eds.), Craniofacial Biology. Monograph No 4: Craniofacial Growth Series. Center for Human Growth and Development, University of Michigan., Ann Arbor, pp. 105–126.

•Petrovik, A.G., Stutzman, J.J., Oudet, C.L., 1975. Control processes in the postnatal growth of the condylar cartilage of the mandible. In: McNamara, J.A. (Ed.), Determinants of mandibular form and growth. Monograph No 4: Craniofacial Growth Series. Center for Human Growth and Development, University of Michigan, Ann Arbor. *Despite the rather grand titles and heavy reliance on experiments involving mandibular propulsion in rats, these essays represent interesting discourses on the basis of craniofacial growth and introduce the servosystem as a concept.*

Pirttiniemi, P., Peltomäki, T., Müller, L., et al., 2009. Abnormal mandibular growth and the condylar cartilage. Eur. J. Orthod. 31, 1–11.

Riolo, M.L., Moyers, R.E., McNamara, J.A., et al., 1974. An Atlas of Craniofacial Growth, Monograph 2, Craniofacial Growth Series. Michigan, Centre for Human Growth and Development, University of Michigan, Ann Arbor.

••Scott, J.H., 1953. The cartilage of the nasal septum. Br. Dent. J. 95, 37–43.

••Scott, J.H., 1954. The growth of the human face. Proc. R. Soc. Med. 47, 91–100.

••Scott, J.H., 1956. Growth at the facial sutures. Am. J. Orthod. 42, 381–387. *These publications collectively represent James Scott's treatise that postnatal craniofacial growth is genetically determined and under the primary influence of cartilage, in the nasal septum, cranial base and condyles. Sutures are passive and play a secondary role.*

Skieller, V., Björk, A., Linde-Hansen, T., 1984. Prediction of mandibular growth rotation evaluated from a longitudinal implant sample. Am. J. Orthod. 86, 359–370.

•Solow, B., 1980. The dentoalveolar compensatory mechanism: background and clinical implications. Br. J. Orthod. 7, 145–161. *A synthesis of Beni Solow's Northcroft Memorial lecture for the British Orthodontic Society outlining the principles behind dentoalvolar compensation.*

•Solow, B., Houston, W.J., 1988. Mandibular rotations: concepts and terminology. Eur. J. Orthod. 10, 177–179. *A useful attempt to simplify the nomenclature associated with mandibular growth rotations.*

Sullivan, P.G., 1983. Prediction of the pubertal growth spurt by measurement of standing height. Eur. J. Orthod. 5, 189–197.

Suzuki, N., 1993. Generational differences in size and morphology of tooth crowns in the young modern Japanese. Anthropol. Sci. 101, 405–429.

Weiland, F.J., Jonke, E., Bantleon, H.P., 1997. Secular trends in malocclusion in Austrian men. Eur. J. Orthod. 19, 355–359.

Weinmann, J.P., Sicher, H., 1947. Bone and Bones: Fundamentals of Bone Biology. CV Mosby, St Louis.

4 第四章
牙列的发育

人类拥有乳牙列和恒牙列两种截然不同的牙齿类型。每副牙列中不同位置的牙齿形状差异较大,行使的功能也有很大差异。根据牙齿外形,人类的牙齿可以简单分为以下三类:

- 切牙型。
- 尖牙型。
- 磨牙型(包括前磨牙和磨牙)。

乳牙列作为人类的第一副牙列,最终会被恒牙逐渐替换,牙列后段会萌出新的恒磨牙。

胚胎期的牙列发育

牙齿由第一咽弓的额鼻突和成对的上颌突及下颌突融合发育而成。它们来源于两种胚胎细胞类型:

- 上皮细胞:发育为成釉细胞并形成牙冠釉质。
- 神经嵴细胞:形成牙胚中的牙乳头和牙囊,最终发育为牙本质、牙髓和牙周组织。

牙齿发育中的解剖形态

牙列发育开始于胚胎第 6 周左右。发育起始于原始口腔的外侧边缘,形成一个连续的马蹄形增厚的上皮带,这条带的游离边缘产生两种突起,侵入下层间质内:

- 外层突起或前庭板最初是连续的,但很快就破裂形成前庭,将唇颊部与牙齿区域分开。
- 内层突起或牙板形成牙齿本身。

成釉器的牙板膨大形成未来牙齿的釉质器官(图 4.1)。釉质器官中的上皮细胞在增殖和发育中经历特有的蕾状期、帽状期和钟状期。与此同时,牙乳头是由神经嵴来源的外胚层间充质细胞围绕成釉器内陷凝聚而成。在其外围,外胚层间充质细胞向外沿成釉器周围延伸形成牙囊。这些组织共同构成了牙

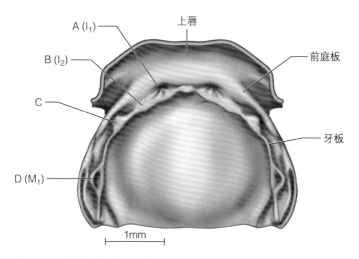

图 4.1　8 周龄胚胎的上颌骨

(Redrawn from Ooe, T., 1981. Human Tooth and Dental Arch Development. Ishiyaku Publishers, Inc, Tokyo, Japan.)

胚,并发育为成熟牙齿的所有结构(图 4.2)。

　　恒牙列最终会替换乳牙列,恒牙列由继承恒牙和新生恒牙组成(图 4.3):

- 继承恒牙包括切牙、尖牙和前磨牙。在胚胎 20 周至 10 个月时开始发育。
- 新生恒牙不用替换乳牙,是由三颗恒磨牙组成。在胚胎第 14 周 ~5 岁之间开始形成。

牙齿发育分子生物学机制

　　科学家们对牙齿发育的组织学知识掌握已久,近年来,更是在基于小鼠模型的牙发生过程中的分子生物学机制方面取得了进展(专栏 4.1)。牙齿的

专栏 4.1　牙齿发育的小鼠动物模型

　　同为哺乳动物,老鼠的基因组与人类较为类似,这为人类应用小鼠模型进行基因实验提供了基础。通过在小鼠胚胎特定区域中过表达或敲除特定基因,科学家得以研究胚胎发育过程中某个基因在体内的功能。虽然我们目前关于牙齿发育的大多数知识都是基于小鼠模型,但值得注意的是,小鼠和人类的牙齿存在显著差异。小鼠为单牙列,缺少前磨牙和尖牙。并且,小鼠在磨牙和切牙之间存在牙齿缺失或间隙。其切牙也与人类不同,牙列的每个象限只有一颗切牙,这种牙齿类型高度适应啮齿动物的咬合功能。尽管小鼠动物模型存在许多缺陷,但仍被证明是一个研究牙齿发育分子基础的成功模型。

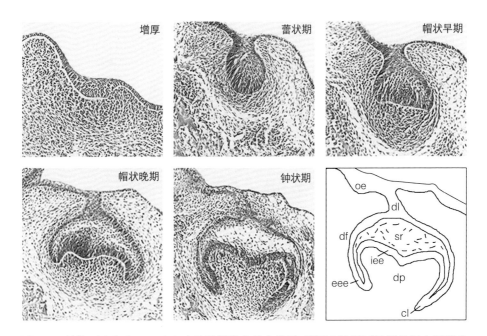

图 4.2 早期牙齿发育。口腔上皮的局部增生导致增厚,增厚内陷到下层颌骨间充质形成牙蕾。同时,神经嵴细胞在牙蕾周围聚集,这两个组织形成了牙胚。在帽状期,牙蕾凹陷形成牙冠的早期形态,在钟状期进一步分化完善牙冠的早期形态。在钟状期,牙胚上皮最内层细胞,即釉上皮细胞,诱导牙乳头的邻近细胞分化为成牙本质细胞,负责牙本质的形成和矿化。前期牙本质的形成早于牙釉质的形成。前期牙本质的第一层发送相关信号,传递给内釉上皮细胞,诱导其分化为成釉细胞,开始分泌釉基质。在成釉器官的边缘,内釉上皮细胞与外釉上皮细胞在颈环处汇合。这些细胞向未来的根尖方向的生长,增生的上皮细胞成双层,称为 Hertwig 上皮根鞘,它描绘了发育中的牙齿未来的牙根形态,并诱导根部的成牙本质细胞分化,进而形成牙本质。上皮根鞘的退化导致牙囊细胞进入新形成的牙根牙本质表面,并分化为成牙骨质细胞,形成牙骨质。在釉质器官周围,牙囊细胞产生牙槽骨和牙周膜的胶原纤维。发育中的牙齿被包裹在这个牙槽骨腔中,直到牙齿开始萌出。cl,颈环;dp,牙乳头;df,牙囊;dl,牙板;eee,外釉上皮;iee,内层釉质上皮;oe,口腔上皮细胞;sr,星网状细胞

产生需要早期颌骨上皮细胞和迁移到这些区域的底层神经嵴细胞在分子信号方面协调配合(Cobourne & Sharpe,2003;Tucker & Sharpe,2004;Jernvall & Thesleff,2012)

牙齿发育模式:牙齿形状的分子机制

牙齿发育形态学证据出现之前,根据分子生物学研究,小鼠的牙槽骨可以被划分为切牙和磨牙这两种区域。Fgf8 是一种信号分子,属于成纤维细胞生

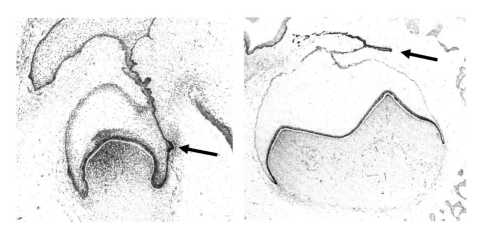

图 4.3　继承恒牙是牙板局部增生的结果,牙板来源于相关的乳牙胚(左图,箭头)。相反的是,新生恒牙是颌骨内牙板向后扩张至后部区域形成(右图,箭头)

(Courtesy of Dr Barry Berkovitz.)

长因子(fibroblast growth factor,Fgf)家族,位于颌骨上皮磨牙区。与之相反的是,Bmp4 这种信号分子,属于骨形态发生蛋白(bone morphogenetic,Bmp)家族,其定位于早期颌骨上皮切牙区。这些信号分子诱导了许多编码转录因子蛋白的同源基因表达,这些同源基因可以编码转录因子蛋白进而调控早期颌骨中的牙齿和神经嵴来源的外胚间充质细胞的分化发育。

- Fgf8 诱导 *Barx1* 和 *Dlx2* 在磨牙区表达。
- Bmp4 在切牙区诱导 *Msx1* 和 *Msx2* 的表达。

牙齿发育初始,从上皮细胞到迁移至颌骨的神经嵴细胞的信号可以诱导一系列基因的表达。随着信号表达区域的建立,牙齿发育不再依赖于上皮来源的信号。有学者认为,基因表达模式的不同组合决定了特定的牙齿形状(·Sharpe,1995)。“牙源性同源基因”预测,对于早期上颌骨和下颌骨的每个牙齿形成区域,发育中牙齿的形态是由外胚间质内的同源基因特定组合决定的(专栏 4.2)。比如,在小鼠颌骨磨牙区域,存在一个重叠的 *Barx1* 和 *Dlx2* 编码基因(图 4.4)。关于同源基因调控方式,有几点需要注意(Sharpe,2001):

- 一个特定的基因并不能决定每个牙齿的形状。
- 基因调控过程中,基因的缺失与基因的存在同样重要。
- 由于编码区重叠,同源基因可以在很大范围内调整牙齿细微形状结构。

最后一点很重要,不同种类牙齿之间的边缘重叠区域最容易发生牙齿发育不全。末端牙齿(上颌侧切牙,下颌第二前磨牙,第三磨牙)是常见的发生牙齿缺失的部位。

专栏 4.2　利用同源基因改变牙齿类型

通过调控小鼠颌骨切牙形成区域同源基因的表达,可以将切牙牙胚转化发育为磨牙牙冠形态。*Barx1* 通常在颌骨磨牙形成区域间质中表达,并由来自上皮组织的 Fgf8 进行信号建立。Bmp4 的拮抗信号将 *Barx1* 的表达限制在磨牙区域,Bmp4 存在于形成切牙的上皮细胞中,并在其下的间质中抑制 *Barx1* 的表达。若人为抑制颌骨切牙区 Bmp4 活性,*Barx1* 的表达可延伸至切牙区。此外,Bmp4 通常在切牙间质中诱导 *Msx1*;因此,该区域 Bmp4 的缺失也会降低 *Msx1* 的表达。这些早期切牙区域的基因被改变成一个编码磨牙区域的基因:*Barx1* 增加和 *Msx1* 缺失。将这些基因修改后的早期切牙移植到允许牙齿发育完成的部位,结果形成了多牙尖的磨牙而不是切牙。因此,修改同源基因表达研究再次证明了发育中牙齿的核心机制,这也是支持牙源性同源基因的有力证据(••Tucker et al,1998)。

牙齿发育的初期

一旦小鼠颌骨内的外胚层分化为切牙段和磨牙段,牙齿就开始在颌骨上皮内进行发育。在这一过程中起关键作用的是 *Shh* 基因(sonic hedgehog,*Shh*),它由颌骨上皮细胞产生,可以编码蛋白(图 4.5)。*Shh* 可以促进区域内牙板的增生,形成牙蕾。如果早期牙板中 *Shh* 信号缺失,牙齿就不能发育。因此,*Shh* 的产生对于确保牙齿在颌骨的正确区域发育是很重要的,颌骨上皮的分隔功能将颌骨区域分为成牙和非成牙区域来调控的。具体而言,*Shh* 基因表达需要被限制在牙齿形成区域,因为在非成牙区域上皮中存在 Wnt7b 的信号分子会抑制 *Shh* 基因的表达。因此,只有颌骨上皮内两种不同信号分子间的相互表达区域的建立,牙齿才可以在颌骨的正确区域形成(图 4.6)。

也有证据表明,分泌糖蛋白的 Wnt 家族是牙发生的重要决定因素。经典 Wnt 信号通过转录共激活 β-catenin 发挥作用,在口腔上皮中,这一通路也是决定牙齿数目的重要因素。转基因小鼠在整个口腔上皮中过表达 β-catenin 基因,最终该小鼠口腔内牙齿数量大量增加,这些牙齿属于基本不受控制直接萌出的额外牙(图 4.7)(••Järvinen et al,2006)。

牙齿蕾状期到帽状期阶段:牙齿形状形成

牙蕾的形成预示着牙胚处于蕾状期到帽状期的重要过渡时期。一旦牙蕾形成,许多同源编码基因开始定位到牙乳头,包括 *Msx1* 和 *Pax9*。这些基因在牙齿发育进入帽状期时起着调节下层的外胚层细胞和牙蕾之间的重要信号传递作用(图 4.8)。任何一个基因的缺失都会导致小鼠蕾状期牙齿发育停止。

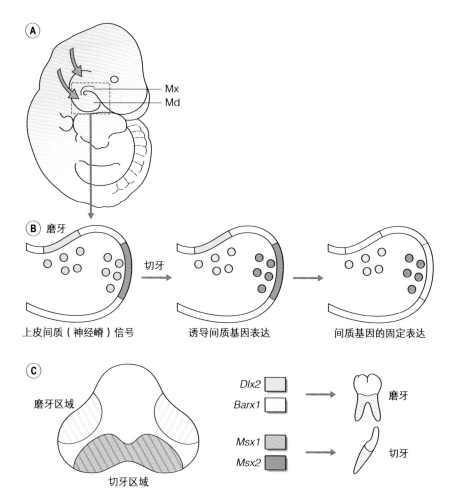

图 4.4 颌骨内牙齿模型的建立。(A)在胚胎早期,神经嵴细胞向上下颌骨的牙形成区迁移。(B)下颌细胞信号增加的部分。信号分子在切牙和磨牙上皮中产生,并在神经嵴衍生的间质中诱导同源基因的差异表达。最初,这些同源基因的表达依赖于来自上皮细胞的信号,但在很短的时间后,这些基因表达模式变得独立和固定。(C)牙源性同源基因的示意图和简化表示。*Msx1* 和 *Msx2* 编码于切牙,而 *Dlx2* 和 *Barx1* 编码于磨牙

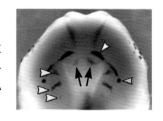

图 4.5 早期小鼠胚胎上颌 *Shh* 基因表达,*Shh* 定位于早期切牙(白色箭头)和磨牙(绿色箭头)。此外,早期腭皱襞处(黄色箭头)和原发腭部的中线处也可见到 *Shh* 的表达(黑色箭头)

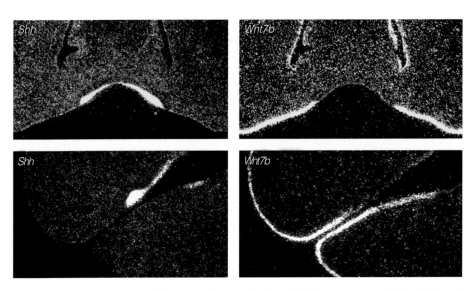

图 4.6 *Shh* 和 *Wnt7b* 在上颌骨早期（上图）和下颌骨（下图）的表达。*Shh* 信号仅局限于早期的切牙和磨牙，而 *Wnt7b* 在颌骨上皮中无牙齿形成区域内以交互的方式表达

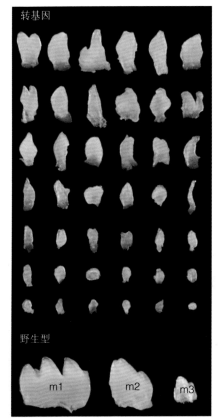

图 4.7 转基因个体发育成熟后，早期磨牙牙蕾中表达 β-catenin 基因，最后发育成为几十个独立的牙齿。相比之下，野生型只发育出第一、第二和第三磨牙（m1~m3）

(From Järvinen, E., Salazar-Ciudad, I., Birchmeier, W., et al., 2006. Continuous tooth generation in mouse is induced by activiated epithelial Wnt/β-catenin signalling. Proc. Natl. Acad. Sci. USA. 103, 18627-18632. Copyright (2006) National Academy of Sciences, USA.)

人类 *MSX1* 和 *PAX9* 基因相关的突变与各种形式的牙齿发育不良有关(见第
10 章)。

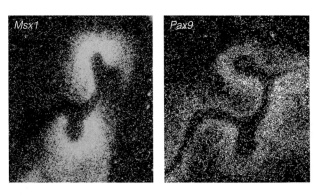

图 4.8　*Msx1* 和 *Pax9* 在蕾状期磨牙周围牙间充质中的表达

　　在帽状期,牙冠基本形状是通过上皮芽的凹陷形成的。上皮芽的形态变
化是由牙胚上皮细胞内的一小群非分裂细胞介导的,称为初级釉结。釉结的
细胞产生大量的信号分子和转录因子,这些信号分子和转录因子影响上皮芽
的差异生长并调节其形状的改变。在帽状晚期,细胞程序性死亡,釉结消失,
但在牙冠结构更复杂的牙齿中,如磨牙,上皮中会形成一系列的次级釉结,形
成更复杂的牙尖模式(图 4.9)。虽然牙冠是由牙胚上皮的活性细胞在帽状和
钟状期形成的,但形成牙冠形状的分子命令是在发育过程的更早阶段由外胚
间充质细胞发出的。

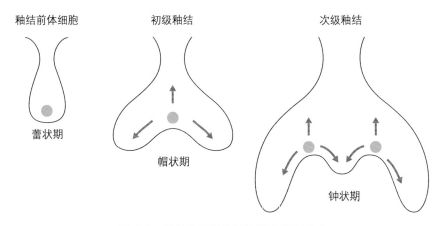

图 4.9　釉结信号通路调控牙尖形状形成

出生后的牙列发育

人类等灵长类动物出生后的牙列发育与生命周期密切相关,尤其是恒磨牙的萌出。简而言之,许多灵长类动物的大脑体积增大与漫长的生活史有关,其中就包括较长的牙齿发育史。许多灵长类生物的第一恒磨牙是在神经发育结束时萌出的,人类在 6 岁左右,黑猩猩在 3 岁左右,而第三恒磨牙的萌出主要与骨骼成熟度相关。人类第三恒磨牙的萌出时间在 16~18 岁,黑猩猩在 12 岁左右。

幼儿出生时,所有乳牙牙冠的矿化都在进行中,第一恒磨牙也开始矿化(图 4.10)。乳牙列会在出生后的第一年开始萌出,并在第三年结束。6 岁左右第一磨牙的萌出标志着恒牙列萌出的开始,大多数情况下,青少年晚期第三磨牙的萌出标志着恒牙列萌出的结束。

出生时的颌骨特征

刚出生时,上颌牙弓呈马蹄形,而下颌牙弓呈较宽的 U 形。新生儿的上下

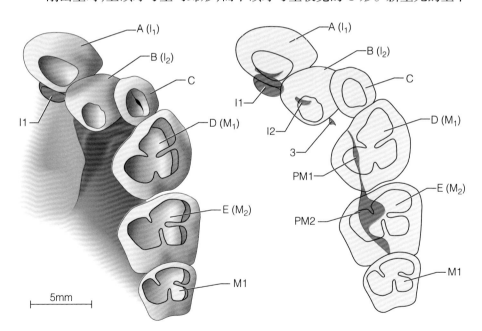

图 4.10 出生时的上颌牙胚。乳牙胚牙冠已经矿化完成,第一恒磨牙牙冠处于矿化早期(从矿化的乳切牙舌侧能看到恒切牙的牙胚,红色位置)。在右图中,只画出了乳牙胚的轮廓线,能看到位于乳牙腭侧的继承恒牙牙胚(红色位置)

(Redrawn from Ooe, T., 1981. Human Tooth and Dental Arch Development. Ishiyaku Publishers, Inc, Tokyo, Japan.)

颌骨未萌出牙齿的区域黏膜增厚，形成牙龈垫，牙龈垫覆盖着下层的牙槽突，其中含有正在发育的乳牙（图 4.11）。胚胎 4~6 个月时，乳牙胚中的牙本质和牙釉质开始形成，在出生后第一年牙冠完全发育完成。每颗牙齿都位于牙龈的一个单独的节段内，由黏膜内特有的横向沟加以分隔。上下牙弓内乳尖牙远中的沟尤为明显，称其为外侧沟。

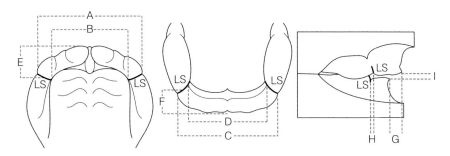

图 4.11　上颌（左图）和下颌（中图）牙龈垫分开和咬合状态（右图）。注意在上下牙弓左右两侧处都有明显的侧沟（LS）。A、C：牙弓外侧宽度；B、D：牙弓内侧宽度；G：覆盖；H：矢状向关系；I：覆殆

(Redrawn from Leighton, B.C., 1977. Early recognition of normal occlusion. In: The Biology of Occlusal Development, Craniofacial Growth Series Monograph 7, University of Michigan. USA.)

上颌和下颌牙龈垫在早期没有固定的位置关系，但是上颌龈垫通常位于下颌龈垫之前，形成一定程度的覆盖。牙龈垫很少存在咬合接触，如果出现，通常发生在磨牙区，因此就会在口腔前方留下明显的空间，这个空间由舌体充满，有助于新生儿的吮吸（图 4.12）。出生时上下颌龈垫的位置关系意味着它不能用来预测未来的颌骨关系。

有时，儿童出生时便已经有牙齿存在于口腔内或者牙齿出现过早萌出，如（图 4.13）：

- 出生时牙齿已存在。
- 新生儿的牙齿在出生后的第一个月内萌出。
- 在出生后的第二和第三个月时萌出牙齿。

新生儿出生便存在牙齿的概率

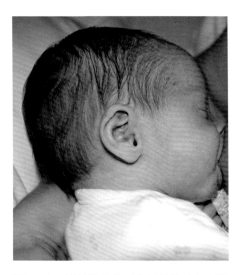

图 4.12　牙龈垫的主要作用是协助新生婴儿吮吸

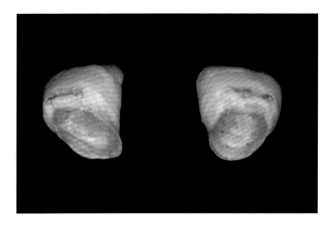

图 4.13   拔除 6 周大婴儿的诞生牙

(Courtesy of Zahra Kordi.)

约为 1∶3 000,通常是下颌乳切牙,很少是多生牙(Leung &Robson,2006)。它们通常发育不良,易松动,很容易导致新生儿口腔和母体乳头产生溃疡。如果这些牙齿造成了这些问题,应当拔除。

在 4~6 个月时,婴儿开始抬起头部并且能够很好地坐在高椅上。此时,他们开始表现出进食固体食物的迹象,包括(图 4.14):

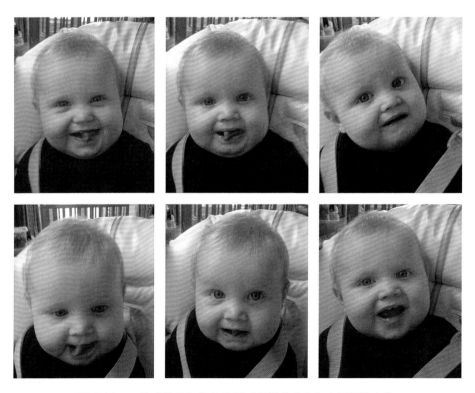

图 4.14   口腔功能的细微变化预示着婴儿准备好食用固体食物

- 假想的咀嚼运动。
- 前后反复移动舌头。
- 在勺子等物体周围表现出闭合嘴巴的能力。

婴幼儿通常在第一颗牙齿萌出之前就可以开始食用固体食物。

乳牙列

出生后第一年,颌骨在矢状向和水平向上快速生长。在前 6 个月,上下颌骨的横向发育明显,这是由于上颌腭中缝和下颌联合的骨缝生长。此后,大多数的改变是牙槽突的向外和向后扩展(专栏 4.3)。这种生长通常保证了上下颌骨有足够的空间容纳乳牙的萌出,即使在出生时乳牙胚也可能存在拥挤。由于面部的快速生长和下颌突度的增加,早期与牙龈垫相关的覆盖通常在出生后 6 个月左右消失。

专栏 4.3 牙齿发育过程中,牙弓生长了多少?

从出生到大约 6 个月的时候,颌骨处于快速增长期(Clinch,1934)。快速增长期之后,乳牙列的牙弓尺寸几乎不会增加(Foster et al,1972)。恒牙列萌出时,尖牙间的宽度有一定的变化,但变化幅度较小。在 12 岁时,下颌骨最多增加不超过 2mm,上颌骨最多可增加 4mm,宽度的增长在 20 岁时基本消失。尖牙间宽度的增加主要是恒切牙和尖牙萌出时尖牙区牙槽骨的改变,基骨基本没有变化。与上颌骨相比,切牙一旦萌出,下颌尖牙间的宽度变化很小,这也是下颌切牙拥挤如此普遍的原因之一。上下颌骨的磨牙宽度随着增长也会出现一些增加,大概在 2~4mm。与尖牙间宽度不同的是,磨牙间宽度变化是在 12~18 岁间逐渐发生的(Moyer et al,1976)。不过每个个体变化差异较大。一般情况下,男孩的生长大于女孩,且随着时间的变化,磨牙间宽度的增长大于尖牙间宽度的增长(•Lee,1999)。

大约 6 个月时,乳牙开始萌出(图 4.15),这可能会给孩子带来一些不适。牙齿萌出往往伴随牙龈肿痛、易怒、吮手指、流口水和夜间哭泣。它具有一定的自限性,可以通过婴儿咀嚼干净、坚硬的物体和提供适当的止痛剂来缓解,甚至可以涂抹含有利多卡因的凝胶(Ashley,2001)。有时,乳牙萌出之前会出现一个蓝色的小囊肿,覆盖在萌出的牙齿上。这种情况通常会消失,倘若持续存在,可以切除。

乳牙列通常在 2.5~3 岁完成(图 4.16);当然,萌出顺序和时间不是一成不变的(图 4.17)。一般来说,在 2 岁之前,儿童的月龄减去 6,就是牙齿开始萌出的平均时间。牙齿萌出顺序一般为:

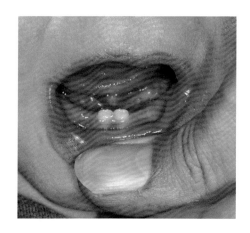

图 4.15　乳牙初萌

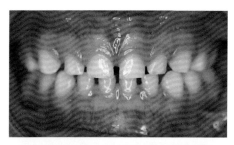

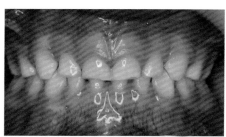

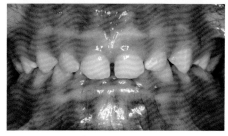

图 4.16　乳牙列通常在 3 岁左右完全萌出。注意覆𬌗变化

(Courtesy of Miles Cobourne (upper), Rupert Cobourne (middle) and Isabelle George (lower).)

- 下颌中切牙首先萌出。
- 其次是上颌中切牙,之后是上颌侧切牙。
- 下颌侧切牙的萌出表明切牙萌出完成。
- 第一乳磨牙先于乳尖牙萌出。
- 下颌第二乳磨牙较上颌第二乳磨牙提前萌出。

完整的乳牙列通常包括以下几个特征:

- 半圆形的牙弓。
- 切牙较直立且存在间隙,伴有正覆盖和正覆𬌗。
- 牙弓存在灵长类间隙:一般位于上颌乳尖牙的近中或下颌乳尖牙的远中。

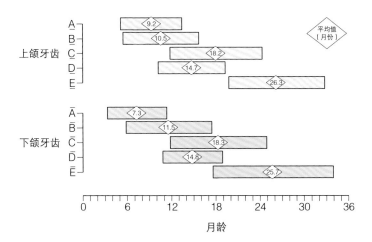

图 4.17　英国居民的乳牙萌出年龄。平均值（以月为单位）由中心菱形表示，两个标准差由横坐标表示

(Redrawn from •Leighton, B.C., 1968. Eruption of primary teeth. Dent. Pract. 200, 836-842.)

- 磨牙尖牙关系多为Ⅰ类咬合。
- 第二乳磨牙的远中面在垂直方向上平齐。

然而，这些特征很少同时出现，变异反而更为常见的（专栏 4.4）。根据乳牙列的特征预测未来恒牙列的错𬌗畸形通常是不可靠的（专栏 4.5 和图 4.18）。此外，乳牙列不是静态的，在接下来的 2~3 年，恒牙萌出之前，会发生一系列的变化，如：

- 牙齿咬合磨耗：由于下颌骨相对上颌骨具有更向前的生长，会产生切对切的切牙咬合，磨牙咬合关系也会发生改变。
- 牙齿邻间的磨耗以及部分牙体由于龋坏缺失也可能改变磨牙咬合关系。
- 长期的吮指或吸奶嘴习惯将导致前牙开𬌗及后牙反𬌗（图 4.19）。

专栏 4.4　存在正常的乳牙列吗？

　　福斯特和汉密尔顿研究了 100 名年龄在 2.5~3 岁儿童的完整的乳牙列。在这个样本中，切牙间隙、灵长类间隙、直立的切牙和终末平齐的磨牙都出现在同一个儿童的牙列内。在这些咬合特征中，灵长类间隙的存在是最常见的，大约 1/3 的儿童在所有的切牙之间都有间隙，大多数儿童只有其中的一些牙齿之间有间隙，大约 1/2 的儿童第二乳磨牙为终末平齐。乳牙列最大的变异一般出现在切牙关系上，只有 1/5 的儿童有正常的覆𬌗，近 3/4 的儿童有一定程度的深覆盖（Foster & Hamilton，1969）。

专栏 4.5 乳牙列咬合能否预测未来恒牙的错殆畸形?

在牙齿咬合发育过程中,个体间存在着较大的差异,根据乳牙列来预测恒牙列的错殆是困难的。幸运的是,在混合牙列形成之前,及时停止不良的口腔习惯,单侧反殆、前牙开殆等通常会自行改善。在没有不良吸吮习惯的情况下,深覆盖或反殆可以相当准确地预测恒牙列切牙关系。测量乳牙列的拥挤度或者牙弓长度对于恒牙列的拥挤与否基本没有指导意义。需要注意的是,乳切牙排列对于未来预测恒牙列的拥挤度是一个很好的指标(图4.18)。如果在乳牙列中存在切牙拥挤,那么几乎恒切牙一定会出现拥挤。乳切牙排列整齐但没有间隙,那么恒切牙大约有 2/3 的机会拥挤;乳切牙间隙少于 3mm,那么恒切牙大约有 1/2 的机会拥挤。在乳切牙中如有 6mm 的间隙,恒牙列中则基本不会有拥挤的可能性(•Leighton,1969)。

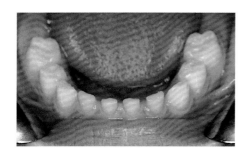

图 4.18 乳切牙间隙

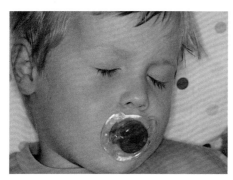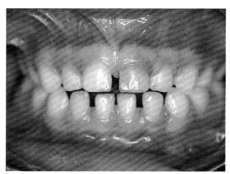

图 4.19 长时间使用安抚奶嘴的习惯会导致覆盖的增加和对覆殆损害。注意上颌左侧中切牙是死髓牙

(Courtesy of Max Cobourne.)

混合牙列

牙列中乳牙与恒牙共存时形成了混合牙列期。恒牙列建立分为 3 个阶段:

- 第一磨牙和切牙的萌出。
- 前磨牙、尖牙、第二磨牙萌出。
- 第三磨牙的萌出。

第一磨牙和切牙的萌出

恒牙的萌出顺序并不是一成不变的,一般而言,下颌牙齿先于上颌牙齿萌出。恒牙牙冠一旦形成,萌出就进入开始阶段,需要 2~5 年的时间达到牙槽嵴顶,再过 1~2 年形成咬合。牙根的发育通常在萌出后 2 年内完成(表 4.1)。

表 4.1 恒牙发育及萌出年表

	牙冠形成 / 岁	萌出 / 岁	牙根完成 / 岁
上颌牙齿			
1	4.5	7.5	10
2	4.5	8.5	11
3	6.5	11.5	14
4	5.5	10.5	12.5
5	6.5	11.5	13
6	2.75	6.5	9.5
7	7.5	12.5	15
8	14	19	21
下颌牙齿			
1	4.5	6.5	9
2	4.5	7.5	10
3	6.5	9.5	13
4	5.5	11	12.5
5	6.5	11.5	13.5
6	2.75	6.5	9.5
7	7.5	12.5	14.5
8	14	19	21.5

(Adapted from Berkovitz, Holland and Moxham (2009), *Oral Anatomy Histology and Embryology*. St Louis: Mosby.)

混合牙列期在 6~7 岁时开始,第一恒磨牙萌出是混合牙列开始的标志。在 8~9 岁左右,恒切牙和恒侧切牙会相继萌出(图 4.20),在下颌骨中,恒切牙可能在第一磨牙之前或与其同时萌出(图 4.21)。在这一阶段牙弓的发育中,利用牙弓周长可以:

- 排齐恒切牙。

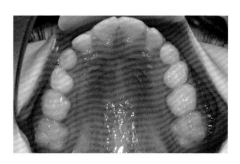

图 4.20 混合牙列早期

(Courtesy of Wilf DiBiase.)

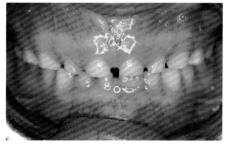

图 4.21 左侧下颌恒切牙萌出标志着混合牙列的开始

(Courtesy of Miles Cobourne.)

- 调整磨牙咬合。

恒切牙宽度大于对应的乳切牙,下颌恒切牙总宽度大于乳切牙约 5mm,上颌约 7mm。这表明恒切牙的萌出较乳切牙需要更多的牙列间隙。可以通过以下方式获得间隙(图 4.22):

- 原有的乳切牙间隙。
- 恒切牙向唇侧更多地萌出(特别是在上颌切牙)。
- 当切牙萌出时,乳尖牙向远中移动(下颌牙列常见)(图 4.23)。
- 尖牙间牙弓宽度增加。

第二乳磨牙位置会直接影响第一恒磨牙的初始咬合关系。如果这些牙齿终末平面齐平,那么第一恒磨牙初萌时会呈现出尖对尖关系。为了建立Ⅰ类磨牙关系,就需要下颌第一恒磨牙的近中移动。这是通过以下两种机制实现的(见图 4.22):

- 早期近中移动:当第一恒磨牙萌出时,下颌磨牙利用灵长类间隙使得牙列向近中移动。
- 晚期近中移动:当下颌第二乳磨牙缺失后,下颌第一磨牙向近中移动,这是由于下颌第一、第二乳磨牙冠的宽度大于上颌乳磨牙宽度,这些多出的间隙可以使下颌第一磨牙向近中移动得更多。

有时,恒磨牙萌出之前,第二乳磨牙已经呈现出近中咬合关系,那么之后的恒磨牙也可能直接为Ⅲ类咬合关系。另一种可能是第二乳磨牙末端呈远中关系,在这种情况下,恒磨牙将萌出形成Ⅱ类咬合关系。然而,值得注意的是,所有这些影响第一乳磨牙及最终磨牙咬合关系的因素,都与上下颌骨在这个阶段的向前生长量密切相关。

在混合牙列期,上颌切牙在恒牙列完全建立前有一些特定的特征,如:

- 暂时性前牙开殆。

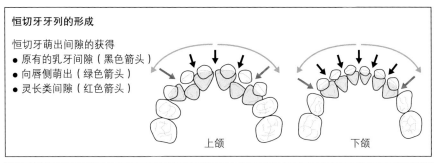

恒切牙牙列的形成

恒切牙萌出间隙的获得
- 原有的乳牙间隙（黑色箭头）
- 向唇侧萌出（绿色箭头）
- 灵长类间隙（红色箭头）

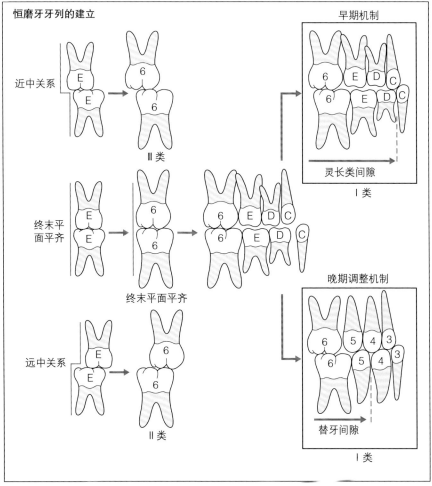

图 4.22　切牙及磨牙咬合的建立

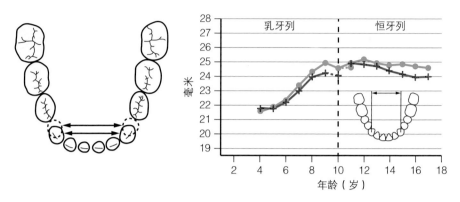

图 4.23 下颌尖牙间宽度的唯一显著变化发生在恒切牙萌出时,此时乳尖牙向灵长类间隙侧移动

(Redrawn from Moyers, R.E., van der Linden, P.G.M., Riolo, M.L., et al., 1976. Standards of Human Occlusal Development, Monograph 5, Craniofacial Growth Series. Centre for Human Growth and Development, University of Michigan, Ann Arbor, Michigan.)

- 生理间隙(丑小鸭)阶段。

切牙接近𬌗面时,前牙暂时性开𬌗可能与牙齿萌出不足有关,随着时间的推移,开𬌗将会得到改善。上颌中切牙萌出时牙冠可能向远端倾斜,因此会有中切牙间隙出现。这种生理上的间隙或"丑小鸭"阶段可能是由于切牙初萌时,上颌切牙的牙根在上颌骨前部紧贴在一起,或是由于上颌侧切牙和尖牙萌出时的侧向压力造成(图 4.24)。当这些牙齿全部萌出时,此时压力从中切牙根方转移到了冠方,从而改善牙齿的倾斜度并关闭了中切牙间隙。

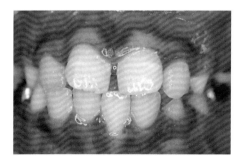
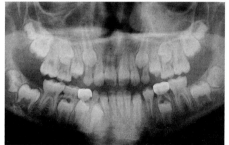

图 4.24 生理性间隙的"丑小鸭"阶段

前磨牙、尖牙、第二磨牙的萌出

前磨牙和尖牙的萌出表明牙列开始进一步发育。这些牙齿的萌出通常发生在 9~12 岁,并具有一定规律:

- 下颌牙列中,尖牙在第一前磨牙之前萌出,然后是第二前磨牙萌出。
- 上颌牙列中,第一前磨牙先萌出,然后是第二前磨牙,最后是尖牙。

这种牙齿萌出模式的结果是,下颌第二前磨牙和上颌尖牙是最容易发生潜在拥挤的牙齿(图 4.25)。

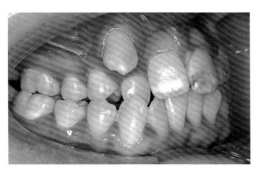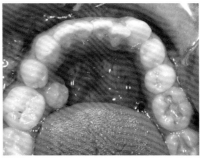

图 4.25　上颌尖牙(左)和下颌第二前磨牙(右)拥挤情况。因为萌出顺序较晚,上颌右侧尖牙颊侧萌出;下颌左侧第二前磨牙由于第二乳磨牙的早失也产生了拥挤

与切牙相比,乳尖牙和乳磨牙的近远中宽度之和大于恒尖牙和前磨牙的宽度之和,这个间隙称为"替牙间隙"。上颌每个象限的替牙间隙约为 1.5mm;由于下颌第二乳磨牙宽度较大,下颌每个象限的替牙间隙约为 2.5mm。然而,尖牙和前磨牙是否能在牙列的每个象限萌出排齐还受到许多其他因素的影响:

- 替牙间隙的大小。
- 尖牙萌出间隙是否被切牙占据。
- 磨牙咬合关系的调整机制。

显然,每个象限内的替牙间隙越大,恒牙和前磨牙的潜在萌出空间就越大。然而,如果早期的切牙萌出占用了乳尖牙的空间,恒尖牙萌出的空间就会受限。这一点在上颌牙弓尤其明显,因为上颌恒尖牙萌出路径较长而且萌出通常晚于前磨牙。此外,如果下颌第一磨牙在磨牙关系建立期间或在第二乳磨牙早期缺失后发生了大量的近中运动,会造成尖牙和前磨牙的萌出空间不足。在这种情况下,第二前磨牙往往容易变得拥挤(图 4.25)。

牙齿发育的最后阶段是第二恒磨牙的萌出,通常在 12 岁左右。这些牙齿的萌出常与牙弓长度的减少有关,可表现为拥挤度的增加,尤其易发生在下切牙(•Lundy & Richardson,1995)。在下颌,如果第二恒磨牙萌出早于前磨牙咬合的建立,会导致牙弓长度减少和第二前磨牙的拥挤。如果上下颌牙弓后部空间不足,第二磨牙可能会发生阻生(图 4.26)。

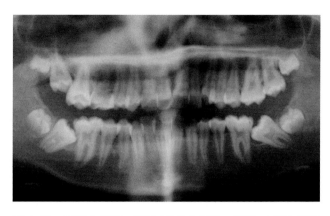

图4.26　下颌左侧第二磨牙、下颌右侧第二磨牙、上颌右侧第二磨牙的阻生

第三磨牙萌出

第三磨牙在恒牙列的最后阶段出现第三磨牙。通常在 17~21 岁萌出(图4.27),但也可存在很多变异,一些情况下第三磨牙可以表现为牙齿未萌,或发育不完全。关于第三磨牙阻生和近中移动萌出对牙弓拥挤度、切牙位置的影响一直存在争议,尤其在下颌牙弓(专栏 4.6)。有学者指出,第三磨牙萌出对下颌牙弓拥挤有影响,这种影响经常在青少年晚期出现,但这种不良影响往往是多因素综合造成的,预防性的第三磨牙拔除不太可能消除此影响(Richardson,2002)。英国国家健康和护理优化研究所(National Institute for Health and Care Excellence,NICE)建议:停止预防性拔除无病理因素的第三磨牙来预防切牙区的咬合改变。

恒牙列的咬合变化

对没有接受过正畸治疗的个体进行的纵向研究表明,牙列并不是静态的(Moorrees et al,1969;Sinclair & Little,1983;Bishara et al,1989)。一般来说,在青春期前和青春期,男性的牙弓比女性的更长、更大。

除了牙齿疾病的影响,如牙齿脱落,会导致严重的咬合变化。随着年龄的增长,牙弓的长度也会逐渐减小,尤其是女性的下牙弓。这样会造成随着年龄的增长,下切牙的拥挤度增加,这些变化是可变的并且难以预测。值得注意的是,在未经治疗的个体中发现的变化在性质上与有正畸治疗史的个体中发现的变化非常相似。

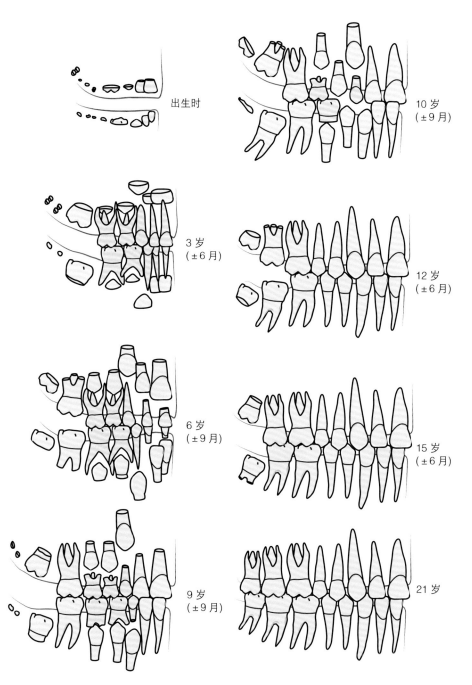

图 4.27 从出生到成年的牙列发育

(Redrawn in part from Logan, B.M., Reynolds, P.A., 2010. McMinn's Colour Atlas of Head and Neck Anatomy. fourth ed. Mosby Elsevier.)

专栏 4.6　晚期下颌切牙拥挤的原因

下颌切牙拥挤是恒牙列最常见的问题之一,也是正畸治疗后常见的复发问题。对从混合牙列到成年的未正畸治疗受试者的研究显示,下颌牙弓的宽度和长度有减小的趋势,前牙的拥挤度有增加的趋势(•Sinclair & Little,1983)。第一期拥挤是指牙齿大小和颌骨大小的差异,主要是由遗传决定的。第二期拥挤是由环境因素造成的,包括牙弓的局部间隙条件以及舌、唇和颊肌的位置与功能。第三期拥挤发生在青春期和青春期后期,好发部位为下颌前牙区。导致后期下切牙拥挤的因素包括:

- 下颌生长旋转。
- 牙列前部咬合力因素。
- 牙齿生理性的近中漂移。
- 软组织随时间改变。
- 牙周支持组织退化造成牙齿在轻力下发生移位。
- 饮食习惯变化使得邻牙间磨耗减少。
- 牙齿大小和形状。
- 牙齿早失和移位造成了咬合功能的改变。
- 下颌第三磨牙的存在及其位置。

在现实中,所有这些因素都可能是切牙拥挤的形成因素,但第三磨牙的影响被认为是最小的,因为即使没有第三磨牙发育,也可能出现拥挤。不建议对发育中的第三磨牙进行预防性拔除来预防晚期下切牙拥挤。

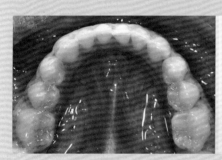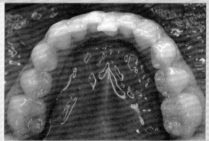

(图)未治疗的下颌牙弓存在下切牙拥挤

(秦文　译,高洁　审)

进一步阅读

Burdi, A.R., Moyers, R.E., 1998. Development of the dentition and occlusion. In: Moyers, R.E. (Ed.), A Handbook of Orthodontics. fourth ed. Mosby, Chicago.

Richardson, A., 2000. Interceptive Orthodontics. fourth ed. British Dental Association, London.

参考文献

Ashley, M.P., 2001. It's only teething … a report of the myths and modern approaches to teething. Br. Dent. J. 191, 4–8.

Bishara, S.E., Jakobsen, J.R., Treder, J.E., Stasi, M.J., 1989. Changes in the maxillary and mandibular tooth size-arch length relationship from early adolescence to early adulthood. A longitudinal study. Am. J. Orthod. Dentofacial Orthop. 95, 46–59.

Clinch, L.M., 1934. Variations in the mutual relationship of the maxillary and mandibular gum pads in the newborn child. Int. J. Orthod. 20, 359–372.

Cobourne, M.T., Sharpe, P.T., 2003. Tooth and jaw: molecular mechanisms of patterning in the first branchial arch. Arch. Oral Biol. 48, 1–14.

Foster, T.D., Grund, M.C., Lavelle, C.L., 1972. Changes in occlusion in the primary dentition between 2-and-one-half- and 5-and-one-half-years of age. Trans. Eur. Orthod. Soc. 75–84.

Foster, T.D., Hamilton, M.C., 1969. Occlusion in the primary dentition. Br. Dent. J. 126, 76–79.

•• Järvinen, E., Salazar-Ciudad, I., Birchmeier, W., et al., 2006. Continuous tooth generation in mouse is induced by activiated epithelial Wnt/β-catenin signaling. Proc. Natl Acad. Sci. U.S.A. 103, 18627–18632. *This investigation demonstrates the importance of Wnt signalling during the initiation of tooth development. Transgenic mouse embryos were generated to express a stabilized form of β-catenin in the oral epithelium. This results in activated Wnt signal transduction in this tissue and the formation of multiple supernumerary teeth.*

Jernvall, J., Thesleff, I., 2012. Tooth shape formation and tooth renewal: evolving with the same signals. Development 139, 3487–3497.

• Lee, R.T., 1999. Arch width and form: a review. Am. J. Orthod. Dentofacial Orthop. 115, 305–313. *An excellent overview of arch dimensional changes that occur during development of the dentition. These changes are discussed within the context of arch development.*

Leighton, B.C., 1968. Eruption of primary teeth. Dent. Pract. 200, 836–842.

• Leighton, B.C., 1969. The early signs of malocclusion. Trans Eur Orth Soc 353–368. *Barry Leighton established a longitudinal growth study at King's College Hospital, which included serial dental casts for many individuals. He was able to identify features in the primary dentition, which might predict a future malocclusion. Most famously, he found that alignment of the primary incisor dentition was a reliable predictor of future crowding amongst the permanent incisors.*

Leung, A.K., Robson, W.L., 2006. Natal teeth: a review. J. Natl Med. Assoc. 98, 226–228.

• Lundy, H.J., Richardson, M.E., 1995. Developmental changes in alignment of the lower labial segment. Br. J. Orthod. 22, 339–345. *This investigation followed subjects with intact mandibular arches from the Belfast growth study. The lower incisor space condition was measured at (1) initial eruption of the lower permanent incisors; (2) initial eruption of the permanent canines; (3) initial eruption of the second molars; (4) 3 years after eruption of the second molars. Crowding of the lower incisors decreased significantly (–0.9 mm) between stages 1 and 2, but increased between stages 3 and 4 (+0.4 mm). Significant correlation coefficients between space condition at each developmental stage were found, but were considered unreliable as predictors of lower incisor crowding in the mature dentition.*

Moorrees, C.F., Gron, A.M., Lebret, L.M., et al., 1969. Growth studies of the dentition: a review. Am. J. Orthod. 55, 600–616.

Moyers, R.E., van der Linden, P.G.M., Riolo, M.L., et al., 1976. Standards of Human Occlusal Development. Monograph 5, Craniofacial Growth Series. Center for Human Growth and Development, University of Michigan, Ann Arbor, Michigan.

Richardson, M.E., 2002. Late lower arch crowding: the aetiology reviewed. Dent. Update 29, 234–238.

• Sharpe, P.T., 1995. Homeobox genes and orofacial development. Connect. Tissue Res. 32, 17–25. *An outline of the theory that different expression domains associated with non-hox homeobox genes are able to specify variation in tooth shape along the developing dental axis.*

Sharpe, P.T., 2001. Neural crest and tooth morphogenesis. Adv. Dent. Res. 15, 4–7.

• Sinclair, P.M., Little, R.M., 1983. Maturation of untreated normal occlusions. Am. J. Orthod. 83, 114–

123. *The dental casts of 65 untreated normal occlusions from the University of Washington archive were evaluated to determine the nature and extent of maturation in the normal dentition. Six parameters were examined in the mixed dentition (9–10 years), early permanent dentition (12–13 years) and early adulthood (19–20 years). There were decreases in arch length and intercanine width, and increases in incisor irregularity. However, minimal overall changes in intermolar width, overjet and overbite were observed. Females showed more severe changes than males. The individual changes found were not correlated to changes in any of the other parameters measured. No associations or predictors of clinical value were found.*

•• Tucker, A.S., Matthews, K.L., Sharpe, P.T., 1998. Transformation of tooth type induced by inhibition of BMP signaling. Science 282, 1136–1138. *An important study that provided experimental evidence to support the homeobox theory of tooth shape. By the indirect manipulation of homeobox gene expression in mandibular arch explants, Tucker and co-workers were able to alter the homeobox gene 'code' in the incisor region from 'incisor' to 'molar'. Significantly, the resulting teeth were molariform.*

Tucker, A.S., Sharpe, P., 2004. The cutting edge of mammalian development; how the embryo makes teeth. Nat. Rev. Genet. 5, 499–508.

5 第五章
正畸牙移动

牙齿受力引起牙周组织反应,导致牙周韧带和牙槽骨的改建,并最终使牙齿发生移动。这一过程中的生理学和生物学原理是正畸治疗的基础,本章将对此进行探讨。

牙齿移动的生物学基础

在 19 世纪,机械刺激作用于牙槽骨可以引起牙槽骨改建这一现象首次进入公众的视野,这也是正畸牙齿移动的生物学基础。

骨生理学

骨是由矿物盐类浸润在胶原蛋白基质中形成的硬组织。骨组织作为大多数脊椎动物肌肉骨骼系统的基础,同时也是钙等许多重要元素的储存场所。骨组织有 3 个主要组成部分:
- 细胞外基质:主要由Ⅰ型胶原、蛋白多糖和骨特异性蛋白质构成。
- 无机矿物质:这一部分占骨重量的约 67%,主要由羟基磷灰石晶体形式的钙和磷酸盐组成。
- 细胞:包括负责沉积和矿化骨基质的成骨细胞,成骨细胞矿化后被包裹形成的骨细胞,以及破骨细胞,它们来源于循环系统的造血前体细胞,是大型多核细胞。

成骨细胞和骨细胞之间存在密切的细胞间联系;这种成骨细胞复合物的主要功能是维持骨基质的完整性。

骨改建

骨是一种动态组织,在不断发生吸收和沉积。简单地说,该过程通过成骨细胞沉积和破骨细胞再吸收产生骨骼的改建。但这也是个非常复杂的过程,因为单独分离出来的破骨细胞骨吸收活性很低,相反,在有成骨细胞存在时,破骨细胞会被募集和活化。许多成骨反应已经被证实能够促进骨吸收:
- 骨内的成骨细胞是骨吸收的物理屏障,它们的后退收缩为破骨细胞进行骨吸收提供了通路。

- 成骨细胞释放因子,募集并激活破骨细胞。在这些细胞因子中,核因子κ-B 配 体(receptor activator of nuclear factor kappa-B-ligand,RANKL)可以与造血前体破骨细胞上的 RANK 受体结合。目前已鉴定出了两种亚型的 RANKL 细胞因子,一种是膜结合蛋白,另一种是可溶形式的蛋白。成骨细胞对机械应力和众多系统及局部因素的刺激反应表现为膜结合(表 5.1),这意味着与破骨细胞前体细胞的生理接触是刺激它们的必要条件。可溶性的 RANKL 由活化的 T 细胞产生并与骨的病理性吸收密切相关。RANKL 的作用可以被另一种由成骨细胞释放的蛋白质——骨保护素抵消,从而抑制破骨细胞分化和活化,促使其发生凋亡。因此,骨改建是这两种蛋白质之间的平衡。RANKL 的表达在牙周膜的受压细胞中会增加,而表达骨保护素蛋白的质粒转入小鼠牙周膜可减少牙齿移动(Kanzaki et al,2004)。

表 5.1　影响骨改建和维持牙周间隙的因素

系统因素	局部因素
甲状旁腺激素	细胞因子和生长因子
维生素 D 代谢物	前列腺素
降钙素	白细胞三烯

- 此外,成骨细胞还可以去除骨表面那些作为破骨细胞物理屏障的未矿化胶原蛋白或类骨质。他们通过释放锌离子依赖性蛋白水解酶——基质金属蛋白酶来实现这一目标,这些蛋白酶可以分解包括胶原蛋白在内的非矿化骨骼成分。这些未矿化的类骨质一旦被清除,破骨细胞就可以将骨的矿化组分再吸收。

骨沉积和再吸收的调节机制对于维持正常的骨框架结构非常重要,当这些调节机制发生故障时,就可能会导致骨的病理性变化。

牙齿移动的生物力学

早年的研究已经利用动物模型对牙齿移动的组织学反应做了探讨,而近年来的研究主要集中在机械刺激以后的细胞学水平变化方面(专栏 5.1)。

压力 — 张力理论

20 世纪由 Carl Sandstedt 和 Albin Oppenheim 独立完成的组织学研究为目前对正畸牙齿移动的理解奠定了基础。当力施加在牙齿上时,牙周膜张力侧有骨沉积,压力侧发生骨吸收(图 5.1)。在压力侧,当力较小时,多核细胞直

　　早期对正畸牙移动的研究主要是观察牙周膜和牙槽骨在力量加载后的组织学反应。后来开发出了可以更详细地研究这些力量效果的体外和体内实验模型,包括许多动物模型,如老鼠、猫和灵长类动物。实验通常是通过粘接在牙齿上的矫治器给牙齿施加一段时间力,在实验期间收集龈沟液样品用于测定,最后进行组织学检查。近年来,测定方法的准确性和灵敏度逐渐提高,包括微阵列和 mRNA-Seq 基因谱分析等高端技术的引入,使得牙移动过程中采集龈沟液作为牙齿移动的研究介质重新受到关注,特别是在人体实验中。组织体外培养系统同样也可用于机械应力对组织影响的研究。由于牙周膜在解剖结构和功能上类似于颅骨骨缝,所以有实验将机械应力放置在新生兔子颅缝上进行此类研究。动物模型阐述了许多在机械应力下发生的组织学和生物化学变化,然而,这种实验的主要缺点是难以确定个体细胞反应。为了解决这个问题,出现了一种可以在机械形变的基质上培养细胞的方法。因为培养基质的底板有灵活的可变性,所以可以将它们放置在一个凸模板或在抽真空下应用。不同类型的细胞都可以通过这种方式检测,机械应力的大小和作用周期也可以随时调整,还可以定期从细胞培养基中取出样品进行后续检测。

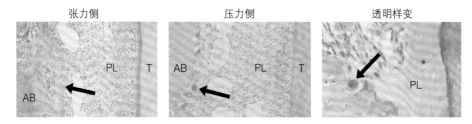

图 5.1　正畸牙移动过程中的牙周组织形态。成骨细胞在张力侧沉积(左图箭头所示)。破骨细胞在压力侧产生骨吸收(中间图箭头所示)。透明样变发生在压力过大的区域,牙周膜中出现玻璃样变区域(*所示区域)和潜掘性骨吸收(右图箭头所示)。AB,牙槽骨;PL,牙周膜;T,牙齿

接进行骨吸收。但是,如果力量过大超过毛细血管压,细胞就会死亡形成无细胞区域。在光学显微镜下观察时,这些区域呈现出玻璃样的透明状软骨外观,因此这种现象被称为玻璃样变或透明样变。玻璃样变区域的骨吸收速率大大降低。这个过程称为间接性骨吸收,会导致牙齿移动较慢,患者也会出现疼痛和不适。后来的研究工作也表明,即使作用于牙齿的力量很轻,如只有 30g,也

会产生一些透明样变的区域,而这通常更多地造成牙齿倾斜移动而不是整体移动,这可能是因为牙齿在整体移动时牙周膜受力被减弱了(••Reitan,1967)。

临床上,通常发生的情况是在加力的前两天牙齿就开始移动,这是由于施加力后牙周膜的可让性和牙槽骨的弯曲形变。然后会有一段迟滞期,在此期间,随着玻璃样变区域的形成,牙齿几乎没有运动。这段时间会持续20~30天,之后随着透明样变区域的消除,牙齿会再次发生移动。最后,由于直接的骨吸收,牙齿进入持续的移动期。

使牙齿发生移动的有效力值存在一个范围,且个体之间的差异变化很大(见证据在哪里1?),虽然已经有几种不同的牙齿移动模式存在,但在达到最大阈值之后,牙齿移动并没有像预期的那样增加,反而可能会出现负面效果,比如支抗丧失(图5.2)。

证据在哪里1？正畸牙移动的最佳力值是多少？

从组织学和临床研究来看,牙齿移动的有效力值是一个范围(•Storey & Smith,1952),多种牙齿移动模型(•Quinn & Yoshikawa,1985)也证实了这一点。虽然正畸牙齿移动的最佳力值大小尚未确定(•Ren et al,2003,2004),但动物和临床研究表明,随着力值的增加,牙齿移动速度将达到恒定值(•Samuels et al,1998;Van Leeuwen et al,2010)。在较低的力量下,牙齿移动的速率随着力的增加而增加,两者呈正相关,直到平台期。使用数学模型计算出对尖牙施加272cN的内收力时,尖牙的移动速率达到最大值(•Ren et al,2004)。当加载力过大时,牙齿移动有可能会变缓,但这是不可预测的,个体差异也很大。因此,通用的理想力值不可能适合每个人。轻的持续力比重力更有效,因为重力会增加透明样变的风险,而且对牙齿移动也没有正面作用,此外还有潜在的支抗丧失风险(Yee et al,2009)。但是,比牙齿受力大小更重要的可能是牙周膜产生的应力分布差异。应力是单位面积上的力,根据牙齿移动的类型,牙周组织内的应力分布会有所不同。因此,不同的牙齿移动需要不同的力值。牙齿倾斜移动较整体移动需要更小的力,压入力也要很小,因为过大压入力集中在根尖会增加牙根吸收的风险。先前图中给出的不同类型的牙齿移动力值过于武断。因此,建议给予持续的轻力,只需引起牙周膜反应,而不至于造成如牙根吸收和支抗丧失等不良反应。

骨弯曲和生物电信号

正畸力会在牙齿的牙周膜内传播,传统上认为这是通过牙周膜的主要纤

维进行传递的。但是当胶原蛋白的交联被
破坏时,正畸牙齿移动产生的骨组织学反
应却依然是正常的(Heller & Nanda,1979)。
因此,有人提出牙周膜代表连续流体静力
学系统,可以将力量平均分配给所有区域
(Baumrind,1969)。这就意味着牙周膜内的
力量是平均分布的,但事实显然不是这样。

　　初始加载力量时,牙齿位移的量大于
牙周膜的宽度,这意味着牙槽骨也发生了弯
曲。这可以解释为什么牙周膜骨表面会有
不同的应力。这有助于我们理解矫形中的
压力刺激骨形成和张力刺激骨吸收,这个与
压力 — 张力理论相反的观点。因为牙齿移

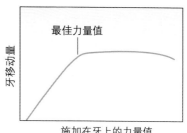

图5.2　牙周膜受力大小与牙移动
关系图表。达到一定的阈值后,牙
齿移动随着力量增加而增加。但是,
一旦这个力量超过某一界限,就不
会再有额外的牙移动。过大的力甚
至导致牙移动减少

动引起了牙槽骨的变形,在骨形态上,牙槽骨在张力下变得相对凹陷,而在"压
缩"侧情况相反。

　　骨弯曲还会在骨表面产生应力电位,它曾被认为参与骨重建。当晶体结
构变形时一部分电子从晶格一边移动到另一边,从而产生电压。然而,这种电
流持续时间相对较短,电流非常小,因此,不太可能发挥积极作用(McDonald,
1993)。此外,还检测到具有更长半衰周期的离子电流,称为流动电势,似乎源
自骨中带电流体的流动。同样,他们在骨改建中的作用尚不清楚。

细胞形态改变、信号转导和第二信使

　　细胞形态和代谢活动之间似乎存在关系。细胞形态由细胞骨架控制,细
胞骨架终止于细胞膜的特定位点并与细胞外基质形成连接复合物。整合素,
一种跨越细胞膜并将细胞骨架连接到细胞外基质的蛋白质家族,在这些黏附
点,充当细胞内信号转导受体。整合素参与了许多信号转导途径,并且在因细
胞膜的机械变形而发生的许多细胞事件中也有非常明显的作用,包括第二信
使的产生。

　　当外部刺激(或第一信使)作用于牙齿时,细胞内第二信使介导,细胞内
产生响应。这些分子将信号从细胞表面的受体传递到细胞内部的靶分子,放
大原始信号的强度。最终导致了其作用细胞及邻近细胞功能的改变,例如正
畸牙齿移动时在局部产生骨改建。已经确定的两个主要第二信使是环腺苷酸
和磷酸肌醇通路。作用于牙周膜细胞的机械应力可以启动这两种通路,导致
第二信使的表达增加。从而使细胞内钙水平增加并激活蛋白激酶 C(protein
kinase C,PKC),激活的蛋白激酶 C 进一步介导细胞事件的发生,包括参与细

胞表型变化的转录因子的表达和刺激 DNA 的合成（Harell et al, 1977）。

参与正畸牙齿移动的信号分子

已知在正畸牙齿移动过程中有许多信号分子相互作用。在这些分子中，最好理解的是涉及急性炎症反应的分子，特别是花生四烯酸的代谢物。

花生四烯酸代谢物

在正畸牙齿移动中发现的第一个反应就是花生四烯酸代谢物的增加。花生四烯酸是机械形变时磷脂酶作用于膜磷脂而产生的不饱和脂肪酸，进一步可代谢成前列腺素、白三烯和血栓素（图5.3）。这些分子是炎症的有效介质，许多体外和体内实验都表明了机械刺激和骨中前列腺素的产生之间存在密切关系，它们直接作用于破骨细胞，增加破骨细胞的数量和形成皱褶缘的能力。牙周膜细胞和成骨细胞在机械作用下会产生前列腺素。花生四烯酸

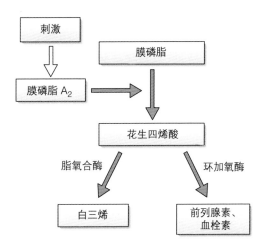

图 5.3　花生四烯酸通路产生前列腺素、白三烯和血栓素

代谢的另一个主要产物是白三烯，其在牙齿移动时也会增加。此机制解释了关于在动物模型中给予非甾体抗炎药观察到的结果，破骨细胞数量减少但牙齿移动却没有减少（Sandy & Harris, 1984）。表明在这些通路之间存在重叠，也可以说存在一定程度上的冗余。抑制白三烯的生成就会抑制牙齿的移动（Mohammed et al, 1989）。

随着对正畸牙齿运动生物介质的逐步识别，正畸医师们开始不断尝试通过各种干预手段来人为地加速正畸牙齿移动过程（见证据在哪里 2？）。

神经递质和细胞因子

牙齿移动的初始阶段涉及急性炎症反应，白细胞向牙周膜的迁移可能是由于牙周膜神经束中释放出来的神经递质如肽物质 P 和降钙素基因相关肽引起的。神经递质的释放也引起牙周膜的血管舒张和血管通透性增加。白细胞（和牙周膜中的其他细胞，如成骨细胞和成纤维细胞）产生各种细胞因子，这些低分子量蛋白质，具有调节或改变其他细胞的作用。这些蛋白质群是多样和复杂的，包括一些有效的骨吸收刺激物。它们作用于靶细胞，导致靶细胞分泌其他作用于骨改建的介质，包括前列腺素、生长因子和其他细胞因子。

证据在哪里 2？我们移动牙齿的速度有多快？

　　随着预成数据的固定矫治器和超弹弓丝的应用，牙齿的移动被优化，正畸治疗的时间大大减少。自锁托槽的营销中一直在鼓吹这一概念，宣称自锁托槽系统可以减少摩擦力，使用轻力和安全的结扎从而显著减少治疗时间。然而，事实证明并非如此，由于个体差异太大，正畸牙齿移动速度仍然保持在每月约 1mm。许多因素可能会减慢牙齿移动，包括年龄——年轻患者的牙齿移动得更快（Dudic et al，2013）；二膦酸盐等药物（减少骨改建）和非甾体抗炎药（抑制炎症反应）都可以降低牙齿移动的速度。相反，皮质类固醇、甲状旁腺激素和甲状腺素都显示出有加快牙齿移动的作用（Bartzella et al，2009）。其他一些手段也被尝试用来增加牙齿移动速度，包括药剂、物理刺激和手术。已经证明将前列腺素注射到牙龈中可以增加大鼠和人类的牙齿移动速度（Yamasaki et al，1984）。热能、电流和磁力影响牙齿的移动速度都有研究报道，但成功者有限（••Woodhouse et al，2015）。骨皮质切开术，通过进行皮质骨的切割钻孔可以加速牙齿移动（Iino et al，2007）。其内在机制可能是由于早期巨噬细胞的聚集，清除了能减慢牙齿移动的透明样变组织因而加快了牙齿移动。然而，这些手术的加速牙齿移动效果似乎是非常短暂的，并没有证据表明这些方法减少了整体治疗时间，因此，这些加速牙齿移动的干预措施很难得到广泛应用（Mathews & Kokich，2013；•Hoogeveen et al，2013）。

　　当给牙齿加力时，在牙周膜中发现了许多细胞因子，包括白细胞介素、肿瘤坏死因子和表皮生长因子。这些分子的产生是由细胞受到机械刺激引起的，它们通过上调成骨细胞和牙周膜细胞中的 RANKL 来募集和活化破骨细胞，在牙槽骨的改建中扮演着重要角色。

细胞功能改变和改建

　　机械刺激对牙周膜细胞的最终影响是发生基因表达和细胞功能的改变（专栏 5.2），从而使细胞重塑，牙齿在牙槽骨中移动。最初 DNA 合成减少，然后逐渐增加。此外，与胶原蛋白及其分解相关的蛋白以及细胞外基质成分（主要是金属蛋白酶）的生成也有所增加。看起来，牙周膜基质退化是细胞增殖的先决条件，是为了创造空间以适应细胞群的增加。在压力侧，成骨细胞产生的金属蛋白酶降解骨表面的非矿化类骨质，而牙周细胞降解牙周膜的细胞外基质。牙周膜细胞释放的 RANKL 和前列腺素等介导因子会招募破骨细胞。破骨细胞最终进入骨表面并降解矿化基质（图 5.4）。

专栏 5.2   正畸牙移动的遗传学

正畸牙齿移动是涉及多种细胞类型以及调节介质的复杂过程。逆转录聚合酶链反应(RT-PCR)可用于通过检测 RNA 产生的互补 DNA 转录物来检测基因表达。研究表明,在机械应力下,人牙周膜细胞表达许多细胞因子和生长因子的基因,已知其中多种基因参与骨改建(Pinkerton et al,2008)。类似地,在压力下的成骨细胞将上调其分解细胞外基质酶的基因表达,如金属蛋白酶(Chang et al,2008)。随着越来越多的潜在干细胞在人体中被识别,牙周膜中多功能干细胞功能逐渐被发现。人牙周膜细胞受到机械力刺激后,许多成骨相关基因的表达会上调,表明有成骨细胞分化和骨形成行为活化(Liu et al,2012)。

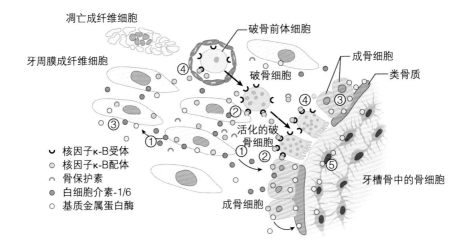

图 5.4   正畸牙移动过程中的牙周膜(periodontal ligament,PDL)压力侧发生的现象。①牙周膜(PDL)细胞产生白细胞介素 1(IL-1)和白细胞介素 6(IL-6);②IL-1 和 IL-6 上调核因子 κ-B 配体激活剂(RANKL);③PDL 细胞和成骨细胞产生基质金属蛋白酶(MMPs),降解非矿化的骨细胞层和 PDL 的细胞外基质;④RANKL 刺激形成和活化破骨细胞,破骨细胞进入骨骼并降解矿化基质;⑤骨的形变引起骨细胞的 MMPs 表达上升

(Redrawn from Meikle, M.C., 2006. The tissue, cellular and molecular regulation of orthodontic tooth movement: 100 years after Carl Sandstedt. Eur. J. Orthod. 28, 221-240.)

牙根吸收

正畸牙齿移动更多地依赖于牙槽骨改建而不是牙根的改建,但是经常会有牙根吸收的情况发生。正畸诱导的炎症性根吸收(orthodontically induced inflammatory root resorption, OIIRR) 是很常见的, 放射影像学报道的牙根吸收发病率高达 73%（Lupi et al, 1996）, 而组织学研究显示其发病率高达 90%。当牙根吸收超过根长的 1/3 时, 就可定义为严重的牙根吸收, 在正畸过程中正畸牙齿有 1%~5% 的发生率（图 5.5）。牙根吸收最常见于上颌切牙, 其次是下颌切牙和第一磨牙。OIIRR 的发生似乎具有遗传倾向和种族易感性, 亚洲患者似乎发病率较低。与 OIIRR 联系最大的可能是正畸力大小、持续时间和牙齿移动距离（Linge& Linge, 1991; Segal et al, 2004）。其他与 OIIRR 发病率较高的相关风险因素包括:

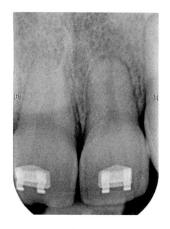

图 5.5　X 射线牙片显示由于正畸治疗引起的严重牙根吸收

- 牙根形状异常, 包括根尖较圆钝、管状和长度较短。
- 牙槽骨创伤史。
- 持续的正畸力。
- 过度的正畸力。
- 没有咬合接触牙周膜功能低下的牙齿。
- 牙齿压低。
- 根舌向转矩。
- 前牙长距离的移动。
- 将牙齿的根尖移动到皮质骨。

这些风险因素在先前的研究中有很多报道, 因此应该谨慎对待。然而, 有充分的证据证明较大的力量, 特别是在压低牙齿的时候, 会更容易造成 OIIRR（Weltman et al, 2010）。也有证据表明任何潜在的全身性慢性炎症（例如哮喘）都可能会加剧这种情况并使这些患者更容易发生牙根吸收。组织学上, OIIRR 倾向于发生在牙周组织的压力侧, 透明样变发生的区域。当透明组织被巨噬细胞清除时, 根部的牙骨质表面会发生损伤, 从而暴露出矿化牙骨质, 然后被多核细胞攻击。然后随着牙骨质被再吸收而形成缺损, 这个过程一直持续发生直到没有透明组织存在且力的水平降低。

在停止正畸力之后, 牙根吸收过程也会停止, 并且存在一段时间的修复。因此, 一旦发现有牙齿出现显著 OIIRR, 建议暂停正畸加力 3~6 个月（Levander et al, 1994）。经过治疗后, 出现明显牙根吸收的牙齿也不一定会脱落, 尽管它们松动度可能加大。但是, 对于这些患者预防后期的牙周损伤很重要, 因为这可能会加速牙齿脱落。

有一种更罕见的情况,就是刚开始正畸时就出现广泛的牙根颈部吸收。据报道,上颌切牙、上颌尖牙和下颌磨牙是最容易受影响的牙齿,理论上认为正畸力量过大可能是主要的起始因素。

正畸牙齿移动的机械力学基础

正畸牙齿移动是由矫治器传递到牙齿上的力决定的,并可通过矫治器和它所引起的生物反应来调节,遵循牛顿力学原理。以下是关于正畸牙移动的重要概念定义和相关理解:

- 力——力是有大小和方向的矢量。
- 阻抗中心——位于物体上的一个点,在该点施加一个单独的力就能产生平移或整体移动。在自由浮动的物体中,阻抗中心与质心重合;然而,牙齿是固定在牙槽骨中的,因此,阻抗中心很难精准确定。一般认为单根牙阻抗中心位于牙根 1/3~1/2 处。由于牙周病导致牙槽骨支撑丧失,阻抗中心将向牙齿根尖部移动(图 5.6)。对于多根牙齿,阻抗中心位于根分叉下 1~2mm(图 5.7)。
- 力矩——当一个力施加在距离阻抗中心一定距离时,会产生旋转效应或力矩(图 5.7)。力矩是力和到阻抗中心距离的乘积。它与力的大小和力与阻抗中心的距离有关;所以到阻抗中心的距离越远,产生的旋转越大。

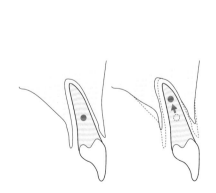

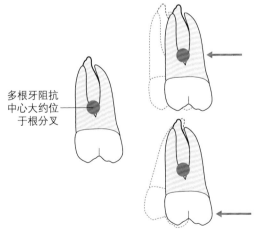

多根牙阻抗中心大约位于根分叉

图 5.6　切牙的阻抗中心与牙槽骨高度关系

图 5.7　通过牙齿的阻抗中心的力才能引起牙齿整体移动。如果力没有通过阻抗中心,就会产生力矩,从而引起牙齿旋转

- 力偶——作用于同一物体上一对大小相等、方向相反的平行力。一对力偶不能使牙齿整体移动,因为大小相同方向相反的力会相互抵消。单独作用于牙齿的力偶会让牙齿产生旋转运动(图5.8),而一对力偶与额外的力量相结合就可以使牙齿产生整体运动(图5.9)。

牙齿倾斜移动和整体移动

正畸牙齿移动的一个重要问题是无法直接在阻抗中心施加力量。力量必须施加在牙冠上,距离阻抗中心有一定距离,因此,就会产生力矩和旋转力。

通过在牙冠施力可以相对容易地使牙齿发生倾斜移动,这就是一部分活动矫治器和固定矫治器在圆丝排齐阶段的机械力学原理(图5.10)。

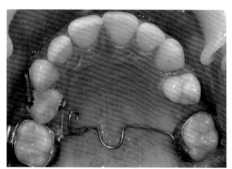 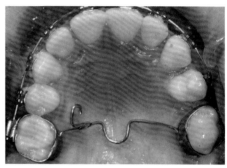

图5.8 纠正牙齿旋转的力偶

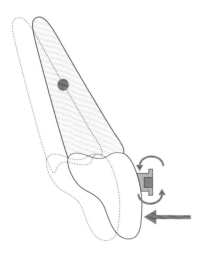 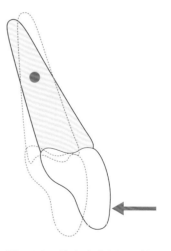

图5.9 当方丝放入槽沟后会形成一对力偶,抵抗由于加力造成的牙齿倾斜移动,从而可以使牙齿整体移动

图5.10 单个力作用于牙冠会产生导致牙齿倾斜移动的力矩

牙齿整体移动相对困难一些,需要一个力和一对力偶共同发挥作用。这就是方丝弓固定矫治器的控根作用原理。通过在托槽中放置方型弓丝产生力偶控制牙根的位置,保证牙齿沿着加力方向移动(见图 5.9)。托槽槽沟产生的力偶需要有距离牙齿阻抗中心一定距离处的力矩来抵消。因此,尽管施加到牙齿的力可能很小,但是需要在托槽内形成较大的力偶以保持牙齿的整体移动。由于弓丝和托槽之间总是存在少量间隙,因此还是会发生一些牙齿倾斜移动。这可以通过对弓丝添加更多转矩或在托槽底预设角度来抵消(图 5.11)。实际上,纯粹的牙齿整体运动是不可能实现的理想化状态,通常的实际情况是牙齿或一组牙齿沿着弓丝移动时会先倾斜然后再直立,给人一种牙齿是整体移动的感觉。

力系统

在某些临床情况下,可以很容易地确定作用于牙列的力和由此产生的力矩和力偶。

单力偶系统

当在两个装置之间施加力时,在一端产生一个力偶,在另一端产生一个单一的力,这就被称为单力偶系统。牙齿的移动和反作用力可以相对客观地被预测,这被称为静态力系统。例如,悬臂梁作用于其中一个牙齿的力系统,由一个单一力和由此力产生的单力偶系统和力矩组成(图 5.12)。

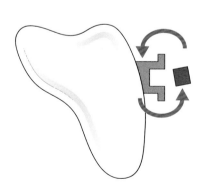

图 5.11 将弓丝旋转或者加转矩可以抵消牙齿整体移动时倾斜移动的趋势

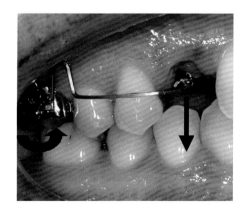

图 5.12 一个用于牵引尖牙的简单悬臂梁。这就是所谓的单力偶系统,弓丝在进入磨牙颊面管处产生了一个力偶。在这种情况下,通过放置横腭杆来抵抗磨牙力偶产生的倾斜

双力偶系统

当用固定矫治器配合连续弓丝时,在错位的两个牙齿之间就产生了力的系统。因此,在全牙列这根连续弓丝上就会产生许多力系统。这种情况在使用固定矫治器治疗牙齿的排期阶段尤其明显,一根弹性弓丝连接所有的牙齿,所以不可能计算出所有可能的相互作用。这构成了一个静态不确定的力系统。即便如此,所有系统都将遵循相同的基本物理定律,尤其是牛顿第三运动定律:"相互作用的两个物体之间的作用力和反作用力总是大小相等,方向相反,作用在同一条直线上",任何矫治系统力的总和与力矩总和为零。因此,必须注意治疗的力值,尽量做到需要移动牙齿的移动,限制不需要的牙齿移动,否则就会导致副作用,例如支抗的丧失。这就是为什么用直丝弓矫治器治疗容易些,因为它能相对容易地排齐牙齿。但是,正畸治疗时还应关注牙齿所在的位置和软硬组织的和谐美观,实现良好的静态和功能性咬合,并达到最大的牙齿美观。这需要仔细地制订矫治计划,理解正畸生物力学原理,而不是简单地将固定矫治器粘接在牙齿上。

摩擦力

摩擦力是抵抗两个相互接触的物体运动的力,并且与接触的两个表面相切。摩擦力会影响所有放置固定矫治器的牙齿移动,特别是沿着弓丝滑动的牙齿。具体而言,有两种类型的摩擦力需要克服:

- 静摩擦力——抵抗固体表面有相对运动趋势的静止物体。
- 滑动摩擦力——抵抗固体表面以恒定的速度滑动的力量。

滑动摩擦力与接触面施加的压力呈比例,与接触表面积大小无关。在正畸过程中,弓丝和托槽之间会产生摩擦力,这会减少或阻碍牙齿移动,甚至造成弓丝变形而引起支抗丧失。在牙齿移动之前必须克服摩擦力,在实验室中我们可以测量摩擦力,但临床上就很难确定摩擦力的大小。在临床中,固定矫治器的摩擦力大小受到许多因素的影响:

- 弓丝与托槽接触表面的理化因素,不锈钢的摩擦力最小,其次是镍钛。摩擦力最大的是 β 钛丝(Kapila et al,1990)。弓丝尺寸,尤其是垂直尺寸对摩擦阻力影响较大,弓丝越粗,摩擦力越大。
- 托槽的材质——陶瓷托槽比不锈钢托槽产生更大的摩擦力。这与陶瓷材料的表面硬度有关,会导致弓丝磨损,并在牙齿移动过程中形成碎屑。因此陶瓷托槽可以通过设计金属槽沟来解决这一问题。
- 弓丝与托槽的接触角度——牙齿起始不会沿着弓丝滑动,但随着牙冠比牙根位移更大,牙齿会先倾斜,然后再直立起来(图5.13),这就会导致弓丝和托槽之间的角度发生变化,从而加大了摩擦力和约束力。这一点受托槽宽度的影响,据报道,较窄的托槽会导致更大的摩擦,因为较窄的托槽会使牙齿发生更大的倾斜。

- 不同的结扎方式对摩擦力的影响——弹性材料和钢性材料的结扎都会增加摩擦力。通过实验研究表明自锁托槽能够降低摩擦力(图5.14)。但是其他因素,如弓丝与托槽的角度对摩擦力的影响更大,这也就意味着自锁托槽在临床应用中有更大的优势。

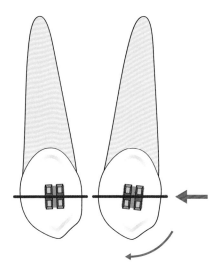

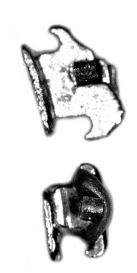

图5.13 牙齿沿着弓丝倾斜移动。随着弓丝和托槽之间的角度增加,两者之间的摩擦力也增加

图5.14 自锁托槽(上)与传统的结扎托槽(下)比较,两者槽沟内放置的都是不锈钢丝

虽然弓丝沿托槽的滑动力和摩擦力在实验室里很容易测量,但是在临床上它们对牙齿移动所产生的影响却很难量化。口腔和牙列是一个动态的环境,有咀嚼、吞咽和语言的功能。因此牙齿不仅会受到弓丝所施加的力的影响,还会受到各种口腔内组织产生的力的影响。已经有研究证明这些微小运动所产生的力量可以减少弓丝与托槽之间的摩擦力(Braun et al,1999)。因此,在人的口腔内,可能摩擦力对正畸牙齿的移动影响甚微,因此衍生出了更多侵入性的方法来加速牙齿移动,包括手术(图5.15)(见证据在哪里2?)。

支抗

支抗是指抵抗不希望的牙齿移动,与外界施加的力量形成对抗的力量。在治疗开始时一定要选择合适的支抗,以确保达到需要的牙齿移动效果(图5.16)。

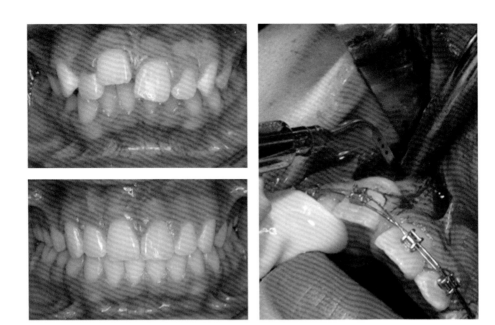

图 5.15　利用皮质骨切开术松解粘连的右上中切牙进行正畸治疗

(Courtesy of Björn Ludwig.)

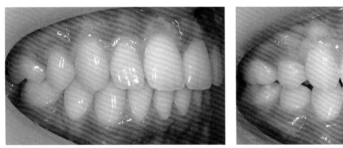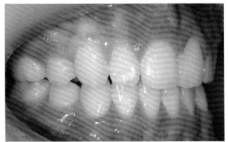

图 5.16　两例患者都拔除四颗前磨牙进行治疗。左图显示了良好的支抗控制和最终达到的 I 类咬合关系。右图显示支抗丧失导致无法达到 I 类切牙磨牙关系

当作用力两侧都是需要的牙齿移动时就是一种交互移动,比如中线处牙间隙的关闭或者上颌扩弓,此时作用力的两侧互为支抗。但是更加常见的是为了实现治疗的目的,希望需要移动的牙齿能够主动移动,而不是支抗单元的被动移动。根据支抗牙移动的距离可以将支抗分为弱支抗、中等支抗等(图 5.17)。如果支抗牙不能有一点移动,此时需要最大支抗。

支抗来源

口腔内部和口腔外部存在许多潜在支抗来源。确定口腔内部支抗时需要

考虑以下因素:

- 牙根表面积——牙齿的支抗大小与牙根表面积有很大的关系(图5.18)。如果单根牙与多根牙形成对抗,那么单根牙会移动更多。这就是简单的支抗理论。因此,支抗单元中的牙齿越多,牙根面积也就越大,那么牙齿移动的可能性就很小,这个概念就是复合支抗。一个支抗单元中应该包含尽可能多地牙齿。这是Begg提出的差动力理论中重要的组成部分。施加在主动单元上的力(计划移动的牙齿)应该超过必要的"临界力阈值"而使骨发生改建和牙齿产生移动,但是此力应低于支抗单元发生移动的力。通过联合支抗单元中包含更多的牙齿,力就会分散到更大的区域,从而单个牙牙周膜上的受力会减小,也有助于保护牙周组

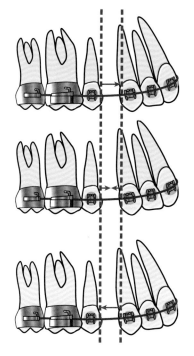

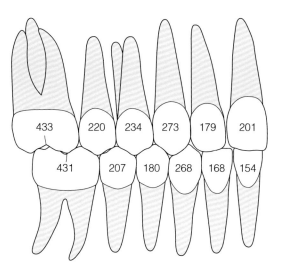

图5.17　示意图显示不同间隙关闭需要的支抗要求。最上图为弱支抗,允许磨牙(或支抗单位)近中移动。中间的例子显示了中度支抗,磨牙和前牙相对移动几乎相同的距离。下面的示例显示最大支抗,前牙完全内收,磨牙支抗单元不向近中移动

图5.18　恒牙牙根表面积(mm²),作为考虑支抗大小的参考

(Adapted from Jepsen, 1963)

织。支抗不仅取决于牙根的表面积,也取决于牙齿移动的类型。Begg和 Tip-Edge 的矫治器正是应用这一理论,Begg 和 Tip-Edge 矫治器先倾斜移动牙冠,牙冠倾斜移动要比整体移动所用的力小很多。因此,只允许支抗牙齿的整体移动,而目标牙齿的倾斜移动,以此方法来"节约"支抗。这种支抗方式称为静止支抗。

- 横腭杆——如果上颌磨牙间宽度可以固定,理论上能够防止这些牙齿向前移动到前部更狭窄的牙弓处,从而增加它们的支抗值。这可以通过放置横腭杆来实现(图 5.19)。然而实际情况是磨牙仍然会倾斜,这意味着横腭杆在矢状方向上提供了很少的支抗。但在垂直方向上,腭杆能提供有力的支抗,比如在尖牙牵引导萌时。使用丙烯酸做成盘状将腭杆固定在硬腭前部黏膜(也称为 Nance 托,图 5.20)的位置,可以提供额外的支抗。这样做其实是固定上颌牙弓长度。如果需要缩短牙弓长度,比如内收切牙,减少覆盖,那么就需要拆除 Nance 托,否则 Nance 托的部分会嵌入上腭中(图 5.21)。

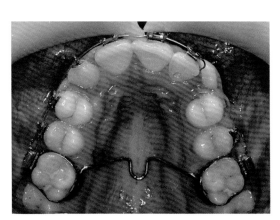

图 5.19　横腭杆

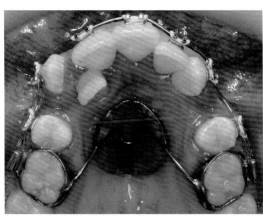

图 5.20　横腭杆加 Nance 托

- 种植体——种植体可以提供绝对的支抗,种植体可以放置在口腔内的任意松质骨位置上,但通常在腭部使用。种植体一般需要一定的时间才能完成骨结合,它可以通过横腭杆连接牙列提供支抗(图 5.22)。
- 骨螺钉(微小种植体支抗)——是从颌面外科手术中用于骨固定的螺钉中发展而来。它的体积比种植体要小很多,不会发生骨结合,可以放置在上下颌骨的任意位置,甚至牙列中,可以即刻加力提供支抗(图 5.23)。它们通常被称为临时支抗装置,因为不会发生骨结合,所以拆除也比较容易(专栏 5.3)。

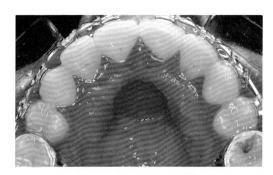

图 5.21   未拆除 Nance 托内收前牙造成了腭部的溃疡

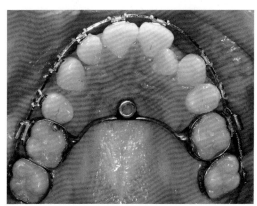

图 5.22   横腭杆联合种植体提供支抗

(Courtesy of David Tinsley.)

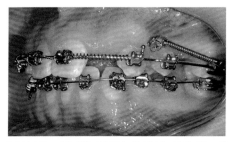
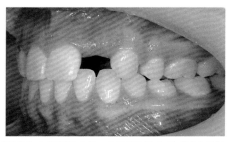

图 5.23   牙列发育不全的病例:缺失第二前磨牙和上颌侧切牙。利用种植支抗关闭磨牙间隙及保存侧切牙间隙

专栏 5.3 骨支抗—正畸牙齿移动界限的扩展

绝对支抗是正畸治疗的"撒手锏"。头帽口外弓虽然效果良好,但是却依赖于患者良好的依从性和生长趋势,其社会认可度并不高,不太适用于成年人。种植体支抗的应用不仅提供了可以选择的一种支抗方法,而且还治疗了许多原来需要多学科联合治疗才能解决的病例。其实颌骨种植体的概念由来已久,早在20世纪40年代就已经有动物实验,但收效甚微。直到20世纪70年代,Per-Ingvar Brånemark 使用骨结合种植体取得成功以后,正畸医师们又燃起了种植支抗热情。颧骨骨折后的种植体内固定和上颌腭侧钛种植体均成功地应用于临床。在20世纪90年代 Straumann 推出了一种专门用于正畸的种植体,它们放置在口腔中无牙区,例如硬腭,在形成骨结合前不加载力。虽然这些装置在临床上可以成功使用,但是它们的应用还是受限于放置的位置和拆卸的难度(••Sandler et al,2008)。一种更加便利、侵入性更小的微小钛螺钉为正畸提供了更好的支抗选择(Park,1999)。此后许多正畸文献报道了不同的微种植体支抗系统和技术应用。由于微种植体足够小,在局部麻醉条件下可以放置于牙列间、口腔颊侧和上腭处。又因为它们没有形成骨结合,所以很容易移除。它们的直径从 1.3~2mm 不等,长度从 5~10mm 不等。新的微种植体系统是自攻式的,意味着装置在放置前不需要先钻孔,而且可以即刻加载。已有大量研究报道种植支抗应用成功的病例和种植体支抗的机制,包括磨牙远移和后牙压低解决开𬌗等。因此它们已经成为正畸中常规的临床治疗手段。但是微种植体的应用也有其局限性,种植体有脱落的风险,特别是放置在过于靠近牙根的位置,下颌骨的失败率高于上颌骨。这就使人们更加倾向于把它们放置在腭部中间区域,远离牙齿,这与最早使用的正畸种植体类似,成功率也会更加可测。

- 弹性牵引——上下颌之间的支抗可以通过弹性牵引实现。这些弹性牵引可以根据牵引力的作用方向分为Ⅱ类或者Ⅲ类牵引(图 5.24)。它们依赖于患者的良好配合,必须每天更换。弹性牵引除了矢状方向上的作用之外,它还有伸长和旋转牙齿的作用。Ⅱ类牵引会造成下颌磨牙伸长、近中倾斜及舌向扭转,因为皮筋通常是从第一磨牙颊面管的挂钩处开始产生作用的。磨牙伸长会导致覆𬌗减少,这对于下面部高度不足和深覆𬌗患者是有利的,对于面部高度过高和覆𬌗较浅的患者是不利的。上下颌之间的弹性力会使切牙倾斜、伸长。因此在使用Ⅱ类牵引的时候一定要慎重,尤其是在正畸治疗后期不能使上前牙过度舌倾,下前牙过度唇倾。

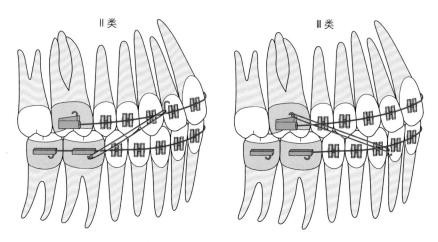

图 5.24 颌间牵引(左侧Ⅱ类牵引,右侧Ⅲ类牵引)

- 口外支抗——这是一种非常
有效的支抗,正畸医师多年
来利用头帽来提供支抗并进
行治疗。通过连接头帽或颈
带的橡皮圈或者弹簧作用在
Kloehn 面弓上施加支抗力量
(图 5.25)。面弓的口内部分可
直接连接在活动矫治器的焊
接管里或连接在固定矫治器
的口外弓管。使用头帽的一个
主要问题是患者的依从性无
法保证,头帽面弓摘戴困难,
舒适性差,还会给患者造成一

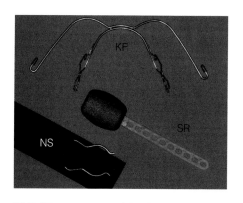

图 5.25 Kloehn 面弓(KF)和头帽的组成原件[neck-strap(NS):颈带和 safety-release headgear springs(SR):安全释放头帽弹簧]

些社交困难,这些问题在年龄较大的患者中尤其常见。

头帽

头帽矫治器可以利用头骨提供相对简单的口外支抗。通常,头帽可以提供上颌复合体和牙列内收的力;反向头帽也可以牵拉上颌骨前移。

头帽使用时必须考虑以下 3 个因素:

- 力作用的方向。
- 力持续的时间。
- 力值的大小。

力作用的方向（图 5.26）

力作用的方向可以定义为以下三种：

- 高位或枕牵引。
- 低位或颈牵引。
- 水平或混合牵引。

根据口外力的施加位置不同，牙齿会产生伸长、压低和远中移动等运动（图 5.27）。一般而言，伴有较陡咬合平面和上颌垂直向发育过度的高角病例，应使用高位头帽，因为高位头帽可以对上颌后部牙列产生压低的力量。高位头帽在垂直方向上的分力能够避免正畸治疗期间开殆倾向，而且能够抑制上颌骨的垂直向发育。同样的，低位牵引多用于低角病例，它对上颌后部牙列产

枕牵引　　　　　　　　颈牵引　　　　　　　　混合牵引

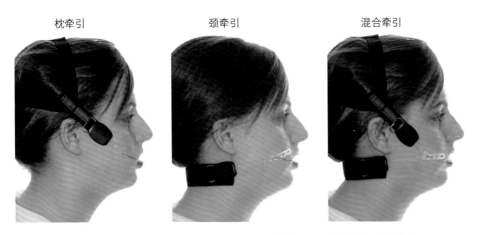

图 5.26　枕牵引或高位牵引，颈牵引或低位牵引，混合牵引或水平牵引

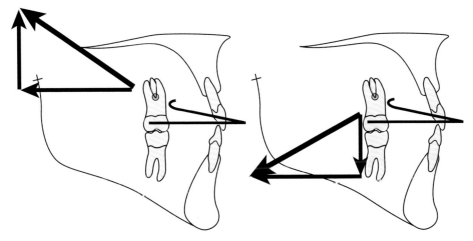

图 5.27　由高位牵引（左侧）和低位牵引（右侧）产生不同方向的力

生伸长的力量。这样可以减少生长发育期青少年深覆𬌗的形成。水平或混合牵引主要用在均角病例,最常见的是推磨牙向远中。

由于力是有方向的,那么磨牙阻抗中心与口外弓的位置和长度的相互关系就非常的重要。如果要整体移动,那么施加的力必须要经过磨牙的阻抗中心,大约是在根分叉处。如果施加的力在阻抗中心上方或者下方,那么就会产生力矩,磨牙就会向近中或者远中倾斜(图 5.28)。

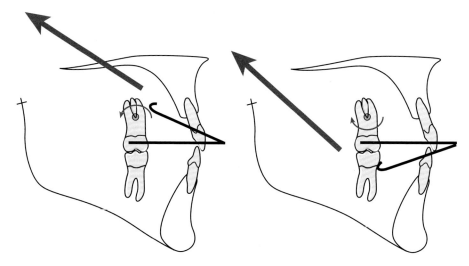

图 5.28   头帽口外弓,外弓受力方向与上颌第一磨牙阻抗中心位置之间的旋转效应

力持续的时间

患者需要佩戴头帽的时间取决于治疗的目的。它不仅能提供支抗,同时也能远中移动后牙,甚至能够抑制上颌的生长。如果要达到后面两个目的就需要更长的时间和更大的力值。总而言之,对时间的要求如下:

- 作为支抗——每天 10~12 小时。
- 磨牙远中移动或者限制生长——每天 14 小时。

力值

施加力的大小也取决于矫正的目的。一般较大的力量用于磨牙的远中移动和生长矫形。

- 支抗——250~350g/ 侧。
- 磨牙远中移动——450~500g/ 侧。

头帽的安全性

据报道有很少一部分患者因为佩戴头帽和口外弓导致损伤(图 2.29)。主要包括以下两种类型(Samuels,1996):

- 装置未完全就位引起的的伤害——当口外弓在口内没有很好的就位,口外却开始加力,有可能会造成口内软组织或面部的划伤。一般这种情况的发生都是由于在摘戴时不恰当的操作或者粗心造成的。

- 夜间脱落——在睡眠时面弓的脱落会造成口内外的损伤。

目前为止头帽造成的最严重损伤就是眼睛的损伤,可造成单侧甚至双侧眼睛失明。给眼睛所造成的划伤有可能在初始阶段是没有任何症状的。但是一旦口腔内微生物通过口外弓迅速感染眼睛,会使眼睛产生炎症导致交感性眼炎,而且这种感染很难治疗,甚至可波及未被感染的眼睛。虽然上述危险发生的概率很小,但是由于存

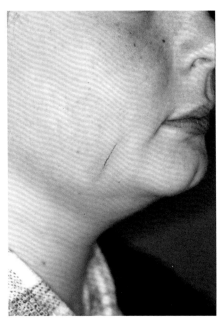

图 5.29 面弓脱落所造成的面部划伤

(Courtesy of Ricarda Kane.)

在这些潜在的损害,使用头帽时还是要遵循以下两点要求:

- 自动脱离的头帽或颈带——防止过度加力时崩开所产生的弹力损伤(图 5.25)。

- 锁定面弓——口内的一种物理装置锁住口内弓,防止口内弓在夜间脱落造成伤害(图 5.30)。

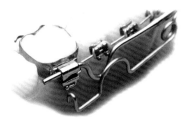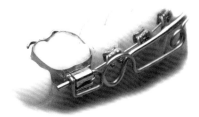

图 5.30 NITOM 锁定口外弓内弓,防止意外脱离

支抗丧失

支抗丧失是指在正畸治疗中非目标牙齿发生了不期望的移动。临床中常见的是覆盖减小过程中,磨牙的近移大于前牙的内收(图 5.16)。严重时由于

后牙近移过多,间隙减少,深覆盖无法解决。很多因素都会导致支抗丧失。

力值过大

对目标牙应当施加轻力,达到目标牙移动的阈值,同时不能超过支抗牙移动的阀值。过大的力会导致牙周膜的一系列不良反应和牙齿移动停滞,虽然力值增加了,但是牙齿移动的速率却没有加快。假设支抗是由几颗牙齿组成的支抗单元,施力过大不仅会让目标牙停止移动,而且施加的力如果达到这个支抗单元能移动的阈值,就会使支抗牙发生移动(图 5.31)。因此,重力反而更容易引起支抗丧失。这是 Begg 提出的"差动力"理论,即在牙齿移动过程中只需要很小的力量就可以使牙齿发生倾斜移动,而不至于引起支抗牙的整体移动,以此来保护支抗。

上颌牙弓

上颌牙弓比较容易丧失支抗。这是多种原因造成的,尤其是上颌骨骨密度较低,上颌牙齿却经常需要长距离的移动。幸运的是,上颌加强支抗是相对更容易的,头帽是一种很好的上颌增强支抗的方法。

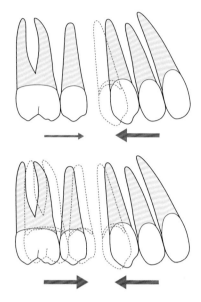

图 5.31　正畸过程中使用轻力来减少支抗丧失,所有的正畸力都会对支抗单元产生反作用力。如图尖牙远中移动的例子,如果力很小,那么支抗牙仅会产生微小的移动;如果力过大就会发生目标牙齿未移动,支抗单元发生过多移动的风险

咬合干扰

发生在上下颌间的牙齿或者矫治器的咬合干扰会造成支抗丧失。这在矫正 Ⅱ 类尖牙关系或者在先减少深覆盖再纠正深覆𬌗的病例中比较常见。

垂直生长型

垂直生长型的患者更容易发生支抗丧失。很大一部分原因是咬合力不足,此外,由于覆𬌗较浅,上下牙齿尖窝锁结关系不够紧密,支抗牙齿更容易移动。

(苗沛　译,高洁　审)

进一步阅读

Lindauer, S.J., 2001. The basics of orthodontic mechanics. Sem Orthod 7, 2–15.

Meikle, M.C., 2006. The tissue, cellular, and molecular regulation of orthodontic tooth movement: 100 years after Carl Sandstedt. Eur. J. Orthod. 28, 221–240.

•Quinn, R.S., Yoshikawa, D.K., 1985. A reassessment of force magnitude in orthodontics. Am. J. Orthod. 88,

252-260. *A narrative review article that proposes four possible models of force to tooth movement relationships, reviews the available evidence and finds that it supports the hypothesis that there is a linear relationship between the stress magnitude and rate of tooth movement until a plateau is reached, and rate of tooth movement does not increase with greater forces.*

参考文献

Bartzela, T., Türp, J.C., Motschall, E., et al., 2009. Medication effects on the rate of orthodontic tooth movement: a systematic literature review. Am. J. Orthod. Dentofacial Orthop. 135, 16–26.

Baumrind, S., 1969. A reconsideration of the propriety of the 'pressure-tension' hypothesis. Am. J. Orthod. 55, 12–22.

Braun, S., Bluestein, M., Moore, B.K., et al., 1999. Friction in perspective. Am. J. Orthod. Dentofacial Orthop. 115, 619–627.

Chang, H.H., Wu, C.B., Chen, C.Y., et al., 2008. MMP-3 response to compressive forces in vitro and in vivo. J. Dent. Res. 87, 692–696.

Dudic, A., Giannopoulou, C., Kiliaridis, S., 2013. Factors related to the rate of orthodontically induced tooth movement. Am. J. Orthod. Dentofacial Orthop. 143, 616–621.

Harell, A., Dekel, S., Binderman, I., 1977. Biochemical effect of mechanical stress on cultured bone cells. Calcif. Tissue Res. 22 (Suppl.), 202–207.

Heller, I.J., Nanda, R., 1979. Effect of metabolic alteration of periodontal fibers on orthodontic tooth movement. An experimental study. Am. J. Orthod. 75, 239–258.

•Hoogeveen, E.J., Jansma, J., Ren, Y., 2013. Surgically facilitated orthodontic treatment: a systematic review. Am. J. Orthod. Dentofacial Orthop. 145, S51–S64. *A systematic review looking at the use of different types of surgical adjuncts from corticotomies to dentoalveolar distraction to accelerate tooth movement. Whilst there is evidence that these procedures are safe and result in a temporary phase of accelerated tooth movement there is currently no evidence that shows they result in an overall reduction in treatment time.*

Iino, S., Sakoda, S., Ito, G., et al., 2007. Acceleration of orthodontic tooth movement by alveolar corticotomy in the dog. Am. J. Orthod. Dentofacial Orthop. 131, 448.e1–448.e8.

Jepsen, A., 1963. Root surface measurement and a method for X-ray determination of root surface area. Acta Odontol. Scand. 21, 35–46.

Kanzaki, H., Chiba, M., Takahashi, I., et al., 2004. Local OPG gene transfer to periodontal tissue inhibits orthodontic tooth movement. J. Dent. Res. 83, 920–925.

Kapila, S., Angolkar, P.V., Duncanson, M.G. Jr., et al., 1990. Evaluation of friction between edgewise stainless steel brackets and orthodontic wires of four alloys. Am. J. Orthod. Dentofacial Orthop. 98, 117–126.

Levander, E., Malmgren, O., Eliasson, S., 1994. Evaluation of root resorption in relation to two orthodontic treatment regimes. A clinical experimental study. Eur. J. Orthod. 16, 223–228.

Linge, L., Linge, B.O., 1991. Patient characteristics and treatment variables associated with apical root resorption during orthodontic treatment. Am. J. Orthod. Dentofacial Orthop. 99, 35–43.

Liu, M., Dai, J., Lin, Y., et al., 2011. Effect of the cyclic stretch on the expression of osteogenesis genes in human periodontal ligament cells. Gene 491, 187–193.

Lupi, J.E., Handelman, C.S., Sadowsky, C., 1996. Prevalence and severity of apical root resorption and alveolar bone loss in orthodontically treated adults. Am. J. Orthod. Dentofacial Orthop. 109, 28–37.

Mathews, D.P., Kokich, V.G., 2013. Accelerating tooth movement: the case against corticotomy-induced orthodontics. Am. J. Orthod. Dentofacial Orthop. 144, 5–13.

Mcdonald, F., 1993. Electrical effects at the bone surface. Eur. J. Orthod. 15, 175–183.

Mohammed, A.H., Tatakis, D.N., Dziak, R., 1989. Leukotrienes in orthodontic tooth movement. Am. J. Orthod. Dentofacial Orthop. 95, 231–237.

Park, H.S., 1999. Skeletal cortical anchorage using titanium microscrew implant. Korean J. Orthod. 29, 699–706.

Pinkerton, M.N., Wescott, C., Gaffey, B.J., et al., 2008. Cultured human periodontal ligament cells constitutively express multiple osteotropic cytokines and growth factors, several of which are responsive to mechanical deformation. J. Periodont. Res. 43, 343–351.

••Reitan, K., 1967. Clinical and histologic observations on tooth movement during and after orthodontic treatment. Am. J. Orthod. 53, 721–745. *A classic article that describes the histological appearance of the periodontal ligament when external force is applied to a tooth, including descriptions of frontal and undermining resorption and an explanation of the different phases of tooth movement. The paper also describes remodelling of the periodontal and supracrestal fibres following orthodontic treatment, giving a rationale for the duration of retention.*

•Ren, Y., Maltha, J.C., Kuijpers-Jagtman, A.M., 2003. Optimum force magnitude for orthodontic tooth movement: a systematic literature review. Angle Orthod. 73, 86–92. *A systematic review that highlights the paucity of evidence available to answer the question of what is optimal orthodontic force. This is because within the literature there is an inability to calculate the distribution of stresses and strains within the periodontal ligament, a failure to control the type of tooth movement, a short duration of many of the studies and large inter-individual variation.*

•Ren, Y., Maltha, J.C., Van't Hof, M.A., et al., 2004. Optimum force magnitude for orthodontic tooth movement: a mathematic model. Am. J. Orthod. Dentofacial Orthop. 125, 71–77. *Using data available from animal and human experiments a mathematical model is created to define what forces in beagle dogs and humans result in a maximal rate of tooth movement: 248 cNs in the dogs and 272 cNs in humans. According to this model, there does not appear to be a lower limit of force below which, teeth will not move. Indeed, the teeth appear to move under minute forces.*

Samuels, R.H., 1996. A review of orthodontic face-bow injuries and safety equipment. Am. J. Orthod. Dentofacial Orthop. 110, 269–272.

•Samuels, R.H.A., Rudge, S.J., Mair, L.H., 1998. A clinical study of space closure with nickel-titanium closed coil springs and an elastic module. Am. J. Orthod. Dentofacial Orthop. 114, 73–79. *A clinical study measuring space closure with nickel titanium closed coil and elastomeric traction. It was found that coil springs produced more consistent space closure and the 150 g and 200 g springs produced a faster rate of space closure compared to 100 g springs.*

••Sandler, J., Benson, P.E., Doyle, P., et al., 2008. Palatal implants are a good alternative to headgear: a randomized trial. Am. J. Orthod. Dentofacial Orthop. 133 (1), 51–57. *An elegant randomized controlled trial comparing the use of headgear to osseointegrated midpalatal implants for anchorage support, which showed no difference between the two techniques.*

Sandy, J.R., Harris, M., 1984. Prostaglandins and tooth movement. Eur. J. Orthod. 6, 175–182.

Segal, G.R., Schiffman, P.H., Tuncay, O.C., 2004. Meta analysis of the treatment-related factors of external apical root resorption. Orthod. Craniofac. Res. 7, 71–78.

•Storey, E., Smith, R., 1952. Force in orthodontics and its relation to tooth movement. Aust J Dent 56, 11–18. *A classic study that measured the rate of canine retraction in five patients when different forces were applied to the teeth. It showed that there was a minimal force below which tooth movement will not occur and at high forces, the rate of tooth movement reduces and anchorage is lost. This implies that there is an optimum range of force, which provides a maximum rate of tooth movement without any movement of the anchorage unit. The range in this study was 150–200 g.*

Van Leeuwen, E.J., Kuijpers-Jagtman, A.M., Von den Hoff, J.W., et al., 2010. Rate of orthodontic tooth movement after changing the force magnitude: an experimental study in beagle dogs. Orthod. Craniofac. Res. 13, 238–245.

Weltman, B., Vig, K.W., Fields, H.W., Shanker, S., Kaizar, E.E., 2010. Root resorption associated with orthodontic tooth movement: a systematic review. Am. J. Orthod. Dentofacial Orthop. 137, 462–476.

••Woodhouse, N.R., DiBiase, A.T., Johnson, N., et al., 2015. Supplemental vibrational force during orthodontic alignment: a randomized trial. J. Dent. Res. 94, 682–689. *RCT investigating the effect of supplemental vibrational force on rate of tooth alignment. This intervention has no significant effect on the time taken to align crowded mandibular incisors with a fixed appliance.*

Yamasaki, K., Shibata, Y., Imai, S., et al., 1984. Clinical application of prostaglandin E1 (PGE1) upon orthodontic tooth movement. Am. J. Orthod. 85, 508–518.

Yee, J.A., Türk, T., Elekdağ-Türk, S., et al., 2009. Rate of tooth movement under heavy and light continuous orthodontic forces. Am. J. Orthod. Dentofacial Orthop. 136, 150.e1–150.e9.

6 第六章
正畸患者：检查和诊断

　　成功的正畸治疗始于正确的诊断，包括患者的接诊、检查和准确的病例信息采集。经过这一流程后，正畸医师已经为每个患者建立一个全面的资料数据库，从而制订出适宜的治疗计划。本章主要讨论检查和病例资料收集，而治疗计划的制订则在第 7 章进行介绍。

患者的主诉和动机

　　正畸治疗的需求主要是由患者意愿决定的，因此检查中最重要部分是对患者及其父母或监护人的问诊。确定患者的主要关注点以及他们对治疗的预期。过去 20 年中，随着人们对改善牙齿和面部美观意识和需求的增加，正畸治疗的需求量也在不断增多。然而这并没有带来相应的对正畸治疗的认可（Tulloch et al, 1984）。在有些案例中，患者本身并没有特别关注他们的牙齿问题，而是父母或牙医要求矫治，这使得正畸治疗更难获得认可。

牙科病史

　　正畸治疗患者应保持良好的口腔卫生，并接受全科口腔医师的治疗。正畸医师和全科口腔医师必须保持良好合作关系，因为在许多情况下，正畸医师可能经常需要与全科口腔医师密切配合：

- 口腔卫生达到足够高的标准后，才可进行正畸治疗。
- 治疗口腔中的疾病，存在任何急性口腔疾病都不能进行正畸治疗。
- 选择性拔牙。
- 正畸治疗前后与修复医师的全面沟通以满足修复治疗要求（尤其是牙齿发育不全或外伤）。
- 评估龋齿或创伤造成的牙齿早失对咬合的影响。

　　全科口腔医师应充分了解正畸治疗的目标，因此，正畸医师、患者和全科口腔医师之间的良好沟通至关重要。

全身病史

许多全身性疾病可能会影响正畸治疗:

- 心脏病(心内膜炎风险)。
- 出血性疾病。
- 儿童恶性肿瘤。
- 糖尿病。
- 免疫抑制。
- 癫痫。
- 哮喘。
- 过敏。
- 双膦酸盐类。
- 进食障碍。

感染性心内膜炎

感染性心内膜炎(infective endocarditis,IE)是一种严重疾病,其特征是微生物进入血液后(菌血症),心脏瓣膜或心室壁内膜被聚集或感染。许多因素可导致患者处于患心内膜炎的高风险中:

- 以前患有 IE。
- 获得性瓣膜性心脏病伴器官病理性狭窄或反流。
- 心脏瓣膜置换术后。
- 先天结构性心脏病,包括手术治疗后(但不包括孤立性房中隔缺损、室中隔缺损完全修复和动脉导管未闭完全修复后)。
- 肥厚型心肌病。

在易感患者中,许多侵入性医疗过程与菌血症和心内膜炎相关,包括牙科治疗。英国抗微生物化疗协会曾建议对高危患者进行任何形式的牙龈手术均应使用抗生素。目前在英国这些建议已更改。

美国国立卫生与医疗研究院(National Institute for Health and Care Excellence, NICE)建议,对理论上有患 IE 风险的成年人和儿童进行牙科干预时,不应仅仅为了预防 IE 而使用抗生素。该建议的依据是:

- 牙科或非牙科的介入治疗与 IE 发生没有必然关联。
- 由于口腔内有大量的菌群存在,因此定期刷牙造成 IE 的风险比单次牙科手术更大。
- 抗生素预防临床效果尚未证实。

- 牙科手术中应用抗生素预防 IE 可能会因过敏反应而增加死亡风险,得不偿失。

出血性疾病

严重出血性疾病(如 A 型血友病)并不是正畸治疗的禁忌证,但如果需要拔牙,则需要输注凝血因子以止血。正畸治疗期间口腔中潜在的出血风险可以通过以下方法保持在最低水平:

- 保持高标准口腔卫生。
- 每次复诊认真检查矫治装置,确保没有钢丝和锋利的边缘表面伤及软组织。

这些轻微的口内出血对大多数正畸患者来说只是一种激惹,但在有出血性疾病的患者中可能就是一个比较严重问题。正畸医师还应意识到出血会增加这些患者成为肝炎或人类免疫缺陷病毒(human immunodeficiency virus, HIV)携带者的风险。

儿童恶性肿瘤

儿童期最常见的恶性肿瘤是白血病,其中急性淋巴细胞性白血病约占80%。这种疾病通常发生在儿童早期、正畸治疗之前。儿童的各种恶性肿瘤的治疗通常包括放疗,这可能会影响到牙齿组织。可能会导致牙齿发育不全和牙根吸收(图 6.1)。这些患者的正畸治疗应推迟到缓解期,如果正畸治疗期间确诊恶性肿瘤,通常建议中止治疗并拆除矫治器。对于严重的牙根吸收患者,正畸治疗是禁忌的。

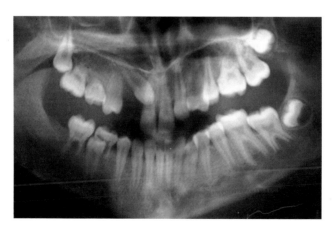

图 6.1　视网膜母细胞瘤颅骨放疗后右上象限的局部牙根吸收

糖尿病

胰岛素依赖型糖尿病患者更易患牙周疾病,因此在正畸治疗期间,良好的口腔卫生以及定期的牙周维护至关重要。

免疫力低下

常规用于器官移植患者的免疫抑制药物,例如环孢菌素,可引起牙龈增生,正畸矫治装置会加剧牙龈增生。正畸治疗期间需要保持良好的口腔卫生,可以用氯己定漱口水来加强口腔卫生。在治疗之前、治疗期间可能需要切除增生的牙龈组织。

癫痫

对癫痫控制不佳的患者,应避免使用可摘矫治器,因为癫痫发作时矫治器脱落可能会对气道造成潜在危险。这些患者由于使用某些抗惊厥药物,如苯妥英钠,也可能存在牙龈增生危险;因此在治疗过程中必须保持高标准口腔卫生。

哮喘

经常吸入类固醇类药物会导致口腔上腭的念珠菌感染,而使用覆盖上腭的活动矫治器会加剧这种感染。患自身免疫性疾病和过敏性疾病的患者在正畸治疗期间也更容易发生牙根吸收。

过敏

患者可能具有过敏史。尽管正畸中使用的许多材料都能够引起过敏反应,但最常见的是天然乳胶和镍。

乳胶过敏最早发现于 1970 年,近年来乳胶过敏发生率不断增加,尤其是医护人员普遍使用防护手套后。正畸过程中,乳胶过敏已有报道,与手套和正畸弹性材料有关。最常见的过敏反应是由乳胶生产中使用的化学催化剂引发的Ⅳ型迟发型超敏反应,引起局部接触性皮炎,通常为瘙痒性湿疹。IgE 介导的Ⅰ型反应并不常见,一旦发生后果严重,可以引起全身性的过敏反应。通过皮肤点刺测试或免疫分析检查发现,普通人群中Ⅰ型过敏反应发生率大约为6%(Ownby et al,1996)。确诊为乳胶过敏的患者应在"乳胶排除"的环境中进行治疗。由乙烯基或腈类组成的合成手套可作为乳胶手套的替代品,同时应避免使用含有天然橡胶的正畸弹性牵引装置。可以使用不含乳胶的有机硅弹性材料,但弹性衰减较大,因此需要频繁更换。

正畸金属丝和托槽中含有镍,据研究约10%西方人患有镍过敏症,在女性中更为常见。通常是由于佩戴珠宝或手表以及身体穿刺造成的Ⅳ型过敏反应。幸运的是,虽然含镍材料长时间暴露于口腔环境可能会增加患者对镍的敏感性,但口腔中过敏反应很少见(Bass et al, 1993)。口腔内过敏反应症状没有特异性,症状包括:红斑,味觉丧失或金属味,舌侧钝痛和在口腔卫生良好时出现严重牙龈炎。通过斑贴测试可明确诊断。不锈钢弓丝和托槽所含镍的比例相对较低,所以可用于镍过敏的患者,同时钛或无镍的钴铬托槽也可用。相反,镍钛弓丝中镍含量较高,在患者中应避免使用。

双膦酸盐类

双膦酸盐抑制破骨细胞活性,主要用于治疗绝经后女性的骨质疏松症或骨转移癌症患者的高钙血症。在儿童和青少年中,有时在移植手术后服用免疫抑制剂药物,预防骨质疏松症。口服或静脉内给药,具有很长的半衰期,在给药多年后仍保持活性。使用双膦酸盐会减慢或抑制正畸牙齿的运动以及延缓牙齿萌发。使用双膦酸盐也会影响骨骼愈合,拔牙后可能会发生放射性骨坏死。对这些患者进行正畸治疗目的应尽量简单,以最大限度减少牙齿移动并避免拔牙(Abela et al, 2012)。

饮食失调

饮食失调,例如神经性厌食症和贪食症在青少年,尤其是女性中越来越普遍。正畸医师可能是第一个注意到口腔症状的临床医师。包括患龋率增加、牙齿腐蚀(通常会影响牙齿腭侧面)和牙齿过敏。

口外检查

评估患者应从面部特征检查开始,因为正畸治疗可能会影响面部软组织。虽然有多种测量方法,但是全面的面部评估包括面部组成部分之间的对称性和协调性。口外检查应在患者进入诊室时开始,观察静态和动态下面部和软组织形态非常重要。患者坐上牙椅后,要求其头部处于自然头位,从正面和侧面检查患者的面部(专栏6.1)。

正面观

正面观应做垂直向和横向的评估,并注意是否存在不对称。另外,详细检查面部软组织与嘴唇的关系。

专栏6.1　自然头位

　　自然头位(natural head posture,NHP)是患者自然放松时头部的位置,与评估骨性关系和面部畸形最为相关。它是由生理决定的,而不是解剖决定的,并且因人而异;但是对于每个人来说,它都是相对恒定的(Moorrees & Keane,1958)。因此,应尽可能使用NHP来评估正畸患者。NHP要求患者坐直,平视前方。可以让患者看前面墙上的一个点,或者看前面镜子里面自己的眼睛。理想情况下,在拍摄侧位片时也应使用NHP,以使临床检查与头颅测量数据相一致。

垂直向关系

　　在垂直向上,面部可被分成等距的三部分。任何部分的不等距都表明面部比例和位置的不协调,特别是下面高的增加或减少。面部的下1/3可以进一步细分为三部分,口角以上为上1/3,口角以下为下2/3(图6.2)。

唇部关系

唇部关系应该从正面观察评估(图6.3):

* 完全闭合指双唇放松时闭合。
* 部分闭合不全指由于物理障碍双唇放松时会分开,例如下唇位于上门牙后。
* 闭合不全指双唇放松时会分开,需要额外肌肉活动才能使唇部闭合。

　　唇部闭合不全在青春期前儿童中很普遍,由于软组织垂直向的生长,闭合能力随着年龄增长而增加,尤其是男性中(•Mamandras,1988)。

休息位切牙暴露量

　　青少年和年轻人中,休息位时上颌切牙应暴露3~4mm(图6.4)。通常,

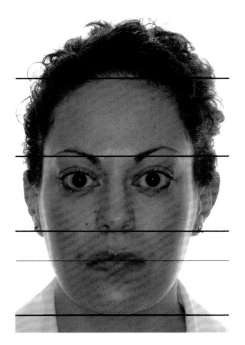

图6.2　脸部可分为三部分。上部从发际线或前额顶部(发际中点)到两眉之间(眉心)的额头底部。中部从前额的底部到鼻子的底部(鼻下点)。下部从鼻子的底部到颏部底部(颏下点)。面部的下1/3可以进一步细分为三部分,上唇以上为上1/3,下唇以下为下2/3

女性上切牙暴露长度多于男性,随着年龄增长,切牙暴露量降低。上颌切牙暴

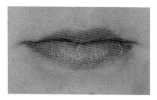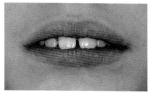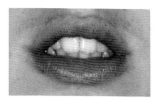

图6.3　唇完全闭合(左)、唇部分闭合不全(中)和唇闭合不全(右)

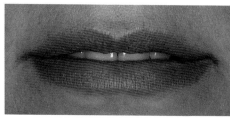

图6.4　静止(左上)和微笑时(左下)上切牙的正常暴露量。微笑时上切牙暴露过多(右下)

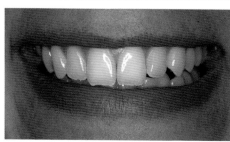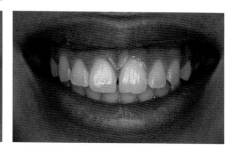

露过多通常是由于上颌前牙区牙槽骨高度增加或上颌骨垂直发育过多。有时也可因为上唇短。成年男性的平均上唇长度为22mm,女性为20mm。

微笑时切牙暴露量

理想情况下,微笑时应暴露上颌切牙的75%~100%(参见图6.4),但随着年龄增长暴露量减少。微笑时暴露部分牙龈是可以接受的,但暴露过多或"露龈笑"是不美观的。

微笑美学也是正畸治疗计划的重要组成部分,应进行正式的评估(专栏6.2)。

横向关系和对称性

面部横向比例应大致分为五等分(图6.5)。没有完全对称的脸,但是应注意面部是否有明显的不对称及其程度。从正面观察患者面部或者从后上向下观察患者的面部(图6.6)。记录每个牙齿中线与基骨的相对位置。面下部不对称在下颌前突的Ⅲ类错殆畸形中尤为常见。

下颌不对称主要有两种类型(参见图12.31)(Obwegeser & Makek,1986):

专栏 6.2　微笑美学

　　检查正畸患者时，应动态地评估软组织，而不仅仅静态评估。其中一个关键因素便是微笑。微笑是沟通的重要组成部分，没有吸引力的不美观的微笑可能成为相当大的社会交流障碍，常常成为患者寻求治疗的理由。因此，创造一个令人愉悦的美观的微笑是正畸治疗的基本目标。正畸医师应该评估微笑的 3 个主要特点（•Sarver, 2001）：

- 切牙和牙龈暴露量——微笑时应该能看到上颌切牙牙冠的全部高度。少量牙龈暴露是可以接受的，但不应过多。通常，男性在微笑时牙齿和牙龈的暴露比女性更少，并且均随着年龄的增长而减少。因此，一个饱满的微笑可以使人看起来年轻。此外，上颌中切牙和尖牙的牙龈边缘应平齐，上颌侧切牙的牙龈边缘比中切牙和尖牙的牙龈边缘要低约 1mm。

- 宽度——上颌牙列两侧应可见颊廊（上颌最远端磨牙颊面与微笑的嘴角之间的空间），但不应过宽。这种关系受牙弓宽度及其前后位置的影响。但是，过度的正畸扩弓会导致颊廊完全消失和假牙样微笑。

- 上切牙切缘与下唇的关系——上切牙切缘在微笑时应与下唇的弧度一致。这被称为微笑弧。微笑弧过平将造成不美观的微笑，看起来比较衰老。

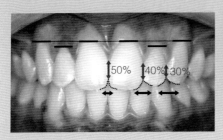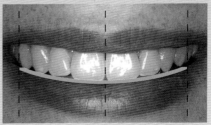

　　牙龈美学。上颌中切牙和尖牙的龈缘高度应一致，而侧切牙龈缘略低。牙齿之间的 V 型间隙（虚线）从上颌中切牙向后逐渐增大。上颌中切牙之间、中切牙 - 侧切牙之间和侧切牙 - 尖牙之间的邻接区域（牙齿邻接并用红色箭头指示的区域）应分别约为上颌中切牙冠长度的 50%、40% 和 30%（左图）。上前牙的切缘也应与下唇曲线平行，以产生和谐的微笑弧（右图）（Gill et al, 2007）。

- 单侧下颌骨增生——以下颌骨的三维增大为特征，终止于颏联合部。患侧高度增加，常伴有明显的咬合面倾斜。通过咬木制的压舌板检查牙列偏斜。

- 单侧下颌骨伸长——以下颌骨水平移位为特征，颏点偏向未受影响一侧。通常有明显的中线移位和健侧反𬌗，但没有咬合偏斜。

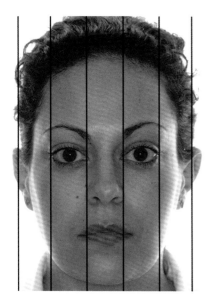

图 6.5 横向面部比例应大致分为五份（每份宽度约为一个眼睛的宽度）

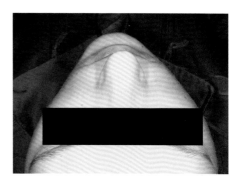

图 6.6 从上方和背面观察面部不对称

侧面观

应该从矢状向和垂直向评估面部轮廓。

矢状向关系

在矢状向上评估上下颌牙弓基骨之间的关系(图 6.7)。通过软组织鼻根点画一条垂线(通常称为零子午线)。上唇应落在此线上或稍前,颏部在此线稍后。而牙槽基骨可以在唇侧触及。

- 在正常或骨性 I 类关系中,上颌骨应位于下颌骨前方 2~4mm。
- 在骨性 II 类关系中,下颌在上颌后方 >4mm。
- 在骨性 III 类关系中,下颌在上颌后方 <2mm。

通过评估面中 1/3 和面下 1/3 之间角度(请参见图 6.7)将侧貌描述为:

- 正常或直面型。
- 凸面型。
- 凹面型。

鼻唇角和唇突度

鼻唇角是由上唇和鼻底(鼻小柱)形成的交角,正常在 90°~110° (图 6.8),表明上唇和上前牙的位置关系。鼻唇角较大或成钝角意味着上唇凹陷,而鼻

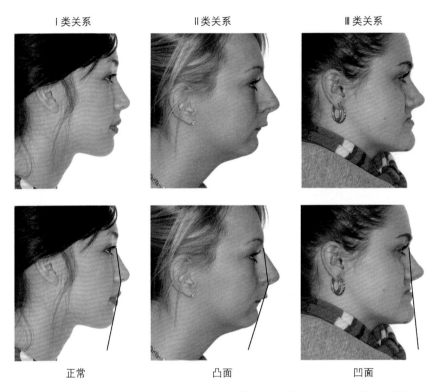

I类关系　　　　　II类关系　　　　　III类关系

正常　　　　　　凸面　　　　　　凹面

图6.7 骨性 I 类(左)、II 类(中)和III类(右)侧貌。面部突度也可以用上面部和下面部之间的角度描述

唇角较小或成锐角则代表上唇突出。

唇部应在唇红处稍稍外翻,静止时可见几毫米的朱红色,随着年龄增长唇部后移。唇的突度因种族而异,非洲裔人群比白种人的唇部更突出。唇突度也与颏部的大小和形状有关。通常,当双唇均突出且闭合不全时,被认为过于突出。

垂直向关系

面部也可以如前所述被分成三部分,并直接测量其高度(图6.9)。

评估下颌骨下缘与颅骨之间的角度。将食指沿患者的下颌骨下缘放置,并观察大致指向。如果它指向枕骨周围的颅底,则认为该患者为均角。如果它指向偏下方,为低角,而高于枕骨,为高角(图6.10)。该角度通常但并非总是与前面高相关。

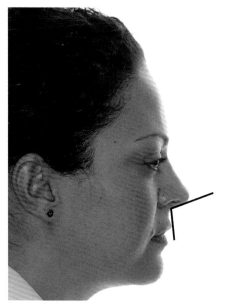

图 6.8　正常鼻唇角

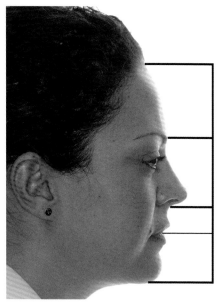

图 6.9　面部侧貌轮廓分为三部分

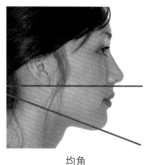

均角

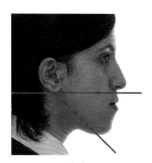

低角

高角

图 6.10　垂直面部关系的临床评估

口内检查

口内检查主要包括开口和咬合时上下牙弓内的所有牙齿。

牙齿健康

临床上应检查所有牙齿,并对牙体状况进行评估,包括未治疗的龋齿、现有修复体和口腔卫生情况。还应记录牙外伤病史,例如切牙折裂或变色。有外伤史的牙齿需行牙髓电活力测试和 X 线片检查。同样应当注意其他病理情况,例如牙齿的磨耗或磨损。对于怀疑有牙周疾病的成年患者,应进行牙周检查。

牙弓

每个牙弓应单独评估,先检查下牙弓。记录以下特征:

- 前牙区和后牙区存在的拥挤或间隙(专栏 6.3 和图 6.11)。
- 牙齿扭转,描述冠边缘与牙弓曲线的错位角度。
- 牙齿相对于牙弓曲线的唇、舌侧移位。

专栏 6.3　如何测量拥挤度?

拥挤度代表牙量和骨量之间的差异,应尽可能准确地评估拥挤度,以确定支抗要求和拔牙需求。单纯根据邻接点分析,例如利特尔氏不规则指数,不能准确衡量拥挤程度(Little,1975)。理想情况下的牙弓长度分析应该测量牙弓内每个牙齿的近远中宽度,将其相加并与牙弓的整体长度进行比较。在初次检查时,可以使用小金属尺在患者的口腔中完成此操作,但更为详细的测量应该在制订治疗计划时在研究模型上进行。必须注意牙弓是一个曲线,使用直尺测量可能会低估可用间隙或者高估拥挤程度(Johal & Battagel,1997)。此过程的难点是确定一个合适的弓形。正畸文献中已经提出了许多理想的弓形,但一般情况下,正畸医师不应过多改变现有弓形。最好根据切牙确定患者的理想弓形,并以此来评估拥挤度。另外,前牙的扭转是拥挤的表现,而后牙的扭转则会占据更多的间隙。拥挤通常被描述为轻度(0~4mm)、中度(5~8mm)或重度(>9mm)。

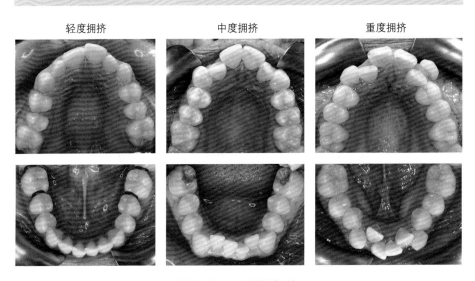

图 6.11　上下牙弓拥挤

- 前牙相对于牙弓基骨的位置和倾角,通常描述为直立、唇倾和舌倾。在下颌牙列中,切牙牙轴与下颌骨体约成 90°。可以通过观察下颌切牙相对于沿下颌骨下缘放置的手指或直尺的角度来评估。在上颌牙列中,切牙应与上颌平面成角约 110°,但这在临床上难以评估。也可观察上切牙唇面,其应大致平行于垂线或零子午线。
- 上颌尖牙的位置,患者 10 岁时便可在颊侧黏膜下触及。
- 尖牙萌出角度,应记录为近中倾斜、直立或远中倾斜(图 6.12)。

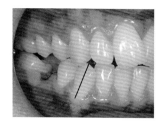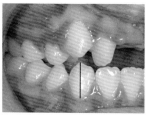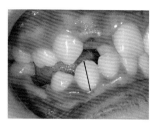

图 6.12　下尖牙角度:近中倾斜(左);直立(中间);远中倾斜(右)

- Spee 曲线深度,被描述为正常、增加或减少(图 6.13)。曲线深度增加将直接影响间隙需求。过深的 Spee 曲线是在垂直向表现为牙列拥挤,矫治时需要间隙。

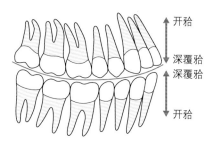

图 6.13　上下牙弓的正常咬合面在矢状向上观察呈一条曲线,为 Spee 曲线。Spee 曲线的增大或减少都可能影响牙列垂直向关系

Bolton 比和牙量不调

牙量不调是指个人牙齿间的比例不调,是通过正畸仍然无法实现理想咬合的原因之一。尽管许多临床医师已经注意到了牙量不调,但一位名叫 Wayne Bolton 的美国正畸医师首先对其进行了测量。他评估了 55 例咬合良好的病例,并测量了每位患者牙齿的近远中宽度。由此,他发现了两个理想咬合的比率:一个是前牙牙冠宽度的比率,另一个是从第一个磨牙开始整个牙弓牙冠宽度的比率(•Bolton,1962)。

$$全牙比 = \frac{下颌 12 颗牙齿的近远中宽度之和}{上颌 12 颗牙齿的近远中宽度之和} \times 100\%$$

$$前牙比 = \frac{下颌前 6 颗牙齿的近远中宽度之和}{上颌前 6 颗牙齿的近远中宽度之和} \times 100\%$$

全牙比正常值范围为 91.3% ± 1.91%,前牙比为 77.2% ± 1.65%。根据 Bolton 的定义,全牙比或前牙比超出正常值范围则为牙量不调,一般在人群中的发生率为 5%~30%(Othman & Harradine,2006)。Bolton 比不调常见情况有上颌侧切牙过小和Ⅲ类错殆畸形中下颌牙量过大。

静态咬合

对上下牙列进行单独评估后,正畸医师应要求患者在牙尖交错位(intercuspal position,ICP)或正中位咬合,记录静态咬合时的殆关系。

前牙关系

前牙关系使用英国标准分类法进行描述,但也需要用覆殆覆盖的描述进行补充(请参见第 1 章)。

覆盖

覆盖应测量从最突出的上切牙的唇面到下颌切牙的唇面的距离(图 6.14)。正常范围是 2~4mm。如果出现反覆盖,如Ⅲ类错殆畸形中可能出现的切牙关系,其覆盖记录为负值。

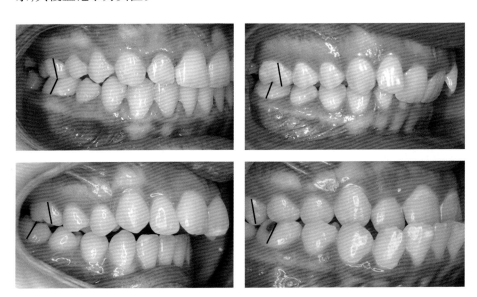

图 6.14 多种咬合类型。安氏Ⅰ类咬合(左上图);安氏Ⅱ类 2 分类咬合伴前牙覆盖减小(磨牙关系为Ⅱ类不完全远中关系)(右上图);安氏Ⅱ类 1 分类咬合伴前牙深覆盖(磨牙关系为Ⅱ类完全远中关系)(左下图);安氏Ⅲ类咬合关系伴前牙反覆盖(右下图)

覆𬌗

正常覆𬌗是指在垂直方向上，上切牙覆盖下切牙唇面 2~4mm，或者是下切牙牙冠高度的 1/3~1/2（图 6.15）。根据不同情况，可描述为：

- 深覆𬌗：在垂直方向上，上切牙覆盖下切牙唇面超过下切牙高度的 1/2。
- 浅覆𬌗：在垂直方向上，上切牙覆盖下切牙唇面小于下切牙高度的 1/3。
  如果在垂直方向上，上切牙完全没有覆盖下切牙，则描述为前牙开𬌗，测量开𬌗的距离。
- 完全深覆𬌗：上切牙完全覆盖下切牙或切牙咬在对颌的舌侧黏膜上。
- 不完全开𬌗：切牙间或切牙与对颌黏膜无接触。

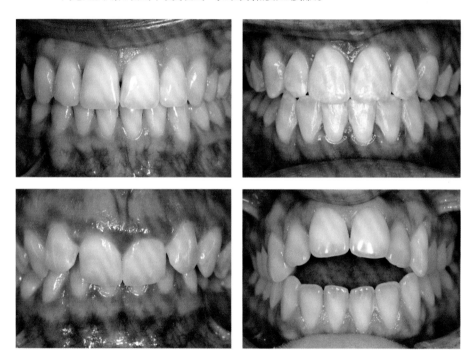

图 6.15 覆𬌗的多种表现。正常（左上），浅覆𬌗（右上），深覆𬌗（左下）和前牙开𬌗（右下）

如果前牙咬到对颌牙龈组织，造成牙龈损伤，则被称为创伤性深覆𬌗。最常见于上切牙的腭侧牙龈或下切牙的唇侧牙龈（图 6.16）。

前牙反𬌗

前牙反𬌗时，下颌骨从后退接触位（RCP）咬合至牙尖交错位（ICP）时可能发生移位（图 6.17）。伴有下颌移位的前牙反𬌗可能造成创伤咬合，导致上颌唇侧牙龈退缩和下切牙移位，应予以记录。

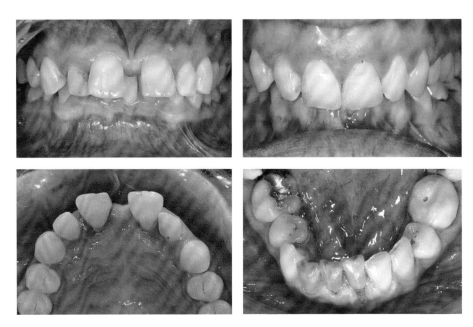

图 6.16　创伤性覆𬌗引起上切牙腭侧(左图)和下切牙唇侧(右图)牙龈创伤

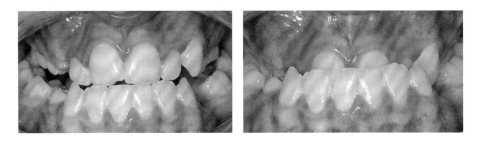

图 6.17　咬合时前牙反𬌗伴下颌向伸,使Ⅲ类切牙关系恶化

中线

评估上颌和下颌牙弓中线是否对齐,以及与面中线之间的关系。中线不齐可能原因是:

- 不对称的牙列拥挤(图 6.18)。
- 锁𬌗伴下颌移位(图 6.19)。
- 颌骨不对称(图 6.20)。

后牙关系

后牙关系使用安氏分类(请参见第 1 章),分别描述磨牙和尖牙关系(参见图 6.14)。

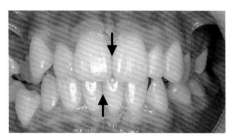
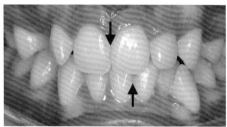

图 6.18　不对称的拥挤导致中线不齐

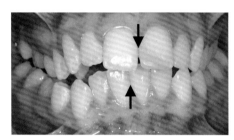
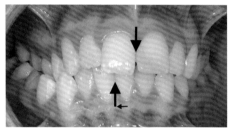

图 6.19　下中线右偏,继发于下颌向右移位引起的侧后牙反𬌗

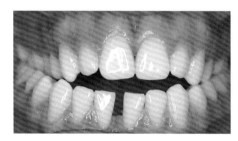
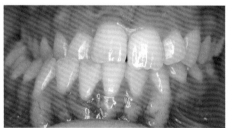

图 6.20　下颌骨性不对称导致下中线右偏

后牙反𬌗

咬合时牙弓的横向关系。反𬌗与严重错位的牙弓和牙齿有关,可发生在局部,也可影响整个牙列,发生于单侧或者双侧:

- 后牙反𬌗为下颌牙列的颊尖咬在上颌牙列颊尖的颊侧时(图 6.21)。若主要因上颌弓狭窄引起,则为上颌后牙舌向反𬌗。
- 后牙锁𬌗为下颌牙列的颊尖咬在上颌牙列腭尖的腭侧时(也可以称为剪刀𬌗)(图 6.22)。若主要因上颌牙弓过宽引起,则为上颌后牙颊向锁𬌗。
- 单侧反𬌗会影响单侧牙弓。
- 双侧反𬌗会影响双侧牙弓。

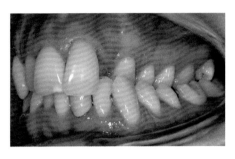

图 6.21   下后牙反𬌗

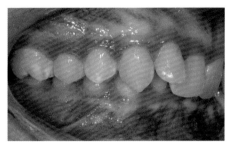

图 6.22   下后牙锁𬌗

记录反𬌗的牙齿和从 RCP 到 ICP 相关的下颌骨位移。为确保下颌骨处于完全后退位,正畸医师可以将拇指轻放在患者颏部,并要求患者将舌尖放在软腭,此时咬合达到初始咬合接触。记录初始咬合接触位及功能性位移的方向和大小。

功能性咬合

记录 RCP 和 ICP 之间的差异。要求患者在 ICP 左右滑动,详细记录每次侧向咬合的下列信息:

- 尖牙引导或组牙功能𬌗。
- 非工作侧咬合干扰。

要求患者前伸下颌,检查在前伸下颌时后牙咬合分离的情况。

颞下颌关节

询问患者并检查与颞下颌关节有关的体征和症状,包括:

- 弹响。
- 捻发音(关节内的磨擦音或摩擦感)。
- 疼痛(肌肉和神经)。
- 关节绞索或张口受限。

尽管某些错𬌗畸形与颞下颌关节紊乱有弱相关性,但需要注意,错𬌗畸形治疗不会对颞下颌关节的临床症状产生积极或消极的影响。然而,正畸医师应对患者做颞下颌关节最基本的检查,并记录所有体征或症状。如果颞下颌关节症状是患者的主诉,则应该进一步检查关节并在正畸之前寻求专科医生的治疗。

正畸病历记录

正畸临床病历主要用于诊断、监测生长发育,具有法律效力。它可以提供正畸治疗前患者的准确信息,展示治疗过程,实现正畸医师间、正畸医师与其他医疗保健专业人员间、正畸医师与患者间的交流沟通。病历在科学研究和临床审查中同样起重要作用。在开始正畸治疗之前,必须获得准确的临床病历记录。

研究模型

印模需要包含所有萌出的牙齿、显示上腭深度并具有良好的软组织延伸。制取研究模型可以用藻酸盐取模,然后倒入牙科石膏(图 6.23),用蜡或聚硅氧烷取牙尖交错位时的咬合记录(专栏 6.4)。修整正畸模型使咬合平面平行于模型底座,保证模型放置时,牙齿处于咬合状态。修整模型底座,保证两侧对称以评估弓形。模型要足够整洁,以便向患者展示。

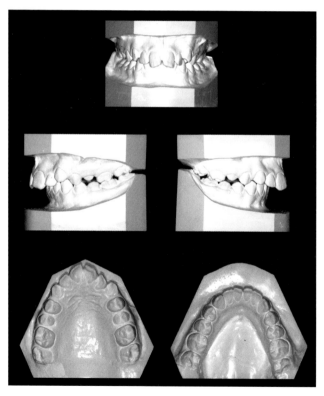

图 6.23　修整好的正畸研究模型

目前也可以使用精确的数字化研究模型,其优点是不占用物理存储空间,并且不会随着时间而变形损坏,可以无限期存储(图 6.24)(Santoro et al, 2003)。

专栏 6.4 正畸诊断时,是否需要使用𬌗架?

有学者提倡将研究模型上𬌗架,以辅助正畸诊断和制订治疗计划。后退接触位(RCP)与牙尖交错位(ICP)之间经常存在差异。尽管这些差异较小,通常不具有临床意义。但一些正畸医师认为,在某些患者中,RCP 与 ICP 有较大差异,可能对牙周和颞下颌关节健康造成损害,但缺乏实质性证据。𬌗架可以检测到颌位的微小差异,可能对正畸治疗意义不大,因此𬌗架的价值在大多数情况下仍需要证明(Ellis & Benson,2003)。

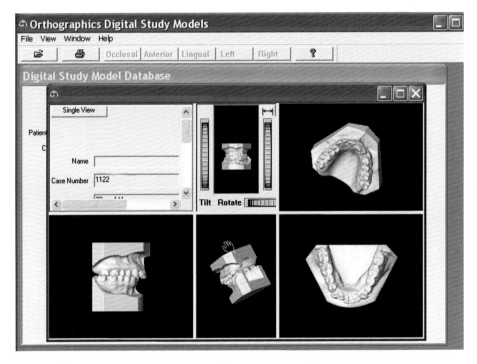

图 6.24 数字化正畸研究模型

临床照片

好的临床照片是临床病历记录的重要组成部分。它们是当前错𬌗畸形的最基本记录,并且对制订与面部和牙齿美学有关的治疗计划非常重要,可以监测治疗过程,也可用于教学。拍摄以下照片:

- 口内像,平行于咬合平面进行拍摄:
  - 正面咬合像。
  - 侧面咬合像(左侧和右侧)。

- 上颌牙列。
  - 下颌牙列。
- 口外像,患者处于自然头位下拍摄:
  - 正面像。
  - 正面微笑像。
  - 3/4 侧面像。
  - 侧面像。

影像学检查

正畸治疗之前通常需要进行影像学检查、分析,包括:

- 恒牙有无缺失。
- 恒牙牙根形态。
- 是否存在牙体疾病。
- 阻生牙的位置。
- 牙列与牙弓基骨的关系;牙列、牙弓基骨与颅底的关系。

放射防护

目前,在英国,自 2000 年起生效的两项立法涵盖了电离辐射的医疗用途。《电离辐射条例》(1999 年)主要涉及工作人员和公众安全;《电离辐射(医疗照射)条例》(2000 年)涉及患者安全和保护。立法基于国际放射防护委员会(International Commission for Radiological Protection,ICRP)的三项基本原则,为所有辐射防护措施奠定了基础:

- 理由。
- 优化。
- 局限性。

牙科医师负责证明患者接受放射治疗的正当性,这应基于具体的临床需求。一旦临床证明合理,就应该对其进行优化,将剂量保持在合理的"ALARP 原则"之下,并最大程度地提高患者的风险收益率。其主要内容涉及所使用的设备和图像接收器的类型以及应用标准 - 拍照的数量、类型和频率。实用性的建议包括使用高压设备、高速胶片、稀土增强屏或使用数字化放射图像,并将光束准确定位到待检测的区域。每项检查的有效放射剂量如表 6.1 所示。考虑不同器官和组织对电离辐射的敏感性不同,通过换算计算出机体局部受到辐射时引起相同放射效应相当的全身辐射剂量,使用的测量单位为希沃特(Sv),或更常用二级单位毫希(mSv, $\times 10^{-3}$)或微希(μSv, $\times 10^{-6}$)。英国规定的有效日暴露本底辐射剂量(包括自然辐射和人工辐射)约为 2 700μSv(2.7mSv)。

表 6.1　用于正畸的 X 线片及剂量当量

放射学检查	有效放射剂量 /μSv	等效本底辐射 / 天	致死性癌变风险 /×10⁶
DPT	3~38	0.5~5	0.2~1.9
头颅侧位片	2~5.6	0.3~0.45	0.34
上颌标准咬合片	8	1.2	0.4
咬翼片 / 根尖片	0.3~2.2	0.15~0.27	0.02~0.6
常规 CT 扫描（上颌）	100~3 000	15~455	8~242
常规 CT 扫描（下颌）	350~1 200	53~182	18~88
胸部	14	3	2
CBCT（小容量）[a]	10~67	4~10	
CBCT（大容量）[a]	30~1 100	10~42	

　　图表基于文献 Radiation Protection 136，(2004). European Guidelines on Radiation Protection in Dental Radiology。应当强调的是，这些只是指导，会随着新的研究而定期更新，特别是关于计算有效剂量时的组织加权因素。

　　CBCT，锥体束 CT；CT，计算机断层扫描；DPT，全口曲面体层片。

　　[a] 锥体束 CT 数据基于 Pauwels et al(2012) 和 2011 年 SEDENTEXCT 出版物

将牙科 X 线检查与日常生活中可能受到的辐射进行类比，如长途飞行到新加坡产生的额外有效辐射剂量大约 30μSv，大约是拍摄头颅侧位片的 10 倍。

　　关于如何在一般牙科和正畸实践中践行这些原则的综合指南已经出版（Isaacson et al,2008；Faculty of General Dental Practitioners UK,2013）。最基本的原则是，只有在合理的临床需求下才能拍 X 线片。

用于正畸评估的常规 X 线片

许多 X 线片被正畸医师常规使用。

全口牙位曲面体层片

全口曲面体层片，或更具体地说，全口牙位曲面体层片（dental panoramic tomograph，DPT）辐射剂量较低，可用于检查牙齿及其支持结构的一般情况。由于体层摄影，所以某些区域，特别是前牙区可能不清晰；对不同患者使用不同景深参数拍摄，可能影响切牙的清晰度。

咬合片

咬合片是将胶片置于咬合平面拍摄的，可以提供更多前牙区的细节。单独使用上颌前部咬合片或利用与其他视图产生的视差，评估切牙牙根形态、中线区多生牙和尖牙的位置。

根尖片

根尖 X 线片用于评估牙齿局部病理、牙根形态和未萌出牙的位置。特别是可以用视差法确定上颌尖牙位置。有两种方法可以使用:一种是通过水平移动球管拍摄两张根尖片,或拍摄一张根尖片与其他 X 线片(如上颌前部咬合片或 DPT)结合使用。

咬翼片

咬翼片可用于准确检测龋齿、评估现有的修复体及牙周状况。

头颅侧位片

头颅侧位片是一种从侧面观察面部骨骼和颅底的特定图像,拍摄时头部与胶片保持一定距离。下一节将讨论头颅侧位片的分析。

何时需要拍 X 线片

正畸医师需要根据患者的年龄和牙齿发育阶段进行不同的 X 线检查。已出版的正畸影像学检查综合指南包含有一般情况(Isaacson et al,2008)和发育中牙列的放射指南(Thom & Isaacson,2013)。

乳牙列期

学龄前儿童一般不需要照 X 线片。X 线片的适应证包括:

- 上颌前牙区外伤:评估对恒牙的潜在风险。
- 龋齿:评估龋齿范围和预后。

混合牙列期

当发现混合牙列期的患儿存在牙齿疾病或牙齿发育异常时,应进行影像学检查。正畸相关的适应证包括:

- 上颌恒切牙萌出失败或长时间乳牙滞留时,应拍摄口内 X 线片以确定是否存在多生牙(或外伤导致的恒切牙畸形)。存在明显扭转或过大中切牙间隙时也应拍摄口内 X 线片。与上颌恒切牙相关的反𬌗通常无须 X 线检查即可治疗。
- 如果口内 X 线片发现上颌侧切牙缺失,建议采用 DPT 来确定是否还有其他恒齿缺失(图 6.25)。
- 10 岁时上颌尖牙可在患者前庭沟触及。如不能触及,则应进行影像学检查以确定是否存在阻生。在上颌侧切牙为锥形牙或者过小牙时,如果恒尖牙无法触及,可较早通过口内 X 线片检查上颌尖牙的位置。
- 第二乳磨牙滞留可能是第二前磨牙发育不全的表现,应通过口内 X 线片或结合 DPT 进行检查。
- 在进行任何阻断性治疗,包括拔牙(尤其是对预后不良的第一恒磨牙)之前,应进行 DPT 检查。

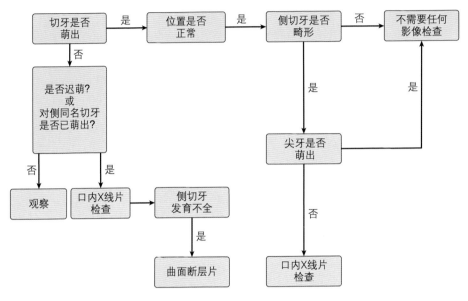

图6.25　替牙期上颌切牙区影像学检查指征流程图

(Adapted from Thom & Isaacson, 2013.)

- 早期治疗Ⅱ类或Ⅲ类错𬌗时,应进行适当的放射学检查,以便对骨型进行精确诊断并检查恒牙的存在情况。检查通常包括DPT和头颅侧位片。

恒牙列期

正畸矫正之前应进行放射学检查,以评估牙齿健康状况和牙根形态。通常进行DPT并辅以咬合片检查,或双侧后牙咬翼片加前牙咬合片。当患者存在骨性异常或需双牙弓治疗,涉及拔牙和牙齿的整体移动时,头颅侧位片将有助于制订治疗计划。

三维影像

平片和头颅X线片对于正确诊断与制订治疗计划非常重要,但只能提供三维结构的二维图像,在成像、解剖叠加、标志点识别、测量和解释等方面都存在误差。过去10年中,许多三维成像技术得到了发展,这有助于克服部分上述缺点,为正畸医师提供更多有关诊断、治疗和研究的相关信息。

锥形束 CT

由于辐射剂量大、分辨率低、成本高,用传统的计算机断层扫描(computed tomography,CT)对构成颌骨和牙列的硬组织进行成像基本上是不切实际的。锥形束计算机断层扫描(cone-beam computed tomography,CBCT)辐射剂量低且分辨率高,适用于牙齿和颌骨成像,是一种有价值的三维诊断工具(Mozzo et al,1998;Arai et al,1999)。

CBCT 获得的图像使正畸医师在三维空间中对牙列及颌骨进行精确检查和分析(图 6.26)。CBCT 还可以用于气道分析、种植前评估牙槽骨高度和体积以及颞下颌关节形态的成像(Merrett et al,2009)。CBCT 特别适用于阻生和异位牙的诊断,可以精确定位阻生牙并显示周围牙齿有无相关吸收(图 6.27)。然而,仍需注意,传统的口内和口外放射成像的辐射剂量明显低于同一区域的 CBCT 成像(见表 6.1)。因此,对正畸医师来说,应在开 CBCT 检查处方之前确认是否可用常规放射学检查完成。由欧洲正畸委员会资助

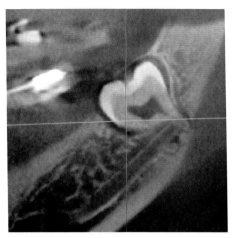

图 6.26　CBCT 图像显示,阻生的下颌左侧第三磨牙牙根与下牙槽神经关系密切

(Courtesy of Deepika Kuganathan.)

的 SEDENTEXCT(新兴牙科 X 线的安全性和有效性)项目制定了在牙科使用 CBCT 的循证指南,该指南重点关注推荐标准、质量保证和优化策略。2012 年发布了一套明确的指南,重申针对每个患者使用 CBCT 检查必须合理,需要有足够的临床信息来证明这种检查的潜在收益大于风险。在所有病例中,CBCT 检查最好能提供有助于患者管理的新信息。这意味着医师需要能准确阅读 CBCT 成像的所有解剖结构(正常或异常),这不是所有的处方医师都能做到的。

该指南还着重强调了 CBCT 在正畸诊断中的作用,建议如下:

- 不鼓励在正畸诊断中常规使用 CBCT。
- 当常规低剂量 X 线片不能充分获取信息时,可建议通过 CBCT 对阻生牙进行局部评估(包括邻牙吸收)。
- CBCT 通常不用于规划临时支抗装置的放置。
- 制订正颌手术方案,需要获取三维的颅面骨骼信息时,可使用 CBCT。
- 对于骨骼异常的复杂病例,特别是需要结合正畸正颌联合治疗的病例,可以合理使用大容量 CBCT 用于制订治疗方案,特别是需常规使用 CT 的情况下。
- 目前用于腭裂评估的影像学方法是传统 CT,如果 CBCT 辐射剂量较低,则可首选。

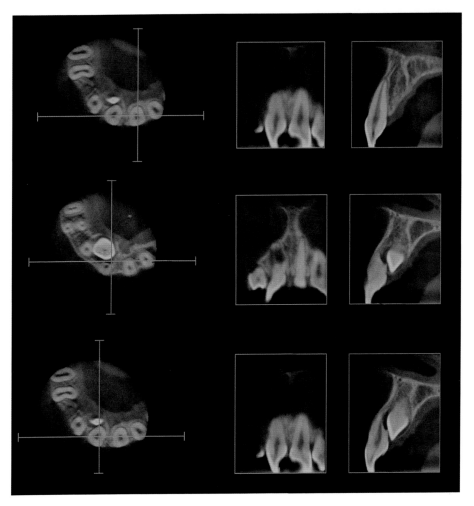

图 6.27   CBCT 图像显示,上颌阻生尖牙导致中切牙吸收

- 目前用于颞下颌关节的影像学检查是传统 CT,当 CBCT 放射剂量较低时可作为一种替代方法。
- 基于患者预后结果收益的量化研究,为正畸医师选择大容量 CBCT 进行有力指导。

在许多情况下,关键因素是 CBCT 所提供的信息是否真的会影响治疗。例如,尽管 CBCT 在牙齿定位和牙根吸收的识别方面有优势,而且有证据表明这些信息可以改变治疗计划,但几乎没有证据证明其是否能改善治疗结果(Botticelli et al,2010;Katheria et al,2010)。

激光扫描与立体摄影测量

研究者又开发一些用于生成面部软组织三维图像的微创技术。光学激光扫描利用激光束,由摄像机在设定的距离内捕获激光,并产生三维图像(图6.28)。最近,立体摄影测量得到了发展,可同时拍摄面部区域的多张照片(图6.29)。使用更精细的立体三角划分算法创建一个三维图像(图6.30)。这些技术现在主要用于研究正常人群面部生长和软组织变化,也用于探讨正畸和外科治疗效果。

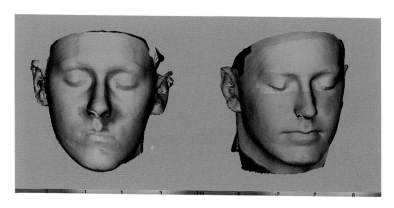

图 6.28　软组织激光扫描显示正畸治疗后面部软组织的变化。不同颜色显示了两次扫描重叠后变化的区域

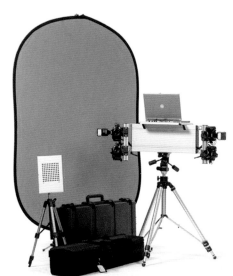

图 6.29　3DDI 立体摄影测量系统

(Courtesy of Dr Trevor Coward.)

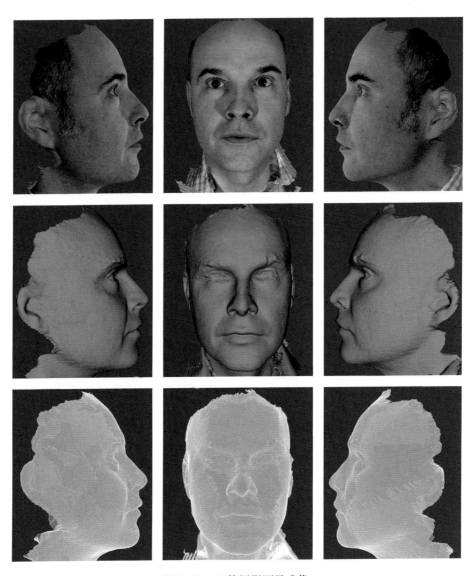

图 6.30　立体摄影测量成像

X 线头影测量

　　X 线头影测量是一种用标准化和可重复的方法对颅面区域进行 X 线成像的技术。头影测量分析通过识别胶片上确定的解剖学标志,测量它们之间的角度和线性关系。这些数值可用以提供颅面骨骼、牙齿和软组织的详细信息。

头影测量分析

基于标准化的侧位或后前位头颅 X 线片(较少见)进行头影测量分析。通过使用头颅定位仪将头部的正中矢状面与球管和胶片保持固定的距离,使每张 X 线片的放大倍数保持恒定(图 6.31)。在拍摄头颅侧位片时,患者的正中矢状面应垂直于 X 射线,平行于胶片;在拍摄后前位片时,患者的矢状面平行于 X 射线,垂直于胶片。受试者拍摄时通常处于自然头位,或以 Frankfort 平面作为水平面,下颌处于 RCP。由于头影测量片是可重复的,因此可对同一受试者进行纵向研究或对不同受试者进行比较。然而不同仪器都会产生不同放大率的图像,为准确比较在不同机器上拍摄的 X 线片之间的线性值,需要知道内置的放大倍数。

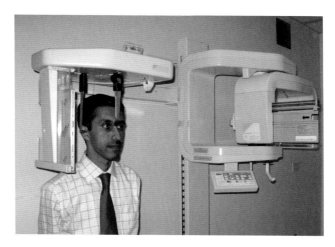

图 6.31　头颅定位装置由稳定头部位置的耳杆、减少穿过软组织的 X 射线强度(从而提高 X 射线在胶片上的可见性)的铝楔过滤器和胶片盒支架组成。X 射线源与头部固定装置和胶片保持一定的距离。此外,光束经过准直处理,只照射正畸医师需要了解的结构(如颅底、面部骨骼和颌骨),以减少辐射

头影测量的使用

头影测量分析可以为正畸医师提供许多有用的临床信息。正畸医师通常使用侧位片,但在一些特殊情况下,如诊断面部不对称和 / 或观察阻生牙时,会使用后前位片。但并不是所有病例都需要进行头颅 X 线片检查,特别是在只进行牙齿微调的情况下。头影测量分析应该是全面临床检查的补充,而不能取代临床检查。

诊断和治疗计划

颌骨与牙列在矢状向与垂直向上的关系,及其与软组织的关系是正畸诊断与治疗计划的重要依据。对牙列与骨骼的详细分析可帮助正畸医师制订治疗计划、选择适当治疗方法。

应根据预定治疗目标,在 X 线片上模拟牙齿及颌骨移动,并分析效果及可行性。头颅 X 线片还可提供以下信息:

- 未萌出的牙齿和阻生牙的位置。
- 任何病理状态。
- 气道的大小和形态。

监测治疗进展

正畸治疗过程中拍摄的头颅 X 线片可以帮助正畸医师评估治疗过程中骨骼、牙齿和软组织的变化情况,并进一步评估后期治疗步骤以获得美观和稳定的结果。特别用于分析下前牙的唇舌向位置。正颌手术移动颌骨前,也必须再次拍摄头颅侧位片。

研究

基于正常人群的头影测量分析为颅面骨骼、牙槽骨和软组织关系提供了正常值(平均值和标准差),这有利于正畸诊断和治疗计划的制订(表 6.2)。

表 6.2 不同种族的头影测量正常值

头影测量值	高加索人[a]	美籍非裔[b]	阿拉伯人[c]	日本人[d]
SNA	81 ± 3	87 ± 5	81 ± 4	82 ± 3
SNB	78 ± 3	82 ± 4	78 ± 3	79 ± 3
ANB	3 ± 2	5 ± 2	3 ± 2	3 ± 2
MMPA	27 ± 5	无	25 ± 5	22 ± 4
UI Mx	109 ± 6	119 ± 8	111 ± 7	无
LI Md	93 ± 6	99 ± 9	96 ± 5	95 ± 7

数值以度表示。SNA,蝶鞍点 - 鼻根点(SN)-A 点的夹角;SNB,蝶鞍点 - 鼻根点 -B 点的夹角;ANB,SNA 和 SNB 的角度差;MMPA,上颌平面与下颌平面的夹角;UI Mx,上切牙长轴 - 上颌平面角;LI Md,下切牙长轴 - 下颌平面角。

[a]Ballard(1956)

[b]Beane et al(2003)

[c]Hamdan & Rock(2001)

[d]Miyajima et al(1996)

此外,在横向和纵向生长研究中,一系列X线片的对比可获得以下重要数据:

- 不同人群颅面生长量和生长模式。
- 与人类颅面生长相关的个体差异。

头影测量分析也构成了评价正畸治疗效果的基础,也是临床研究中评估治疗反应的基本方法。

生长预测

自头影测量技术产生以来,研究人员一直在思考,患者初始 X 线片的相关特征能否用来预测其后面部生长的模式和程度。Robert Ricketts 推广了可视化治疗目标的概念,他使用头影测量技术,设计了评估面部生长的详细方法(Ricketts,1959)。此外,Arne Björk 的种植体生长研究也描述了一些可以用来预测未来下颌生长模式(特别是在极端病例中)的骨型参考结构(Björk,1969)。然而,随后的许多研究表明,这些方法是不可靠的,另外仅因为需要生长预测而进行头颅 X 线检查是不合理的。

通过连续的(约间隔 1 年)侧位片拍摄可以准确地评估生长改变。这对于Ⅲ类错𬌗的患者尤为重要;可以在颌骨间生长差异的方向和程度稳定之后,再做出该类患者的治疗决策。

头颅侧位片描记图

在暗室中,将头颅侧位片置于适当的背光下,用硬铅笔在描图纸上对 X 线片进行描记。省略周围不重要的解剖结构以突出颅底和面部结构。应分别描摹对称结构然后取平均值。或者用特定软件将标识点与描记结构直接数字化输入计算机进行分析并产生结果(见图 12.12)。常用印记和标识见图 6.32。

基于计算机的头影测量分析

计算机的出现使数字化处理头颅侧位片成为可能(图 6.33)。虽然很大程度上仍需人工标定标志点,但软件极大降低了测量误差。这些程序的主要优势是其功能多样,允许用户生成不同的分析方法甚至定制个性化分析方法。此外,还可进行重叠,从而对治疗结果进行预测,将侧位面像照片叠加到头颅侧位片上,可以预测与颌骨移动相关的软组织变化,有助于制订正颌外科手术计划(见图 12.12)。

水平参考平面

一些平面通常被用来作为其他测量的参考,或在头影测量分析中相互关联(图 6.34)。它们常被用于评价骨性关系和牙列前后向位置。

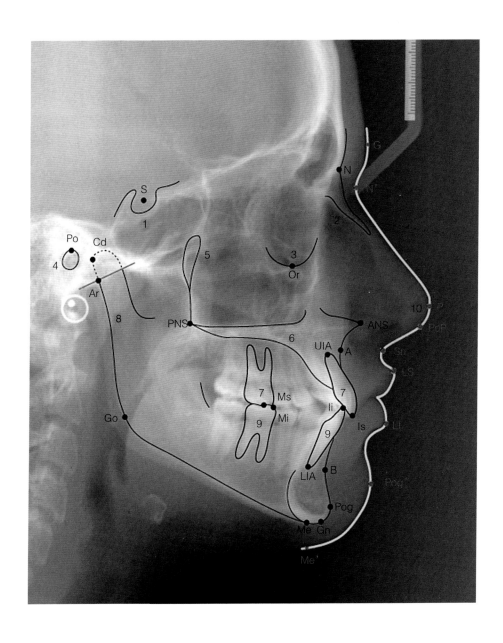

图 6.32 通过定点和描记以下区域实现简单的头影测量分析:(1)垂体窝,延伸至前、后斜突。(2)额骨的外轮廓经过额鼻缝向下至鼻骨。(3)眼眶外侧壁与眶底。(4)外耳道。(5)翼上颌裂,向下延伸至后鼻棘。(6)从后鼻棘,沿鼻腔底部、上颌骨前缘向下穿过前鼻棘,至牙槽嵴与最前突的上颌前牙的交点,接着沿着腭穹窿轮廓从牙槽嵴顶延伸到后鼻棘。(7)上颌最前突出的切牙和第一磨牙的轮廓。(8)下颌骨的轮廓,从牙槽嵴与最前突的下颌切牙的交点开始,沿着颏联合前缘和下缘,绕过下颌角向上,沿下颌升支过髁突、切迹和喙突,然后沿升支向下延伸到下颌最后一颗磨牙的颈缘。此外还应描记颏联合的内部轮廓。(9)最前突的下颌切牙和下颌第一磨牙的轮廓。(10)软组织轮廓,从额部向下延伸到鼻子、上唇、下唇、颏区和下巴。应确定以下硬组织标志:

蝶鞍点(S):蝶鞍影像的中心(垂体窝)。

鼻根点(N):额鼻缝的最前点。

耳点(Po):外耳道的最上最外点。

眶点(Or):眶下缘之最低点。

髁突外点(Cd):下颌骨髁突的最后最上点。

关节点(Ar):下颌髁突颈后缘与颅底下缘的交点。

颏顶点(Gn):下颌骨最前最下点。

颏下点(Me):颏联合中线的最下点。

颏前点(Pog):下颌骨最前点。

下颌角点(Go):下颌角最后最下点。

A 点(上颌牙槽座点):前鼻棘至上牙槽嵴之间的上颌骨曲线轮廓的最深点。

B 点(下颌牙槽座点):颏部和下牙槽嵴之间的下颌骨曲线轮廓的最深点。

前鼻棘(ANS):中线上前鼻骨的尖端。

后鼻棘(PNS):中线上后鼻脊尖端(位于翼腭窝底部的延续部分,与鼻底相交)。

上切牙切点(Is):上颌最前中切牙牙冠的切端。

上切牙根尖点(UIA):上颌最前中切牙的根尖。

下切牙切点(Ii):下颌最前中切牙牙冠的切端。

下切牙根尖点(LIA):下颌前中切牙的根尖。

上颌磨牙点(Ms):上颌第一磨牙的近中颊尖。

下颌磨牙点(Mi):下颌第一磨牙的近中颊尖。

软组织标志点:

眉间点(G):前额正中矢状面的最突点。

鼻根点(N′):软组织鼻根点,软组织上最突出或最前点。

鼻顶点(P):鼻尖的最前点。

鼻下点(Sn):在正中矢状面上,鼻下缘和上唇起点的连接处。

上唇突点(LS):正中矢状面上上唇的最突点。

下唇突点(LI):正中矢状面上下唇的最突点。

后鼻尖点(PoP):鼻尖凸起的末端。

颏前点(Pog′):软组织颏前点,颏部软组织最突点或最前点。

颏下点(Me′):软组织颏下点,颏部软组织轮廓的最下点。

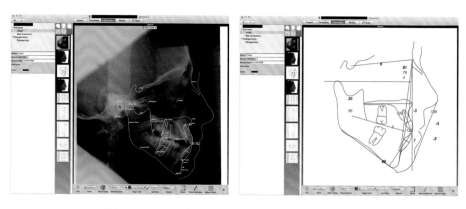

图 6.33 用于头影测量的计算机软件 QuickCeph®

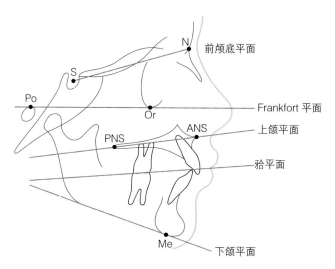

图 6.34 水平参考平面。ANS,前鼻棘点;Me,颏下点;N,鼻根点;Or,眶点;PNS,后鼻棘点;Po,耳点;S,蝶鞍点

Frankfort 平面(眶耳平面)

Frankfort 平面是穿过耳点和眶下点的水平参考平面(参见图 6.34 和图 6.35),在临床上和头影测量中用于确定头的方向。该平面是 1884 年在法兰克福人类学大会上被首次确立的,最初用于干燥颅骨的定位和比较。其标志点在颅骨或就诊对象上易于定位,但是 Frankfort 平面作为头

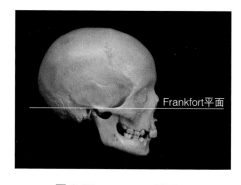

图 6.35 Frankfort 平面

影测量参考平面仍存在一些缺点:

- 在头颅侧位片上难以准确定位耳点和眶下点。
- 耳点和眶下点均为双侧结构,两侧通常不重合,因此需要取均值。
- Frankfort 平面不经过颅骨正中矢状面,因此,如果头部未正确放置在头颅定位器中,则可能受到明显影响。

尽管如此,Frankfort 平面仍是可同时在临床上和 X 线片上识别的少数参考平面之一,在许多头影测量分析中被用作主要参考平面。

前颅底平面

前颅底平面(sella-nasion,SN)由从蝶鞍点到鼻根点的连线构成,表示前颅底的前后范围(见图 6.34)。因以下原因,该平面常被用作参考平面:

- 蝶鞍点和鼻根点在头颅侧位片上相对容易定位。
- 两点均位于颅骨正中矢状面上,在颅骨位置偏离真垂面的情况下,受到的变形影响较小。

值得注意的是,鼻根实际上不是前颅底的一部分,且会受到垂直和水平方向生长变化的影响,这会影响该平面的准确性(见专栏 3.1)。此外,蝶鞍重塑意味着蝶鞍点在生长过程中经常发生移动(图 6.36),这会对以 SN 平面为基准进行的重叠造成误差。尽管如此,SN 平面仍常用于:

- 评估颌骨与前颅底关系。

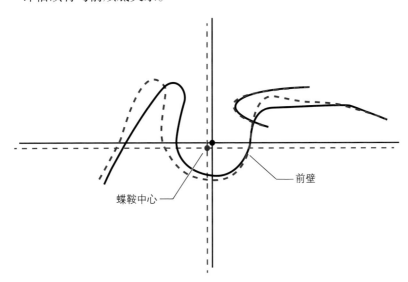

蝶鞍中心

前壁

图 6.36　由于蝶鞍区重塑,蝶鞍点在生长过程中常发生移动。但蝶鞍前壁可保持稳定(T1:黑线;T2:红色虚线)

(Redrawn from Björk & Skieller, 1983.)

- 进行头影测量重叠。

上颌平面

上颌平面由连接前后鼻棘的连线构成，是上颌的水平参考平面（见图6.34）。该平面用于评估：
- 垂直向颌骨关系：
  - 上颌骨与 Frankfort 平面的关系。
  - 上颌骨与 SN 平面的关系。
  - 上下颌骨间的关系。
- 上前牙相对于上颌骨的倾斜度。

𬌗平面

- 由连接下颌切牙切缘和上下颌第一磨牙牙尖中点的连接线构成（见图6.34）。
- 功能性𬌗平面由通过前磨牙或乳磨牙和第一恒磨牙牙尖交错中点的连线构成。

这些平面之间与其结构存在明显误差。

下颌平面

下颌平面是下颌骨的参考平面，存在多个定义（图6.37）。下颌平面可用于评估：
- 颌骨垂直向关系：
  - 下颌骨与 Frankfort 平面的关系。
  - 下颌骨与 SN 平面的关系。
  - 上下颌骨间的关系。
- 下切牙相对于下颌骨的倾斜度。

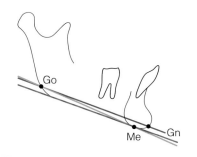

(1)过颏下点与下颌骨下缘相切的线（红）
(2)过下颌角点与颏顶点连线（蓝）
(3)过下颌角点与颏下点连线（绿）

图6.37　下颌平面确立方法：颏下点与下颌角下缘相切的线（红线）；下颌角点到颏顶点连线（蓝线）；下颌角点到颏下点连线（绿线）

评估矢状向骨性关系

目前已有许多评估上下颌骨矢状向关系的方法。

ANB 角

该方法最初是由 Richard Riedel 提出的头影测量分析方法，表示上下颌骨与前颅底的相对位置关系(•Riedel,1952)。由 SN 平面代表前颅底,而 A 点和 B 点分别代表上颌骨和下颌骨的位置(图 6.38):

- 通过测量 SN 平面到 A 点的角度(SNA)来评估上颌骨的前后位置 (81°±3°)。
- 通过测量 SN 平面到 B 点的角度(SNB)来评估下颌骨的前后位置 (78°±3°)。
- 上下颌骨矢状向位置的相对差异是通过 SNA 和 SNB 角之间的差值 (ANB)来衡量的(3°±2°)。

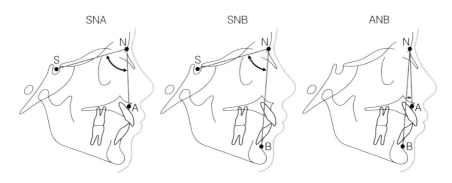

图 6.38　SNA、SNB 及 ANB 角

ANB 角作为一种相对简单且常用的评估上下颌骨矢状向关系的方法(表 6.3),也有不足之处:

- 采用 A 点和 B 点主要是因为它们在头颅侧位片上相对容易识别。但 实际上,这两点并不能代表前部基骨真正的位置,并且其位置可能由于 正畸过程中上下切牙的牙槽骨改建而发生变化。
- 如 Richard Mills 在 Eastman 头影测量分析中所讨论的,前颅底位置的 变化也会影响 ANB 角的结果。

表 6.3　基于 ANB 角的矢状向骨型分类

骨型	ANB 角	骨型	ANB 角
Ⅰ类	2°~4°	Ⅲ类	<2°
Ⅱ类	>4°		

Mills' Eastman 矫正

通过前颅底对比上下颌骨关系的潜在问题在于,该平面在颅骨位置的任 何偏差都可能影响对上下颌关系的解释(图 6.39)。鼻根点位置的偏差会改变 SNA 值。例如,鼻根点位置越靠前或越靠上,SNA 越小,而更靠后或靠下将使

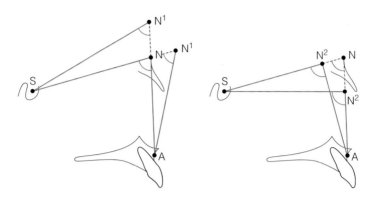

图 6.39　鼻根点位置靠前或靠上（N1）将使 SNA 角变小，而靠后或靠下（N2）将使 SNA 角增大。以上变化最终均会影响 ANB 角

SNA变大。SNA 值的变化将进一步影响 ANB 值，从而影响对骨骼关系的衡量。Mills 对 SNA 的偏差进行了校正（Mills，1970）：

- SNA>81°时，原始 ANB 值应减去 0.5。
- SNA<81°时，原始 ANB 值应加上 0.5。

蝶鞍点的垂直向位置也会影响 SN 平面，但不同于鼻根点位置变化，蝶鞍点对 SNA 和 SNB 的影响程度相同，因此不会改变 ANB。在这种情况下，无需采用 Mills 校正。可以通过测量 SN- 上颌平面角（8°±3°）来对蝶鞍点的定位进行简单检查。使用高加索人群数据对 Eastman 校正进行几何分析表明，随着鼻根点向前或远离蝶鞍的移动，该矫正法获得的 SNA 和 ANB 值偏高（Kamaluddin et al，2012）。

鉴于采用前颅底评估颌骨关系存在相关问题，一系列独立测量或相对于颅骨其他区域评估颌骨矢状向位置关系的替代方法应运而生。在评估骨型时，除了 ANB 角外，同时应至少联合使用其中一种方法。

Wits 值

Alexander Jacobson 提出了 Wits 值以评估上下颌骨关系不调，这是一种简单的辅助诊断工具，相互独立地对比了颌骨矢状向关系（Wits 取自 Jacobsen 就职的南非 Witwatersrand 大学的缩写）（Jacobson，1975，1976）。Jacobson 基于咬合良好的 21 位成年男性和 25 位成年女性测量出了 Wits 值（图 6.40）。

该方法通过𬌗平面对比上下颌骨，避免了与前颅底相关的问题，但无法显示颌骨与面部的相对位置。Wits 评估作为评估上下颌骨关系的辅助方法，可用于对其他骨性评估方法的补充。该方法最主要的问题在于与𬌗平面定位相关的误差。

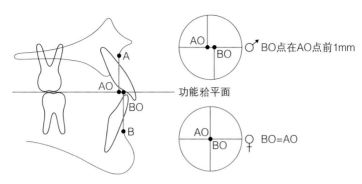

图6.40 Wits值。由 A 点和 B 点向功能殆平面作垂直线。在男性中,BO 点应位于 AO 点前 1mm,而在女性中两者应重合。在 Ⅱ 类骨型患者中,AO 在 BO 之前,而在 Ⅲ 类骨型患者中,BO 明显在 AO 之前

Harvold 单位长度

Egil Harvold 在其有关肌激动器矫治的书中(Harvold,1974),基于多伦多大学伯灵顿生长研究的数据提出了一系列针对上颌骨(髁突至 ANS)和下颌骨(髁突至颏顶点)的标准长度。他还通过下颌单位长度减去上颌单位长度得到的 Harvold 单位差值以代表上下颌骨之间的差异。该值的正常范围是:

- 小型个体(混合牙列):20~24mm。
- 中型个体(成年女性):25~28mm。
- 大型个体(成年男性):29~33mm。

这些值通常用以指导制订正颌手术方案,特别是在下前面高不变的情况下,上颌和下颌单位长度之间存在线性关系(图 6.41)。

Ballard 转换法

Clifford Ballard 描述了一种通过切牙的轴倾度来评估颌骨矢状向位置关系的简单方法(Ballard,1951)。该方法通过将上下切牙的倾斜度调整为相对上下颌平面的标准值,消除了由软组织和牙槽骨补偿对骨性差异带来的潜在影响。然后通过测量覆盖对骨型进行简单分析(图 6.42):

Ballard 方法的有效度取决于以下前提:

- 切牙与颌骨位置关系保持恒定。
- 切牙相对于牙槽骨具有平均倾斜度。
- 切牙始终围绕所定义的支点倾斜移动。

鉴于以上前提尚不一定正确,因此该方法存在争议(Houston,1975;Bhatia & Akpabio,1979)。

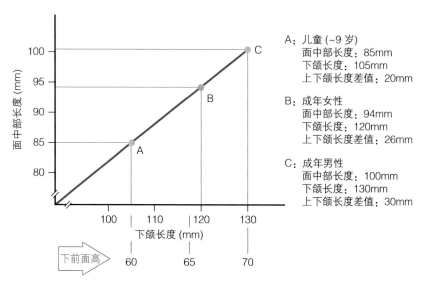

图6.41 小型(A)、中型(B)和大型(C)个体,面中部单位高度(MF)、下颌单位长度(MD)及下前面高(LAFH)之间的关系

(Adapted from McNamara, J.A., Jr., Brudon, W.L., 1993. Orthodontic and Orthopedic Treatment in the Mixed Dentition. Needham Press, Ann Arbor, Michigan, and redrawn from Naini, F.B., 2011. Facial Aesthetics: Concepts and Clinical Diagnosis. Wiley-Blackwell, Oxford.)

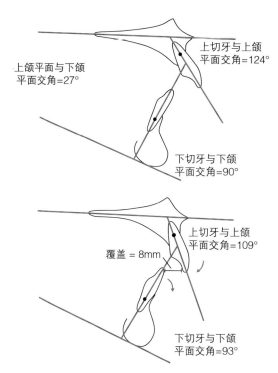

图6.42 Ballard转换法。在上图中,UI到上颌平面的角度为124°,而LI到下颌平面的角度为90°。标准值应分别为109°和93°[用120°减去上颌-下颌平面夹角(MMPA)来计算下切牙与下颌平面的角度]。将这些牙齿以距根尖点1/3根长的点为支点调整到标准值后,覆盖增加,因此为Ⅱ类骨型

评估垂直向骨性关系

上下颌垂直向关系也可用多种方式进行评估（图 6.43）：

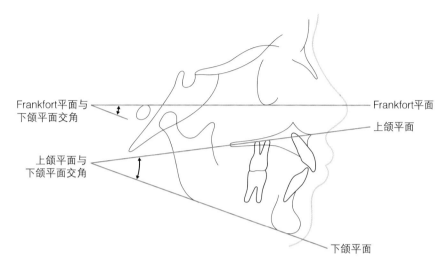

Frankfort平面与下颌平面交角

Frankfort平面

上颌平面

上颌平面与下颌平面交角

下颌平面

图 6.43　面部垂直向关系。FMPA：Frankfort- 上颌平面夹角；MMPA：上 - 下颌平面夹角

上 颌 平 面 - 下 颌 平 面 夹 角（maxillary-mandibular plane angle，MMPA）

由于相关的水平参考面易于定位，MMPA 是一种常用的上下颌垂直向关系评估方法，其平均值为 27° ± 5°。

Frankfort 平 面 - 下 颌 平 面 夹 角（Frankfort-mandibular plane angle，FMPA）

FMPA 将 Frankfort 平面作为下颌平面的水平参考。该方法忽略了上颌平面，因为其在上颌平面明显倾斜时，会对垂直向关系产生误导。该测量法适合与 MMPA 角联合使用。FMPA 平均值为 27° ± 5°。

前面高与后面高

前后面高也是用于评估垂直向关系的常用方法（图 6.44）：
- 前面高（total anterior face height，TAFH）的测量是从鼻根点到颏下点作上颌平面的线，测量其垂直距离（成年男性均值为 119mm）。TAFH 进一步细分为：

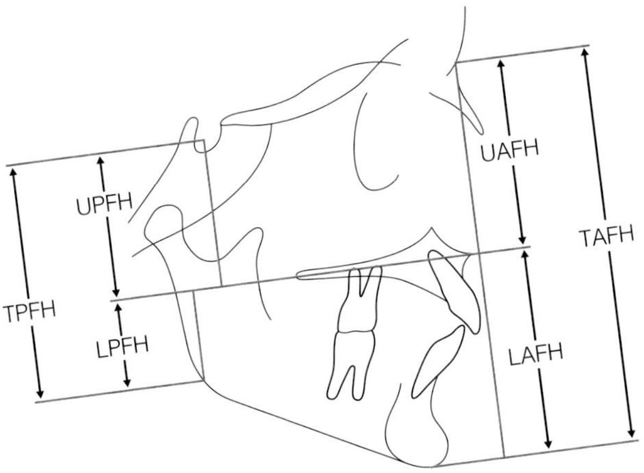

图 6.44 面部高度。LAFH,下前面高;LPFH,下后面高;TAFH,前面高;TPFH,后面高;UAFH,上前面高;UPFH,上后面高

- 上前面高(upper anterior face height,UAFH):鼻根点至上颌平面(平均 54mm)。
- 下前面高(lower anterior face height,LAFH):上颌平面至颏下点(平均 65mm)。
- LAFH 应约为 TAFH 的 55%。

- 后面高(total posterior face height,TPFH)测量是从蝶鞍点至下颌角点作平行于上颌平面的线,测量其垂直距离(成年男性均值为 79mm)。TPFH 进一步细分为:
  - 上后面高(upper posterior face height,UPFH):蝶鞍点至上颌平面(平均 46mm)。
  - 下后面高(lower posterior face height,LPFH):上颌平面至下颌角点(平均 33mm)。
  - TPFH 应约为 TAFH 的 65%。

需要注意的是 TPFH(不同于 TAFH)会受蝶鞍位置高低的影响,这将影响 TPFH / TAFH 比。可通过 SN- 上颌平面角确定蝶鞍在颅骨内的相对位置。

评估牙性关系

有多种方法可用于评估上下颌牙列相对于颌骨和面部的位置关系。

上切牙关系

上颌中切牙倾斜度通过 UIA-Is 连线与上颌平面的交角进行测量(图

6.45)。均值为 109° ± 6°。

下切牙关系

下颌中切牙倾斜度通过 LIA-Ii 连线相对于下颌平面的夹角进行测量(见图 6.45)。均值为 93° ± 6°;但其可能受下颌平面的影响。随着下颌平面的变陡,切牙趋于舌倾。正确评估下颌切牙关系的替代方法是用 120° 减去 MMPA。

下切牙的面部定位

下切牙位置对于正畸治疗计划至关重要,因此正畸医师提出了一些个性化分析方法来评估下切牙的位置。

下切牙与 A 点 - 颏前点连线的关系

Downs 分析首次提出了用 A 点 - 颏前点(A-Pog)连线评价切牙的矢状向位置关系。Robert Ricketts 通过下切牙定位推广了这条连线的使用。他非常重视该测量,认为出于获得最佳面部美学的考虑,下切牙切缘应处于 A-Pog 连线前方 1mm(± 2)(图 6.46)(Ricketts,1960)。Raleigh Williams 在使用 Begg 固定矫治器制订治疗计划时也强调了美观与稳定的重要性,对以上方法进行了进一步推广(Williams,1969)。尽管这条线提供了一个简单地评估下切牙与颌骨相对位置关系的方法,但没有证据表明将下切牙切缘刻意定位于 A-Pog 线上会在治疗结束时获得美观或稳定的治疗结果(•Park & Burstone,1986;•Houston & Edler,1990)。

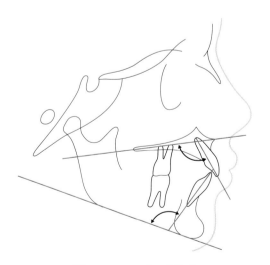

图 6.45　上下切牙关系

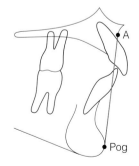

图 6.46　下切牙与 A-Pogonion 连线的关系

上下切牙角

上下切牙角指上下中切牙之间的夹角(图 6.47)。其均值为 135° ± 10°。

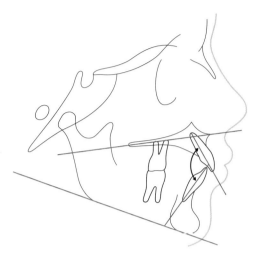

图 6.47 上下切牙交角

头影测量分析

止畸文献报道了多种止畸医师使用的头影测量分析方法,每种方法均详细描述了应如何定位面部骨骼和牙列以获得最佳的美观效果。这些分析方法引用的正常值多基于很小的样本量,其科学依据都不充分。实际上,如今这些方法很少被完整地使用,但现代头影测量分析都包含了其中部分元素。因此,了解这些测量的起源非常有意义。表6.4展示了一个简单的头影测量分析方法。

Downs 分析法

William Downs 是最早提出头影测量分析的人之一,他试图描述正常粭的骨面分型(图 6.48)。他认为如果可以确立其正常状态及变化范围,就可以评估异常情况(Downs,1948•,1952,1956)。

Downs 的分析基于对 20 名年龄介于 12~17 岁之间,具有良好咬合及面部协调性的高加索男孩和女孩的研究。该分析使用Frankfort平面作为参考平面,并分别对骨型和牙型进行评估:

骨型

- 面角反映了颏部的后缩或突出程度,为面平面(N-Pog)与 Frankfort 平面之间的下内角。

表 6.4 简要头影测量分析

SNA	81° ± 3°
SNB	78° ± 3°
ANB	3° ± 2°
SN Mx 平面	3° ± 2°
WITS	BO 约在 AO 前 1mm(男性) BO = AO(女性)
MMPA	27° ± 5°
UI Mx 平面	109° ± 6°
LI Md 平面	93° ± 6°
I/I	135° ± 10°
LI Apo	1mm ± 2mm
TAFH	平均 119mm
UAFH	平均 54mm
LAFH	平均 65mm
%LAFH	平均 55%
NLA	100° ± 8°
嘴唇到 E 线的距离	上唇 −4mm 下唇 −2mm

SNA,A 点与 SN(前颅底)平面的夹角;SNB,B 点与 SN 平面的夹角;ANB,SNA 和 SNB 之差;SN Mx 平面,SN- 上颌平面夹角;MMPA,上颌 - 下颌平面夹角;UI Mx 平面,上切牙 - 上颌平面夹角;LI Md 平面,下切牙 - 下颌平面夹角;I / I,上下切牙夹角;LI APo,下切牙切缘到 A-Pog 线的距离;TAFH,前面高;UAFH,上前面高;LAFH,下前面高;NLA,鼻唇角

- 颌凸角衡量了上颌相对于侧貌轮廓的突出程度,为 N-A 和 A-Pog 之间的夹角,可能为正值或负值,分别代表上颌前突或后缩。
- A-B 平面与面平面(N-Pog)的交角反映了牙列与面部轮廓的关系。
- FMPA 指 Frankfort 平面与下颌平面之间夹角。
- y 轴代表面部的生长方向,y 轴角指 y 轴(S-Gn)与 Frankfort 平面相交的下前角。

牙列与骨型的关系

- 𬌗平面相对于 Frankfort 平面的倾斜度。
- 上下切牙间的角度。
- 下切牙相对于咬合面的倾斜度。

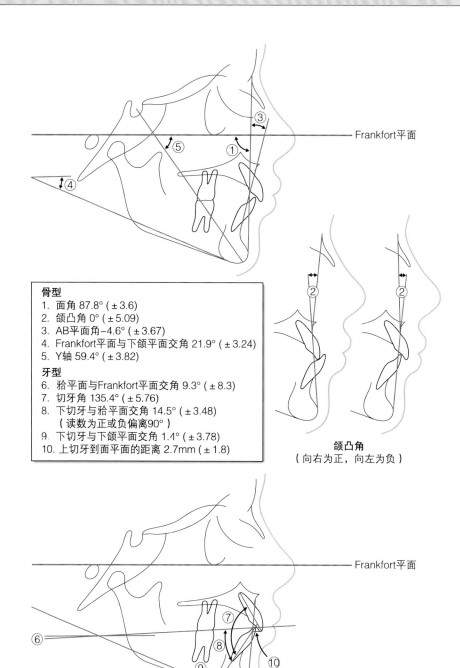

骨型
1. 面角 87.8°（±3.6）
2. 颌凸角 0°（±5.09）
3. AB平面角−4.6°（±3.67）
4. Frankfort平面与下颌平面交角 21.9°（±3.24）
5. Y轴 59.4°（±3.82）

牙型
6. 殆平面与Frankfort平面交角 9.3°（±8.3）
7. 切牙角 135.4°（±5.76）
8. 下切牙与殆平面交角 14.5°（±3.48）
   （读数为正或负偏离90°）
9. 下切牙与下颌平面交角 1.4°（±3.78）
10. 上切牙到面平面的距离 2.7mm（±1.8）

颌凸角
（向右为正，向左为负）

图6.48　Downs 分析法

- 下切牙相对于下颌平面的倾度。
- 以上颌中切牙切缘到 A-Pog 连线的距离衡量的上切牙突度。

Downs 分析法的 10 项测量结果可以用多角形图表示出来(图 6.49)(Downs,1956;Vorhies & Adams,1951)。图的中心点为正常𬌗的测量均值,分别向两侧延伸代表与均值的偏差,左侧为后缩,右侧为前突。通过在图表上绘制分析结果,可对面型进行快速定量和定性分析。

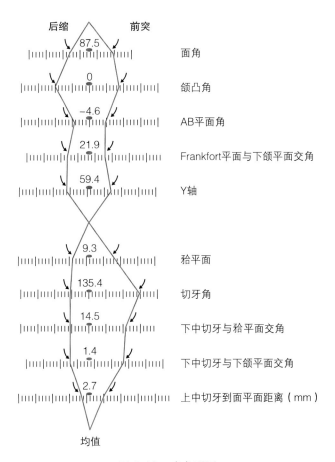

图 6.49 多角形图

Steiner 分析法

Steiner 分析法由加利福尼亚州比佛利山庄的正畸医师 Cecil Steiner 于 1953 年首次提出(•Steiner,1953),该分析法的许多元素沿用至今(图 6.50)。Steiner 采用 SN 平面而非 Frankfort 平面作为参考平面,主要是由于以下两个原因:

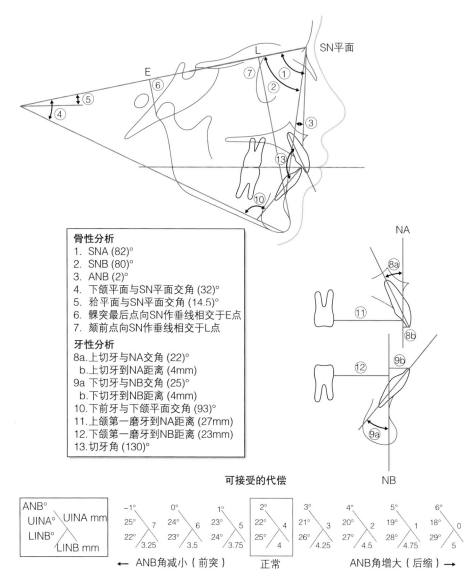

图 6.50　Steiner 分析法

- SN 经过颅骨正中矢状面，因此受头部横向运动的位移影响最小。
- 在头颅侧位片上 S 点和 N 点均易于识别。

Steiner 将他的评估方法分为骨骼和牙列部分，并介绍了一种存在骨骼异常时，牙列代偿性定位的方法。

骨性关系

- SNA 角反映上颌骨与前颅底的相对位置关系。

- SNB 角反映下颌骨与前颅底的相对位置关系。
- ANB 角表示上下颌骨的相对位置。
- 下颌平面（Go-Gn）与 SN 平面夹角反映下颌骨与前颅底的垂直向关系。
- 殆平面与 SN 平面的关系。

重点将放在确定下颌骨的位置上，并确定其与其他颅面结构的关系：

- 下颌骨的位置与 SN 平面相关（从髁突最后点和颏前点分别向 SN 做垂线，相交的点分别为 E 点和 L 点）。

牙性关系

- 上中切牙与 NA 的关系（上颌切牙切缘位于 NA 前 4mm 处，上中切牙长轴与 NA 夹角为 22°）。
- 下中切牙与 NB 的关系（下颌切牙切缘位于 NB 前 4mm 处，下中切牙长轴与 NB 夹角成 25°）。
- 下中切牙相对于下颌平面的倾斜度。
- 上牙弓基骨长度（上颌第一磨牙近中至 NA 的距离）。
- 下牙弓基骨长度（下颌第一磨牙近中至 NB 的距离）。
- 切牙角。

Steiner 认识到，并不是所有患者都适用一个切牙测量值，他进一步修改了分析，即如果 ANB 偏离理想值，则可通过切牙位置进行代偿（见图 6.50）（•Steiner，1956）。

McNamara 分析法

James McNamara 将他的分析描述为一种新时代的评估牙列和颌骨之间以及与颅骨之间相对位置的方法。在当时，越来越多的功能矫治器和正颌外科手术的应用，为骨性错殆的治疗带来了新的可能性（图 6.51）（McNamara，1984）。该分析的正常值是在北美由 Bolton、Burlington 和 Ann Arbor 进行的三项关于生长纵向研究的头影测量结果确定的：

McNamara 使用 Frankfort 平面作为参考平面，并通过鼻根点构造了一条垂线（McNamara 线）。该分析分为 5 个主要部分，分别分析了硬组织和气道：

- 上颌骨与颅底的关系：
  - A 点到 McNamara 线的距离。
- 下颌骨与上颌骨的关系：
  - 分别测量髁突到 A 点和颏顶点的距离以确定上颌骨和下颌骨的有效长度。
  - 测量前鼻棘到颏下点的距离确定前下面部的垂直高度。
  - 下颌平面角（Frankfort 平面和下颌平面的交角）。

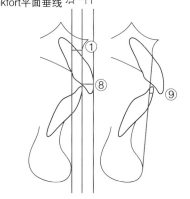

Frankfort平面

过鼻根点作Frankfort平面垂线

过鼻根点作Frankfort平面最突点
上切牙唇面最突点
下切牙唇面最突点

上颌骨与颅底的关系
1. A点到McNamara线的距离
　　(混合牙列期0mm)
　　(成人1mm)

上下颌骨的关系
2. 面中部长度
3. 下颌长度
4. 下前面高
5. Frankfort平面与下颌平面交角
　　(混合牙列期25°)
　　(成人22°)
6. 面轴角(90°)

下颌骨与颅底的关系
7. 颏前点到McNamara线的距离
　　(混合牙列期–8~–6mm)
　　(成人–2~–4mm)

上切牙与上颌骨的关系
8. 上切牙唇面最突点到过A点垂线的
距离(4~6mm)

下切牙与下颌骨的关系
9. 下切牙唇面最突点到A点与Pog点连线
的距离(1~3mm)

气道分析
10. 上气道宽度(<5mm)
11. 下气道宽度(10~12mm)

组合标准		
面中部长度	下颌长度	下前面高
80	97-100	57-58
85	105-108	60-62
90	113-116	63-64
95	122-125	67-69
100	130-133	70-74
105	138-141	75-79

	上下颌长度的Bolton指标					
	12 yrs		14 yrs		16 yrs	
	♂	♀	♂	♀	♂	♀
面中部长度	98.6 (4.4)	98.6 (4.4)	98.6 (4.4)	98.6 (4.4)	98.6 (4.4)	98.6 (4.4)
下颌长度	126.8 (4.7)	120.0 (3.4)	126.8 (4.7)	120.0 (3.4)	126.8 (4.7)	120.0 (3.4)

图6.51　McNamara分析

- Ricketts 面轴。
- 下颌骨与颅底的关系：
  - 颏前点到 McNamara 线的距离。
- 上颌切牙与上颌骨的关系：
  - 通过 A 点作平行于 McNamara 线的垂线，测量上切牙唇面最突点到该垂线的距离。
- 下颌切牙与下颌骨关系：
  - 下切牙唇面最突点到 A 点与颏前点连线的距离。
- 气道分析：
  - 分别在软腭水平和下颌骨水平测量上下气道的宽度。

Eastman 分析法

Eastman 分析是在 Clifford Ballard 在工作中提出的，他在伦敦 Eastman 牙科医院率先将头颅侧位定位技术应用于正畸诊断和制订治疗计划。他从各个年龄段随机测量了 250 人的数据信息，获得了标准值（Ballard，1956）。Richard Mills 对 Eastman 分析进行了深入研究（Mills，1982），其核心元素在当今英国正畸界仍被广泛使用，尽管通常会附加其他测量值。最初的 Eastman 分析分为骨骼评估和牙齿评估（图 6.52）：

骨骼关系
- 矢状向颌骨关系：
  - SNA、SNB 和 ANB。
  - Mills 修正（如果需要）。
- 垂直向颌骨关系：
  - MMPA。
  - SN- 上颌平面角。
  - FMPA。
- 牙性关系：
  - SN-I。
  - UI- 上颌平面角。
  - LI- 下颌平面角。
  - 上唇中点。

软组织头影测量分析

在侧位片上也可以看到软组织轮廓，也有各种测量方法。

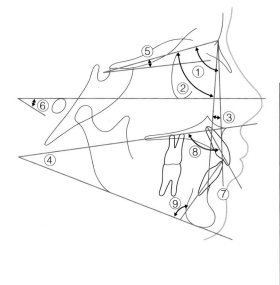

骨骼分析		
1. SNA	81 (±3)°	
2. SNB	78 (±3)°	
3. ANB	3 (±2)°	
4. MMPA	27 (±5)°	
5. SN Mx	8 (±3)°	
6. FMPA	27 (±5)°	
牙齿分析		
7. SN$\overline{1}$	= SNA	
8. $\underline{1}$Mx	109 (±6)°	
9. $\overline{1}$ Md	93 (±6)°	
SNA	>81°	
	从ANB角	
	减去0.5°	
SNA	<81°	
	给ANB角	
	增加0.5°	
[设定SN与上颌平面角为		
5°~11°]		

图 6.52　Eastman 分析

Ricketts E 线

Ricketts E 线是从鼻尖到软组织颏前点的连线。上唇应在该线后 4mm,下唇应在该线后 2mm。标准值与年龄有关,因为随着年龄增长,嘴唇会越来越后缩。

鼻唇角

鼻唇角也可从侧位片上的软组织侧貌上观察到。标记点和平均值在前面已描述(图 6.8)。

Holdaway 软组织分析

Reed Holdaway 提供了一种更复杂的 11 点分析,以 Frankfort 平面为参考面,对面部软组织进行分析。该分析的标准值基于其从私人诊所随意收集的患者数值,因此有效性存在质疑;但是,它提供了一种有用但复杂的量化正常和可接受的高加索人面部协调性的方法(图 6.53)(Holdaway 1983,1984):

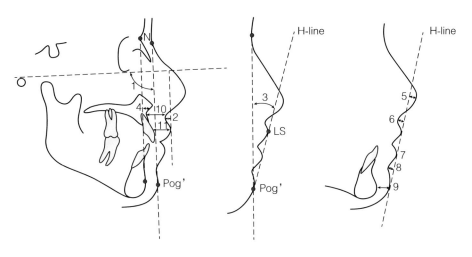

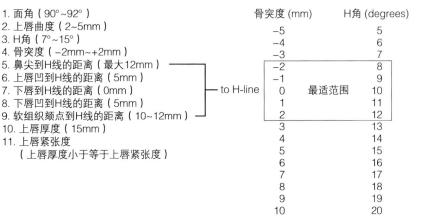

1. 面角（90°~92°）
2. 上唇曲度（2~5mm）
3. H角（7°~15°）
4. 骨突度（-2mm~+2mm）
5. 鼻尖到H线的距离（最大12mm）
6. 上唇凹到H线的距离（5mm）
7. 下唇到H线的距离（0mm）
8. 下唇凹到H线的距离（5mm）
9. 软组织颏点到H线的距离（10~12mm）
10. 上唇厚度（15mm）
11. 上唇紧张度
　　（上唇厚度小于等于上唇紧张度）

骨突度 (mm)		H角 (degrees)
−5		5
−4		6
−3		7
−2		8
−1		9
0	最适范围	10
1		11
2		12
3		13
4		14
5		15
6		16
7		17
8		18
9		19
10		20

图 6.53　Holdaway 分析

- 面角（N'-Pog'）应与 Frankfort 平面成 90° 左右。
- 上唇曲度指上唇凹的深度,即上唇凹到过上唇中点垂直于 Frankfort 平面的垂线的距离。
- H 线（Holdaway）从 Pog 向上唇中点做切线,H 角指该线与 N'-Pog' 的夹角。H 角的平均值会受到骨骼凸度的影响。
- 骨凸度是指从 A 点到（硬组织）N-Pog 的距离。
- 到 H 线的五条线距（鼻尖,上唇凹,下唇,下唇凹,软组织颏点）。
- 上唇厚度（A 点下方 2mm 到上唇缘水平距离）。
- 上唇紧张度（上唇唇红缘水平至上颌中切牙唇面的距离）。

头影测量分析中的误差

头影测量学并不是一门精确的科学,任何头颅测量分析都存在一定的误差(Houston,1983)。

特定标记点和线距测量结果的可重复性是非常重要的。可重复性主要受测量误差影响:

- 识别不同标记点的可靠性差异较大。
- 每个标记点均在 x 和 y 轴方向上呈具有特征的非圆形误差分布,可通过其在 X 线片上的解剖位置来解释(图 6.54)(•Baumrind & Frantz,1971a)。

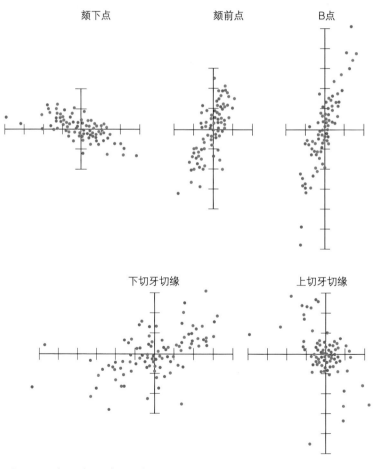

图6.54 标记点识别误差范围

(Redrawn from •Baumrind & Frantz, 1971a.)

- 标记点误差还可能导致相关角度和线距测量的不准确。此外,每个分析的每个标记点用于构建不同的测量值,因此与这些标记点相关的误差可能会累积,从而导致不同测量值之间人为误差(•Baumrind & Frantz,1971b)。
- 由于构图原因,绘制和测量时也会产生误差,影响可重复性。

另一个潜在的误差来源是实际测量的有效性。如果标记点不代表其应有的含义,则识别标识点和高精度地测量几乎没有任何价值:

- 许多标记点的选择是因为它们简单易行,而不是在解剖学上的准确:
  - A 点和 B 点代表上下颌骨的前缘,但却是实际上不存在的特定解剖点。这两个点随着前牙的移动都可能发生改变。
- 侧位片将一个复杂的三维物体转换为二维图像,因此也存在投影误差:
  - 每个侧位片都有放大系数,对不同机器拍摄的胶片上的线性测量值进行比较时,应注意计算放大系数。
  - 如果与角度或线距相关的标记点与胶片不平行,则会出现失真。但由于其难以校正,因此通常会忽略这一误差。

减少头影测量误差方法包括:

- 拍摄高质量的侧位片:
  - 将受试者的头部正确放置在头颅定位仪上。
  - 保证骨骼和软组织结构的高度清晰。
- 在最佳条件下查看侧位片。
- 尽可能减少测量误差:
  - 手动描记标记点,使用计算机数字化分析。
  - 重复测量。
  - 明确 X 线片的放大倍数。
  - 大型研究应设置校准检查员。

头影测量重叠

比较不同时间拍摄的侧位片是评估颅面生长、正畸治疗或两者共同作用结果的有效方法。通常,重叠法用于评估:

- 面部骨骼变化。
- 上颌骨生长和牙槽骨变化。
- 下颌骨生长和牙槽骨变化。

有很多重叠头颅侧位片的基本方法,通常使用标记点和线段,如骨骼内可识别的自然参考标记,围绕特定骨骼轮廓进行结构重叠。精确重叠的先决条件是,在观察期间,将一张 X 线片重叠到另一张 X 线片上的解剖结构是稳定的。此外,对于不同机器拍摄的 X 线片,须考虑放大倍数。

面部骨骼变化分析

为了准确评估面部变化,重叠区域不仅需要稳定,还必须位于面部骨骼之外。颅底在 6 岁时已经完成了大部分生长,因此通常被用作此类头影重叠的参考平面。最常用的是前颅底:

前颅底解剖重叠

Lucien de Coster 将颅底线或前颅底描述为稳定的结构,代表颅底的轴,因此适合评估面部骨骼变化(图 6.55)(de Coster,1952)。de Coster 线沿以下标记延伸:

- 蝶鞍前壁。
- 蝶筛缝。
- 蝶骨面。
- 筛骨顶。
- 额骨颅侧。

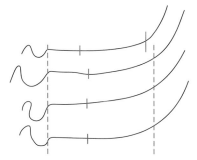

图 6.55　同一家族四名成员中的 De Coster 线

[Reproduced from de Coster (1952) with permission from Oxford University Press.]

Björk 和 Skieller 随后修改了这种区域重叠方法,进一步定义了稳定可用的沿前颅底的精确解剖标志(••Björk & Skieller,1983):

- 蝶骨板与蝶骨大翼(人脑面)相交(Walker 点)。
- 筛状板。
- 筛骨顶。
- 额骨眶面。

蝶鞍前壁可确定重叠 X 线片的矢状向,而筛状板、筛骨顶和额骨眶顶可定义垂直向(图 6.56)。

以 SN 平面重叠,在 S 点对齐

由于 X 线片上该区域缺乏清晰度,因此很难确定前颅底解剖结构。许多头影测量研究先驱提出了一种替代方法,B Holly Broadbent、Cecil Steiner 和 Charles Tweed 等都支持沿 SN 平面在 S 处重叠。由于蝶鞍和鼻根点的清晰度高,具有稳定性;SN 位于颅骨矢状面中部,使该参考线成为一种广泛使用的颅底重叠方法。然而,由于鼻额缝的生长,鼻根点的位置可能会发生变化。如果在垂直方向发生变化,则会影响 SN 的准确性(图 6.57 和表 3.1)。

以鼻根点 – 颅底点连线重叠

前颅底重叠存在的一个问题是,蝶枕软骨和下颌髁突被排除在外,而这两者都对面部生长有重要贡献。因此,正畸医师提出了几种包括整个颅底的重

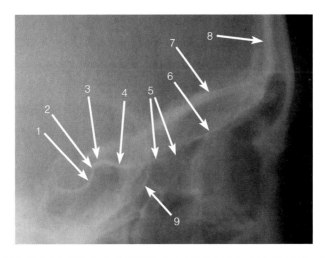

图 6.56　前颅底的头影测量图。(1)蝶鞍前壁;(2)蝶骨板与蝶骨大翼(大脑面)相交(Walker 点);(3)蝶鞍结节,蝶骨体轵与交叉沟之间;(4)蝶骨面(或颈背),与蝶骨大翼交叉;(5)筛状板;(6)筛骨顶;(7)额骨眶面;(8)额骨大脑面;(9)蝶骨大翼。注意:(5)筛状板是 3 个水平等高线中最低的,筛骨顶(6)和额骨眶面(7)位于其上方

[Adapted from Duterloo HS, Planche P-G (2011), A Handbook of Cephalometric Superimposition, Quintessence Publishing Co Inc, Hanover Park, IL.]

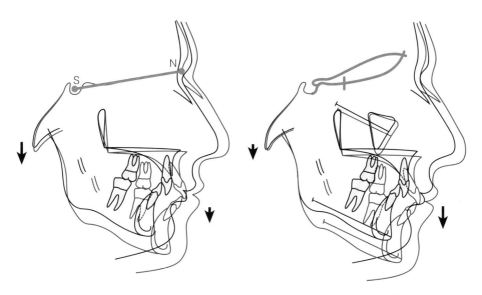

图 6.57　前颅底重叠。左图沿 SN 重叠,在 S 处对齐;右图根据 Björk 结构模型进行重叠。当沿 SN 重叠时,后颅底的垂直向变化被夸大,而上颌和下颌骨的垂直向生长(包括髁突的生长)被低估。这是因为 N 点发生了变化

叠方法。特别是 Ricketts 建议使用鼻根点与颅底点连线来表示整个颅底,其中颅底点是枕骨大孔前缘在正中矢状面上的点。

一些不同颅底重叠方法准确性的研究表明,所有方法都具有明显的误差,并且没有一个方法更可靠(•Baumrind et al,1976;Ghafari et al,1987;Arat et al,2003)。

网格分析

学者们提出了许多基于网格的分析,试图区分正畸导致的牙齿和颌骨变化。这些分析使用颅底重叠并构造垂直参考线来测量正畸治疗前后向的变化。

- Pancherz 分析——Hans Pancherz 设计了该分析方法,以评估上下颌骨内及颌骨间骨骼变化和牙齿变化的相互关系(Pancherz,1982)。将 X 线片沿 SN 平面以 S 点重叠,使用垂直于𬌗平面的参考线评估骨骼和牙齿的变化。

- Pitchfork 分析——Lysle Johnston 将 Pitchfork 分析描述为一种用于分析矢状向上颌骨和下颌骨正畸治疗效果的简单方法(Johnston,1996)。该分析沿功能𬌗平面测量骨骼和牙齿变化,由此产生 Pitchfork 图,代表骨骼相对于前颅底的变化和牙齿(磨牙和前牙)相对于颌骨移动的综合效应(图 6.58)。

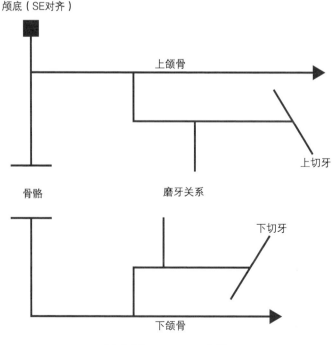

图 6.58　Pitchfork 分析

上颌骨和下颌骨内结构变化分析

对上下颌骨内或周围的标记点进行重叠,分析局部生长和牙槽骨的变化,其中生长改变是相对独立的。有许多方法分别用于描述上下颌骨,它们同样依赖于各骨骼相对稳定或近乎稳定的结构。

上颌骨内结构变化分析

很多分析上颌骨内变化的方法:

- 沿上颌平面(ANS-PNS)在 ANS 点重叠——这是最简单的重叠方法之一,但由于 ANS 可发生重塑,可能会低估前腭部的发育(•Broadbent,1937)。另一种方法是沿 ANS-PNS 平面,使上颌腭侧面达到最佳重叠,从而消除 ANS 的影响。

- 以硬腭上、下表面达到最大吻合的重叠方法,通过使用硬腭上、下表面的轮廓定位,消除了与 ANS 相关的误差(Salzmann,1960)。

- Björk 结构重叠法——通过种植钉的纵向生长发育研究,Björk 和 Skieller 发现上颌骨生长在正常发育过程中广泛存在,且骨骼中不存在稳定结构。然而,上颌骨周围的一些区域生长程度较小,可以被认为是稳定的,用于上颌骨重叠。建议以颧突前表面进行重叠,调整第二张 X 线片的方向,鼻底骨吸收降低约占 2/5,略小于眶底骨沉积(3/5)(图 6.59)(Björk 和 Skieller,1977)。

下颌骨内结构变化分析

- 沿下颌骨体下缘和颏联合内板重叠——这种方法操作相对简单,但在

图 6.59　根据 Björk 和 Skieller 的上颌重叠法。将时间点 1(T1:黑色)与时间点 2(T2:红色)的上颌骨沿着颧突(i)的前界对齐,使得眶底的向上生长量(向上箭头)约为总增加量的 3/5,而鼻底向下增加量(向下箭头)约为总增加量的 2/5。上颌植入物线(xy)长约 4cm,此线在眶缘和颧牙槽嵴连线的中点,沿着与颧突前轮廓的切线成 90°方向,指向颅底的 Walker 点。这条线有助于确定重叠的方向

[Adapted from Duterloo HS, Planche P-G, (2011). A Handbook of Cephalometric Superimposition, Quintessence Publishing Co Inc, Hanover Park, IL.]

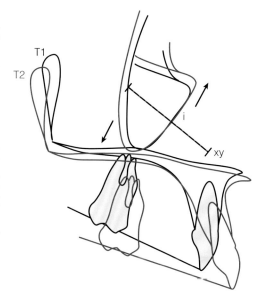

生长发育期，下颌平面相关结构变化时，会受到下颌骨下缘，特别是 Go 点广泛生长的干扰。

- Björk 结构重叠法——与上颌骨相比，Björk 发现下颌骨中存在稳定的自然参照结构（•• Björk& Skieller，1983）。他描述了一系列可用于重叠且易于识别的下颌结构（图 6.60）：

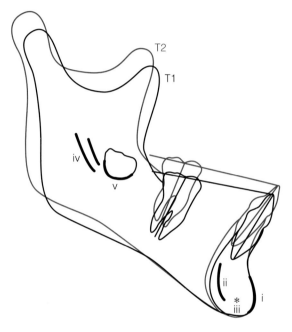

图 6.60　根据 Björk 和 Skieller 方法进行下颌骨区域重叠。应用以下稳定的参考结构，将时间点 1（黑色）的下颌骨与时间点 2（红色）的下颌骨进行重叠：i，颏部的前轮廓；ii，颏联合骨板的内部轮廓；iii，颏联合中明显的骨小梁结构；iv，下颌神经管；v，矿化牙胚的下轮廓。请注意，T2 升支的前缘轮廓应始终位于 T1 的后方，因为该表面始终呈现骨吸收——这在检查重叠时非常有用

(Redrawn from Duterloo, H.S., Planche, P.-G., 2011. A Handbook of Cephalometric Superimposition. Quintessence Publishing Co Inc, Hanover Park, IL.)

- 颏部前轮廓。
- 下颌联合部下缘皮质骨板的内轮廓。
- 联合部中明显的小梁结构。
- 下颌神经管轮廓。
- 牙根发育之前，矿化的磨牙牙胚的下轮廓。

与不同的颅底重叠方法相同，应用上颌和下颌区域重叠的不同方法可能产生对生长和治疗变化的不同分析结果（图 6.61）。

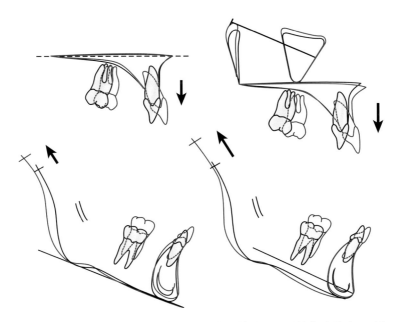

图 6.61 上颌骨(上图)和下颌骨(下图)区域重叠。用最大重叠法,上颌骨两个时间点的重叠(左图)掩盖了垂直向生长和轻微前下旋转,这可用 Björk 重叠法(右图)直观地看到。与 Björk 法(右图)相比,以联合部和下颌体下缘的重叠图(左图)则低估了髁突的垂直向生长

(闫立波 译,徐悦蓉 审)

进一步阅读

Brown, M., 1981. Eight methods of analysing a cephalogram to establish anteroposterior skeletal discrepancy. Br. J. Orthod. 8, 139–146.

Faculty of General Dental Practice UK, 2013. Selection Criteria for Dental Radiography, third ed. Royal College of Surgeons of England, London.

How Kau, C., Richmond, S., 2010. Three-Dimensional Imaging for Orthodontists and Maxillofacial Surgeons. Wiley-Blackwell, Oxford.

Jacobson, A. (Ed.), 1995. Radiographic Cephalometry: From Basics to Videoimaging. Quintessence Publishing Co, Canada.

Journal of Orthodontics, 2013. Volume 40 Number 1. Special Issue: Focus on Cone Beam CT.

McDonald, F., Ireland, A.J., 1998. Diagnosis of the Orthodontic Patient. Oxford University Press, Oxford.

Naini, F.B., 2011. Facial Aesthetics: Concepts and Clinical Diagnosis. Wiley-Blackwell, Oxford.

Patel, A., Burden, D.J., Sandler, J., 2009. Medical disorders and orthodontics. J. Orthod. 36, 1–21.

Radiation Protection 136, 2004. European guidelines on radiation protection in dental radiology. The safe use of radiographs in dental practice. Office for Official Publications of the European Communities, Luxembourg.

Radiation Protection 172, 2012. Cone Beam CT for Dental and Maxillofacial Radiology (Evidence-based guidelines). <www.sedentexct.eu/files/radiation_protection_172.pdf>.

Sarver, D.M., Proffit, W.R., Ackerman, J.L., 2003. Contemporary Treatment of Dentofacial Deformity. Mosby, St Louis.

Whaites, E., 2007. Essentials of Dental Radiography and Radiology fourth ed. Churchill Livingstone, Elsevier, Edinburgh.

Williams, P., 1986. Lower incisor position in treatment planning. Br. J. Orthod. 13, 33–41.

参考文献

Abela, S., Chotai, M., Bister, D., 2012. What you need to know about bisphosphonates: an overview and general recommendations for orthodontic treatment. J. Orthod. 39, 186–192.

Arai, Y., Tammisalo, E., Iwai, K., 1999. Development of a compact computed tomographic apparatus for dental use. Dentomaxillofac Radiol. 28, 245–248.

Arat, Z.M., Rübendüz, M., Akgül, A.A., 2003. The displacement of craniofacial reference landmarks during puberty: a comparison of three superimposition methods. Angle Orthod. 73, 374–380.

Ballard, C.F., 1951. Recent work in North America as it affects orthodontic diagnosis and treatment. Dent. Rec. (London) 71, 85–97.

Ballard, C.F., 1956. Morphology and treatment of class II division 2 occlusions. Trans. Eur. Orthod. Soc. 20, 44–55.

Bass, J.K., Fine, H., Cisneros, G.J., 1993. Nickel hypersensitivity in the orthodontic patient. Am. J. Orthod. Dentofacial Orthop. 103, 280–285.

•Baumrind, S., Frantz, R.C., 1971a. The reliability of head film measurements. 1. Landmark identification. Am. J. Orthod. 60, 111–127. *A series of three papers (see references below) that investigated the errors inherent in cephalometric tracing and analysis in terms of envelopes of error associated with identification of different landmarks and the effect this has on linear and angular measurements.*

•Baumrind, S., Frantz, R.C., 1971b. The reliability of head film measurements. 2. Conventional angular and linear measures. Am. J. Orthod. 60, 505–517.

•Baumrind, S., Miller, D., Molthen, R., 1976. The reliability of head film measurements. 3. Tracing superimposition. Am. J. Orthod. 70, 617–644.

Beane, R.A., Reimann, G., Phillips, C., et al., 2003. A cepholometric comparison of black open-bite subjects and black normals. Angle Orthod. 73, 294–300.

Bhatia, S.N., Akpabio, T.A., 1979. A correlation study of two methods of assessing skeletal pattern. Br. J. Orthod. 6, 187–193.

Björk, A., 1969. Prediction of mandibular growth rotation. Am. J. Orthod. 55, 585–599.

Björk, A., Skieller, V., 1977. Roentgencephalometric growth analysis of the maxilla. Trans. Eur. Orthod. Soc. 53, 51–55.

••Björk, A., Skieller, V., 1983. Normal and abnormal growth of the mandible. A synthesis of longitudinal cephalometric implant studies over a period of 25 years. Eur. J. Orthod. 5, 1–46. *This comprehensive review paper outlines the findings of this historic and unrepeatable longitudinal implant study in relation to mandibular growth rotations. In particular, it describes the components that make up a rotation (matrix, intramatrix and total) and the method of regional superimposition using stable anatomical structures. This work has been hugely influential in our understanding of facial growth and the processes of bony remodelling.*

•Bolton, W.A., 1962. The clinical application of tooth-size analysis. Am. J. Orthod. 48, 504–529. *Bolton describes a method for evaluating mesiodistal tooth size discrepancies between teeth in the maxillary and mandibular arches. The overall ratio measures the arches to the distal of the first molars, whilst the anterior ratio measures the six front teeth. The paper provides ideal ranges and allows the presence of dental excess in either arch to be calculated.*

Botticelli, S., Verna, C., Cattaneo, P.M., et al., 2010. Two- versus three-dimensional imaging in subjects with unerupted maxillary canines. Eur. J. Orthod. [Epub ahead of print].

•Broadbent, B.H., 1937. Bolton standards and technique in orthodontic practice. Angle Orthod. 7, 209–233. *A very early and historically important paper in which B Holly Broadbent described the collection of data as part of the Bolton-Brush Growth Study at Case Western Reserve University in Ohio and introduced the use of cephalometric radiography.*

de Coster, L., 1952. The familial line, studied by a new line of reference. Trans. Eur. Orthod. Soc. 28, 50–55.

•Downs, W.B., 1948. Variations in facial relationships: their significance in treatment and prognosis. Am. J. Orthod. 34, 812–840. *This paper described one of the first formal cephalometric analyses based on a sample of 20 Caucasian individuals aged 12–17 years with ideal occlusions. The analysis consisted of ten cephalometric measurements, using the Frankfort plane as its main reference line.*

Downs, W.B., 1952. The role of cephalometrics in orthodontic case analysis and diagnosis. Am. J. Orthod. 38, 162–182.

Downs, W.B., 1956. Analysis of the dentofacial profile. Angle Orthod. 26, 191–212.

Ellis, P.E., Benson, P.E., 2003. Does articulating study casts make a difference to treatment planning? J. Orthod. 30, 45–49, discussion 22–23.

Ghafari, J., Engel, F.E., Laster, L.L., 1987. Cephalometric superimposition on the cranial base: a review and a comparison of four methods. Am. J. Orthod. Dentofacial Orthop. 91, 403–413.

Gill, D.S., Naini, F.B., Tredwin, C.J., 2007. Smile aesthetics. Dent. Update 34, 152–158.

Hamdan, A.M., Rock, W.P., 2001. Cepholometric norms in an Arabic population. J. Orthod. 28, 297–300.

Harvold, E.P., 1974. The Activator in Interceptive Orthodontics. CV Mosby, St. Louis.

Holdaway, R.A., 1983. A soft-tissue cephalometric analysis and its use in orthodontic treatment planning. Part I. Am. J. Orthod. 84, 1–28.

Holdaway, R.A., 1984. A soft-tissue cephalometric analysis and its use in orthodontic treatment planning. Part II. Am. J. Orthod. 85, 279–293.

Houston, W.J., 1983. The analysis of errors in orthodontic measurements. Am. J. Orthod. 83, 382–390.

•Houston, W.J., Edler, R., 1990. Long-term stability of the lower labial segment relative to the A-Pog line. Eur. J. Orthod. 12, 302–310. *A retrospective cephalometric study that demonstrated a clear tendency for the lower incisors to return to their original position following treatment and questioned treatment planning based on cephalometric and hard tissue prescriptions in terms of stability. It also showed how technically difficult it is to accurately place the lower incisors onto cephalometric-defined landmarks.*

Houston, W.J.B., 1975. Assessment of the skeletal pattern from the occlusion of the incisor teeth: a critical review. Br. J. Orthod. 2, 167–169.

Isaacson, K.G., Thom, A.R., Horner, K., et al., 2008. Orthodontic radiographs – guidelines, third ed. British Orthodontic Society.

Jacobson, A., 1975. The 'Wits' appraisal of jaw disharmony. Am. J. Orthod. 67, 125–138.

Jacobson, A., 1976. Application of the 'Wits' appraisal. Am. J. Orthod. 70, 179–189.

Johal, A.S., Battagel, J.M., 1997. Dental crowding: a comparison of three methods of assessment. Eur. J. Orthod. 19, 543–551.

Johnston, L.E. Jr., 1996. Balancing the books on orthodontic treatment: an integrated analysis of change. Br. J. Orthod. 23, 93–102.

Kamaluddin, J.M., Cobourne, M.T., Sherriff, M., et al., 2012. Does the Eastman correction over- or under-adjust ANB for positional changes of N? Eur. J. Orthod. 34, 719–723.

Katheria, B.C., Kau, C.H., Tate, R., et al., 2010. Effectiveness of impacted and supernumerary tooth diagnosis from traditional radiography versus cone beam computed tomography. Pediatr. Dent. 32, 304–309.

Little, R.M., 1975. The irregularity index: a quantitative score of mandibular anterior alignment. Am. J. Orthod. 68, 554–563.

•Mamandras, A.H., 1988. Linear changes of the maxillary and mandibular lips. Am. J. Orthod. Dentofacial Orthop. 94, 405–410. *A retrospective study using data from the Burlington growth archive investigating cephalometric soft tissue changes around the lips in 32 patients from the ages of 8 to 18 years old. The lips of the male subjects grew more than the females and lip thickness was greatest at the age of 16, starting to reduce beyond this age.*

McNamara, J.A. Jr., 1984. A method of cephalometric evaluation. Am. J. Orthod. 86, 449–469.

Merrett, S.J., Drage, N.A., Durning, P., 2009. Cone beam computed tomography: a useful tool in orthodontic diagnosis and treatment planning. J. Orthod. 36, 202–210.

Mills, J.R.E., 1970. The application and importance of cephalometry in orthodontic treatment. Orthodontist 2, 32–47.

Mills, J.R.E., 1982. Principles and Practice of Orthodontics. Churchill Livingstone, Edinburgh.

Miyajima, K., McNamara, J.A., Kimura, T., et al., 1996. Craniofacial structure of Japanese and European-American adults with normal occlusions and well-balanced faces. Am. J. Orthod. Dentofacial Orthop. 110, 431–438.

Moorrees, C.F.A., Keane, M.R., 1958. Natural head position, a basic consideration in the interpretation of cephalometric radiographs. Am. J. Phys. Anthropol. 16, 213–234.

Mozzo, P., Procacci, C., Tacconi, A., et al., 1998. A new volumetric CT machine for dental imaging based on the cone-beam technique: preliminary results. Eur. Radiol. 8, 1558–1564.

Obwegeser, H.L., Makek, M.S., 1986. Hemimandibular hyperplasia-hemimandibular elongation. J. Maxillofac. Surg. 14, 183–208.

Othman, S.A., Harradine, N.W.T., 2006. Tooth-size discrepancy and Bolton's ratios: a literature review. J. Orthod. 33, 45–51.

Ownby, D.R., Ownby, H.E., McCullough, J., et al., 1996. The prevalence of anti-latex IgE antibodies in 1000 volunteer blood donors. J. Allergy Clin. Immunol. 97, 1188–1192.

Pauwels, R., Beinsberger, J., Collaert, B., et al., 2012. The SEDENTEXCT Project Consortium. Effective dose range for dental cone beam CT examinations in dentistry. Eur. J. Radiol. 81, 267–271.

Pancherz, H., 1982. The mechanism of Class II correction in Herbst appliance treatment. A cephalometric investigation. Am. J. Orthod. 82, 104–113.

•Park, Y.C., Burstone, C.J., 1986. Soft-tissue profile – fallacies of hard tissue standards in treatment planning. Am. J. Orthod. Dentofacial Orthop. 90, 52–62. *A retrospective cephalometric study investigating 30 adolescent patients treated to a lower incisor position situated approximately 1.5 mm in front of the A-Pog line. There was huge variation in both the soft tissue profile and lip protrusion, highlighting the importance of planning treatment to the soft tissues of the face and not arbitrary cephalometric standards (see also Houston & Edler, 1990).*

Ricketts, R.M., 1959. Planning treatment on the basis of the facial pattern and an estimate of its growth. Angle Orthod. 27, 14.

Ricketts, R.M., 1960. A foundation for cephalometric communication. Am. J. Orthod. 46, 330–357.

•Riedel, R.A., 1952. The relation of maxillary structures to cranium in malocclusion and in normal occlusion. Angle Orthod. 22, 142–145. *Based on a sample 52 adults and 24 children with excellent occlusions this paper introduces the use of angles SNA, SNB and ANB to measure the anteroposterior position of the maxilla and mandible to the cranial base and to each other. These cephalometric angles are still commonly used and form part of the Steiner and Eastman analyses.*

Salzmann, J.A., 1960. The research workshop on cephalometrics. Am. J. Orthod. 46, 834–847.

Santoro, M., Galkin, S., Teredesai, M., et al., 2003. Comparison of measurements made on digital and plaster models. Am. J. Orthod. Dentofacial Orthop. 124, 101–105.

•Sarver, D.M., 2001. The importance of incisor positioning in the esthetic smile: the smile arc. Am. J. Orthod. Dentofacial Orthop. 120, 98–111. *A clinical paper that defines the ideal relationship of the lips to the maxillary incisors on smiling or the 'smile arc' and argues that unless we are careful, there can be a tendency for orthodontic treatment to flatten this arc, and create an unattractive smile. Clinical examples are included.*

•Steiner, C., 1953. Cephalometrics for you and me. Am. J. Orthod. 39, 729–755.

•Steiner, C., 1956. Cephalometrics in clinical practice. Angle Orthod. 29, 8–29. *Cecil Steiner was an orthodontist based in Beverley Hills, USA, and reportedly based his cephalometric norms on the measurements taken from a couple of Hollywood starlets. He introduced his analysis in this 1953 paper and in the 1956 follow up paper, showed they could be applied to orthodontic treatment planning, especially in relation to camouflage treatment in the presence of a skeletal discrepancy. This is graphically represented by what has become known as 'Steiner's Sticks' showing how the angulation of the upper and lower incisors can be modified depending upon the ANB angle.*

Thom, A., Isaacson, K., 2013. Radiographs in the management of the developing dentition. In: Faculty of General Dental Practice UK (Ed.), Selection Criteria for Dental Radiography, third ed, Royal College of Surgeons of England, London.

Tulloch, J.F., Shaw, W.C., Underhill, C., et al., 1984. A comparison of attitudes toward orthodontic treatment in British and American communities. Am. J. Orthod. 85, 253–259.

Vorhies, J.M., Adams, J.W., 1951. Polygonic interpretation of cephalometric findings. Angle Orthod. 21, 194–197.

Williams, R., 1969. The diagnostic line. Am. J. Orthod. 55, 458–476.

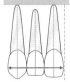

7 第七章
正畸患者的矫治计划

正畸治疗最困难而又最重要的部分是制订治疗计划。现代固定矫治器很容易地直立牙齿。因此,正畸医师的作用在于将牙列排列到最佳位置,并实现美观和咬合良好的目标。治疗过程从临床检查、记录和诊断开始,然后根据临床检查制订治疗计划。制订矫治计划的过程分两步,先确定治疗目标,然后如何实现这些目标。本章将讨论制订治疗目标和治疗计划的一般原则。第10章和第11章介绍了治疗不同错殆畸形的具体方法。

矫治时机

混合牙列早期可能出现多种错殆畸形,在这个阶段通常可以尝试进行正畸治疗。特别是以下三种形式的早期治疗,可以让患者获益:

- 牙弓发育(或扩弓)以减轻拥挤。
- 生长改良以纠正骨骼异常。
- 咬合调整以解除下颌移位。

牙弓发育

利用混合牙列期的牙弓发育可以为排齐牙齿提供间隙,避免以后的拔牙矫治。牙弓发育的重点在于维持间隙,可用腭弓或舌弓保留替牙间隙(Gianelly,1995)。同时,还有一些有创的方法,在混合牙列中进行主动扩弓以增加牙弓宽度和周长。例如使用上颌快速扩弓(rapid maxillary expansion,RME)来实现矫形扩弓,结合 Schwarz 下颌活动矫治器或唇挡以扩展和直立下牙列(McNamara & Brudon,1993)。这种干预的基本原理是早期增加牙弓长度,并且在恒牙萌出之前协调颌骨、牙槽骨和肌肉(见专栏10.7)。

毫无疑问,牙弓发育可以创造更多间隙,在不拔牙的情况下解决拥挤;但其长期的稳定性有待探讨。这种方法的长期稳定性的前瞻性证据略显不足(Geran et al,2006;O'Grady et al,2006),但也存在一些相反的证据(Little et al,1990;Solomon et al,2006)。

生长改良

早期生长改良干预骨骼发育不足的理论依据在于：生长改良最大限度的利用患者的生长潜力，降低前突的上颌切牙的外伤风险，并降低恒牙列期的矫治难度。及早纠正这些可能导致心理问题的错殆畸形，可以促进青少年心理健康。此外，它还可以降低患者在青春期晚期手术治疗的可能性。

- 对于Ⅱ类病例，提倡使用头帽、功能矫治器或两者的组合进行早期干预。
- 对于Ⅲ类病例，建议使用前方牵引（配合或不配合 RME）、功能性矫治器和颏兜（限制下颌发育）。

骨性Ⅱ类的早期矫治

最新的 Cochrane 系统评价分析了正畸治疗对Ⅱ类一分类错殆畸形患儿的影响（••Thiruvenkatachari et al, 2013）。它重点关注了治疗开始的时间，是在 7~11 岁之间（分为一个或两个阶段），还是等到青春期（一个阶段）才开始治疗呢？结论是早期矫治确实降低了切牙外伤的发生率。然而，这似乎是早期干预的唯一优势。使用头帽或功能性矫治器将有效地减少覆盖，并在上下颌关系中产生一些微小的变化。但是，如果在青春期使用功能矫治器也能实现类似的结果（见证据 10.8）。

Ⅲ类错殆的早期矫治

Ⅲ类错殆畸形的早期矫治也存在争议。因为在这些病例中，颌骨不良生长将持续，抑制下颌骨生长的可行性有限。有些回顾性研究虽然提倡使用功能矫治器，但认为其只能实现非常小的骨骼效应。更多的研究支持在上颌骨后缩的病例中使用上颌前方牵引。已知头帽前方牵引产生的口外力，可以使上颌骨骨缝产生反应。此外，同时使用 RME 理论上可以打开颌骨骨缝来获得更多前方牵引量。有证据表明如果在患者 10 岁前进行这种干预可以在上颌骨产生明显的临床疗效（Kim et al, 1999；Toffol et al, 2008）。但是，患儿可能不愿戴用这种类型的矫治器，且在停止治疗后仍存在生长发育。一项英国的前瞻性多中心随机对照研究分析了 10 岁以下儿童早期Ⅲ类矫形治疗的有效性，并取得了一些令人鼓舞的结论（见证据在哪里 1?，图 10.60 和 10.61）（••Mandall et al, 2010, 2012）。

咬合调整解除下颌移位

在儿童替牙列早期，经常出现由于反殆和早接触而引起下颌骨错位。去除相关早接触可以降低出现混合牙列反殆乃至恒牙列反殆的风险（Thilander

证据在哪里1？Ⅲ类错殆畸形的早期矫形治疗

英国的一项多中心随机对照试验试图分析在 10 岁以下的儿童中使用面具前方牵引是否有效（••Mandall et al，2010，2012）。研究纳入了存在 3~4 颗前牙反殆，上颌后缩但垂直比例正常的 7~9 岁儿童，随机分组，分为对照组和上颌前方牵引与 RME 联合治疗组。主动治疗组在建立安氏Ⅰ类咬合关系和/或上下颌骨Ⅲ类关系纠正后停止治疗。分别在治疗后 15 个月和 3 年时随访。

这项研究证明面具前方牵引用于治疗早期儿童安氏Ⅲ类错殆在多数情况下是有效的，它能够矫正Ⅲ类的骨骼和牙齿畸形。良好的治疗效果基本上能保持到治疗后 3 年。但治疗对患儿的心理状况几乎没有影响。总之，上颌前方牵引与 RME 联合治疗用于治疗早期Ⅲ类错殆畸形是有效的。

et al，1984；Lindner，1989）。实现这一目标的最佳方法尚无定论，可用的方法包括选择性调殆、放置简单的树脂殆垫、可摘矫治器及扩弓器。少数证据表明早期干预可获得更好结果，扩弓器的治疗效果优于可摘矫治器（参见证据在哪里 10.7）（••Agostino et al，2014）。因此，可针对出现早接触和下颌移位的替牙期儿童进行早期阻断治疗。

早期阻断性矫治方法

过早开始正畸治疗存在一些争议。因为患者在恒牙列期几乎不可避免地需要二期正畸治疗，因此早期矫治会延长总体治疗时间，可能导致患者依从性不佳。在一期治疗后，患者的牙列将按照初始的生长模式持续生长，并且可能需要一个很长的保持期，在混合牙列期到恒牙列的发育过程中保持前期的治疗效果。最后，越来越多的证据表明无论是从早期替牙列还是恒牙列期开始治疗，最终治疗结果是相近的，唯一的区别是早期矫治的疗程更长。

改善生长模式的最佳治疗时机在替牙列晚期，第二乳磨牙尚未脱落时。此时正畸医师可用最短的矫治时间，利用患者的生长潜力进行治疗，对依从性要求也较低。在患者恒牙列早期使用固定矫治器进行正畸治疗，是解决牙列拥挤的最佳时间。但是，部分错殆畸形可以从早期治疗中获益：

- 在 10 岁前患儿中，随着前牙覆盖增大，牙外伤的风险也随之增高。有证据表明，针对唇肌无力和明显上颌前突的患儿进行早期矫治可以减小前牙覆盖，减少切牙创伤的发生（••Thiruvenkatachari et al，2013）。
- 在替牙列早期使用前方牵引治疗安氏Ⅲ类错殆合并上颌骨发育不全是有效的（Mandall et al，2010，2012）（见图 10.60 和图 10.61）。
- 纠正骨性Ⅱ类错殆畸形最佳时期是生长发育高峰期。女性的生长发育高峰期要早于男性,且都与牙龄关系不大。因此,这类错𬌗的女性应比男性更早接受治疗。

- 一些患有错𬌗畸形的孩子,特别是深覆盖,有可能会受到嘲笑和欺凌,影响孩子心理健康。在这种情况下,应尽早治疗。
- 后牙反𬌗的早期治疗可以预防恒牙列出现反𬌗(Harrison & Ashby, 2008;见证据在哪里 10.7?)。前牙反𬌗可导致下颌切牙区黏膜损伤(见图 10.57)。这两种形式的错𬌗都可以用简单的活动矫治器在混合牙列早期进行治疗。

治疗的目标

正畸治疗的主要目的应该是美学和功能:
- 将牙列置于骨骼和软组织环境中,获得面部和牙齿美学的最佳效果。
- 实现稳定、平衡和功能良好的咬合。

能否达到这些矫治目标取决于患者本身情况和相应的诊断。所以正畸治疗方案不仅仅是调整咬合,而是涉及多学科综合治疗。

面部目标

正畸医师对面部和软组织美学的重要性有着更高的认识(专栏 7.1)。获得 I 类切牙和尖牙关系通常是治疗的基本目标,但这不能以牺牲软组织侧貌为代价。

专栏 7.1 面部治疗计划

正畸治疗计划制订应从确定牙列位置,特别是上切牙的位置开始。这代表了矫治计划的重点从下颌切牙的位置转变成了静态咬合。

在正畸学发展的初期,正畸医师认为所有牙齿排齐并实现了良好的咬合,患者就会获得美观的面部。然而,一些正畸医师很快发现情况并非如此,一些病例出现了明显的牙齿前突和严重的复发。随着头影测量分析的出现,一些学者认为面部生长是由遗传决定的,正畸治疗对其影响很小。他们认为治疗应基于头影测量结果,特别是下切牙的位置。即使如此,这些指标与面部软组织侧貌几乎没有关系(Park & Burstone,1986)。从那时起,传统观念再次改变,软组织才应是正畸治疗的依据(Ackerman & Profft,1997)。出现这种情况主要是因为功能性矫治器的再度兴起,正颌外科技术的进步,对复发的更深入了解以及对长期保持理念的接受。同样也因为人们对面部增龄性变化的关注以及对青少年正畸后面部变化的深入认识。

实现治疗目标可能因为上下颌骨之间的关系变得困难：

- 在上下颌骨没有明显不调的情况下，治疗目标将主要为获得良好的咬合关系（图7.1）。
- 如果存在轻度-中度上下颌骨不调，可以选择功能性矫治器利用生长改良来改善颌骨不调。这类矫治器需要患者良好的配合，同时也依赖于颌骨向正确方向的生长，治疗效果不尽相同。但是，一般来说，骨性Ⅱ类错𬌗的治疗效果要好于骨性Ⅲ类。正畸掩饰性治疗也是可行的，通过必要的咬合改变代偿颌骨的不协调（图7.2和专栏7.2）。
- 如果上下颌骨有严重的不调并且患者处于生长发育阶段，要考虑进行生长改良治疗，但是治疗效果不确定并且基本上仅适用于骨性Ⅱ类病例。正畸掩饰性治疗也存在争议，特别是在实现良好的面部美学方面。正颌手术是治疗严重上下颌骨畸形的有效方法，需要在面部生长完成

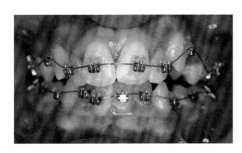 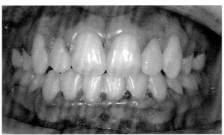

图7.1 拔除4个第一前磨牙矫治安氏Ⅰ类拥挤病例。治疗计划要求做到牙齿排齐并保证上下前牙在颌骨中的位置来维持面型

专栏7.2 正畸掩饰性治疗

对于骨性Ⅱ类错𬌗的青少年患者，可以利用功能性矫治器进行治疗。但这对年龄较大或者成年人是无效的，因为他们的生长潜力很小或基本没有生长潜力。对于无生长潜力的患者有两种治疗方法：正颌外科重新定位上下颌骨位置或通过移动牙齿掩盖骨骼不调，后者被称为掩饰性治疗，适合治疗轻中度骨性Ⅱ类错𬌗。这种治疗的主要限制因素之一是软组织侧貌，因为治疗将内收上切牙及上唇。如果患者上唇突出，内收对侧貌是有利的。但如果上唇已经较为平坦，鼻唇角较钝，那么任何进一步的内收上唇会使鼻唇角过大、侧貌恶化。同样，对Ⅲ类错𬌗畸形的患者过度内收下切牙的掩饰性治疗可能导致颏部仍旧不可接受的前突。因此，虽然掩饰性治疗可能建立良好的咬合，但不应以牺牲面部美学为代价。通常上下颌骨不调越严重，就越难以通过单纯牙齿移动的掩饰性正畸治疗达到目标。

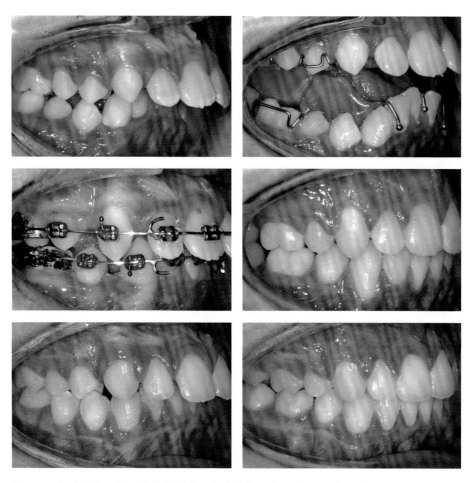

图 7.2　安氏 Ⅱ 类 1 分类错𬌗的矫治。中度骨性 Ⅱ 类错𬌗可以利用功能性矫治器纠正上下颌骨矢状向不调。然后通过固定矫治,拔除 4 个第一前磨牙解决拥挤并精细调整咬合(上面 4 幅图)。轻度的骨性不调通过拔除 4 个前磨牙进行掩饰性治疗(下面 2 幅图)

后才可进行。为保证良好的矫治效果,正畸医师分析了在正畸治疗和正颌手术中牙齿移动的界限,但这也仅作为参考(图 7.3)。

咬合的目标

正畸治疗的咬合目标在牙齿美学、平衡和功能方面都有一定之规(表 7.1),并且按照常规矫治顺序列出。虽然这些情况因病例而异,但实际上咬合的矫治要求做到以下几点:

- 创造空间解决拥挤。
- 排齐和整平牙列。

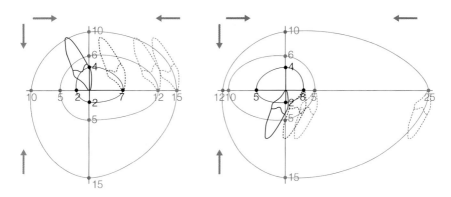

图7.3　此不调图展示了理论上正畸治疗牙齿移动的范围。x轴和y轴的原点代表牙齿的理想位置,内侧黑色圆圈代表仅正畸治疗牙齿移动的范围,中间红色圆圈代表矫形治疗牙齿移动范围,外侧红色圆圈代表正颌手术牙齿移动范围。近年来,骨支抗的出现重新定义了正畸矫治的牙齿移动界限,骨支抗可以使牙齿移动超出本身基骨

(Redrawn from Profft, W.R., White, R.P. Jr., Sarver, D.M., 2003. Contemporary Treatment of Facial Deformity.Mosby, St Louis.)

表7.1　正畸治疗的咬合目标

• Andrews 咬合六关键	• 前牙切导
• 尖牙引导殆或者组牙功能殆	• 后退接触位与牙尖交错位一致
• 无非工作侧殆干扰	

- 改善牙齿颊侧关系。
- 改善切牙关系。

　　与咬合相关更深入的思考是颞下颌关节,这是个有争议的领域。尽管有证据显示正畸治疗对颞下颌功能障碍影响很小(Luther,2007a,b),但对于治疗结束时髁突的理想位置和取得理想咬合的必要性也有诸多猜测。然而,正畸治疗可以改变咬合,因此寻找平衡、稳定的咬合是明智的做法。

获得理想面部目标矫治计划的制订

　　治疗计划应首先考虑上切牙位置是否需要改变(表7.2)。在颌骨位置不

表7.2　上前牙在面部的位置

• 上前牙唇面应与真垂线平行,并充分支撑上唇
• 在自然休息位时,上切牙应暴露 3~4mm
• 微笑时,上切牙切缘的连线弧度应平行于下唇
• 牙列的中线应该与面中线一致

调时,使牙齿排列在正确的位置并不容易,在一些病例中仅靠正畸治疗是实现不了的。下切牙的位置需要与上切牙的位置相匹配,达到切牙 I 类关系。

上切牙的前后位置

如果上颌骨前突或者单纯的牙槽骨前突,会引起上切牙的位置过度前突,颌骨和软组织侧貌将受到影响:

- 覆盖增大,形成安氏 II 类 1 分类错𬌗,上切牙直立或过度唇倾。若出现上切牙过度唇倾通常是由于下唇的位置或吮指不良习惯造成的。
- 上切牙内倾,形成安氏 II 类 2 分类错𬌗,覆𬌗增大,下唇位置较高(见图 1.6)。

在上颌骨过度生长的儿童中,通过口外力可以限制上颌骨生长。一些功能性矫治器也可以限制上颌骨的生长,特别是与头帽联合使用时。任何与之伴发的下颌后缩都需要使用功能性矫治器进行治疗。

若上颌骨的位置可以接受,可以选择正畸掩饰性治疗,通过倾斜或整体内收上切牙达到 I 类咬合关系,可以通过使用头帽口外弓或者拔牙矫治来实现。

相反地,上切牙的位置相对面部较后,会形成安氏 III 类错𬌗。这可能与牙槽突不调有关,常见的是由于上颌骨发育不足。明显有上颌骨发育不足的混合牙列患者可以尝试矫形治疗以改善上颌位置,通过面具提供的口外力进行前方牵引。这种治疗方式可以快速改善切牙关系,但需要患者良好的配合;同时面部生长型将显著影响治疗效果的长期稳定性(见图 10.61)。

III 类切牙关系也可能继发于下颌骨发育过度,伴或不伴上颌骨发育不足。此类患者不太适合矫形治疗,因为他的面型有可能随着年龄的增长而恶化。如果确定患者需要手术干预,则应延迟到面部生长发育完成后再进行治疗。

上切牙的垂直向位置

上切牙在垂直方向上过度萌出,特别是出现露龈笑时,可能难以通过正畸矫治改善。理想的治疗方法是通过矫形治疗或正颌手术进行治疗。随着患者年龄增长,上切牙的暴露量会越来越少,若正畸治疗过度地压低了上切牙,会使患者微笑时显得苍老。在生长发育期的儿童,使用覆盖上牙列的夹板结合高位头帽可限制上颌骨垂直生长和减少上切牙暴露。然而,这种类型的治疗是困难的,需要患者良好的配合和患者有利的生长发育型。在成人中,上切牙的过度萌出则需要手术来纠正。

下切牙的矢状向位置

切牙 I 类关系是多数治疗的基本目标,所以上切牙设定位置时也要考虑下颌切牙情况。纵向研究表明下切牙的任何唇向移动从长期来看是比较容易复发的(Mills，1966，1968)。因此，应尽量避免下前牙明显的唇向移动(表7.3)。

表7.3　在下列情况下下前牙的唇倾是允许的

- 轻度的下前牙拥挤
- Ⅱ类2分类病例中深覆𬌗合并下切牙舌倾
- 下切牙由于下唇肌肉的亢进引起的舌倾
- 正颌术前的去代偿

安氏Ⅰ类错𬌗

如果切牙在治疗前是Ⅰ类关系，则不需要矫治前后向关系，可以避免下切牙唇舌向大范围移动。一个例外是Ⅰ类切牙关系但是伴随明显的双颌骨前突。如果治疗的目标是矫正前牙位置，则需要内收上下前牙，也意味着需要拔牙以提供必要的空间。

安氏Ⅱ类错𬌗

下颌后缩可导致下切牙在面部的位置较为靠后，导致前牙Ⅱ类关系。

- 与上颌骨过度发育相关的Ⅱ类病例类似，下颌骨严重发育不足及上切牙咬下唇都会导致深覆盖和安氏Ⅱ类1分类的切牙关系。
- 安氏Ⅱ类2分类的患者上下颌骨差异较小，但垂直向比例较低，下唇位置较高。

Ⅱ类切牙关系需要对牙齿的位置进行矫治以获得Ⅰ类关系。如何实现此目标取决于患者的骨骼和软组织情况，而它们存在很大差异。尽管有许多方法可用于治疗Ⅱ类错𬌗，但不同方法的有效性，尤其是对于Ⅱ类2分类病例的有效性缺乏相关证据(••Millett et al，2006)。

- 对于正常或轻度颌骨不调的Ⅱ类患者，如果侧貌是可接受的，则可以维持下切牙位置，主要通过改变上切牙的位置以获得Ⅰ类关系。这个情况下，必要的牙齿移动量较小，且很少对面部轮廓产生负面影响。
- 在中度骨性Ⅱ类错𬌗畸形中，单独利用正畸牙齿移动也可建立Ⅰ类切牙关系。正畸掩饰性治疗通常会拔除牙弓中段的前磨牙以内收上前牙，维持下前牙的位置(一些Ⅱ类2分类的病例也可以按此思路矫治避免下前牙的唇倾)。
- 严重的骨性Ⅱ类错𬌗，特别是存在下颌后缩的病例，可能需要大量内收上切牙才能完成掩饰性治疗，嘴唇随着牙齿向后移动，则可能导致软组织侧貌恶化。切牙内收和唇部变化之间的关系并不明确,许多因素都会有影响,包括唇部厚度、肌张力、原始切牙位置和骨骼解剖结构(Handelman,1996;Ramos et al,2005)。但是,正畸医师必须注意不要过度内收切牙,特别是患者已经存在软组织后缩的情况下。

中度或重度骨性Ⅱ类错𬌗伴下颌骨发育不全的生长发育期儿童,可考虑使用功能矫治器来改善切牙关系。在成功的病例中,功能矫治器可以促进颌骨生长和牙槽骨改建来改善下切牙位置,随后的第二阶段治疗达到最终的咬合目标(专栏7.3)。

专栏 7.3　下切牙位置和功能性矫治器

正畸治疗的一般原则是避免下切牙唇倾。但是,骨性Ⅱ类伴下颌后缩的病例在使用功能性矫治器促进颌骨生长时,会导致下切牙唇向移动。另外,促进下颌骨向前生长时应避免面下高增加;否则,下颌骨将向下和向后旋转,导致切牙不能前移,下前面高增加,面形恶化。

上颌骨垂直向发育过度合并下颌后缩的病例中,应尝试使用头帽限制上颌骨发育,从而促进下颌骨向前生长。

对于成年患者以及因依从性差或不利的生长型而对矫形治疗反应不佳的患者,需要决定是在上下颌骨关系不调的前提下进行正畸掩饰性治疗,还是等到面部生长停止后进行正畸-正颌联合治疗。

Ⅲ类错𬌗畸形

如果存在切牙Ⅲ类关系伴轻度上下颌骨不调,可以通过唇展上前牙和舌倾下前牙的正畸掩饰性治疗来建立Ⅰ类关系。对于轻度骨性不调的Ⅲ类病例,可选择内收下前牙建立正常覆𬌗覆盖,此时下切牙的位置是稳定的。

严重骨性Ⅲ类病例的治疗是比较复杂的(专栏7.4)。上颌骨发育不足时,可以采取一些措施促进上颌骨向前生长,但这需要患者是有生长发育潜力的儿童或青少年,有良好的依从性,面部生长型良好,以及应用口外力才能获得长期稳定的治疗结果。对于下颌过度前突的患者,内收下切牙如果不能达到掩饰性治疗的目的,那么就需要进行手术治疗。Ⅲ类成年患者是否能单独正畸治疗纠正错𬌗畸形需要考虑以下问题(表7.4)。

制订实现咬合目标的治疗计划

制订正畸治疗计划时,面型目标一旦确定,也应当同时考虑咬合目标。这

专栏 7.4　矫治 Ⅲ 类错𬌗畸形的相关问题

虽然 Ⅲ 类切牙关系在错𬌗畸形中所占比例不多,但这类病例可能是最难的,主要是因为颌面部发育的不确定性引起的。严重骨性 Ⅲ 类错𬌗的患者较 Ⅰ 类的人群,下颌骨生长量更大,生长持续的时间更长(Baccetti et al,2007)。对于 Ⅱ 类错𬌗患者,任何下颌骨的生长通常都是有利的,但在 Ⅲ 类病例中并非如此。如果骨性 Ⅲ 类患者的下颌骨进一步地生长,那么正畸掩饰性治疗纠正 Ⅲ 类切牙关系将存在明显风险。因为正畸掩饰性治疗和正颌手术前的去代偿正畸治疗的目标是相反的。正畸掩饰性治疗是使牙弓之间的补偿最大化,正颌术前的去代偿正畸却与之相反。选择掩饰性治疗还是选择正畸正颌联合治疗应推迟到我们能确定患者生长发育趋势和程度后再作决定。仅依据单次头影测量,想准确地预测个体生长是不可能的。连续的头颅侧位片和研究模型可以帮助正畸医师更好地预测面部生长,但这也不是绝对的。Ⅲ 类错𬌗畸形矫正的稳定性不仅取决于生长,还取决于治疗结束后的覆𬌗覆盖关系。在治疗开始时覆𬌗较小的患者,特别是不存在下颌前伸的情况,通常不适合进行正畸掩饰性治疗。

表 7.4　掩饰性正畸治疗矫治 Ⅲ 类错𬌗畸形的适应证和禁忌证

适应证	禁忌证
• 骨性 Ⅰ 类或者轻度骨性 Ⅲ 类	• 中、重度的骨性 Ⅲ 类
• 下面部高度正常或较小	• 下面部高度较大
• 覆𬌗正常或深覆𬌗	• 覆𬌗较浅
• 下前牙唇倾	• 下切牙舌倾
• 上前牙直立或舌倾	• 上切牙唇倾
• 上下切牙能退至切对切	• 上下切牙不能退回至切对切
	• 严重的 Ⅲ 类磨牙关系

些正畸治疗目标的制订不是独立的,而应统筹兼顾。矫治计划包括牙齿的移动距离及所需的间隙,这称为间隙分析。间隙分析提供了每个牙弓内所需间隙量,有助于制订治疗计划。它可以帮助医师决定是否需要拔牙矫治,如何设计支抗以达到治疗目标(专栏 7.5)。无论形式与否,间隙分析或者可视化治疗目标(visualized treatment objective,VTO)都是制订矫治计划前必须要做的工作。规范的间隙分析其优势在于:它有助于对治疗计划进行严格的把控,提供切合实际的治疗目标,更好地预测支抗需求以及为患者提供更准确的治疗信息,这对初学者是极为重要的。间隙分析的方法有很多,最值得推荐的是实用且全面的 Royal London 间隙分析法(Kirschen et al,2000a,b)。

专栏 7.5　间隙分析

　　规范的间隙分析,需要完整地记录患者情况,包括临床照片、牙齿研究模型和头颅侧位片。以此正畸医师决定牙齿的最终位置以及矫治方法。间隙分析由两个部分构成。第一部分 6 个因素估算上下牙弓所需要的间隙:①拥挤度;②整平 Spee 曲线所需的间隙;③牙弓宽度的改变;④切牙矢状向位置的改变;⑤轴倾度;⑥转矩。记录数据,所需间隙用负值表示,可用间隙用正值表示。

　　此病例患者为Ⅱ类 2 分类错𬌗畸形,轻度上下颌骨不调,下面高略短,牙列拥挤。矫治目标:解除拥挤,整平牙弓,改善切牙关系。下切牙轻度舌倾,上切牙明显舌倾。上牙弓中度拥挤,下牙弓轻度拥挤。

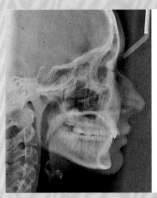
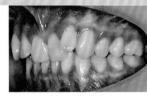
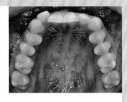
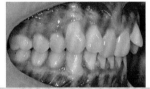
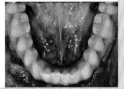

　　第一部分的间隙分析记录如下:

	下牙弓	上牙弓
拥挤度	−3mm	−5mm
整平 Spee 曲线	−1mm	−1mm
牙弓宽度	0mm	0mm
切牙前后位置	+4mm	−4mm
轴倾度 / 转矩	0mm	−2mm
总量	0mm	−12mm

　　利用间隙分析制订矫治计划需要考虑治疗结果时切牙的位置。左上侧切牙的覆盖治疗前为 6mm,若减少到 2mm 大概需要 8mm 的间隙。下前牙轻度舌倾,需下前牙唇倾 2mm 为下牙弓创造间隙。下前牙唇倾 2mm 可使覆盖减小 2mm,余下 4mm 覆盖的减小则要依靠上牙列的内收。上中切牙舌倾需要间隙以调整中切牙转矩。上下牙弓间隙需求量的差异也反映在磨

专栏 7.5(续) 间隙分析

牙关系上。Ⅰ类磨牙关系意味着上下牙弓的间隙需求量基本一致,磨牙Ⅱ类关系意味着上牙弓的间隙需求量大于下牙弓。

间隙分析的第二部分是关于如何开辟间隙和利用间隙,还应分析磨牙应如何移动来实现治疗目标,即支抗设计。此病例情况如下:

	下牙弓	上牙弓
牙量减少/增加	0mm	0mm
拔牙	0mm	+14mm
为修复体开辟间隙	0mm	0mm
磨牙远中移动	0mm	0mm
磨牙近中移动	0mm	−2mm
上下牙弓的生长	0mm	0mm
散隙	0mm	0mm

考虑到上牙弓需要较多的间隙,所以计划拔除两个上颌第一前磨牙,利用腭杆加强支抗。患者为 14 岁的女性,所以上下颌骨基本没有生长发育的潜力。在一些具有生长发育潜力的患者中,患者可考虑使用上颌功能性矫治器。功能矫治器可以减少覆盖从而降低在固定矫治时对间隙的需要。下图是治疗结束后:

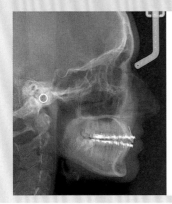
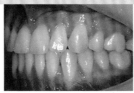
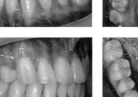
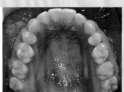
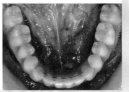

间隙获取

需要牙弓内间隙来实现错𬌗畸形的矫治目标:

- 解除拥挤(图 7.4)。
- 整平牙弓打开咬合(图 7.5)。

- 纠正倾斜的牙齿(图 7.6)。
- 减小覆盖(图 7.7)。
- 纠正牙齿的转矩(图 7.8)。

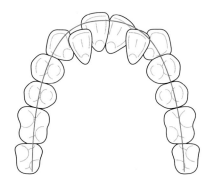

图 7.4　计算牙弓拥挤度时应纳入大多数牙齿

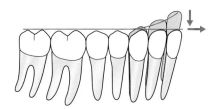

图 7.5　Spee 曲线较陡意味着牙齿之间的接触点靠近𬌗方,整平 Spee 曲线也需要间隙来避免牙弓长度增加

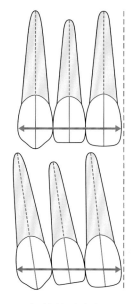

图 7.6　倾斜的牙齿(下图)要比直立的牙齿(上图)占据更多间隙

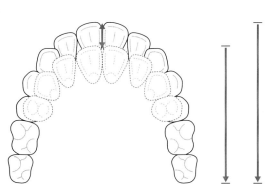

图 7.7　减少覆盖需要间隙。拔除前磨牙可以使牙弓变短

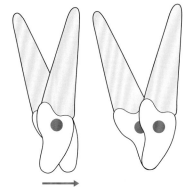

图 7.8　纠正前牙舌倾,而又不增加覆盖,此时需要间隙

正畸医师获得间隙的常用四种方法：

- 拔牙。
- 扩弓。
- 增加牙弓矢状向长度。
- 减小牙齿宽度（邻面去釉）。

拔牙

最有效的获得间隙的办法就是拔牙（专栏 7.6）。拔牙与否的争论由来已久；是否需要拔牙矫治取决于以下几个因素。

专栏 7.6　拔牙问题的讨论

关于正畸拔牙的讨论从正畸这门学科诞生起就一直存在，有时是偏激的。Edward Angle 医师就强烈地反对拔牙，他认为只有完整的牙弓才能获得稳定的咬合和理想的美观。为了达到此目标他经常会扩弓，使用重力的弹性牵引解决覆盖问题。众所周知，骨骼可在外力作用下发生改建，Angle 医师认为他的矫治器可以促进牙槽骨生长。但很不幸，Angle 医师很多病例没有实现理想的美观和稳定性。尽管受到了少数人的质疑，但 Angle 医师提出的非拔牙矫治在美国 20 世纪 40 年代成为正畸矫治的标准。

Angle 医师去世以后，他的学生 Charles Tweed 通过拔除前磨牙再次矫治了非拔牙矫治后的复发病例，这些病例都展示出良好的稳定性和较少的牙槽骨和软组织突出。Angle 医师的另一名学生 Raymond Begg 也认为，在许多情况下拔除前磨牙是合理的。正畸治疗目的常常是为了掩饰骨性不调，为了达到此目标，拔牙就非常必要。

但是，天平又一次倾斜。从几十年的纵向研究来看，拔牙并不能保证牙弓的长期稳定。当今患者的愿望是获得更丰满、更年轻的侧貌，这更加依赖于非拔牙矫治。也有患者在拔牙矫治内收前牙成功后出现颞下颌关节紊乱综合征。随着扩弓器的广泛使用，很多患者避免了拔牙矫治。而下牙弓扩弓的稳定性不佳，应当避免。

有人总以一些极端病例批评拔除前磨牙矫治后，会出现面部过于平坦，侧貌凹陷和面部高度丧失。但是，有证据表明这种说法是不正确的。虽然拔牙矫治后软组织会轻度内收，但是与非拔牙矫治的差异很小（Rushing et al，1995）。对于边缘病例，与非拔牙矫治相比，拔牙矫治可以改善患者软组织侧貌（Paquette et al，1992）。事实上，如果口腔医师和普通公众都认为患者侧貌缺乏吸引力，那么制订矫治计划就需要考虑是否内收唇部（Bowman & Johnston，2000）。由于个体差异较大，切牙的移动对下面部软组织的影响是复杂且难以预测的。

牙齿拥挤的程度和部位

牙齿拥挤最常见于切牙区,但常规情况下并不选择拔除这个区域的牙齿,特别是在上颌牙弓中,因为它们是牙列和微笑美学的组成部分。如果牙弓的拥挤度大,通常选择拔除牙弓中段的牙齿。但是,拔牙越远离拥挤部位,提供的空间就越少。同理,拔牙越接近拥挤部位,就越能简单高效地解除拥挤。

对于切牙区中度 - 重度拥挤的病例,拔除第一前磨牙是首选。如果时机恰当,拔除生长发育儿童的第一前磨牙可以自发地缓解大部分牙列拥挤,特别是在下颌尖牙近中倾斜、上颌尖牙颊侧错位萌出的情况下。对于轻度拥挤的病例,拔除第一前磨牙会导致间隙过剩或前牙过度内收。因此,如果牙列轻度拥挤,可考虑拔除第二前磨牙,或非拔牙矫治。下牙列的拔牙原则见表 7.5。

表 7.5   下牙列拔牙原则

拥挤量	拔牙方式
轻度拥挤(1~4mm)	非拔牙或第二前磨牙
中度拥挤(5~8mm)	第一或第二前磨牙
重度拥挤(≥9mm)	第一前磨牙

口内牙弓中段的拥挤通常是乳磨牙早失引起的。若拔除前磨牙来缓解拥挤,有可能导致间隙过剩。第二磨牙的拔除或缺失可以解决牙弓中段拥挤。然而拔除第二磨牙也会带来一些问题,例如:儿童拔牙操作较为困难;第三磨牙是否可以萌出到一个合适的位置;几乎不能为前牙拥挤提供间隙(Richardson & Richardson,1993;Thomas & Sandy,1995)。上牙列拔除第二磨牙并配合头帽远中移动牙齿可提供少量间隙,同时增加第三磨牙萌出概率。

不同类型的错𬌗畸形

安氏Ⅰ类错𬌗畸形下颌通常通过拔除前磨牙来缓解拥挤,对称的上颌拔除相应的前磨牙,这样有利于保持安氏Ⅰ类咬合关系(图 7.9)。

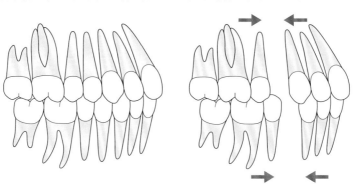

图 7.9   如果磨牙是Ⅰ类关系,上下牙弓拔除相同的前磨牙有利于维持磨牙关系

　　安氏Ⅱ类错𬌗畸形治疗目的之一是纠正切牙关系,因此上颌牙弓需要更多的间隙。若以拔除前磨牙解决下颌列的拥挤,通常也会拔除上牙列相应的前磨牙。Ⅱ类关系患者常见的拔牙模式为上颌拔除第一前磨牙,下颌拔除第二前磨牙,这样有利于磨牙和切牙关系的纠正,但也要考虑下牙列间隙的需求量(图7.10)。如果下牙弓间隙需求量较大,则需拔除第一前磨牙;如果下牙弓间隙需求量较少,则有可能仅拔除上颌的牙齿,治疗结束后磨牙为完全远中关系。

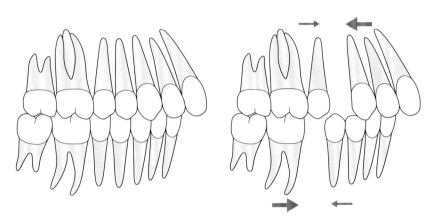

图7.10　如果磨牙是Ⅱ类关系,下牙弓拔除第二前磨牙有利于纠正咬合关系

　　相反,如果是Ⅲ类错𬌗畸形,下切牙需要舌向移动,则下牙弓需要间隙。如果需要拔除前磨牙,临床常见上颌拔除第二前磨牙,下颌拔除第一前磨牙(图7.11)。若上牙列排列整齐,也可以只拔除下颌前磨牙,内收下切牙,治疗结束时磨牙为Ⅲ类关系(图7.12);也可以仅拔除一颗下切牙,其他切牙内收,解决前牙反𬌗。当然,任何拔除下颌牙齿矫治Ⅲ类错𬌗都需谨慎(专栏7.4)。

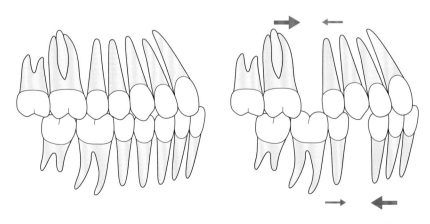

图7.11　如果磨牙是Ⅲ类关系,拔除上牙弓靠前的牙齿有利于改善咬合关系

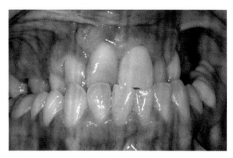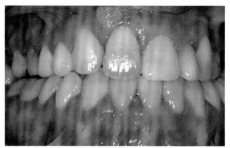

图 7.12　拔除一个下颌切牙纠正反𬌗

牙齿缺失及缺失位置

　　临床常见上颌侧切牙与下颌第二前磨牙先天缺失。若上颌侧切牙先天缺失,正畸医师经常会选择拔除另外一个侧切牙保持牙弓的对称性,尤其是对侧侧切牙为过小牙时。当然,这种治疗方案需要将尖牙改型代替侧切牙(图7.13)。此外,当上颌侧切牙因拥挤完全腭侧错位时,拔除侧切牙可以简化治疗难度并缩短治疗时间。

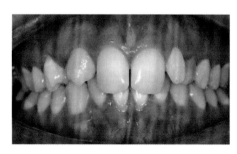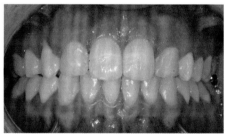

图 7.13　拔除 22 过小牙解决牙弓对称

(Courtesy of Padhraig Fleming.)

　　上颌尖牙有时易发生阻生,虽然拔除不是常见的治疗方法,但当上颌拥挤需要间隙并且尖牙阻生的位置致使导萌难度大,则应考虑拔除(图 7.14)。

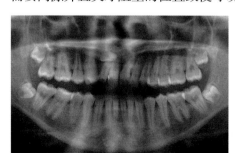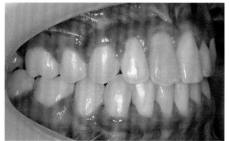

图 7.14　拔除埋藏的阻生上颌尖牙,第一前磨牙改型替代尖牙

牙齿的健康情况

生长发育期儿童的牙弓里如果有大面积龋补、龋坏或者发育不全的牙齿，正畸需要间隙时可考虑拔除。同理，在考虑拔牙时，优先考虑拔除有潜在病变的牙齿。临床中经常遇到第一恒磨牙由于龋坏等原因远期预后差，虽然第一磨牙在大多数情况下远离拥挤部位，拔除并不是常规方法，但是如果固定矫治器严格的支抗控制，拔除预后不好的第一恒磨牙也不失为不错的选择（图 7.15）。

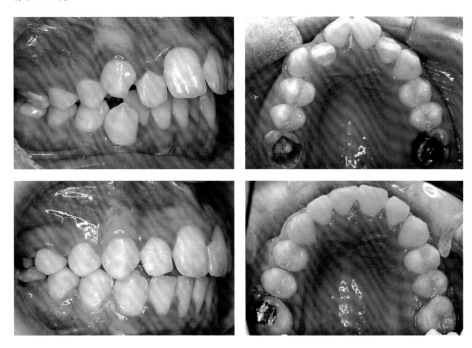

图 7.15　拔除上颌严重龋坏的第一磨牙为解除拥挤和减小覆盖提供间隙

上颌中切牙是最容易受到外伤的牙齿。由于它对牙齿美学十分重要，所以一般不考虑拔除。如果需要拔除，则应考虑代替它的侧切牙的形状和大小（图 7.16）。

横向扩弓

牙弓的长度和宽度的增加都可以延长牙弓周长，提供间隙。牙齿受到舌和唇、颊部肌肉力量的影响，如果牙齿向颊侧或者舌侧移动过多，超过了平衡区域，那么不平衡的力可能将牙齿移回到原来的位置。特别是在下牙列中，尖牙间的宽度限制了牙齿移动的范围。这个宽度是在牙列发育早期就已经建立，任何扩弓本质上都是不稳定的（图 7.17）。因此，应避免下颌扩弓解除拥挤。

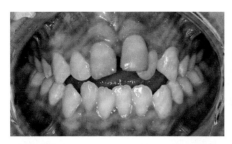

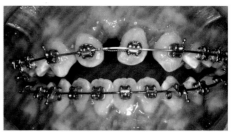

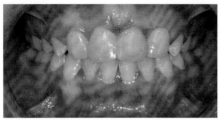

图7.16　上颌中切牙外伤后根骨粘连,拔除中切牙后,侧切牙代替中切牙,最后用复合树脂改形

(Courtesy of Padhraig Fleming.)

相比之下,在后牙反𬌗时可以进行上颌扩弓。活动或固定矫治器都可以达到这一扩弓的效果,但是上颌扩弓获得的实际间隙仅仅约为扩弓量的1/2(O'Higgins & Lee,2000)。无论使用任何扩弓方法,长时期来看总会有不同程度的复发。

牙弓矢状向长度增长

远中移动牙弓后段的牙齿可以在矢状向增加牙弓长度。这在下牙弓较难实现,也较少有医师尝试。在上牙弓可以利用口外力来实现,尤其是在第二磨牙萌出之前或者拔除之

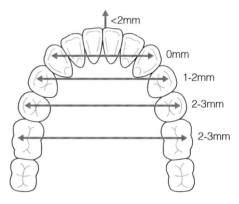

图7.17　下颌牙弓扩弓界限

(Redrawn from Ackerman, J.L., Proffit, W.R., 1997. Soft tissue limitations in orthodontics: treatment planning guidelines. Angle Orthod 67, 327-336.)

后。尽管如此,如果患者上下颌骨发育不协调,即使认真佩戴了口外力装置,也很难纠正磨牙完全远中关系。

增加牙弓矢状向长度也可以通过唇倾切牙来实现,尤其对于下前牙牙弓拥挤的病例是不错的选择。固定矫治器配合超弹弓丝,可以简单地实现切牙唇倾。但是,如果不进行长期保持,这些牙齿会有复发倾向,而且唇倾上下前牙有可能会对面部美观产生负面影响(图7.18)。

暂时性颌骨支抗和固定矫治器的结合使用,扩大了牙弓矢状向扩展的范围和适应证,可以用于远中移动磨牙和关闭牙弓后段的间隙(Ludwig et al,

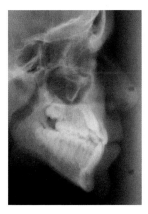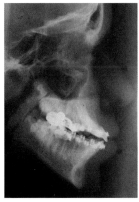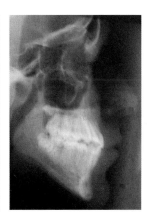

图 7.18　一例固定矫治治疗安氏 I 类错𬌗伴拥挤的病例,中间的侧位片显示不适当的扩弓和唇展切牙,使切牙位置恶化。通过拔除 4 个第一前磨牙,将牙齿排齐,切牙内收,切牙的唇倾度及位置都得到了很大改善

2011,2013)。暂时性颌骨支抗将在后续章节详细讨论(第 11 章)。

牙冠宽度的减小

　　牙弓内个别牙宽度的减少可以增加间隙。邻面去釉包括手动抛光砂条、慢机砂盘或金刚砂车针(图 7.19)。在进行邻面去釉时,尤其使用砂盘或车针

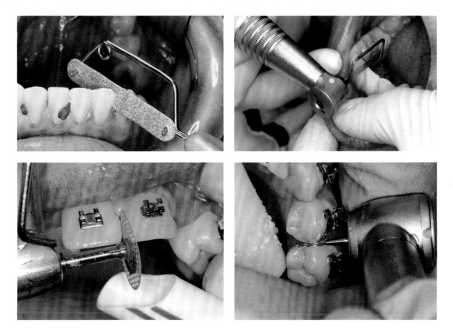

图 7.19　邻面去釉的各种技术方法:手动砂条,机用砂条,机用磨砂轮,高速手机及车针

去釉时,应注意冷却防止过热刺激牙髓。片切应留下充足的牙齿邻接部分,不留悬空釉质,不宜在接触点过低的两个牙齿接触面上进行片切。在牙弓中后段,每个接触点可最多片切 1mm 釉质,前牙区的釉质较薄,可片切量较小。去釉后,剩余的釉质并不容易患龋,特别是在去釉后局部使用氟化物涂抹防龋后。邻面去釉的优点是可以产生非常精确的间隙量,但是一般只适用于轻度拥挤的病例。

制订正畸牙齿移动计划

总的来说,在制订矫治计划时,下牙列中的牙齿位置不宜改变,尤其是尖牙间宽度和下切牙倾斜度。因此,通常以下牙列为基准设计牙齿移动。

下牙列

下牙弓在以下情况下需要间隙:

- 解除拥挤。
- 整平 Spee 曲线。
- 纠正中线。
- 直立远中倾斜的尖牙。
- Ⅲ类错𬌗畸形和双颌前突的患者内收下前牙。

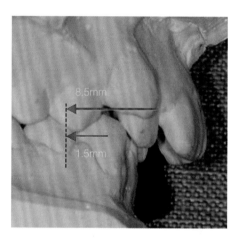

除对间隙需求较少或者下切牙明显舌倾的病例外,都需要拔牙来提供必要的间隙,具体的拔牙方式则需根据具体情况确定。如果要解除下前牙拥挤又要避免唇倾,就需要将下颌尖牙向远中移动;下颌尖牙向远中移动的距离是由前牙区拥挤量来决定的,也是可以测量出来的(图 7.20)。

图 7.20 不依靠下前牙的唇倾来解除拥挤,就需要尖牙向远中移动,移动的距离可以通过前牙拥挤度测量出来。那么,若达到Ⅰ类尖牙关系,上牙列所需的间隙也就可以估算出来

上牙列

如果上下牙列是完整的,牙齿没有明显的大小不调,那么矫正的目标就是建立尖牙和切牙Ⅰ类关系:

- 确定排齐下颌前牙后,下颌尖牙所在的位置,就可以推出上颌尖牙的移动量和所需的支抗强度。
- 如果下牙弓进行非拔牙治疗,上颌尖牙需要远中移动的距离少于半个牙位,则应考虑上颌全牙列向远中移动(生长发育期患者)。最好在第

二磨牙萌出之前进行,通常需要使用头帽、骨支抗远移装置(见图 11.3)。

- 如果上颌尖牙需要向远中移动的距离超过半个牙位,那么基本需要拔除前磨牙,并且设计支抗来实现矫治计划。上颌全牙列远移可能也能实现矫治目标,但是需要患者认真地佩戴头帽,且还具有良好的生长发育型。
- 如果上颌尖牙需要移动的距离超过整个牙位,则需要拔除前磨牙内收上前牙。

牙弓中后段的咬合关系

纠正牙弓中后段的咬合关系受到错殆畸形类别的影响,咬合关系的纠正也决定着拔牙的模式和牙位(图 7.9~图 7.11)。

如果患者是 I 类咬合关系,下牙弓不拔牙,那么意味着上牙弓也不需要拔牙。如果患者是 II 类咬合关系,那么就需要间隙纠正咬合关系,根据需要间隙的大小考虑拔除前磨牙或远移上颌磨牙。即使在青少年中,想要通过远中移动磨牙来纠正超过半个磨牙宽度的磨牙关系不调也是很困难的;如果下牙列排列整齐或者轻度拥挤,则下牙弓可设计不拔牙,上牙弓拔除前磨牙。虽然矫治后磨牙还是 II 类关系,但是咬合功能是完全可接受的。

切牙关系

建立切牙 I 类关系需满足以下咬合标准:

- 正常的覆盖。
- 正常的覆殆。
- 正常的轴倾和转矩。

功能矫治器可以改善生长发育期轻中度骨性 II 类错殆畸形患者的覆殆覆盖。在没有生长发育空间的轻度骨性 II 类错殆畸形的患者就需要正畸掩饰性治疗,通过固定矫治器和牙齿的整体移动来实现。在很多情况下都需要间隙来减小覆盖。

矫治器的选择

确定需要通过怎样的牙齿移动来实现矫治目标后,就可以选择矫治器:

- 活动矫治器,患者可以自行摘戴。
- 功能矫治器,患者可以自行摘戴或者固定于患者口内。
- 固定矫治器,直接粘接在牙齿上。

通常来说,活动矫治器仅用于简单的牙齿移动,如个别牙的倾斜移动和少量扩弓；也可配合固定矫治器使用，如打开咬合和远中移动磨牙；或者在功能矫治器改善上下颌骨的位置后。功能矫治器通常联合口外力，用于生长发育期的青少年，矫治上下颌骨垂直向和矢状向不调，一般在固定矫治器前使用。固定矫治器是目前应用最广泛的矫治器，因为它可以很好地控制牙齿的三维移动。

正畸治疗的限制因素

在制订治疗计划后期，正畸医师应列出治疗目标和相应解决策略。任何错𬌗畸形都有多种治疗方案，包括不治疗。此外，还应该考虑各种客观情况会影响治疗计划的可行性。

患者相关的限制因素

一些潜在因素会影响正畸治疗：

- 基础健康——某些身体疾病将影响治疗（见第 6 章）。
- 牙齿的健康状况——良好的口腔卫生、没有进展期的口腔疾病是正畸治疗的基础。固定矫治器可能会使原有的口腔疾病恶化。有牙周病史的患者也可以进行正畸治疗，但是必须控制牙周病在静止期（Boyd et al, 1989）。如果处于活动期牙周病患牙齿进行正畸治疗，将会加速牙槽骨吸收。
- 患者的年龄——青少年患者可以利用生长来纠正颌骨不调；但在成人中，正畸医师只能依靠牙齿移动来掩饰或手术纠正颌骨不调。对生长发育期的患者可以利用平导升高后牙治疗深覆𬌗，但这在成年患者中是不稳定的，因为成年患者的髁突不会有补偿性增长而使面下高度增加。
- 患者的依从性——正畸治疗的成功非常依赖于患者良好的依从性，但这又是难以估计的。虽然患者对错𬌗畸形的了解以及正畸医师与患者之间的交流会对患者的依从性有所影响，但仍没有办法基于人口统计学的方法去衡量。所以应根据患者实际的依从性适当地调整矫治计划（图 7.21）。如果需要使用患者依从性要求较高的装置，如口外弓，那么就应当在拔牙前评估患者的依从性。另外，依从性会随着治疗的进行而下降，并会受到疼痛和不适等的负面影响。

错𬌗畸形相关的限制因素

患者的错𬌗畸形也会限制正畸治疗：

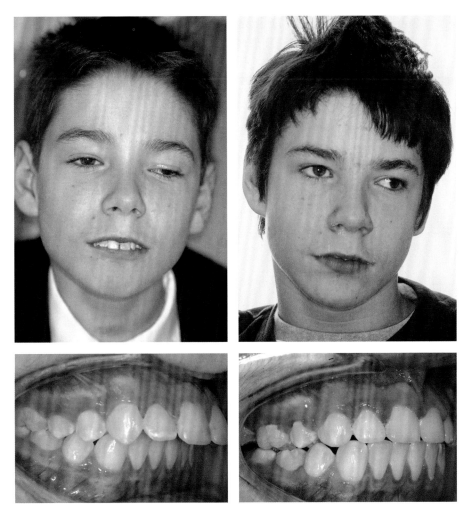

图 7.21　严重骨性 II 类伴深覆盖的脑瘫患者。正畸治疗受到限制,仅针对上牙列进行治疗,但患者的咬合和软组织侧貌都得到了很大改善

- 上下颌骨之间不协调程度越重,单独通过正畸掩饰性治疗的可能性就越小。因为牙齿移动范围可能超出了正畸掩饰性治疗极限或者治疗后软组织侧貌的可接受程度。例如在垂直生长型的骨性 III 类错殆畸形病例中,如果患者出现前牙开殆或下颌骨持续发育,都会对治疗造成不利影响。

- 牙齿大小异常,尤其是前牙之间的差异,可能会影响咬合关系。为获得良好稳定的咬合关系,下牙列第一磨牙前所有牙齿近远中径总和应是上牙列的 92%。这个比例是从理想的咬合模型中测量得到的,被称为

Bolton 比值(见第 6 章)(Bolton,1958)。上颌侧切牙是最常见的大小异常的牙齿,可以利用复合树脂修复或者磨改对殆牙齿以使上下牙齿宽度比例协调。

- 牙齿先天缺失不利于间隙分配,尤其是存在过小牙或没有牙列拥挤的情况下;如果缺失多颗牙齿,那么关闭间隙会更加困难。

总的说来,个体的限制因素会影响治疗,使结果难以达到 Andrews 提出的六关键标准咬合关系(专栏 7.7)。

专栏 7.7　Andrews 咬合六关键:可实现的目标还是不切实际的幻想?

Lawrence Andrews 基于对未经治疗的理想咬合的研究,提出了咬合的六个关键问题。然而,错殆畸形患者的牙齿和骨骼往往存在明显异常,因此难以实现理想咬合。

- 颌骨因素:

如果对明显存在Ⅱ类或Ⅲ类骨性不调的患者进行正畸掩饰性治疗,这就意味着牙弓长度、前牙唇倾度、后牙咬合关系都要发生相应的调整。在骨性Ⅱ类病例中,会倾向于保持下牙弓长度来补偿下颌后缩。在一些病例中,通过拔牙使上牙弓变短以减小覆盖。这可能会造成上切牙过度直立,转矩丢失,在临床中可以使用高转矩托槽进行补偿。在这种情况下,上牙弓短而下牙弓长,切牙覆殆覆盖正常,磨牙为完全远中关系。在骨性Ⅲ类病例中,上牙弓较长而下牙弓较短,则建立Ⅲ类磨牙关系。

- 牙冠宽度比例不调:

牙冠宽度比例通常被称为 Andrews 第七关键,牙弓中的牙齿大小异常将导致牙列散隙或咬合关系不理想。上颌侧切牙是最常出现大小异常的牙齿,往往使上下前牙宽度不协调。错殆畸形患者中常见牙齿大小不协调,但不协调的程度多大才有临床意义存在争议(Othman & Harradine,2007)。Bolton 比值可以用于比较上下前牙或者上下牙列牙齿大小是否协调。

其他因素也可能妨碍建立理想咬合。比如:颌骨不对称,个别牙缺失,牙齿形态异常,牙尖磨耗或以上多种联合等。

正畸与牙槽骨外伤

儿童和青少年,覆盖较大者常见上颌前牙区牙齿与牙槽骨外伤。正畸托槽可用于治疗急性牙外伤,对脱位的牙齿进行复位固定(图 7.22)。

对有牙外伤史的患者进行正畸治疗,需要谨慎对待,正畸治疗可能出现的并发症:

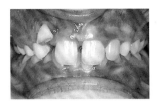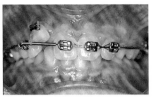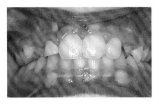

图 7.22 上颌固定矫治器牵引挫入的 12 牙至正常位置

- 牙髓坏死。
- 牙髓钙化。
- 牙根吸收。

对有外伤史的牙齿,在治疗前要做仔细的临床检查和影像学检查,包括牙髓电活力测试和根尖的影像学检查。在正畸治疗时要时刻监测外伤牙的情况,每 6~9 个月重新拍摄 X 线片。如果观察到牙根吸收,则需停止治疗 3 个月(Malmgren et al,2007)。

如果在正畸治疗前或正畸治疗中发生牙外伤(图 7.23),那么先不要给牙齿加载任何力量。暂不治疗的时间长短,取决于牙齿受伤的程度:

- 简单冠折——3 个月。
- 复杂冠折——影像检查发现牙根周围可观察到清晰的骨白线。
- 半脱位——3 个月。
- 侧向脱位——3 个月。
- 挫入——12 个月。
- 全脱出——12 个月。
- 根折——12~24 个月(如果出现牙本质和牙骨质愈合)。如果为结缔组织愈合,则将该牙视为短根牙(轻力)。

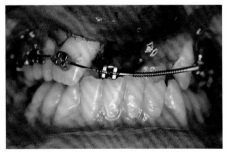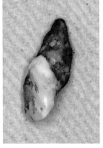

图 7.23 上牙列接受固定矫治的年轻成人患者,21 牙全脱出,11 牙和 22 牙半脱位。不幸的是,11 牙未能保留

(苗沛 译,徐悦蓉 审)

进一步阅读

Dibiase, A.T., 2002. The timing of orthodontic treatment. Dent. Update 29, 434–441.

Sarver, D.M., 2001. The importance of incisor positioning in the esthetic smile: the smile arc. Am. J. Orthod. Dentofacial Orthop. 120, 98–111.

Shah, A.A., Sandler, J., 2006. Limiting factors in orthodontic treatment: 1. Factors related to patient, operator and orthodontic appliances. Dent. Update 33, 43–44, 46–48, 51–52.

Shah, A.A., Sandler, J., 2006. Limiting factors in orthodontic treatment: 2. The biological limitations of orthodontic treatment. Dent. Update 33, 100–102, 105–106, 108–110.

参考文献

Ackerman, J.L., Proffit, W.R., 1997. Soft tissue limitations in orthodontics: treatment planning guidelines. Angle Orthod. 67, 327–336.

**Agostino, P., Ugolini, A., Signori, A., et al., 2014. Orthodontic treatment for posterior crossbites. Cochrane Database Syst. Rev. (8), CD000979. *An updated Cochrane systematic review finding very limited evidence that treatment is better than no treatment and a small body of moderate to low evidence that a quadhelix is more effective at correcting a posterior crossbite than a removable appliance in the early mixed dentition*.

Baccetti, T., Reyes, B.C., McNamara, J.A., Jr., 2007. Craniofacial changes in Class III malocclusion as related to skeletal and dental maturation. Am. J. Orthod. Dentofacial Orthop. 132, 171 e1–171 e12.

Bolton, W.A., 1958. Disharmony in tooth size and its relation to the analysis and treatment of malocclusion. Am. J. Orthod. 28, 113–130.

Bowman, S.J., Johnston, L.E., Jr., 2000. The esthetic impact of extraction and nonextraction treatments on Caucasian patients. Angle Orthod. 70, 3–10.

Boyd, R.L., Leggott, P.J., Quinn, R.S., et al., 1989. Periodontal implications of orthodontic treatment in adults with reduced or normal periodontal tissues versus those of adolescents. Am. J. Orthod. Dentofacial Orthop. 96, 191–198.

Geran, R.G., McNamara, J.A., Baccetti, T., et al., 2006. A prospective long-term study on the effects of rapid maxillary expansion in the early mixed dentition. Am. J. Orthod. Dentofacial Orthop. 129, 631–640.

Gianelly, A.A., 1995. Leeway space and the resolution of crowding in the mixed dentition. Semin. Orthod. 1, 188–194.

Handelman, C.S., 1996. The anterior alveolus: its importance in limiting orthodontic treatment and its influence on the occurrence of iatrogenic sequelae. Angle Orthod. 66, 95–109, discussion 109–110.

Harrison, J.E., Ashby, D., 2008. Orthodontic treatment for posterior crossbites. Cochrane Database Syst. Rev. CD000979.

Kim, J.H., Viana, M.A., Graber, T.M., et al., 1999. The effectiveness of protraction face mask therapy: a meta-analysis. Am. J. Orthod. Dentofacial Orthop. 115, 675–685.

Kirschen, R.H., O'Higgins, E.A., Lee, R.T., 2000a. The Royal London Space Planning: an integration of space analysis and treatment planning: part I: assessing the space required to meet treatment objectives. Am. J. Orthod. Dentofacial Orthop. 118, 448–455.

Kirschen, R.H., O'Higgins, E.A., Lee, R.T., 2000b. The Royal London Space Planning: an integration of space analysis and treatment planning: part II: the effect of other treatment procedures on space. Am. J. Orthod. Dentofacial Orthop. 118, 456–461.

Lindner, A., 1989. Longitudinal study on the effect of early interceptive treatment in 4-year-old children with unilateral cross-bite. Scand. J. Dent. Res. 97, 432–438.

Little, R.M., Rieder, R.A., Stein, A., 1990. Mandibular arch length increase during the mixed dentition: postretention evaluation of stability and relapse. Am. J. Orthod. Dentofacial Orthop. 97, 393–404.

Ludwig, B., Glasl, B., Kinzinger, G.S., et al., 2011. The skeletal frog appliance for maxillary molar distalization.

J. Clin. Orthod. 45, 77–84, quiz 91.

Ludwig, B., Zachrisson, B.U., Rosa, M., 2013. Non-compliance space closure in patients with missing lateral incisors. J. Clin. Orthod. 47, 180–187.

Luther, F., 2007a. TMD and occlusion part I. Damned if we do? Occlusion: the interface of dentistry and orthodontics. Br. Dent. J. 202, E2, discussion 38–9.

Luther, F., 2007b. TMD and occlusion part II. Damned if we don't? Functional occlusal problems: TMD epidemiology in a wider context. Br. Dent. J. 202, E3, discussion 38–9.

Malmgren, O., Malgren, B., 2007. Orthodontic management of the traumatized dentition. In: Andreason, J.O., Andreason, F.M., Andersson, L. (Eds.), Textbook and Colour Atlas of Traumatic Injuries to the Teeth, fourth ed. Mosby, Copenhagan.

••Mandall, N., DiBiase, A., Littlewood, S., et al., 2010. Is early class III protraction facemask treatment effective? A multicentre randomized, controlled trial: 15-month follow-up. J. Ortho. 37, 149–161.

••Mandall, N., DiBiase, A., Littlewood, S., et al., 2012. Is early class III protraction facemask treatment effective? A multicentre randomized, controlled trial: 3-year follow-up. J. Ortho. 39, 176–185. *Nicky Mandall has coordinated this important UK multicentre RCT investigating the effectiveness of protraction facemask treatment in early class III correction. This study is still collecting data but initial results are encouraging and are described in these two publications. These findings are discussed in the context of treatment timing in Where is the evidence 1? in this chapter.*

McNamara, J.A., Jr., Brudon, W.L., 1993. Orthodontic and Orthopedic Treatment in the Mixed Dentition. Needham Press, Ann Arbor, MI.

••Millett, D.T., Cunningham, S., O'Brien, K.D., et al., 2006. Orthodontic treatment for deep bite and retroclined upper front teeth in children. Cochrane Database Syst. Rev. (4), Art No: CD005972, doi: 10.1002/14651858.CD005972.pub2. *A systematic review first carried out in 2006 and updated in 2012. It was not possible to provide any evidence-based guidance to recommend any type of orthodontic treatment to correct class II division 2 malocclusion in children.*

Mills, J.R.E., 1966. Long-term results of the proclination of lower incisors. Br. Dent. J. 120, 355–363.

Mills, J.R.E., 1968. The stability of the lower labial segment. Dent. Pract. 18, 293–306.

O'Grady, P.W., McNamara, J.A. Jr., Baccetti, T., et al., 2006. A long-term evaluation of the mandibular Scwarz appliance and the acrylic splint expander in early mixed dentition patients. Am. J. Orthod. Dentofacial Orthop. 130, 202–213.

O'Higgins, E.A., Lee, R.T., 2000. How much space is created from expansion or premolar extraction? J. Orthod. 27, 11–13.

Othman, S., Harradine, N., 2007. Tooth size discrepancies in an orthodontic population. Angle Orthod. 77, 668–674.

Paquette, D.E., Beattie, J.R., Johnston, L.E. Jr., 1992. A long-term comparison of nonextraction and premolar extraction edgewise therapy in 'borderline' Class II patients. Am. J. Orthod. Dentofacial Orthop. 102, 1–14.

Park, Y.C., Burstone, C.J., 1986. Soft-tissue profile–fallacies of hard-tissue standards in treatment planning. Am. J. Orthod. Dentofacial Orthop. 90, 52–62.

Ramos, A.L., Sakima, M.T., Pinto Ados, S., et al., 2005. Upper lip changes correlated to maxillary incisor retraction-a metallic implant study. Angle Orthod. 75, 499–505.

Richardson, M.E., Richardson, A., 1993. Lower third molar development subsequent to second molar extraction. Am. J. Orthod. Dentofacial Orthop. 104, 566–574.

Rushing, S.E., Silberman, S.L., Meydrech, E.F., et al., 1995. How dentists perceive the effects of orthodontic extraction on facial appearance. J. Am. Dent. Assoc. 126, 769–772.

Sangcharearn, Y., Ho, C., 2007. Maxillary incisor angulation and its effect on molar relationships. Angle Orthod. 77, 221–225.

Solomon, M.J., English, J.D., Magness, W.B., et al., 2006. Long-term stability of lip bumper therapy followed by fixed appliances. Angle Orthod. 76, 36–42.

Thilander, B., Wahlund, S., Lennartsson, B., 1984. The effect of early interceptive treatment in children with posterior cross-bite. Eur. J. Orthod. 6, 25–34.

••Thiruvenkatachari, B., Harrison, J.E., Worthington, H., et al., 2013. Orthodontic treatment for prominent upper front teeth (class II malocclusion) in children. Cochrane Database Syst. Rev. (11), Art No: CD003452, doi: 10.1002/14651858.CD003452.pub3. *The highest contemporary evidence suggesting that the only advantage associated with early class II correction in children with prominent incisors is a reduced incidence of incisor trauma.*

Thomas, P., Sandy, J.R., 1995. Should second molars be extracted? Dent. Update 22, 150–156.

Toffol, L.D., Pavoni, C., Baccetti, T., et al., 2008. Orthopedic treatment outcomes in Class III malocclusion. A systematic review. Angle Orthod. 78, 561–573.

8

第八章
当代活动矫治器

活动矫治器是一种不直接粘接在牙齿上，患者可以自行从口内取出的矫治器。在20世纪的前半叶，欧洲正畸医师广泛使用活动矫治器。在现代正畸临床治疗中活动矫治器的使用率明显下降，主要原因是出现了大量效果更好的固定矫治器，另外，多数正畸专科医师使用固定矫治器矫治错𬌗。然而，简单的活动矫治器在现代正畸临床治疗中仍有一席之地，经常作为固定矫治的一种辅助手段，或者应用于保持阶段。特别是近些年，用于早期安氏Ⅱ类错𬌗畸形治疗的功能矫治器的临床应用明显增加。另外，新出现的真空成型的活动矫治器不仅可以用做保持器，也可以进行牙齿移动。

活动矫治器引起的牙齿移动

不论对于单颗牙齿还是成组牙齿，使用传统活动矫治器可以获得多种牙齿移动效果：
- 倾斜移动牙齿。
- 纠正反𬌗。
- 伸长牙齿。
- 压低牙齿。

用于保持阶段的活动矫治器也可以有效地维持牙齿位置。

倾斜移动

不同于在三维方向上控制牙齿移动的固定矫治器，传统使用弹簧、橡皮圈或者丙烯酸树脂制作的活动矫治器所施加的力与牙齿之间只能形成点接触。因为没有反作用力或者力偶产生，活动矫治器只能实现简单的倾斜移动，牙根移动或者整体移动是不能实现的。围绕位于牙根中部的牙齿阻抗中心，倾斜移动可以发生在矢状向和颊舌向。当需要内收唇倾的牙齿时，倾斜移动是一种有效的牙齿移动方式；但是对于已经直立或是舌倾的牙齿，这种移动方式是不恰当的（图8.1）。对于牙列存在散在间隙且上唇前突的患者，倾斜移动可以有效减小覆盖（图8.2）。

减小深覆𬌗

带有前牙𬌗板的活动矫治器将增加垂直向高度并且允许不同程度的后牙萌出,对于处于生长发育期的患者,是一种有效减小深覆𬌗的方法(图 8.3)。

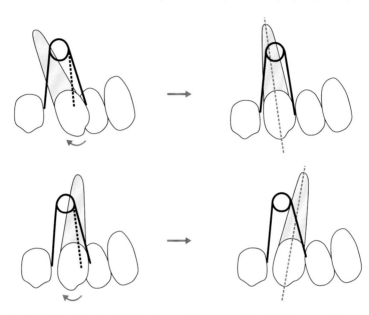

图 8.1 活动矫治器适用于倾斜移动,直立牙齿,对于牙齿倾斜方向与施力方向相反时,可以使用活动矫治器直立牙齿,但如果牙齿的倾斜方向与施力方向同向,则不适用活动矫治器。例如,激活指簧可以直立近中倾斜的尖牙(上图),但是如果尖牙已经向远中倾斜,则不应激活这样的指簧,那样会使牙齿更加倾斜(下图)

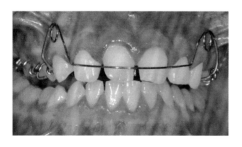

图 8.2 附有激活唇弓的 Roberts 内收矫治器用以减小深覆盖

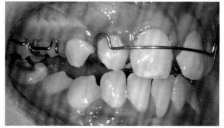

图 8.3 上颌带有平导的活动矫治器用以减小深覆𬌗

前牙反𬌗

如果间隙足够,使用腭侧带有双曲簧或者扩弓螺簧的活动矫治器可以纠正前牙反𬌗(图 8.4)。激活双曲簧将引起矫治器脱位,所以需要放置卡环以维持矫治器前部稳定。这也是活动矫治器一次仅可以解除一颗或者两颗前牙反𬌗的原因。此类患者只有建立牙齿正常覆𬌗才能保证治疗结果的稳定,防止复发。

后牙反𬌗

上颌活动矫治器配合螺旋扩弓器或者弹簧可使上颌牙弓增宽(图 8.4),用于纠正混合牙列后牙反𬌗,主要依靠牙齿颊倾,所以只能用于纠正牙性后牙反𬌗而非骨性反𬌗。

伸长

活动矫治器上的弹簧和橡皮圈与牙齿上的固定附件连接可产生垂直向分力伸长牙齿。这种方法可以用于牵引混合牙列中阻生的中切牙(图 10.19)。

压低

活动矫治器配合放置在固定附件或者托槽切端的橡皮筋,可用来压低牙齿(图 8.5)。因为压低力的反作用力将使活动矫治器脱位,因此矫治器需要良好的固位力。

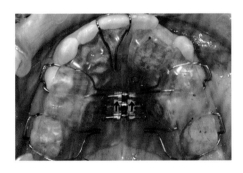 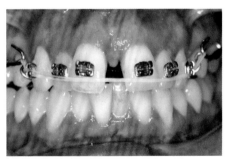

图 8.4　上颌活动矫治器,腭中缝处带有螺旋扩弓器用以扩弓,腭侧弹簧用以解除左上颌侧切牙的反𬌗

图 8.5　弹性牵引与上颌活动矫治器配合压低上颌前牙

保持

活动矫治器通常在固定矫治后作为保持器来维持牙齿的位置。常见的有:
- Hawley 保持器。
- Begg 保持器。
- Barrer 保持器。

- 真空成型保持器或者 Essix 保持器。

保持将在 11 章进一步讨论。

活动矫治器的组成

活动矫治器由固位部件和加力部件通过基托连接组成。当设计活动矫治器时，通常需要考虑支抗，以支持矫治器加力部件完成牙齿需要的移动（专栏 8.1）。

专栏 8.1 弓丝的物理特性

设计任何活动矫治器的出发点是确定所需的牙齿移动以及如何通过加力部件实现这些移动。之后，就必须考虑固位、支抗和连接所有部件所使用的基板。固位力是矫治器停留在口腔中的基础，由卡环和唇弓等被动部件提供。良好的固位力对于确保矫治器有效加力非常重要。固位良好的矫治器也更易于佩戴，可提高患者的依从性。

活动矫治器的支抗来源于口内或口外。口内支抗主要来源于腭部和同牙弓牙列（颌内支抗），口外支抗来源于与矫治器连接的头帽。

当牙齿需要相向移动时，可以互为支抗。然而，大部分矫治设计是通过矫治器移动特定的牙齿，而其他牙齿保持不动。为了防止不希望的牙齿移动和支抗丧失，应使用轻力并限制每次移动的牙齿数量来减小反作用力。这可能意味着一次只能激活一个弹簧或需要多个矫治器以达到治疗目的。

固位部件

活动矫治器的固位部件主要用来将矫治器固定在正确的位置上，但同时其也可以提供支抗。

Adams 卡环

Adams 卡环由 0.7mm 不锈钢丝弯制，常用于第一磨牙（图 8.6），也可以用于前磨牙和前牙。卡环的箭头与牙齿颊面近远中轴面角的边缘相吻合，可以很容易地在椅旁调整以增加固位力。患者也可通过 Adams 卡环的连接部将矫治器从口腔中取出。卡环可以是成对的，放置在两个相邻的牙齿上，也常用来焊接辅簧、钩或头帽管（图 8.7）。

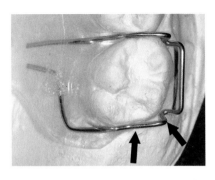

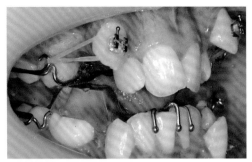

图 8.6　Adams 卡环。调整卡环的箭头部分(右侧箭头)将使其水平移动,调整越殆部分钢丝使箭头垂直移动

图 8.7　横跨第一磨牙上和第二前磨牙的 Adams 卡环,在第二前磨牙卡环上附有牵引钩进行颌内弹性牵引远移尖牙

Southend 卡环

Southend 卡环也由 0.7mm 不锈钢丝弯制,但用于切牙固位(图 8.8)。通过弯曲朝向基托的 U 型曲激活卡环,进入牙齿倒凹区。

末端球形卡环

末端球形卡环进入牙齿邻接区域的倒凹(图 8.9),通过向邻接点弯曲来激活卡环。

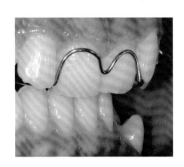

图 8.8　Southend 卡环

Plint 卡环

Plint 卡环常用于活动矫治器与固定矫治器联合使用时(图 8.10)。这种卡

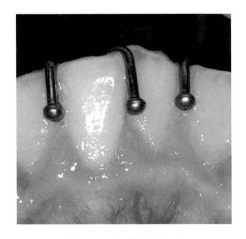

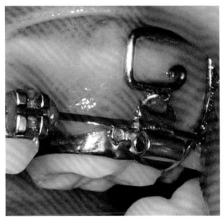

图 8.9　球形末端卡环

图 8.10　Plint 卡环

环由 0.7mm 不锈钢丝弯制,进入上颌第一磨牙带环倒凹区。

唇弓

唇弓由 0.7mm 不锈钢丝弯制,可以在切牙的唇侧面提供固位。弯制贴合牙齿唇面的弓形或者在唇弓表面增加丙烯酸树脂以增加固位(图 8.11)。唇弓应放置在切牙唇面的中 1/3,在双侧唇弓末端的 U 型曲上加力以增加唇弓的弹性。

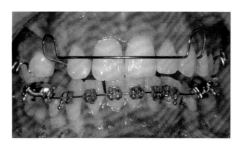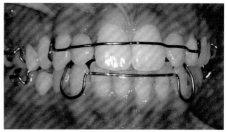

图 8.11 标准(左图)、贴合(右图上颌)和树脂唇弓(右图下颌)

加力部件

活动矫治器的加力部件应该可靠,使牙齿产生需要的移动。可以分为弹簧、弓簧、螺旋器和辅助弹力牵引。

弹簧

当牙齿通过弹簧加力时,应考虑其力学原则:

- 弹簧应该与牙齿长轴平行的表面成直角,否则会产生垂直向的分力,这个分力会使矫治器脱位或者压低牙齿。
- 弹簧应该尽量靠近牙齿的阻抗中心同时可以减小牙齿旋转。
- 弹簧产生的力(F)与长度(L),钢丝的直径(R)以及挠曲(D)相关:

$$F \propto \frac{DR^4}{L^3}$$

从这个公式中我们可以发现通过增加弓丝的长度和减少弓丝直径可以施加更轻的力;然而这将使弹簧更加容易变形和损坏。将弹簧臂放置在基托树脂下或钢套管中可以一定程度上防止损坏。弹簧通常由 0.5mm 不锈钢丝弯制,加力时需要打开约 3mm,也可以使用 0.7mm 不锈钢丝,应用时只需要打开 1mm 就可以提供相同的力量。

腭指簧

腭指簧通常由 0.5mm 或 0.6mm 不锈钢丝弯制,放置在牙齿沿牙弓方向的近远中侧(图 8.12)。在指簧上添加小圈可以增加弓丝长度并施加轻力,同时引导丝可以防止指簧损坏。通常情况下,放置小圈后,拉紧激活指簧,随着牙齿移动力量衰减;指簧应与计划的牙齿移动路径垂直(图 8.13)。

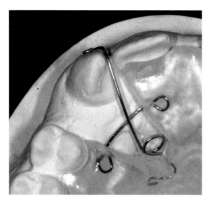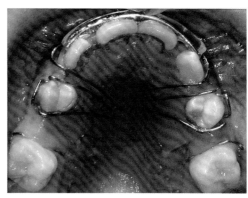

图 8.12 腭侧指簧   图 8.13 腭侧指簧用以在乳牙早失的病例中远移上颌第一磨牙,重新开辟间隙

颊侧尖牙内收簧

颊侧尖牙内收簧使用 0.7mm 不锈钢丝弯制(图 8.14),如果设计外壳保护可以使用 0.5mm 不锈钢丝(图 8.15)。这种弹簧可以用来内收颊侧异位的上颌尖牙;但激活时力学上很难在牙齿近中面直接施加力量。

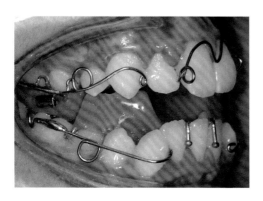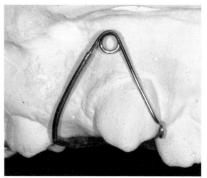

图 8.14 颊侧尖牙内收曲   图 8.15 带鞘的颊侧尖牙内收曲

Z 型簧

Z 型簧使用 0.5mm 不锈钢丝弯制,通常用于将 1~2 颗牙齿向唇侧移动(图 8.16)。将弹簧向远离基托方向约成 45°牵拉从而激活,这将使矫治器有脱离腭部的趋势;因此良好的前牙固位十分重要(图 8.4)。

T型簧

T型簧使用0.5mm不锈钢丝弯制,可以用来向唇侧或者颊侧移动单颗牙齿(图8.17)。将弹簧拉离基托可以再次激活弹簧,矫治器固位必须良好。

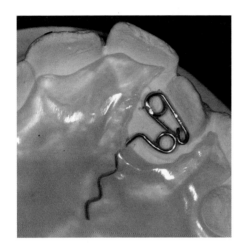

图8.16　Z型簧

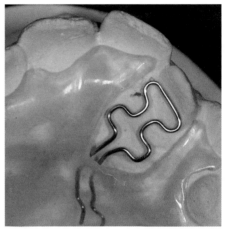

图8.17　T型簧

Coffin簧

Coffin簧是除螺旋扩弓外一种有效的扩弓装置(图8.18)。这种粗弹簧使用1.25mm的不锈钢丝进行弯制,通过将矫治器两部分拉开或是用钳子修整弹簧来激活弹簧。Coffin簧施加重力,有使矫治器脱位的趋势,矫治器固位必须良好。

主动唇弓

当上颌前牙唇倾并存在间隙时,使用主动唇弓可以通过将牙齿向腭侧倾斜来减小过大的覆盖。然而,正常的唇弓只能小范围激活,可以通过增加弓丝长度或使用更细的弓丝来增加激活范围

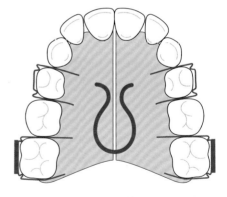

图8.18　附有Coffin簧的活动矫治器,第一磨牙卡环上焊有口外弓管

(图8.2)。Roberts内收曲使用0.5mm不锈钢丝弯制,其颊侧臂外侧有不锈钢套管包裹。当向腭侧弯曲弹簧的垂直臂时激活弹簧,同时去除前牙腭侧的基托树脂使牙齿可以向腭侧移动。

螺旋扩弓器

螺旋扩弓器可以放置在矫治器的基板内,患者通过不断旋转"钥匙"来激

活矫治器(图 8.4)。螺旋扩弓器可以有效纠正后牙反𬌗,或者配合头帽远移后牙。每旋转 1/4 圈扩弓约 0.2mm,上颌慢速扩弓时患者应每周旋转 1~2 次。

弹性牵引

弹力也可以在活动矫治器上应用,患者通过定期重新激活从而提供轻力。牙弓内的弹性牵引可以用来内收上颌切牙,也可以提供压低力以减轻压低牙齿的牙周负担(图 8.5)。牙弓间的弹性牵引要求活动矫治器具有良好的固位,尽量避免脱位。

活动矫治器的设计及应用

正畸医师很少单独使用活动矫治器来进行全部的正畸治疗,因为活动矫治的矫治效果不如固定矫治。然而,各种样式的活动矫治器应用相对简单(专栏 8.2),通常可以被小患者接受,并且在纠正混合牙列期很小的咬合问题时十分有效(如反𬌗),或是作为固定矫治的重要辅助手段。患者最初佩戴这类矫治器时可能会出现一些问题,如唾液分泌过多和发音不清,这意味着需要花费一些时间来适应并且存在暂时的社交障碍。因为这些原因,较大的孩子和成年患者通常不能接受活动矫治器。

> **专栏 8.2　传统活动矫治器的临床使用**
>
> - 制取藻酸盐印模。
> - 印模制取 2 周内佩戴矫治器,确保矫治器合适。
> - 调节固位卡环,激活弹簧并且磨除树脂来实现计划的牙齿移动。
> - 告知患者佩戴说明和注意事项。
> - 患者佩带良好的表现包括牙齿移动、矫治器松动、佩戴矫治器时发音良好,患者可以自行摘戴矫治器。

最近,大量的现代活动矫治器系统被用来进行最终的治疗,优点在于其可以从口内取出。这些矫治器最先应用在轻度错𬌗畸形的成年患者,将在本章的最后进行讨论。

扩弓

活动矫治器可以有效地扩展上颌牙弓,尤其在混合牙列期(图 8.4 和图 8.19)

- 在矫治器中缝处放置扩弓器,同时后牙覆盖基托树脂。
- 患者通过旋转中线处的扩弓器来激活矫治器直到反𬌗得到过矫正为止(上颌后牙的腭尖咬在下颌后牙颊尖的舌侧斜面上)。

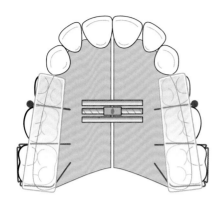

图 8.19 用于在混合牙列期矫治后牙反𬌗的上颌活动矫治器。设计包括第一恒磨牙上的 Adams 卡环，在乳磨牙间的球形末端卡环，中线处的螺旋扩弓器和后牙𬌗面的树脂𬌗垫

- 扩弓结束后，磨除后牙的树脂𬌗垫，将扩弓器作为保持器继续在夜间佩戴 3~6 个月。

前牙反𬌗的纠正

活动矫治器对于前牙反𬌗的纠正十分有效（图 8.20）。常用腭侧的 Z 型簧和 T 型簧纠正 1~2 颗的前牙反𬌗，通常需要配合后牙𬌗垫来打开咬合，使前牙可以移动从而解除反𬌗。有时一些前牙的固位装置如 Southend 卡环也是必要的（图 8.4 和图 8.21）。

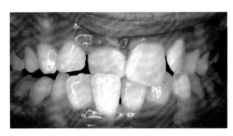
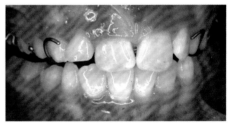

图 8.20 上颌的活动矫治器矫治前牙反𬌗

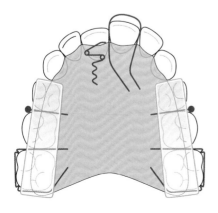

图 8.21 上颌活动矫治器纠正混合牙列中右上颌中切牙反𬌗。此设计包括第一恒磨牙上的 Adams 卡环，在乳磨牙间的球形末端卡环，左上中切牙的改良 Southend 卡环，右上颌中切牙舌侧的 Z 型簧和后牙𬌗面树脂𬌗垫

减小覆殆

对于生长期的患者,在活动矫治器中配合使用前牙平导可以使后牙伸长并且减小覆殆(图8.3)。这也可以去除咬合干扰,有利于下颌更早地粘接固定矫治器。斜导也可以配合活动矫治器进行使用,可以作为保持器的一部分在功能矫治过渡到固定矫治的阶段维持矢状向的矫治效果。

后牙的远中移动

活动矫治器配合头帽可以远中移动后牙:

- 头帽通过焊接于磨牙或前磨牙卡环上的口外弓管作用于活动矫治器(图8.18),或是在矫治器的卡环上直接焊接面弓(图8.22)。
- 力学上更加有效地加载口外牵引的方式是在第一磨牙上粘接带环,同时配合活动矫治器使用。矫治器在第一磨牙近中放置腭侧指簧,24小时提供向远中的力量,前牙平导用来减小覆殆(图8.23和图11.1)。这种矫治器缩写为ACCO,需要配合头帽使用(Cetlin & Ten Hoeve,1983)。

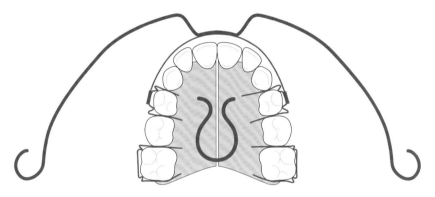

图8.22　在夜间使用的与面弓直接连接的En masse矫治器。设计包括第一恒磨牙上的Adams卡环,腭中缝处的Coffin簧和与第一前磨牙套管相连接的面弓

扩弓唇展排齐前牙矫治器

扩弓唇展排齐前牙矫治器(expansion and labial segment alignment appliance,ELSSA)主要用于安氏Ⅱ类病例在使用功能性矫治器之前排齐和唇展上颌前牙;经常只需几个月的时间就可以在上颌前牙直立或者内倾的病例中创造足够覆盖,之后使用功能性矫治器使下颌获得一个理想的位置(图8.24)。

- 配合使用中缝处的螺旋扩弓器,防止在矢状向位置变化后出现后牙反殆。

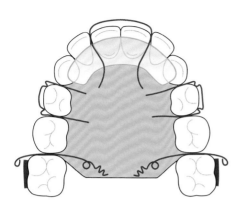

图 8.23　ACCO（ACrylic-Cervical-Occipital）矫治器用于辅助磨牙远移,减小深覆𬌗。设计包括第一前磨牙上的 Adams 卡环,上颌中切牙上的 Southend 卡环,第一磨牙近中的指簧和前牙平导

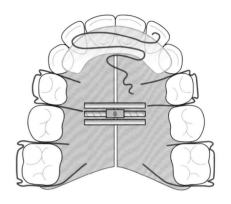

图 8.24　ELSAA 矫治器唇倾上颌前牙,扩展牙弓后段,减小覆𬌗。此设计包括第一恒磨牙和第一前磨牙上的 Adams 卡环,腭中缝处的螺旋扩弓器,前牙平导和上颌切牙腭侧的弹簧

- 随着矫治器的扩大,切牙腭侧的弹簧被激活,使切牙唇倾并且排齐。
- 前牙平导可以用来辅助减小深覆𬌗。

功能性矫治器

　　功能性矫治器是一类最初在 19 世纪末 20 世纪初的欧洲流行发展的活动矫治器。大部分用来纠正安氏 Ⅱ 类错𬌗,主要是前移生长发育期儿童的下颌骨。"功能性颌骨矫形"这一名词就来源于这类矫治器,其理念包括:

- 改变牙齿的功能性环境可以使口颌面组织结构产生适应性改变,增强生长潜力,纠正矢状向颌骨不调。

　　虽然理论中功能性矫治器的作用是很吸引人的,但是其作用原理仍然存在很大争议。然而在某些病例中这类矫治器可以使生长期儿童在短时间内产生巨大的牙性及骨性变化(图 8.25)。

功能矫治器工作的原理

功能性矫治器通过前移下颌骨位置产生作用,主要影响以下四个部分:

- 口颌面软组织。
- 咀嚼肌。
- 牙列与咬合。
- 面部骨骼。

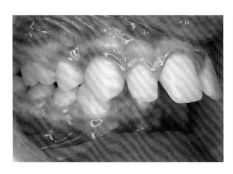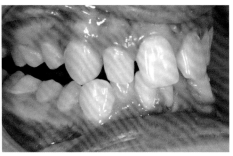

图 8.25 功能性矫治器减小深覆盖

口颌面软组织

牙齿的一侧是舌,另一侧是颊或唇。如果这些软组织力量之间的平衡被打破,牙齿就会移动。通过功能性矫治器纠正矢状向颌骨关系通常可以明显改善牙列周围软组织环境,消除唇缺陷,改善唇丰满度。通过矫治器上的金属弓或树脂做成的屏障可以进一步改变软组织环境,尤其是可以保持舌或颊肌远离牙齿。

咀嚼肌

前导患者下颌时,咀嚼肌被拉长并激活,尤其在那些高角下颌后缩的病例中。这些力量通过矫治器传递给牙齿。肌电研究显示在前导下颌时翼外肌表现出很高的活性(McNamara,1973)。肌肉与髁突关系紧密,通常认为肌肉的变化可以引起骨性的改变。然而,一些早期研究使用的是经皮肤的电极片,所产生的结果是没有特异性且不准确的。随后的研究采用外科种植电极,发现在下颌前伸的过程中翼外肌活动减弱(Voudouris et al,2003),意味着翼外肌并不是髁突骨性改建的主要原因。

牙列与咬合

前导下颌骨会在上牙列和下牙列之间产生颌间力,该力的矢状向分量可使牙齿倾斜移动而减小覆盖,改善错𬌗畸形。另外,改变下颌的位置也会促进垂直向生长,有利于后牙萌出。后牙萌出量可通过矫治器上的树脂𬌗垫或平板进行控制;另外,功能矫治器可以使下颌后牙向近中萌出,上颌后牙向远中萌出,这有助于纠正后牙安氏Ⅱ类关系并且减小覆𬌗(图8.26)。

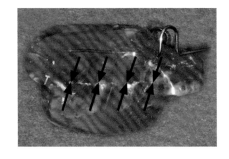

图 8.26 Andresen 肌激动器。后牙区的斜面引导牙齿差异化萌出,纠正后牙的矢状向Ⅱ类关系,下颌后牙向近中萌出,上颌后牙向远中萌出

面部骨骼

19世纪的生理学家发现骨骼受到功能性刺激时可发生重塑,这是正畸医师移动牙齿的基础。同样,口外力可以显著影响骨缝的生长,因此通过功能矫治器(尤其是配合头帽使用时)在上颌加载Ⅱ类牵引力可以抑制上颌向前生长(Harvold,1985;Wieslander,1993)。

功能性矫治器可以对下颌产生多大的影响依然存在争议。在原发软骨生长中心,如长骨的干骺端,生长是基因调控下软骨不同层次的增殖所产生的结果。继发软骨如下颌髁突软骨是可发生适应性变化的,其不直接驱动生长,而是通过刺激局部的功能环境变化积极影响细胞分化和生长。使用功能性矫治器在关节窝内前导下颌髁突可以引发髁突头部及关节窝内的骨改建。但是,从使用功能性矫治器开始,正畸医师对使用这种矫治器可以产生多大程度的骨性变化就存在争议。应用的界限主要取决于控制面部生长的相关理论。如果生长主要由基因决定,功能性矫治器对于最终下颌骨的大小影响很小。如果认为面部生长受局部因素影响,功能性矫治器可以改变局部环境并产生明显效果。近几年已经明确,通过功能性矫治器获得的额外生长仅有几毫米,且这种效果对于面部骨骼生长而言本质上是短暂的(见证据在哪里1?)。

证据在哪里1? 功能矫治器和生长

正畸治疗可对颅面部生长造成多少影响一直是正畸专业争论焦点之一,也是不同正畸医师在治疗骨性不调时争论的原因。动物试验表明,当下颌骨习惯性前伸时,髁突和关节窝的重塑伴随着细胞和分子的变化。临床研究主要依靠头影测量技术来计算生长发育,但在方案设计、测量项目方面并不一致,且大多是回顾性研究。包括垂直向在内的下颌骨单位长度测量并不准确,无助于Ⅱ类错𬌗的矫治。因此,下颌骨与颅底或与结构垂线的相对位置将更好地显示矢状向生长的变化。大部分头影测量研究认为,与对照组相比,使用功能性矫治器后,下颌骨在治疗初期的生长增加(••Tulloch et al,1997;Ghafari,1998;••Keeling et al,1998;••O'Brien et al,2003;Cozza et al,2005);生长量的具体数值及方向取决于如何测量。功能性矫治器对上颌骨常表现出抑制作用,尤其是配合口外力向后牵引的时候。然而与非治疗组相比,长期随访发现功能矫治器所获得的疗效随时间逐渐丧失,说明功能矫治器对于下颌生长缺乏长期效果(••Tulloch et al,2004;••Dolce et al,2007;••O'Brien et al,2009)。它们的有效性主要体现在后牙咬合关系和深覆盖的早期纠正,这种Ⅰ类关系因髁突的正常生长得以维持(Johnston,2005)。

功能性矫治器的生物学作用

功能性矫治器前导下颌的生物学作用已经通过动物实验和临床试验加以证明。

动物实验

大量啮齿类和灵长类的动物模型,已经证明了功能性矫治器的作用。在这些试验中,研究者在动物的牙列上放置可以持久前导下颌的固定殆板。这将引起细胞增殖及髁突软骨的成软骨细胞前体细胞和成软骨细胞层增厚。关节窝也存在骨重建,新骨通常形成于关节前斜面。这种骨性作用在未成熟的动物中是很明显的。因为髁突后部的骨形成,下颌长度也有增长。然而由于动物模型与人存在形态、生理及生长周期的差异,因此这些改建是否会发生在人体中仍然存在争议;尤其是:

- 在实验中应用于动物的矫治器,通常人们是不能接受的。
- 动物的生长和成熟相对人来说更加迅速,并且下颌前导至成年阶段可以获得最大程度的骨性变化。这意味着对人而言想要获得相同效果,矫治器需佩戴更长的时间。
- 猴子和啮齿类动物不存在Ⅱ类错殆,因此实验结果是使实验对象变为Ⅲ类关系。
- 佩戴矫治器产生的组织学、免疫组化或者基因表达的变化不等同于临床上的生长变化。

临床证据

目前为止,大部分功能性矫治器回顾性临床研究的样本量小并且对照不佳。这些研究通过头影测量分析发现佩戴矫治器可以产生骨性改变,但是头颅侧位片的描记点可能不够精确,不能代表真正的骨骼和面型改变。通常缺乏长期随访。这种研究结果存在很大的偏倚和误差,在阅读时应仔细思考(•Tulloch et al,1990)。

在过去的20年中,许多大样本随机对照试验对功能性矫治器的早期矫治效果进行了研究(见第7和10章),为临床使用功能性矫治器提供了最好的证据。这些研究显示在使用功能矫治器的年轻患者中,初始阶段产生了很小但明显的下颌生长。然而,随着正畸治疗的结束,在早期使用功能性矫治器治疗组与后期进行综合正畸治疗组之间没有产生明显的骨性差异(••Thituvenkatachari et al,2013)。这些随机对照试验证明两组在拔牙率、正颌手术率和社会心理影响方面不存在明显差异。另外,不同的功能性矫治器或不同设计的相同矫治器所产生的治疗效果差异也很小(•Yaqoob et al,2012)。在早期接受治疗的患者中,只有牙外伤的发生率明显降低(••Thituvenkatachari et al,2013)。

功能性矫治器的临床效果

每一种功能性矫治器都有其设计理念。本质上,这些矫治器都有相同的效果,最明显的是产生牙槽骨变化。

- 内收上颌切牙。
- 唇倾下颌切牙。
- 远中倾斜上颌牙列。
- 下颌后牙向近中萌出。
- 限制上颌骨向前发育。
- 通过髁突生长与关节窝改建产生少量的下颌前导。

这些作用一起纠正安氏Ⅱ类咬合关系,伴随下面高的增加和下颌的顺时针旋转。不管使用何种功能性矫治器纠正安氏Ⅱ类错𬌗,它们的效率都十分出色。将后牙和切牙的安氏Ⅱ类关系改变为安氏Ⅰ类关系可以使后期的固定矫治更加容易。

功能性矫治器的种类

不同设计的功能性矫治器通常以其发明人的名字命名,使用不同的方式来前导下颌,改变颌骨和牙列的局部软组织环境。

肌激动器

肌激动器是一大类主要通过一整块舌侧的树脂基托板来前导下颌的矫治器。

Andresen 肌激动器

这种肌激动器最初由 Viggo Andresen 和 Karl Häupl 设计,由一整块树脂块组成,通过舌侧树脂来前导下颌(图 8.26)。在覆盖下颌后牙的树脂上设计小斜面引导牙齿向近中萌出,上颌后牙向远中颊侧萌出。最初的 Andresen-Häupl 肌激动器在夜间佩戴,垂直向打开距离很小。其理论基础在于通过矫治器刺激下颌升颌肌群和收缩肌群的活性,直接作用于牙列,使关节可以在移位情况下生长改建。

Harvold 或 Woodside 肌激动器

由 Egil Harvold(图 8.27)(Harvold & Vargervik,1971)和 Donald Woodside(Woodside,1973)设计的肌激动器增加了垂直向打开的距离,使其超过息止𬌗

间隙,这是由于两位发明者认为在睡觉时咀嚼肌不能够被刺激。因此矫治器必须拉紧口颌面部的连接组织(包括韧带和筋膜)才能有效,对牙齿和支持结构直接施加力量。为了获得这样的效果,Harvold 和 Woodside 肌激动器设计在前导下颌的过程中加入 >10mm 的垂直向打开距离,这使得其很难被患者接受,影响依从性。

Balters 生物调节器

生物调节器最初由 Wihelm Balters 设计,与 Andresen 肌激动器相比,聚丙烯树脂的使用大量减少,从而增加了佩戴舒适性,恢复了正常口腔功能(图8.28)(Eirew,1981)。矫治器加入了腭侧的 Coffin 簧,使其远离腭部,刺激舌头以适应更加靠前的位置,并且辅助在口腔内稳定生物调节器。颊侧的颊屏也使颊部软组织远离后牙颊侧,产生被动扩弓效应。

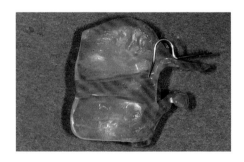

图 8.27　Harvold 肌激动器

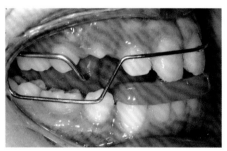

图 8.28　Balters 生物调节器

肌激动器配合头帽

佩戴功能性矫治器可以使牙弓和基骨产生顺时针的旋转,造成下面高增加。因此相较于矢状向,颏部在垂直向上产生更大的变化。配合头帽使用可以对抗这种作用,从而达到最好的矢状向矫治效果,其目的在于抑制上颌骨前部及垂直向的发育,同时促进下颌向前生长。多数肌激动器式功能矫治器均可以配合头帽使用:

- Teuscher 矫治器(图 8.29) 有前部的曲簧来调整上颌切牙转矩防止舌倾,使用头帽来防止上颌骨后下旋转(Teuscher,1978)。

- Van Beek 矫治器是一种直接配合头帽使用的调节性肌激动器,患者需要在白天数小时

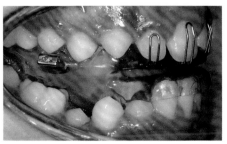

图 8.29　Teuscher 矫治器

和整个夜间佩戴(van Beek,1982)。

- Dynamax 矫治器(图 8.30)本质上是一种上颌夹板,高位头帽与之相连抑制上颌骨生长,下颌牙弓内侧的舌簧引导下颌骨向前(Bass,2006)。

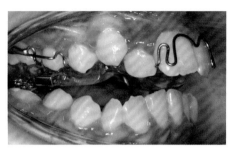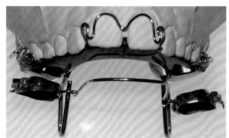

图 8.30 Dynamax 矫治器

尽管在逻辑上使用头帽配合矫治器使用有更好的矫治效果,尤其是对于骨性上颌前突或者垂直向切牙过度暴露(露龈笑)的患者(Orton,1992),但是这需要患者更好的依从性。

中度打开咬合的肌激动器

中度打开咬合的肌激动器是一种体积较小的肌激动器,在上颌第一磨牙与第二前磨牙上放置卡环来增强固位,以增加矫治器的舒适性(图 8.31)。通过下颌舌侧的引导面来前导下颌,树脂基托前部设计有孔隙以便呼吸和发音。下颌后牙可以自由萌出,在纠正覆盖的同时减小覆𬌗。

Fränkel 系统

来自于德国的 Rolf Fränkel 设计了一系列的活动功能矫治器和功能调节器(图 8.32)(Fränkel,1980)。Fränkel 是功能基质生长理论的支持者,认为骨组织在大小、形态或位置上不直接受基因影响。骨骼的生长受其周围软组织的功能和形态影响。Fränkel 矫治器通过改变颌骨周围软组织和肌肉环境以

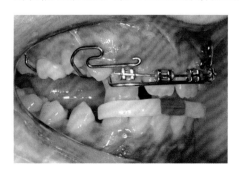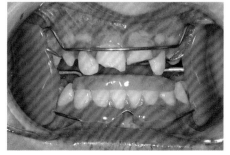

图 8.31 中度打开咬合的肌激动器   图 8.32 Ⅱ型功能性调节器

调节生长,使用金属或树脂屏使颊部和唇部远离牙齿,同时引导下颌向前。颊屏去除了颊部的压力使牙弓被动扩展,同时理论上拉紧骨膜可以使同一部位的骨向侧方生长。下颌唇挡可以阻止颏肌的活动,因为颏肌认为是在某些患者中造成深覆盖的一种病理因素。Fränkel 矫治器或功能调节器分为四型,分别用来矫治安氏Ⅱ类1分类错𬌗,安氏Ⅱ类2分类错𬌗,安氏Ⅲ类错𬌗和前牙开𬌗。治疗需要24小时佩戴,但是矫治器体积大且易损坏,患者依从性不好。

Clark 双板矫治器

William Clark 最初设计了双板矫治器,由分别佩戴在上下颌的分离的活动矫治器组成,配合使用(图8.33)(Clark,1988)。矫治器上设计有可以前导下颌的咬合板。咬合板的斜面约为70°,垂直高度 >5mm 以确保患者的下颌𬌗板咬在上颌𬌗板的近中而不是𬌗方。使用双板矫治器可以快速减小覆盖,而垂直向上的变化则没有这么快,所以在覆盖纠正后后牙

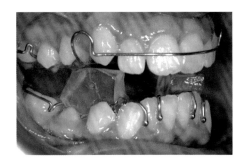

图8.33 双板矫治器

段往往出现开𬌗,尤其是深覆𬌗患者(图8.25)。当覆盖纠正后,可以通过磨除上颌𬌗板使下颌第一磨牙萌出,或者仅部分时间佩戴矫治器来消除后牙开𬌗。双板矫治器最明显的优势是患者可以全天佩戴。由于这种矫治器在许多方面存在优势,因此在英国近些年的使用率显著增长。双板矫治器还存在一些其他优点:

- 上颌可配合使用螺旋扩弓器进行扩弓。
- 头帽可以很容易地与上颌矫治器相连,用于上颌前突的患者。
- 可以在不去除双板矫治器的情况下使用固定矫治器排齐前牙(图8.36)。
- 矫治器结实耐用且容易制作。

固定式Ⅱ类正位器

由于许多功能性矫治器是可摘的,患者每天是否佩戴了足够时间决定了矫治的效果。因此正畸医师又发明了许多固定式的矫治安氏Ⅱ类错𬌗的矫治系统,用来消除对于患者依从性的依赖,提高疗效和成功率。

Herbst 矫治器

Herbst 矫治器是一种直接粘接在牙列上的固定功能矫治器(图8.34)。它

由 Emil Herbst 在 20 世纪初期发明，被称为固定"咬合跳跃器"，但其在被 Hans Pancherz 重新发现并普及之前一直籍籍无名。现在 Herbst 矫治器是应用最广的用以矫治安氏 II 类错𬌗的功能矫治器之一。通过附着于上颌第一磨牙和下颌第一前磨牙带环上的双侧伸缩套管装置实现下颌前伸。伸缩臂由套管、柱塞和枢轴组成，可以打开并产生少量横向偏

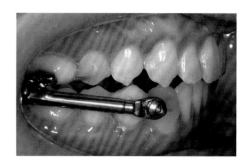

图 8.34　Herbst 矫治器(感谢 Dirk Wiechmann 教授)

移，用来导下颌向前使前牙形成切对切咬合。最初设计在第一磨牙和前磨牙上使用带环。为了更好的支抗和坚固性，Pancherz 现在建议上部结构使用钴铬铸造𬌗垫。同样也有使用树脂𬌗垫的矫治器。固定矫治器意味着更好的患者依从性，通常在 6~8 个月内可以有效减小覆盖(Pancherz，1982)。此类矫治器的治疗效果是惊人的，尤其在混合牙列期配合头帽使用(Wieslander，1984)。缺点是 Herbst 矫治器造价昂贵，患者舒适度差且容易破损。

Forsus 簧

在过去 10 年间，正畸医师发明了大量的用于矫治安氏 II 类错𬌗的固定矫治器，包括 Jaspar Jumpers、Eureka 和 Forsus 簧。原则上，它们都是预成形的弹簧或杆，直接连接到固定矫治器上，以前导下颌。大部分此类矫治器容易破损，且容易产生牙齿唇倾和扭转的副作用。

这类矫治器中最成功最普遍的是 Forsus 簧(图 8.35)。这是一个活塞式弹簧，直接连接到上颌第一磨牙的口外弓管与下颌尖牙或第一前磨牙远中的弓丝上。弹簧可以对下颌加载力量，导下颌向前。同时 Forsus 簧较为坚固，比许多同种矫治器更不易断裂。其矫治大部分作用于牙槽骨：唇倾下颌切牙同时远中倾斜上颌第一磨牙。

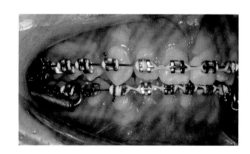

图 8.35　Forsus 簧

功能性矫治器的临床应用

应用功能性矫治器的理想病例应有以下特征：
- 前牙深覆盖，磨牙为安氏 II 类关系。
- 轻—中度的骨性 II 类关系。

- 下面高正常或较小。
- 上颌切牙唇倾。
- 下颌切牙内倾。
- 生长活跃。

许多早期的功能矫治器被发明用于在不使用固定矫治器的情况下，治疗牙齿排列良好或仅有轻度拥挤的病例。现在，功能性矫治器通常用来矫治具有明显拥挤的骨性错殆畸形，作为Ⅱ期固定矫治前的Ⅰ期治疗，通常需要配合拔牙矫治。然而，应该记住功能性矫治器的成功依赖于良好的佩戴，出色的颌骨生长能力与患者强烈的治疗愿望。

治疗时机

功能性矫治器对于生长期患者效果最好；而面部和下颌骨的生长速率在儿童和青少年阶段并不一致，其受生长高峰的影响，尤其是青春期生长高峰。青春期下颌骨生长的开始、持续时间和速度因个体而异，但通常情况下男孩较女孩晚。如果在青少年生长发育高峰期使用功能性矫治器效果更佳；更具体地说是生长速度高峰（peak height velocity，PHV），因为青少年上颌骨和下颌骨生长快速期出现在 PHV 或 PHV 之后（Baccetti et al，2000）。因此，正畸医师需要获得能够准确预测患者生长发育的方法，这将在第 3 章中具体讨论。然而确切的治疗时机似乎并不会显著影响长期治疗结果（•Tulloch et al，1997a，b）。相较于在儿童时期进行治疗，青春期治疗的优势在于：

- 骨骼生长最适宜。
- 处于混合牙列末期或恒牙列早期。
- 功能性矫治后可以立即进入固定矫治阶段。
- 缩短整体治疗与保持的时间。

通常认为前牙唇倾影响美观可能带来的心理问题和过大的覆盖将明显增加牙外伤的风险时，应在混合牙列早期开始治疗。早期治疗后需要长期保持矢状向矫治结果，甚至可能需要再次治疗，因为原始的Ⅱ类骨型有复发的趋势。

功能矫治前治疗阶段

为了使功能矫治器获得最好的治疗效果，最好在使用功能矫治器之前进行短期的适应阶段：

- 上颌扩弓防止随着矢状向不调的纠正引起后牙反殆—使用中缝处带有螺旋扩弓器的活动矫治器进行治疗。如果使用具有扩弓作用的功能性矫治器，如双板矫治器时，这一步骤不是必需的。
- 如果前牙存在舌倾或拥挤，需要进行唇倾排齐（尤其是Ⅱ类 2 分类错殆）—可以使用活动矫治器治疗（图 8.24），或者在功能性矫治器治疗前或治疗过程中使用片段弓进行治疗（图 8.36）。

印模与咬合记录

使用藻酸盐制取的精确印模,应该包含牙弓并在唇舌侧进行足够的扩展。这对于制作 Fränkel 功能调节器尤为重要,因为颊屏和唇挡要主动牵拉黏膜。

所有的功能矫治器均用于导下颌向前。为了达到这一效果,功能矫治器需在简易殆架上制作,参照口内咬合进行上架。指导患者下颌前伸到舒适的位置,通常使用蜡来记录咬合（图 8.37）。

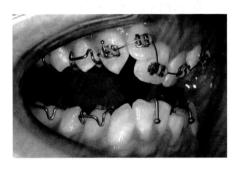

图 8.36　片段弓和双板矫治器矫治安氏 Ⅱ 类 2 分类错殆

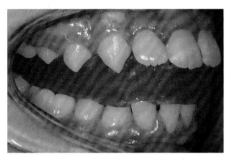

图 8.37　蜡咬合记录

如果覆盖≤10mm,通常将下颌前导至切牙对刃。如果覆盖 >10mm,不能用一个矫治器解决所有的覆盖问题;而需要在第一个矫治器明显将覆盖减小时,制作第二副矫治器重新激活,使下颌导向更前方（见证据在哪里 2?）。

证据在哪里 2?　一次性或渐进式前导下颌

对于临床医师来说,生长理论将影响他们在临床上使用功能性矫治器的方式。比如,下颌骨应该以多快的速度向前移动以获得最大的骨性变化。支持渐进式前导的正畸医师认为,这样会使患者依从性更好、更舒适,并能在睡眠中更好地保持咬合位置。当然,一次性大范围前移下颌将产生更大的 Ⅱ 类牵引力,当其传输到牙列时将导致牙槽骨而不是骨骼发生改建（Falck & Fränkel,1989）。相反,一次性大范围前移下颌可拉伸面部神经肌肉组织,将导致肌肉和软组织更大的生理反应,这反过来又会产生更大的骨骼生长和适应。在临床实践中,无论是一次性或渐进式前导,骨骼和牙槽骨变化似乎没有什么差别（Banks et al,2004）。更重要的是保持主动治疗后减小的覆盖,以及相应的关节窝和髁突的改建。

垂直向上前牙咬合需要打开约 2mm。Harvold 型肌激动器例外,其需要打开咬合超过息止𬌗间隙。而对于双板矫治器,为了建立正常的𬌗平面,后牙垂直向要分离至少 5mm。

矫治器的佩戴与复诊

矫治器应该在印模制取 2 周内进行佩戴确保贴合,不贴合的矫治器将影响患者的依从性。

- 在佩戴前向患者展示矫治器。
- 开始佩戴时要告诉患者详细的使用说明,包括每天最少的佩戴时间。
- 患者可以练习摘戴矫治器。一些临床医师主张在几周内逐渐增加佩戴时间,让患者慢慢习惯。
- 使用日历记录每天佩戴的时间,确保依从性。
- 在佩戴后的第一个月应让患者复诊;如果佩戴没有问题,以后 2 个月复诊一次。
- 每次复诊,应该记录覆盖及后牙咬合关系。另外,应记录下颌最大前伸时的覆盖,在此位置上与口内现有覆盖应该基本一致,说明覆盖的减小是生理性的而不是姿势性的。
- 如果佩戴矫治器 6 个月后覆𬌗覆盖没有明显变化,应重新制订治疗计划。通常是由于患者没有按照要求佩戴矫治器,除非患者依从性主动提高,否则继续使用功能矫治器不能获得良好的治疗效果。持续的发音不清,矫治器崭新无磨损,由于过多取戴造成多次损坏也是没有良好佩戴矫治器的征兆。

功能矫治的结束与保持

覆盖纠正后,矫治器还要在部分时间继续佩戴维持矢状向的矫治效果并进行咬合调整。在使用双板矫治器时这点十分重要,因为双板矫治器不能使后牙自由萌出,在治疗结束时常造成后牙开𬌗。

- 应继续收集患者资料,以帮助制订后续治疗计划。侧位片可用来确定覆盖是否得到纠正。大部分患者需进行后续的固定矫治来排齐牙列、精调咬合。
- 除了进行混合牙列期的早期治疗,功能矫治结束后如果患者为恒牙列,可以直接进行固定矫治。
- 必须计划进一步治疗,以巩固功能矫治器所获得的安氏 Ⅱ 类矫治效果,同时解决其他副作用,如下颌前牙明显唇倾。实现这一目标的策略包括:

- 拔牙。
- 使用头帽加强上颌支抗。
- 佩戴带有前牙斜导的活动矫治器来维持咬合关系（图 8.38）。
- 使用Ⅱ类弹性牵引。
- 由于治疗后患者原始的生长模式有复发趋势，应继续保持至青少年骨骼生长结束，并结合殆位的改变来保持Ⅱ类矫治效果。可以使用非全日佩戴的简单功能矫治器或带有前牙斜导的活动矫治器来保持。

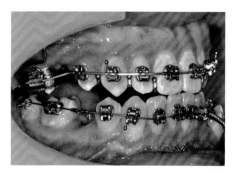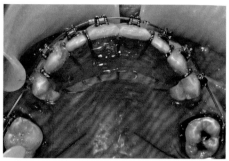

图 8.38 附有前牙斜导的上颌活动矫治器，在功能矫治到固定矫治的过渡期用以保持功能矫治器减小的覆盖关系

隐形正畸—活动矫治器的复兴？

在过去的 10 年中，出现了几种现代的活动矫治器系统，它们使用热塑成形材料和三维计算机模型来矫治牙齿不齐。透明的塑料矫治器已经作为保持器应用了很多年，技术人员只需在研究模上重新定位牙齿，或使用特殊的加热仪器改变矫治器形状，就可以进行少量的牙齿移动（图 8.39）。

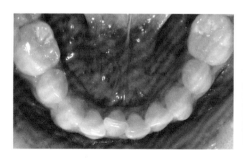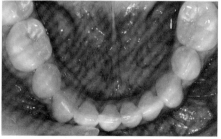

图 8.39 压膜保持器重新排齐少量复发的下颌切牙，在将牙齿排齐的模型上进行制作

无托槽隐形矫治

近期，无托槽隐形矫治系统得到了很大发展，其使用高精度牙齿印模的扫描和计算机技术来创建错𬌗畸形的虚拟模型，然后可以使用专门的软件对其进行设计（图 8.40）。设计矫治过程后，可以创建一系列光固化成型模型，制造序列的活动矫治器。患者拿到这些矫治器后，间隔大约 2 周替换一副。这种矫治器对于少量的扩弓、压低、轻度拥挤的排齐（包括下颌拔牙病例）和前牙间隙的关闭十分有效。正畸医师可以在某一个治疗阶段设计扩弓或者序列邻面去釉以创造间隙。最重要的是，这类矫治器使用透明塑料制作，相较于舌侧固定矫治更加隐形。也可以让患者自行摘戴，因此受到成年患者的欢迎。为了达到矫治效果，隐形矫治器需要每天佩戴 22 小时以上。

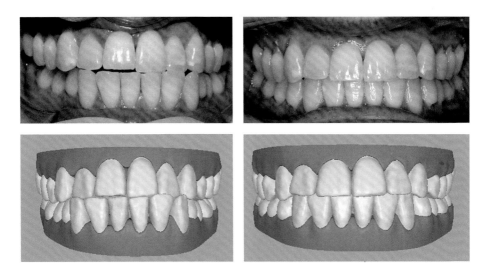

图 8.40　隐适美 Clincheck 展示的数字化模型，预计的牙齿移动与最终结果的比较

(Courtesy of Dr Graham Gardner and Align Technology Ltd.)

使用隐形矫治器可以实现的牙齿移动范围已通过引入粘接在牙齿上的小型附件而得到增大（图 8.41）。这些附件理论上可以更好地实现牙齿的三维控制，包括转矩。然而，虽然矫治器可以与附件结合以进行更复杂的牙齿移动，但它们对于牙齿长距离的整体移动（例如关闭前磨牙拔牙间隙）效果不明显。因此，该系统不适用于需要拔牙解除拥挤的病例。尽管隐形矫治器不能治疗较大的不调，但配合附件和颌间弹性牵引可以矫治少量的矢状向不调（图 8.42）。

Inman 矫治器是一种更加传统的活动矫治器，用来进行前牙的排齐（图 8.43）。它包含镍钛螺旋弹簧，可以挤压位于前牙唇面和舌面附近的两个唇弓。

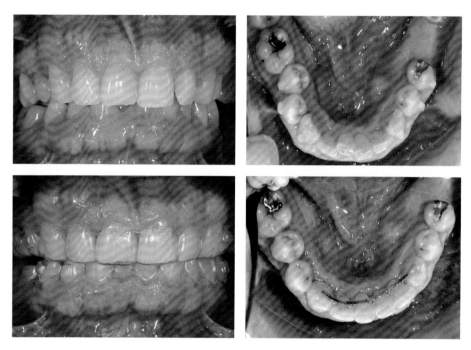

图 8.41 隐形矫治器用来排齐轻度拥挤的前牙。注意放置在牙齿上的复合树脂附件来增大牙齿移动的范围

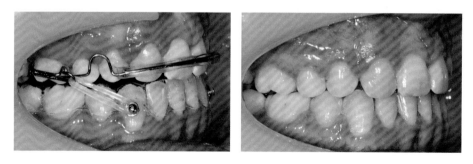

图 8.42 在治疗的最后阶段，上颌使用活动矫治器，下颌使用隐形矫治器进行Ⅲ类牵引，以纠正较小的矢状向不调

这些弓丝的反作用力为前牙提供轻力，最终使这些牙齿排齐（Bowman，2003）。制造商称，如果每天佩戴矫治器 16~20 小时，通常可以在 6~18 周内实现牙齿排齐。

虽然这些活动矫治器作为固定矫治器的美观替代品，在普通大众和全科牙科医师中得到了大量的推广，但是其矫治错𬌗畸形的范围是有限的（Djeu et al，2005）。另外，计算机设计的牙齿移动并不是可以完全表达出来的，通常

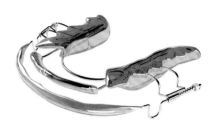
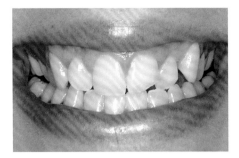
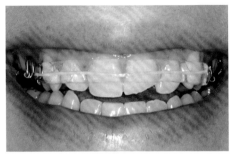
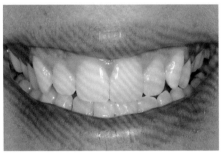

图 8.43 Inman 矫治器（左图）用来排齐上颌前牙，随后进行修复治疗和牙齿美白

(Courtesy of Dr Tif Qureshi.)

需要在治疗结束阶段进行多次调整（Kravitz et al, 2009）。然而，已经证明隐形矫治器可以矫治轻度前牙拥挤和深覆𬌗，在患者中十分受欢迎（Rossini et al, 2014）。

（王宪 译，徐悦蓉 审）

进一步阅读

Meikle, M.C., 2005. Guest editorial: what do prospective randomized clinical trials tell us about the treatment of class II malocclusions? A personal viewpoint. Eur. J. Orthod. 27, 105–114.

Orton, H.S., 1990. Functional Appliances in Orthodontic Treatment. Quintessence, London.

Vig, P.S., Vig, K.W.L., 1986. Hybrid appliances: a component approach to dentofacial orthopedics. Am. J. Orthod. Dentofacial Orthop. 90, 273–285.

参考文献

Baccetti, T., Franchi, L., Toth, Lr, et al., 2000. Treatment timing for Twin-block therapy. Am. J. Orthod. Dentofacial Orthop. 118, 159–170.

Banks, P., Wright, J., O'Brien, K., 2004. Incremental versus maximum bite advancement during twin-block therapy: a randomized controlled clinical trial. Am. J. Orthod. Dentofacial Orthop. 126, 583–588.

Bass, N.M., 2006. The Dynamax system: a new orthopaedic appliance and case report. J. Orthod. 33,

78–89.

Bowman, S.J., 2003. The Inman aligner. J. Clin. Orthod. 37, 438–442.

Cetlin, N.M., Ten Hoeve, A., 1983. Nonextraction treatment. J. Clin. Orthod. 17, 396–413.

•Charlier, J.P., Petrovic, A., Herrmann-Stutzmann, J., 1969. Effects of mandibular hyperpropulsion on the prechondroblastic zone of young rat condyle. Am. J. Orthod. 55, 71–74. *Classic paper that showed increased mitotic activity of cells in the prechondroblastic layer of the condyles of rats fitted with devices to posture their jaws forward.*

Clark, W.J., 1988. The twin block technique. A functional orthopedic appliance system. Am. J. Orthod. Dentofacial Orthop. 93, 1–18.

Cozza, P., Baccetti, T., Franchi, L., et al., 2005. Mandibular changes produced by functional appliances in Class II malocclusion: a systematic review. Am. J. Orthod. Dentofacial Orthop. 129, 599.e1–599.e12.

Djeu, G., Shelton, C., Maganzini, A., 2005. Outcome assessment of Invisalign and traditional orthodontic treatment compared with the American Board of Orthodontics objective grading system. Am. J. Orthod. Dentofacial Orthop. 128, 292–298.

••Dolce, C., McGorray, S.P., Brazeau, L., et al., 2007. Timing of Class II treatment: skeletal changes comparing 1-phase and 2-phase treatment. Am. J. Orthod. Dentofacial Orthop. 132, 481–489. *A follow-up paper describing long-term results for early treatment of class II malocclusions at the University of Florida. A total of 325 patients entered the study and 208 completed the second phase. Whilst early results showed greater mandibular growth in the two treatment groups (headgear and bionator) compared to the control group (see Keeling et al); over the long-term, at the end of full orthodontic treatment there were no differences between groups.*

Eirew, H.L., 1981. The bionator. Br. J. Orthod. 8, 33–36.

Falck, F., Fränkel, R., 1989. Clinical relevance of step-by-step mandibular advancement in the treatment of mandibular retrusion using the Frankel appliance. Am. J. Orthod. Dentofacial Orthop. 96, 333–341.

Fränkel, R., 1980. A functional approach to orofacial orthopaedics. Br. J. Orthod. 7, 41–51.

••Ghafari, J., Shofer, F.S., Jacobsson-Hunt, U., et al., 1998. Headgear versus function regulator in the early treatment of Class II, division 1 malocclusion: a randomized clinical trial. Am. J. Orthod. Dentofacial Orthop. 113, 51–61. *One of three large RCTs to come out of the USA looking at early treatment with functional appliances and headgear. Whilst early results were encouraging in the long-term there was no difference compared to patients who started comprehensive treatment in adolescence.*

Harvold, E.P., Vargervik, K., 1971. Morphogenetic response to activator treatment. Am. J. Orthod. 60, 478–490.

Hassel, B., Farman, A.G., 1995. Skeletal maturation evaluation using cervical vertebrae. Am. J. Orthod. Dentofacial Orthop. 107, 58–66.

•Houston, W.J., 1979. The current status of facial growth prediction: a review. Br. J. Orthod. 6, 11–17. *Narrative review paper that questions the benefits of using methods such as statural height or hand wrist radiographs to predict the adolescent PHV with any degree of accuracy.*

Johnston, L.E., 2005. If wishes were horses: functional appliances and growth modification. Prog. Orthod. 6, 36–47.

••Keeling, S.D., Wheeler, T.T., King, G.J., et al., 1998. Anteroposterior skeletal and dental changes in early class II treatment with bionators and headgear. Am. J. Orthod. Dentofacial Orthop. 113, 40–50. *RCT carried out at the University of Florida comparing early treatment for class II in 9- to 10-year-olds with either a bionator or headgear, compared to a control group. Both appliances were effective at correction of the class II malocclusion and reduction in the overjet, with significant enhancement of mandibular growth compared to the control group (see also Dolce et al).*

Kravitz, N.D., Kusnoto, B., Begole, E., Obrez, A., Agran, B., 2009. How well does Invisalign work? A prospective clinical study evaluating the efficacy of tooth movement with Invisalign. Am. J. Orthod. Dentofacial Orthop. 135, 27–35.

McNamara, J.A. Jr., 1973. Neuromuscular and skeletal adaptations to altered function in the orofacial region. Am. J. Orthod. 64, 578–606.

McNamara, J.A. Jr., Bryan, F.A., 1987. Long-term mandibular adaptations to protrusive function: an experimental study in Macaca mulatta. Am. J. Orthod. Dentofacial Orthop. 92, 98–108.

McNamara, J.A. Jr., Hinton, R.J., Hoffman, D.L., 1982. Histologic analysis of temporomandibular joint adaptation to protrusive function in young adult rhesus monkeys (*Macaca mulatta*). Am. J. Orthod. 82, 288–298.

•• O'Brien, K., Wright, J., Conboy, F., et al., 2003a. Effectiveness of early orthodontic treatment with the Twin-block appliance: a multicentre, randomized, controlled trial. Part 1: dental and skeletal effects. Am. J. Orthod. Dentofacial Orthop. 124, 234–243. *A large multicentre RCT run through the University of Manchester in the UK that investigated early treatment for class II malocclusion undertaken at 14 hospital-based orthodontic departments. One hundred and seventy four patients with a class II division 1 malocclusion were randomly allocated to a treatment or control group. The treatment group received early treatment with a twin block appliance, whilst the control group had treatment delayed for at least 15 months. One hundred and fifty nine patients completed this first part of the study. The average age of the patients in the early treatment group was 9.7 and in the control group 9.8 years.*

•• O'Brien, K., Wright, J., Conboy, F., et al., 2003b. Effectiveness of early orthodontic treatment with the Twin-block appliance: a multicenter, randomized, controlled trial. Part 2: psychosocial effects. Am. J. Orthod. Dentofacial Orthop. 124, 488–494, discussion 494–495. *A report on self-esteem from the cohort described in the RCT of O'Brien et al. (2003a) described above. Interestingly, this study showed an improvement in self-esteem for patients undergoing early treatment with a twin block compared to controls. However, in the long-term this effect was lost.*

•• O'Brien, K., Wright, J., Conboy, F., et al., 2009. Early treatment for Class II Division 1 malocclusion with Twin-block appliance: a multi-center, randomized, controlled trial. Am. J. Orthod. Dentofacial Orthop. 135, 573–579. *The final report of the RCT outlined above (O'Brien et al, 2003). The patients were all followed through until completion of treatment, which was carried out according to clinical need and operator preference. One hundred and twenty seven patients completed this second phase of the study.*

Orton, H.S., Slattery, D.A., Orton, S., 1992. The treatment of severe 'gummy' Class II division 1 malocclusion using the maxillary intrusion splint. Eur. J. Orthod. 14, 216–223.

Pancherz, H., 1982. The mechanism of Class II correction in Herbst appliance treatment. A cephalometric investigation. Am. J. Orthod. 82, 104–113.

• Rossini, G., Parrini, S., Castroflorio, T., Deregibus, A., Debernardi, C.L., 2014. Efficacy of clear aligners in controlling orthodontic tooth movement: A systematic review. Angle Orthod. Nov 20, [Epub ahead of print]. *Systematic review investigating the use of clear aligners. Eleven studies were included although only two of these were RCTs, showing that aligners are effective in alignment and controlling anterior intrusion, but not extrusion; effective in controlling posterior torque but not anterior torque; poor at rotation correction and able to produce a small amount of upper molar distalization. However, the authors point out that the results should be interpreted with caution because of the number, quality and heterogeneity of the studies.*

Teuscher, U., 1978. A growth-related concept for skeletal class II treatment. Am. J. Orthod. 74, 258–275.

•• Thiruvenkatachari, B., Harrison, J.E., Worthington, H.V., et al., 2013. Orthodontic treatment for prominent upper front teeth (Class II malocclusion) in children. Cochrane Database Syst. Rev. (11), CD003452. *A systematic review and meta-analysis that includes large RCTs carried out in the USA and UK on the early use of functional appliances and headgear. Combined, these studies show there is no difference in outcome between treatment started in childhood and treatment started in adolescence apart from a lower incidence of dentoalveolar trauma in patients who start early. However there is a high level of heterogeneity in the sample, making meta-analysis difficult.*

• Tulloch, J.F., Medland, W., Tuncay, O.C., 1990. Methods used to evaluate growth modification in class II malocclusion. Am. J. Orthod. Dentofacial Orthop. 98, 340–347. *An important paper in the history of evidence-based practice in orthodontics that highlighted the bias associated with retrospective studies. The lead author went on to run a prospective randomized trial on early treatment as outlined below.*

•• Tulloch, J.F., Phillips, C., Koch, G., et al., 1997a. The effect of early intervention on skeletal pattern in class II malocclusion: a randomized clinical trial. Am. J. Orthod. Dentofacial Orthop. 111, 391–400. *Large prospective RCT looking at early treatment of class II malocclusion with either headgear or a Bionator functional appliance. Promisingly, both methods were effective at overjet reduction in the short-term. The authors then followed these patients through as outlined below.*

Tulloch, J.F., Proffit, W.R., Phillips, C., 1997b. Influences on the outcome of early treatment for Class II maloc-clusion. Am. J. Orthod. Dentofacial Orthop. 111, 533–542.

•• Tulloch, J.F., Proffit, W.R., Phillips, C., 2004. Outcomes in a 2-phase randomized clinical trial of early Class II treatment. Am. J. Orthod. Dentofacial Orthop. 125, 657–667. ***The follow up to Tulloch et al. (1997a) described above. Whilst 166 patients completed the first phase of the study, only 139 completed the second phase and ultimately no difference was found between those who started treatment early and those who underwent comprehensive treatment in adolescence.***

van Beek, H., 1982. Overjet correction by a combined headgear and activator. Eur. J. Orthod. 4, 279–290.

Vargervik, K., Harvold, E.P., 1985. Response to activator treatment in class II malocclusions. Am. J. Orthod. 88, 242–251.

Voudouris, J.C., Woodside, D.G., Altuna, G., et al., 2003. Condyle-fossa modifications and muscle interactions during Herbst treatment, Part 2. Results and conclusions. Am. J. Orthod. Dentofacial Orthop. 124, 13–29.

Wieslander, L., 1984. Intensive treatment of severe Class II malocclusions with a headgear-Herbst appliance in the early mixed dentition. Am. J. Orthod. 86, 1–13.

Wieslander, L., 1993. Long-term effect of treatment with the headgear-Herbst appliance in the early mixed dentition. Stability or relapse? Am. J. Orthod. Dentofacial Orthop. 104, 319–329.

Woodside, D.G., 1973. Some effects of activator treatment on the mandible and the midface. Trans. Eur. Orthod. Soc. 443–447.

Woodside, D.G., Metaxas, A., Altuna, G., 1987. The influence of functional appliance therapy on glenoid fossa remodeling. Am. J. Orthod. Dentofacial Orthop. 92, 181–198.

• Yaqoob, O., Dibiase, A.T., Fleming, P.S., Cobourne, M.T., 2012. Use of the Clark Twin Block functional appliance with and without an upper labial bow: a randomized controlled trial. Angle. Orthod. 82, 363–369. ***RCT investigating efficiency of the Clark Twin Block functional appliance with or without a maxillary labial bow. The addition of a labial bow to the CTB has no influence on dentoalveolar or skeletal change, or rate of overjet reduction in relation to appliance therapy.***

9

第九章
当代固定矫治器

多数正畸治疗采用直接粘接在牙齿表面的固定矫治器。固定矫治器在20世纪初起始于美国,并不断改进更加精准。固定矫治器需要最精准的牙齿定位。固定矫治器的组成包括托槽、弓丝和附件,通过牙齿与托槽之间的相互作用从而准确地调控牙齿移动。

固定矫治器的演变

当今使用的主流固定矫治器均基于具有方形槽沟的托槽,并根据不同牙齿预成了托槽的数据。目前,更多的优化固定矫治器的方法主要针对弓丝与槽沟的接触方式和托槽放置在牙齿唇侧还是舌侧的问题。同时,细丝弓固定矫治器也得到了长足发展,此类矫治器在早期治疗阶段允许牙齿产生更大程度的倾斜移动。

标准方丝弓矫治器

标准方丝弓矫治器由 Edward Angle 发明,他在试验过大量其他矫治器之后,发明了当今使用的最普遍的方形槽沟矫治系统(••Angle,1928)。Angle 发现相较于竖直的槽沟,水平的槽沟可以更好地控制牙齿(图 9.1):矩形弓丝与矩形槽沟相互作用可以获得对牙齿位置的三维控制。直到 20 世纪 70 年代,标准方丝弓矫治器才成为广大正畸医师首选的固定矫治器(图 9.2),但是其依然存在许多问题。其槽沟无内置数据,使得正畸医师需要在矩形弓丝上弯制许多曲来调整每颗牙齿的位置(图 9.3)。这种操作耗费时间并且需要正畸医师具有高超的技巧。这些曲的存在也意味着需要弯制复杂的闭隙曲来关闭牙弓

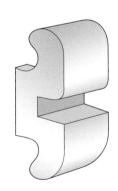

图9.1 方丝弓槽沟

间隙(图 9.2)。另外,在方丝弓矫治系统中,牙齿在牙槽骨内沿着弓丝整体移动也需要支抗。

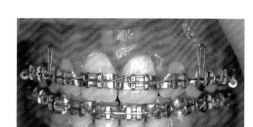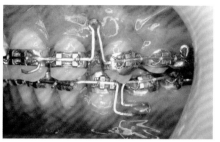

图 9.2   上下颌带有闭隙曲的全带环标准方丝弓矫治器

细丝矫治器

为了克服标准方丝弓矫治器治疗需要强支抗的问题,澳大利亚正畸医师 P.Raymond Begg(图 9.4)发明了基于差动力理念的固定矫治器(图 9.5)(•Begg, 1956):

- 治疗初期使用颌间牵引使牙冠向需要的位置倾斜移动。
- 后期使用辅簧直立牙根。

相较于整体移动牙齿,倾斜移动牙齿则更容易且需要更小的力量,因此 Begg 技术需要的支抗更小,在 20 世纪 60~70 年代风靡一时(图 9.6)。Begg 治疗技术可以分为 3 个阶段,每一阶段都有特定的矫治目标,完成前一个阶段目

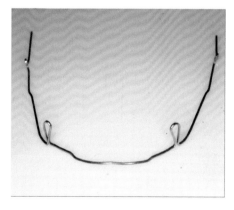

图 9.3   方丝弓矫治系统经典的结束弓丝,在每颗牙齿上弯制曲

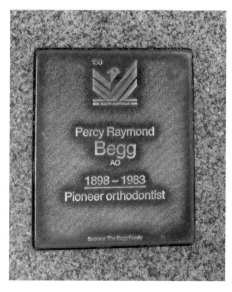

图 9.4   在 Raymond Begg 的出生地,澳大利亚的阿德莱德 North Terrace 的纪念碑

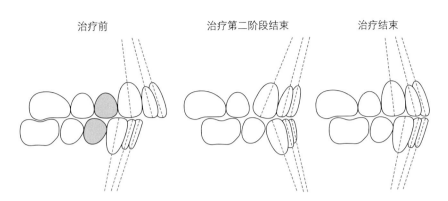

治疗前　　　　　　治疗第二阶段结束　　　　　治疗结束

图 9.5　Begg 矫治使用差动力理论。牙冠先向需要的方向倾斜移动而后直立牙根。这种差异化的牙齿移动比整体移动消耗的支抗更小

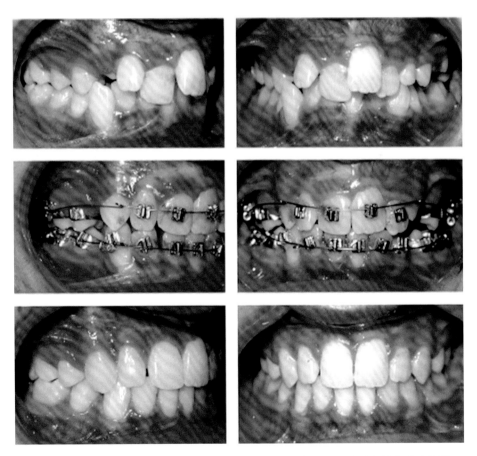

图 9.6　Begg 矫治。这种矫治器对于打开咬合十分有效，但是对牙移动的控制存在挑战

(Courtesy of Philip Ellisdon.)

标才能进入下一个阶段(·Andrews,1979a,b)(专栏 9.1)。然而因为只使用圆丝，很难精准控制牙齿位置，往往需要在治疗的最后阶段使用附件来竖直牙齿。但是竖直已经大量倾斜的牙齿是十分复杂、难以控制的，需要耗费大量时间。为了解决这些问题，20 世纪 80 年代 Peter Kesling 医师发明了 Tip-Edge 矫治器(·Kesling,1988;Kesling et al,1991)。这种矫治器在初始阶段也使牙齿倾斜移动，但是当使用全尺寸矩形弓丝时，可以使牙齿直立并且具有更好的三维控制(图 9.7)。

专栏 9.1　Begg 治疗步骤

Begg 技术分为 3 个独立的矫治阶段，每个阶段都有其特定目标，在进入下一个阶段前需要完成前一阶段的矫治目标。这些矫治阶段都强调对于牙齿位置的过矫正。

- 第一阶段
  - 矫治牙齿拥挤和不齐。
  - 关闭前牙间隙。
  - 过矫正所有的牙齿扭转。
  - 深覆𬌗、开𬌗、深覆盖矫正切牙关系到切对切。
  - 矫正磨牙关系。
  - 完成牙弓匹配。
- 第二阶段
  - 关闭所有拔牙间隙。
  - 保持第一阶段达到的目标。
- 第三阶段
  - 纠正牙齿唇舌向、颊舌向和近远中向倾斜。
  - 维持间隙关闭和磨牙关系。

直丝弓矫治器

通过对未治疗理想𬌗的大样本研究，Lawrence Andrews 在 20 世纪 70 年代早期提出了咬合的六关键(专栏 1.2)(Andrews,1972)，并且介绍了一种革命性的方丝弓托槽系统(·Andrews,1979)，即预成数据的方丝弓托槽又称为直丝弓托槽，已经成为当今最流行的固定矫治器系统(图 9.8)。不同于标准方丝弓矫治器需要弓丝弯制曲来调整每颗牙齿的位置，直丝弓矫治器对每一颗牙齿均定制了托槽。托槽内设的数据来源于 Andrews 对于未治疗理想𬌗样本的测量，包括如下特征(图 9.9)：

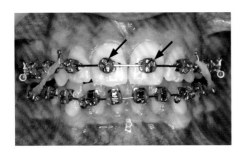

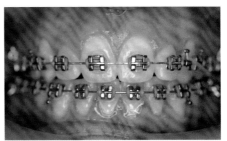

图9.7 全粘接的Tip-Edge矫治器。类似于Begg矫治器,最初的Tip-Edge托槽在治疗的最后阶段需要使用辅簧来直立牙齿

图9.8 直丝弓矫治器

专栏9.2 托槽数据

　　Lawrence Andrews最初基于对未治疗理想粭牙齿的测量,提出了最初的直丝弓托槽数据(Andrews,1972)。随着治疗的经验积累,Andrews推出了许多针对拔牙与非拔牙病例,以及不同的拥挤度所使用的托槽。拔牙病例托槽增加了间隙关闭过程中出现的倾斜和扭转的调整(Andrews,1976),但是过多种类的托槽增加了正畸医师使用时的复杂程度。

　　Ronald Roth在Andrews拔牙托槽的基础上设计了一种托槽,在上颌前牙托槽中添加了更大的转矩,因为直丝弓矫治器不能完全地表达托槽转矩,特别是在内收上颌前牙关闭间隙时。Roth也更加关注功能粭,增加尖牙倾斜度来加强尖牙引导;在上颌磨牙也加入了更大的转矩,防止腭尖下垂、消除非工作侧干扰(Roth,1976)。

　　近年来,Richard Mclaughlin、John Bennett和Hugo Trevisi开发了MBT矫治器,增加了上颌前牙冠唇向转矩和下颌前牙冠舌向转矩。这使得治疗过程中下颌切牙唇倾量最小。MBT托槽还减小了牙冠的轴倾度,特别在上牙列,从而减小支抗需求。另外,减小下颌磨牙转矩,防止磨牙沿弓丝移动时发生舌倾(McLaughlin & Bennett,1990)。

　　尽管不同的托槽数据存在争议,但是没有证据表明某种数据可以较其他数据具有更好的治疗效果。事实上,托槽定位的误差可能抵消许多差异。

- 预设角度的槽沟用以纠正牙齿近远中向的角度或者倾斜。
- 托槽底板倾斜用以调整倾斜度或转矩。
- 槽沟底到托槽底板距离的变化用以调整牙齿在牙弓内外的位置。

　　在直丝弓矫治器系统中,通过托槽中预设的数据准确定位牙齿,明显减少了弓丝弯制;更大的优势在于可以在　根坚硬的弓丝上使牙齿成组移动来关

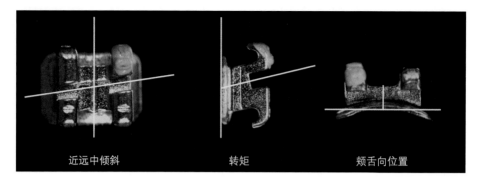

近远中倾斜　　　　　　　　　　转矩　　　　　　　　　　颊舌向位置

图 9.9　Siamese 直丝弓托槽采用了对称设计和弧面外形。预制的数据可以在三维方向上定位牙齿,进行近远中倾斜、转矩和颊舌向位置的调整

闭间隙,因为一旦牙齿排齐,弓丝就可以被动地结扎在槽沟中。

　　尽管最初的 Andrews 托槽仍在使用,但许多预设数据随着临床应用不断改进(专栏 9.2)。特别是在上颌切牙,由于弓丝与托槽间存在余隙,导致原始的 Andrews 矫治器上一些转矩不能得到完全表达。因此,许多更新的设计均增加了上颌前牙唇向转矩用以补偿余隙角。由于患者存在生物学与解剖学上的差异,各种矫治器均会存在机械力学方面的缺陷,一种矫治器不可能适用于所有的病例。因此仍然需要调整托槽数据并在临床中进行少量的弓丝弯制,以此解决托槽定位误差、牙齿结构和位置变异及明显的骨性不调(•Creekmore & Kunik, 1993;Thickett et al, 2007)。随着 CAD-CAM 技术的发展,已经可以生产全个性化的托槽,理论上这将避免许多问题的发生(专栏 9.3

专栏 9.3　全定制固定矫治器:未来?

　　Andrews 的直丝弓托槽因为消除了复杂的弓丝弯制,革新了正畸治疗理念。然而,他很快发现一个型号的托槽不能适用于所有病例,因此推出了大量不同数据的 Andrews 托槽(专栏 9.2)。另外,结束阶段使用一根直丝也不完全合理,因为牙齿唇面形态存在个体差异,不准确的托槽定位使托槽数据不能准确表达。这意味着在治疗结束阶段仍然需要少量的弓丝弯制。

　　全定制托槽在 CAD/CAM 技术和优化切削技术的基础上得到了发展。通过计算机,在扫描模型上将牙齿排列到治疗后的理想位置,并在这个理想位置上根据个体差异设计托槽数据并切削。然后通过间接粘接技术将托槽粘接在牙面上,消除托槽定位误差。全定制托槽可以按照设计准确地移动牙齿(Grauer et al,2011;Weber et al,2013)。目前这种方式由于增加矫治器的制造成本,使患者难以接受。然而,随着科技的发展,全定制化托槽的费用最终会下降,常规在临床使用只是时间问题(图 9.10)。

和图 9.10)。

舌侧矫治器

唇侧矫治器的一个最大问题就是美观性较差。舌侧矫治器最先在 20 世

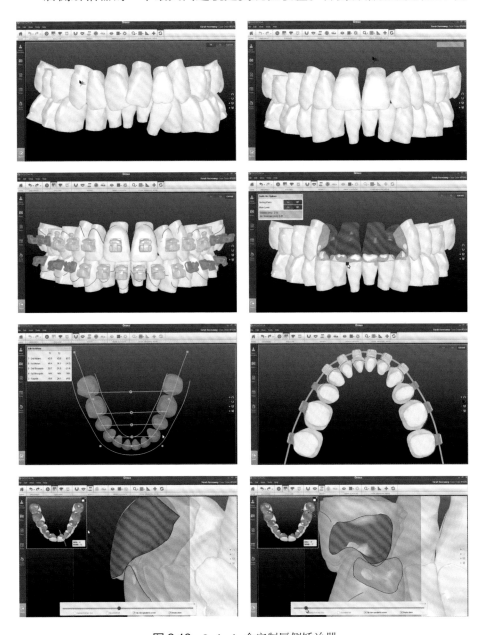

图 9.10 Insignia 全定制唇侧矫治器

纪 70 年代的美国出现(Alexander et al, 1982)。然而,最初的舌侧矫治器由于没有经过合理的临床试验,是十分不成熟的且难以应用。随着美观唇侧托槽的出现,在美国正畸临床应用中,舌侧矫治器逐渐消失。然而,在欧洲和亚洲,正畸医师对于舌侧矫治不断探索,几十年来大量的舌侧矫治器得以应用,包括可以获得和唇侧矫治器相同三维控制能力的全定制舌侧矫治器(图 9.11)(•Wiechmann, 2002)。直到现在,舌侧矫治器的费用依然高昂;但是,随着舌侧矫治的不断改进和普及,这一切也在发生变化(图 9.12)。

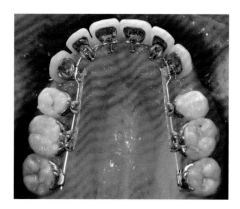

图 9.11 Incognito® 舌侧矫治器

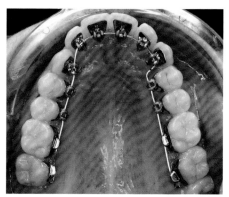

图 9.12 WIN 舌侧矫治器

舌侧矫治的首要优势是正畸治疗不再影响患者美观;另外可以减少菌斑控制不佳患者的牙齿唇面脱矿(•Vander Veen, 2010),通过托槽的𬌗垫作用打开咬合,其施力更加接近牙齿的阻抗中心等。这种矫治器的不足包括影响发音、舌头不适和较高的花费;对于正畸医师而言,需要更加高超的技术;托槽间间隙和托槽宽度减小增加了对于旋转控制的难度。然而,无论在非拔牙还是拔牙病例中,舌侧矫治器都可以作为不同于传统矫治器的另一种选择(图 9.13和图 9.14)。

固定矫治器的组成

固定矫治器包括 3 个主要部分:

- 托槽和磨牙颊面管,其可以直接粘接于牙面上,有时颊面管可以焊接于合适的不锈钢带环上。
- 弓丝,与托槽接触并从颊面管中穿过。
- 附件,根据矫治器不同而变化,通常包括:托槽结扎丝,栓钉,弹性皮圈,竖直和转矩簧,连扎丝和用以增强支抗或扩弓的固定装置。

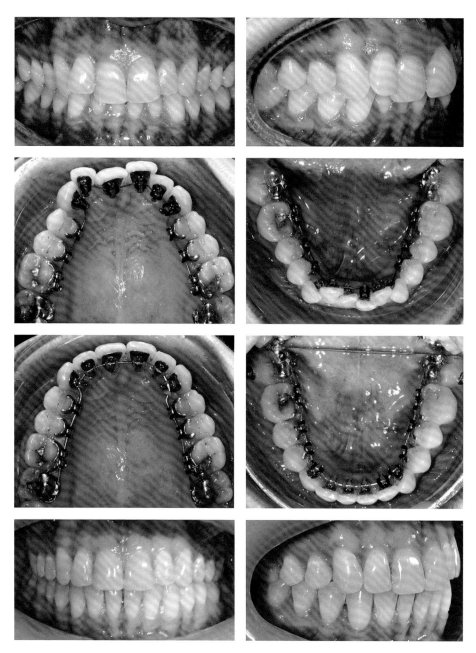

图 9.13 Incognito 舌侧矫治器治疗基于非拔牙的安氏 II 类 2 分类病例

(Courtesy of Robbie Lawson.)

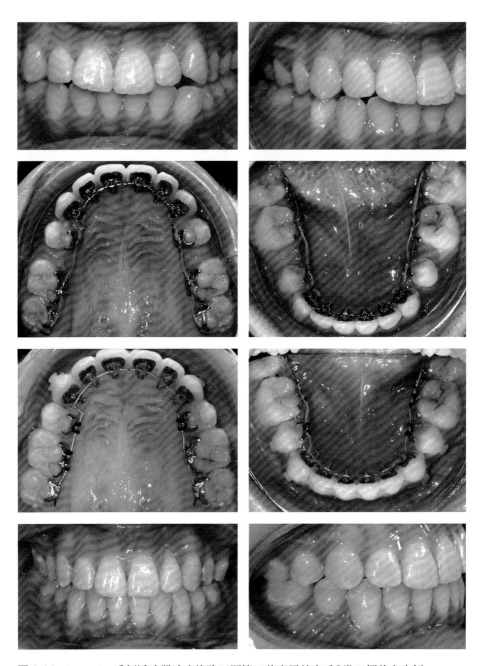

图 9.14　Incognito 舌侧矫治器治疗拔除四颗第二前磨牙的安氏 I 类双颌前突病例

(Courtesy of Robbie Lawson.)

托槽

正畸托槽固定在牙冠上,通过弓丝与附件调整加载在矫正牙齿上的力量。托槽通常由不锈钢铸造而成,为了减少过敏反应的发生,也有由钛或钴铬制成的不含镍托槽。粘接依赖于托槽底板与酸蚀的牙釉质表面的物理相互作用。可以通过粗化托槽底板或喷砂来增强粘接效果(图 9.15),托槽底板在水平向与垂直向为弧形,有利于托槽在牙冠表面的定位与贴合(图 9.9)。

方丝弓托槽

方丝弓托槽具有矩形的槽沟,在水平向较垂直向更深。槽沟与弓丝的三维数据是依据经验设计的,最初设计的尺寸是垂直向 0.022 英寸、水平向 0.028 英寸来容纳柔软的纯金弓丝。当开始使用更加坚硬的不锈钢丝后,槽沟的尺寸缩小到垂直向 0.018 英寸、水平向 0.025 英寸。然而,随着直丝弓托槽的应用,槽沟恢复到了原来的三维尺寸,使得弓丝的工作尺寸增加并在滑动关闭间隙的过程中更好地控制覆𬌗和转矩。方丝弓托槽具有一个放置弓丝的槽沟与两个结扎翼(图 9.1),而更为常见的 Siamese 托槽和双翼托槽(图 9.9),具有 4 个结扎翼。Siamese 托槽增加了托槽的宽度,对牙齿扭转和牙根的控制更佳,初始排齐阶段在两个分开的结扎翼上部分结扎有利于拥挤牙齿的排齐。然而,Siamese 托槽在增加了托槽宽度的同时缩小了托槽间的距离,这将影响排期阶段弓丝的弹性。

美学方丝弓托槽

金属正畸托槽主要的缺点是美学性能不佳。已经有公司推出了透明的方丝弓托槽或者更接近自然牙齿颜色的托槽(图 9.16)。早期的美学托槽由丙烯

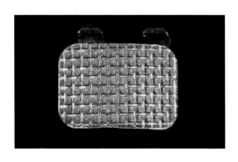

图 9.15　托槽底板的网状设计增强粘接强度

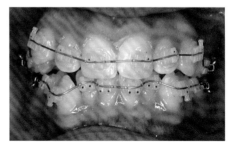

图 9.16　陶瓷直丝托槽。注意托槽周围过多的复合树脂。这些应该去除防止局部菌斑刺激

酸和聚碳酸酯制成,这类托槽变色很快并且会产生永久形变,造成矫治失败。为了解决这些问题,人们开始使用含有陶瓷或玻璃纤维填料的加强型聚氨酯或聚碳酸酯制作托槽。

陶瓷托槽最早出现在 20 世纪 80 年代,其具有更高的强度、更好的稳定性与抗形变能力、更好的颜色稳定性及出色的美学特性。陶瓷托槽由氧化铝制成,根据晶体组成的不同分为单晶体陶瓷托槽与多晶体陶瓷托槽。尽管陶瓷托槽的美学效果明显提升,但是相比于金属托槽仍存在不足(Russell,2005)。陶瓷托槽脆性大,更容易破损;且弓丝与槽沟间的摩擦力更大,为解决此类问题可以在陶瓷托槽中加入金属的槽沟。早期的陶瓷托槽粘接强度极高,增加了在去除托槽时牙釉质损伤的风险。最后一点不足是陶瓷比牙釉质更坚硬,咬合时陶瓷托槽与天然牙接触会造成天然牙的釉质磨损,常累及深覆𬌗患者的下颌切牙。尽管存在以上问题,成年患者仍然会因为其美观性而选择陶瓷托槽。

细丝矫治器托槽

最原始的细丝矫治器是 Begg 矫治器,在每颗牙齿上应用一种简单的托槽。Begg 托槽具有一个窄的单端开放的槽沟,从牙龈侧将坚硬的圆丝放入,使用金属栓钉来固定弓丝(图 9.17)。这种较松的接触方式使牙齿在轻的颌间牵引力作用下产生很大范围的倾斜移动,在治疗初期快速减小覆𬌗覆盖。随后使用大量辅簧直立牙齿、调整转矩至理想位置。但是 Begg 矫治系统治疗过程相对复杂,且特殊的托槽难以精确控制牙齿。因此,在现在的临床治疗中很少使用 Begg 矫治器。

Tip-Edge 托槽由方丝弓托槽改良而来,其允许牙齿在治疗早期沿圆丝倾

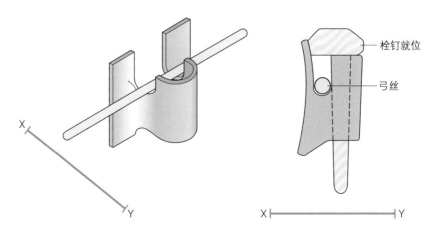

图 9.17 Begg 细丝托槽

斜移动,在治疗后期使用方丝精确调整牙齿位置。这种功能的实现是通过在狭窄的直丝弓托槽槽沟两侧去除呈楔形的部分金属,可使牙齿在近远中方向实现最大25°的倾斜移动。托槽近远中的扩展和结扎翼可以更好地纠正牙齿扭转,随着牙齿倾斜,槽沟的尺寸增加。序列更换弓丝至方丝后;随着牙齿在正轴簧的作用下直立,槽沟尺寸减小,其内部预设的倾斜度与转矩得以表达(图9.18)(Parkhouse,1998)。近期,Tip-Edge PLUS托槽已经上市,此托槽在主槽沟下方加入了辅弓管,从而不再需要使用正轴簧(图9.19)。辅弓管内放入超弹性镍钛辅弓以竖直牙齿,使托槽预设的数据得到表达(Parkhouse,2007)。

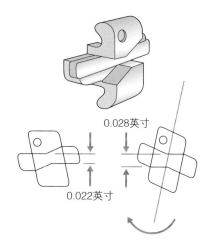

图9.18 Tip-Edge托槽。随着牙齿倾斜,槽沟的尺寸从0.022英寸增加大0.028英寸。治疗最后阶段在矩形弓丝上使用辅簧直立牙齿使槽沟减小同时表达托槽三维方向上的数据

自锁托槽

理论上托槽与弓丝间的摩擦力会造成支抗丧失并且使牙齿移动减慢。另

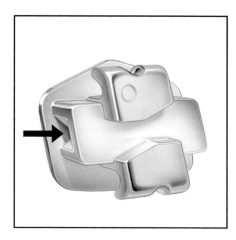

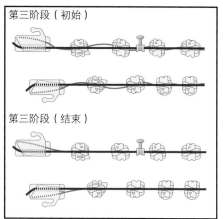

图9.19 Tip-Edge PLUS托槽在主槽沟下方设计了辅弓管。将弹性好的镍钛丝放入辅弓管,可以同时表达轴倾和转矩使牙齿直立。治疗的最后阶段,使用一根矩形弓丝保持弓形并将超弹性弓丝放入辅弓管来调整转矩竖直牙齿,也使托槽槽沟表面与矩形主弓丝充分接触,纠正牙齿轴倾与转矩

(Reproduced with permission from Parkhouse, 2008. Tip-Edge Orthodontics. Mosby Elsevier, St Louis; and with thanks to Richard Parkhouse. ®TP orthodontics, Inc. – La Porte, IN, USA.)

外,传统的方丝弓托槽需要正畸医师单独结扎每一颗牙齿,将耗费患者与医师的时间。为了减少摩擦力及复诊时间,正畸医师推出了一系列槽沟上带有金属滑盖的托槽(图9.20)。这项技术称之为"自锁",因为托槽内部自带结扎系统。这种理念并不是全新的,早在20世纪30年代就已经出现。然而,在过去20年间,这类托槽才重新得到了发展,主要是因为厂家生产工艺提高使得托槽可靠性增强。理论上,相较于传统托槽,自锁托槽具有更多优势(Harradine, 2003):

- 减小了弓丝与槽沟间的摩擦力。
- 全弓丝的表达和更可靠的结扎。
- 更加有效的牙齿移动和滑动机制。
- 增强了旋转的控制。
- 减少了正畸医师椅旁操作时间。

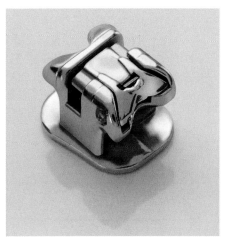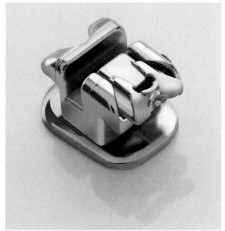

图9.20 DamonMX 自锁托槽关盖(左)与开盖(右)

(Courtesy of David Birnie and Andy Price. ®Ormco Corporation.)

制造商主张使用自锁托槽,因为其可明显缩短治疗时间,更快移动牙齿并减小患者的不适感。尽管一些早期的回顾性研究指出自锁托槽可以加快正畸治疗,但是在前瞻性研究中,之前所宣称的自锁托槽的优势并没有得到验证(见证据在哪里1?)。

舌侧托槽

最早的舌侧托槽出现在20世纪70年代并在随后的30年间不断被改进(图9.21)。现今流行的舌侧托槽的体积已经很小,提高了患者的舒适度(图9.22)。

　　自锁托槽的使用说明显示此类托槽系统可以加速牙齿移动,缩短治疗时间,稳定扩弓和减小治疗疼痛(Damon,1998)。另外,大量的实验室研究证明自锁托槽显著降低了摩擦力。然而,一些随机临床试验对多种自锁托槽与传统结扎托槽进行了比较研究,发现在牙齿移动速率、整体治疗时间和复诊次数上没有显著差异(••Scott et al,2008a;••Fleming et al,2010;••DiBiase et al,2011;••Johansson & Lundström,2012)。有些研究表明使用自锁托槽患者疼痛感更小,但这并不能被所有研究证实(••Scott et al,2008b;••Fleming et al,2009a;••Pringle et al,2009)。同样的,自锁托槽是否可以实现更大的后牙区扩弓、减小下前牙唇倾度仍然存疑(••Scott et al,2008a;••Fleming et al,2009b)。自锁托槽与传统结扎托槽相比,磨牙间扩弓的差异是很小的。总而言之,所有的研究均不支持自锁托槽更有利于实现扩弓和非拔牙矫治的观点。最后,没有证据表明使用自锁托槽可以获得更好的咬合结果(••DiBiase et al,2011;••Johansson & Lundström,2012)。除了可以节省椅旁操作时间外,临床上自锁托槽与传统托槽相比,未表现出任何差异。然而有些生产厂商和医师依旧大力宣传,坚称其具有更好的治疗效率。

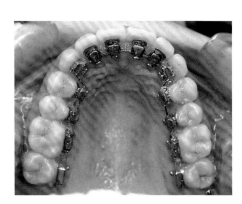

图9.21　第七代 Ormco 舌侧矫治系统

(Courtesy of Magali Mujagic.)

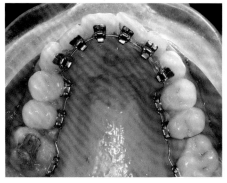

图9.22　Giuseppe Scuzzo 和 Kyoto Takemoto 发明的 STb 舌侧托槽系统

(Courtesy of Ian Hutchinson.)

　　舌侧矫治需要在技工室按照治疗计划进行排牙。托槽的理想位置是根据牙齿表面相对位置计算而来。由于托槽不含预成数据,因此使用复合材料将数据设置在托槽底板处。通过托槽定位与转移装置将托槽粘接在牙齿上。

　　最新的舌侧矫治器如 Incognito 和 WIN(图9.11 和图9.12),使用 CAD 技术。依然通过手工在模型上将牙齿调整至理想位置,然后扫描建立数字化模型。托槽通过电脑设计、打印蜡型、金属铸造的流程生产(图 9.23)。托槽设计得更小巧,增加了舒适性,但需要在弓丝上弯制第一序列弯曲矫正牙齿。最后,将托槽放置在转移托盘上邮寄给正畸医师,确保间接粘接的准确性(图 9.24)。

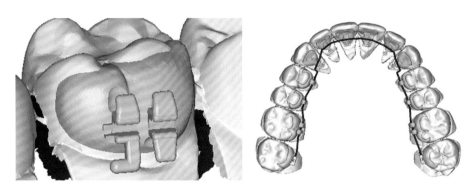

图 9.23　电脑辅助设计的全定制 Incognito 托槽

弓丝

最初正畸治疗使用的弓丝由纯金制成,但是随着冶金技术的不断进步,现今有大量的合金弓丝供正畸治疗使用。不同的合金也具有不同的物理特性(专栏 9.4)。正畸弓丝的理想特征取决于治疗的阶段以及牙齿移动的方式;没有一种材料的弓丝可以满足所有条件。因此,在正畸治疗中需要使用多种材质与尺寸不同的弓丝。根据正畸医师的个人偏好选择弓丝(见证据在哪里 2?)。

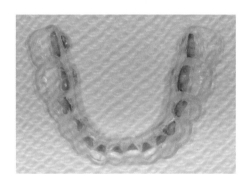

图 9.24　舌侧托槽定位使用的转移托盘

在初始排齐阶段弓丝需要以下特性:

- 回弹性大。
- 刚性低。
- 储存势能高。
- 良好的生物相容性。
- 低摩擦力。

专栏9.4　弓丝的物理特性

金属弓丝的物理特性可以通过加载压力时的应力 - 应变曲线来表示。

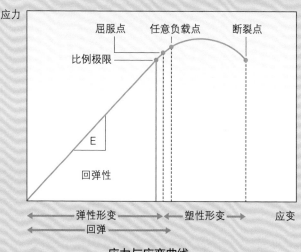

应力与应变曲线

- 刚度指弓丝抵抗弹性形变的能力,由应力 - 应变线段的斜率或弓丝弹性形变的杨氏模量(E)表示。直线越陡,弓丝刚度越大。
- 弹性形变的范围是指弓丝在弹性极限内可以达到的挠度,即在负载移除时弓丝将恢复到原来的尺寸。在实践中,弹性形变范围通常是测量到屈服点。在屈服点,钢丝不再表现出弹性,在移除荷载后发生0.1%的永久变形。
- 回弹是指当形变达到或超过弹性极限时,卸载后弓丝的恢复量。其取决于屈服力与弹性模量的比例。在临床中,一些永久的弓丝形变也可以产生有效的回弹。因此,回弹通常是相对于任意选择的负载点进行测量的,并且是实际上的弓丝工作范围。
- 可塑性是指弓丝弯制为需要外形的能力,或是在发生断裂前产生永久形变的量。在图中为屈服点和断裂点之间的区域。
- 回弹性是指当弓丝形变时储存在其内部的能量。在图中为到达弹力极限之前的区域。

　　弓丝的其他特性也应该被考虑,尽管这些特征未在应力 - 应变曲线中出现。

- 生物相容性是指弓丝材料的生物耐受性,包括对于腐蚀的抵抗能力。
- 环境稳定性是指在弓丝生产过程中其内部组分的稳定性。
- 可接合性是指在弓丝上焊接附件的能力。

专栏 9.4(续) 弓丝的物理特性

- 摩擦力是弓丝上抵抗牙齿移动的力。
- 退火是对弓丝的加热与冷却,从而减小刚度增加延展性。
- 延展性是指弓丝在经受拉力时产生较大持久形变而不断裂的能力。
- 冷加工是指在冷环境下反复塑形和弯制弓丝。这可以增加弓丝硬度,但是同时增加了脆性,使得弓丝更容易断裂。
- 柔韧性是弓丝在较小压力下承受较大形变的能力。

证据在哪里 2? 如何选择弓丝?

　　从初始的排齐到后期的覆𬌗控制与间隙关闭,不同的治疗阶段需要弓丝具有不同的特性。目前很多材料可以选用,但是哪种弓丝比其他的更好呢? 有没有一种理想的弓丝序列可以达到最大的功效而产生最小的副作用呢?

　　研究测试了在初始排齐阶段,多股不锈钢丝、传统或超弹镍钛丝、麻花丝、含铜镍钛丝和热激活镍钛弓丝的效率(••Mandall et al, 2006;••Ong et al, 2011),发现弓丝种类与初始排齐速率间没有明显的相关性(••Jian et al, 2013);但是最近的一项 Meta 分析认为,相较于马氏体镍钛丝,奥氏体镍钛丝对于牙齿不齐的矫正效果更佳(••Papageorgiou et al, 2014)。

　　序列替换弓丝时,是否有证据证明某种序列更优? 近期一项 Meta 分析发现使用不稳定马氏体含铜镍钛丝序列治疗的病例较使用稳定马氏体镍钛丝的病例,需要花费更长的时间才能放入工作弓丝。另外,使用不稳定马氏体镍钛丝的患者相较于使用稳定马氏体镍钛丝的患者,在使用最初的 24 小时感到更大的疼痛(••Papageorgiou et al, 2014)。综上所述,现在还没有足够的数据证明某一种弓丝比其他弓丝具有明显优势。

　　因此,0.012~0.018 英寸的镍钛圆丝、多股不锈钢丝和麻花丝经常在此阶段使用,尺寸根据牙齿排列的整齐程度决定。随后使用一小段时间的矩形镍钛丝调整牙齿转矩。

　　一旦第一阶段排齐结束,需要增加弓丝的刚性来整平牙列,减小覆𬌗,使牙齿沿弓丝滑动。通常 0.016~0.020 英寸范围内的不锈钢圆丝可以提供足够的刚性。

　　治疗的最后阶段,覆𬌗已经减小至正常,需要成组或单独移动某颗牙齿来关闭间隙,滑动法或者闭隙曲均可使用。在这两种情况下,弓丝需要以下特征:

- 刚性强。

- 储存势能低。
- 良好的生物相容性。
- 低表面摩擦力。
- 容易焊接矫治附件。

采用滑动法时,弓丝与牙齿的摩擦力会对牙齿移动效率产生显著影响,而使用闭隙曲时,弓丝要有良好的可塑性。在最终减小覆𬌗和间隙关闭阶段更常使用矩形的不锈钢丝。

弓丝材料

现今用以制作正畸弓丝的合金包括不锈钢、镍钛合金、钴铬合金和 β 钛。

不锈钢

不锈钢是一种由铁、铬、镍所组成的合金,具有很大的弹性模量。因此,不锈钢弓丝通常十分坚硬可以抵抗形变,这使其成为理想的工作弓丝,可以提供牙齿沿弓丝移动时所需的支抗。然而因其刚性强很难应用于初始排齐阶段;因为将不锈钢丝结扎入拥挤的牙列是十分困难的,就算扎入,通常也会使不锈钢丝产生永久形变。正畸中使用的不锈钢丝含有铁(70%)、铬(17%~20%)、镍(8%~12%) 和最多不超过 0.08% 的碳。我们所熟知的"18-8 不锈钢",数字代表合金内部铬和镍的含量。在口腔环境中铬可以防止弓丝被腐蚀,而镍可以增加弓丝的延展性。不锈钢可以通过退火变得更加柔软,通过淬火变得更加坚硬,通过弯制曲从而增加托槽间弓丝长度,增加回弹性(图 9.25)。此外,通过将多股较细的不锈钢丝编织成多股不锈钢弓丝或将较细的弓丝围绕一根较粗的中心丝编制成麻花丝可以增加弓丝的柔软度。这是因为弓丝传递的力与构成丝的半径有关。

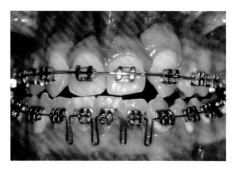

图 9.25 多曲不锈钢丝排齐下颌切牙。弯制这些曲需要技巧和时间,使用后口腔不易清洁,易造成软组织损伤。这种技术已经被超弹性弓丝所取代

钴铬合金

商品名为 Elgiloy,钴铬合金相较于不锈钢丝具有更好的成形性和相似的刚性,但是也具有更大的摩擦力。在实验室可以通过热处理使钴铬合金变硬,经常用其制造辅弓,比如压低辅弓或四眼簧。

β 钛

β 钛丝于 20 世纪 80 年代问世,具有良好的可塑性,刚性是不锈钢丝的 1/3,

但是其也具有更大的摩擦力。这种弓丝应用于治疗的最终阶段,弯制结束曲用来调整个别牙齿位置从而获得更好的咬合。

镍钛

镍钛丝(NiTi)的特点是具有很好的柔韧性,可以在很大范围内持续施加轻力,具有形态记忆现象(形变后回复原始形态的能力)和超弹性(在很大的形变范围内提供相同的力值)(图9.26)。这种情况的出现是因为在施加压力或温度改变时镍钛丝经历了晶体结构的转换。镍钛的两种结构形态分别为刚性低的马氏晶格结构和刚性高的奥氏晶格结构,镍钛弓丝的超弹性则与这两种晶格结构的共存相关。还需要注意的是,弓丝钝化平台期低于激活平台期,这种现象称为滞后现象,这意味着通过弓丝加载在牙齿上的力值低于使其产生形变的力值。在治疗初始阶段使用这种弓丝排齐牙齿效果十分理想。然而,由于镍钛弓丝刚性低且可塑性不好,在治疗后期需要关闭间隙和控制覆𬌗时还是应该选用更坚硬的丝。

镍钛合金最初是在20世纪60年代早期由美国海军军械实验室研制的,10年之后开始应用于正畸领域。早期的弓丝具有稳定的晶格结构或可通过冷加工形成马氏体晶格结构,此时弓丝柔软但没有形态记忆性与超弹性。随后发现镍钛丝在机械应力或温度作用下会出现晶格结构的转换。这种由于应力(例如结扎到异位的牙齿中)而导致相移的现象被称为伪弹性,由于它们在室温和口腔中主要以奥氏体形式存在,所以这种状态的弓丝被称为不稳定的奥氏体。

现在的镍钛丝已经可以通过温度变化产生晶格结构转换,被称为热弹性。合金构成的不同可以改变晶体结构转换的温度;例如将部分镍用铜代替。现在使用的弓丝的转换温度通常设置在体温附近。此时弓丝在口外环境中是马氏体,具有良好的柔软度,可以轻易地扎入异位的牙齿。在进入口内环境后,弓丝温度升高转变为奥氏体,恢复其原有形状并对牙齿施加轻柔的排齐力。这个力量是很轻柔的,因为弓丝伪弹性的特点确保了弓丝放入异位牙齿托槽中时,弓丝的形变将产生局部的马氏体相变。当力量卸载时,随着弓丝恢复超弹性,力值下降,正如荷载-挠度曲线所展示的平台期所示(图9.26)。牙齿一旦排

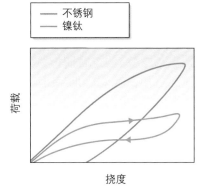

图9.26 镍钛丝与不锈钢丝荷载-挠度曲线比较。镍钛在力加载和卸载过程中金属晶格结构的转换形成了平台。弓丝可以在很大形变范围内施加相同的力,此种特性称为超弹性。另外,卸载时平台期的力值低于激活平台期,即相较于加载,卸载时力量更低,这种特性称为滞后现象

齐,弓丝形变减小将恢复坚硬的奥氏体结构。表现出热弹性的镍钛丝被称为不稳定的马氏体,因为在室温下其通常为马氏体结构。

镍钛丝发展的最终阶段是根据牙齿的大小施加不同的力量,前牙更轻后牙更重。这被称为具有分级热力学效应,虽然它有潜在的临床效益,但仍有待临床测试。事实上,虽然镍钛弓丝被广泛地用于排齐,但没有证据表明它们比麻花丝或多股不锈钢丝更有效(证据在哪里 2?)。

弓形

不同的患者的牙弓形态存在很大的差异性,尽管许多工厂生产了大量的通用弓形,但是没有一种是适用于所有患者的。患者治疗前的牙弓形状是选择弓丝型号和形态的最好参照,因为治疗后牙齿具有恢复原有形态的倾向。下颌尖牙间的扩弓通常是不稳定的,因此下颌尖牙间距离应该作为选择弓丝的标准。预成的镍钛弓丝具有不同的型号与弓形,通常分为尖圆形、方圆形、卵圆形(Nojima,2001)。模板也经常用来帮助选择最适合的弓形。调整预成的不锈钢丝以适应每个患者的牙弓形态。一些自锁托槽矫治系统会建议医师使用更大的弓形来进行非拔牙矫治,但是没有证据表明这样的治疗比其他的扩弓方式更稳定。舌侧矫治器使用完全自定义的个性化弓丝,通过机器弯制在弓丝上加入第一序列弯曲(图9.27)。

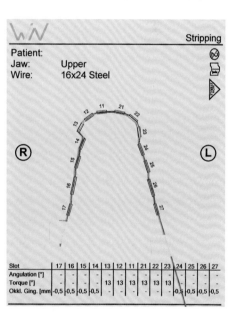

图 9.27　WIN 矫治器中个性化的舌侧弓型

附件

进行固定矫治时还需要使用大量附件协助治疗。主要包括弹性附件与金属附件(图 9.28)。

- 市场上销售的弹性附件通常由乳胶与聚氨酯制成。包括将弓丝固定在槽沟内的小结扎皮圈,可以被拉伸用来移动单颗或成组牙齿的长橡皮链;用来牵引单颗牙齿的弹力线;用来覆盖暴露弓丝的弹力管;用于颌内与颌间牵引的弹性皮圈;以及与头帽配合提供更人牵引力的口外皮圈。

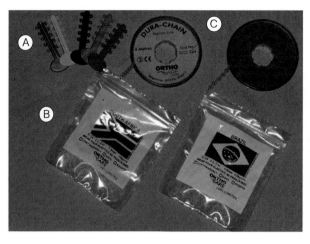
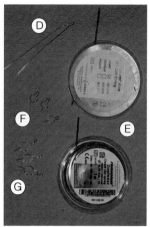

图 9.28 配合固定矫治器使用的弹性和金属附件。弹性附件包括:(A) 结扎皮圈;(B) 弹性皮圈;(C) 橡皮链。金属附件包括:(D) 长结扎丝;(E) 推簧和拉簧;(F) 短结扎丝;(G)Kobyashi 结扎丝

- 金属附件包括不锈钢、钴铬或者镍钛制成的长的圈状弹簧,由于其呈打开的形态又被称为推簧。将其缠绕在弓丝上用以移动牙齿开辟间隙(图 9.29)。闭合形态的镍钛圈簧可以被拉伸从而提供持续轻力来关闭间隙和移动牙齿。短的不锈钢丝可以用来结扎单个托槽,相较于弹性结扎更加可靠,其也可以用来结扎成组牙齿或向后结扎。不锈钢辅簧最先在 Begg、Tip-Edge 一类的细丝矫治器中使用,将其穿过矫治器上的竖管固定,对单颗牙齿提供竖直或者扭转的力量(图 9.30)。

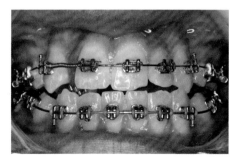
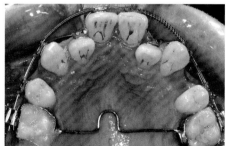

图9.29 在不锈钢圆丝上使用推簧开辟间隙

腭杆和舌弓

腭杆和舌弓由坚硬的不锈钢丝穿入磨牙带环组成。正畸医师先在患者口内试戴合适的正畸带环但不粘接。制取印模将带环转移到印模中,技师

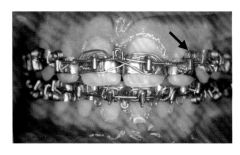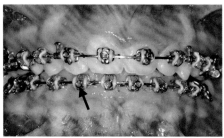

图 9.30 全带环 Begg 矫治器（左）和粘接的 Tip-Edge 矫治器（右）。这两种矫治器在治疗的最后阶段均需要使用辅簧直立牙齿

通过在工作模型上焊接形成固定的腭杆或舌弓。正畸医师将其粘接在患者口内。

- 横腭杆由 0.9mm 的不锈钢丝制成，该不锈钢丝横跨硬腭，附着在第一或第二磨牙的带环上（图 9.31）。腭杆固定了上颌磨牙间距离，理论上防止了这些牙齿在近中移动时牙弓宽度的缩小，并增强了它们的支抗。实际上，横腭杆对前后向的支抗控制并不特别有效，但在导萌埋伏牙或使用压低辅弓时可以提供有效的垂直支抗。腭杆也可防止上颌磨牙在使用高位头帽时发生移位，也可用来矫治扭转的磨牙。
- Nance 弓横过上腭顶并在上腭黏膜皱襞处制作树脂板，用以维持上颌牙弓的长度、控制支抗（图 9.31）。然而，当 Nance 弓放置在腭黏膜上时可能刺激软组织，尤其是在减小覆盖时易出现此类情况。
- 舌弓放置在下颌牙弓，也使用 0.9mm 不锈钢丝弯制。弓丝从下颌切牙舌侧隆突延展至第一磨牙带环处（图 9.32）。舌弓通常用于间隙维持；既可以防止乳磨牙早失造成的恒磨牙近移，也可以维持混合牙列牙弓中的剩余间隙。

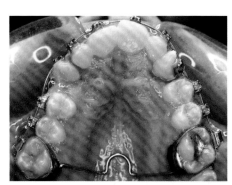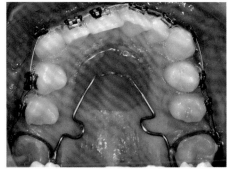

图 9.31 腭杆（左）和 Nance 弓（右）

固定扩弓弓丝

固定扩弓弓丝通常需要在技工室制作,使用带有上颌磨牙带环的牙弓模型,其构造与腭杆和舌弓基本类似。

* 四眼簧矫治器由0.9~1mm不锈钢丝或0.95mm钴铬合金丝制成,其横过腭顶连接两侧磨牙带环,有时添加延伸臂从而增加作用范围(图9.33)。通过打开约1颗磨牙的宽度来激活矫治器,产生300~400g力量,实现牙性扩弓(最多4mm),甚至在一些青少年患者中可以产生部分骨性作用。

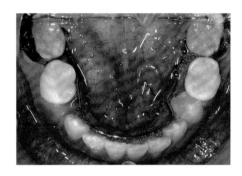 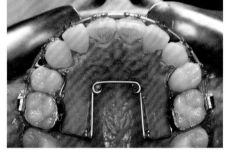

图9.32　舌弓　　　　　　　　　　图9.33　四眼簧矫治器

* 螺旋扩弓器通常通过带环粘接于第一磨牙和第一前磨牙上,或通过树脂直接粘接在后牙上(图9.34),可以在上颌牙弓产生明显的扩弓作用。螺旋扩弓器每转一圈打开约0.22mm,当快速扩弓时,每天旋转2~4次,直到在上颌牙弓实现过矫治,通常要求上颌磨牙腭尖咬在下颌磨牙颊尖舌斜面上。16岁以前扩弓主要以打开腭中缝的骨性作用为主。扩弓结束后,扩弓器应作为保持器放置在原位约3个月,这种矫治器产生的

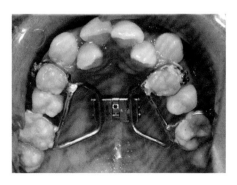 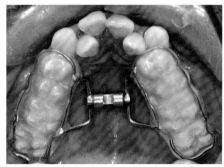

图9.34　附有HYRAX螺旋扩弓器的带环式上颌扩弓器(左)和附有SUPER螺旋扩弓器的粘接式上颌扩弓器(右)

力量 >10kg，一开始 80% 或更多的扩展效应来源于骨，然而长期保持后会出现大量复发，最终只能保留约 50% 的骨性作用。快速扩弓可以在上颌牙弓扩弓 >10mm。

固定矫治器的定位与操作

在 20 世纪 80 年代直接粘接技术出现之前，包括前牙在内的固定矫治器需要将每颗牙齿的托槽焊接于带环上（图 9.2 和图 9.30）。现在临床上通常直接将托槽粘接在牙齿上，但是磨牙仍然常用带环。

磨牙带环

当无法控制唾液污染或不能准确定位造成直接粘接困难时常使用带环。另外磨牙区的咬合力易造成粘接颊面管的脱落。使用带环替代粘接有以下适应证：

- 应用如腭杆、舌弓等附件时，需要与带环舌侧相连。
- 头帽只能与带环配合使用，因为口外力会增加粘接的失败率，并且可能造成患者损伤。
- 大面积的冠部修复体和缺乏釉质会造成粘接困难。

在牙齿邻接点处放置分牙装置并持续数天，为放置带环开辟间隙（图 9.35）。最常见的分牙装置是分牙皮圈；然而，如果邻接点过紧或有修复体阻挡，可以使用金属分牙簧。在放置带环前去除分牙装置，打开的邻接点有助于带环在牙齿上就位。正畸带环是无缝的，因此设计了许多型号。选择最合适的带环型号，用手将带环放置牙冠上，使用带环就位器，通过咬合力使带环就位于正确位置。一

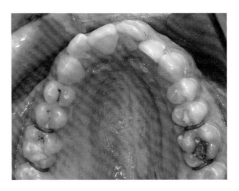

图 9.35　分牙皮圈开辟带环间隙

旦选择了合适的带环并试戴后，取下带环进行粘接。推荐使用玻璃离子粘接剂，因为其与釉质间存在化学粘接作用并且可以释放氟，有效防止釉质脱矿。

托槽定位

标准直丝弓托槽和 Begg 托槽的放置是根据测量托槽到牙冠咬合边缘的距离测定的。但是这并不是一个可以稳定参照的点，因为托槽的位置首先决定于牙冠的大小。直丝弓托槽是将托槽放置在解剖冠中心点并且平行于牙体

长轴。这意味着牙齿 3 个序列的预成数据得到准确表达,而不受牙齿的大小和形态影响。托槽位置可以通过两种方式确定:

- 直接在椅旁确定托槽在每颗牙齿的位置进行直接粘接。
- 在技工室将托槽间接粘接于研究模型上,而后使用定位导板将托槽转移到牙齿上;其优点在于托槽定位更加准确,但是由于需要额外的花销和时间使得这种方式在唇侧矫治中并不常用,但在舌侧固定矫治中经常使用。

通常经过酸蚀牙齿釉质表面后,使用粘接剂在托槽底板和釉质之间形成机械嵌合力,使正畸托槽粘接于釉质上。粘接步骤如下(图 9.36):

- 清洁牙齿表面,使用慢速手机和抛光刷或抛光杯清洁牙齿上的黏污膜。
- 使用 37% 的磷酸酸蚀釉质表面 20~30 秒。
- 冲洗并且干燥牙齿表面。
- 在酸蚀区域涂布底胶。
- 在托槽底板涂布粘接树脂。
- 在牙冠上定位托槽。
- 清除底板周围的过量树脂。
- 使用化学方式或者蓝色光源固化树脂。

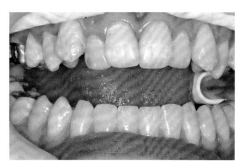
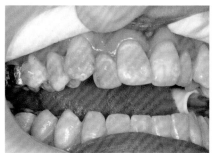
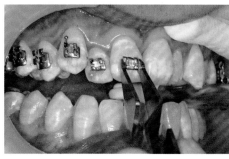
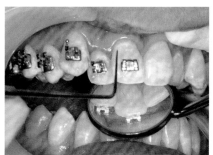

图 9.36　直接粘接。隔湿后放置酸蚀剂,冲洗干燥牙齿表面,定位托槽。去除过多的复合树脂。化学固化型或光固化型复合树脂粘接托槽

　　间接粘接中清洁牙面与酸蚀牙面的步骤相同。托槽通过定位或转移导板放置于牙齿表面(图 9.37)。

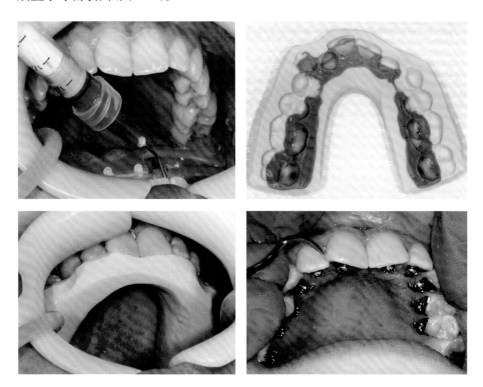

图 9.37　WIN 矫治器的间接粘接。牙齿舌面喷砂后(未展示),隔湿、酸蚀牙齿,冲洗干燥(左上);在转移模板内托槽组织面上涂抹粘接剂(右上)。而后将转移模板放置在牙齿上并且保持稳定,直到完全化学固化(左下);去除模板,使用刮治器去除过多的粘接剂

(Courtesy of Magali Mujagic.)

　　清除多余的树脂这点十分重要(图 9.16),因为多余的树脂可能影响口腔卫生的维护并且引起托槽周围的釉质脱矿,这也是固定矫治的副作用。

弓丝的放置

　　传统的固定矫治通过结扎丝跨过弓丝上方并进入结扎翼下方将弓丝固定(图 9.38)。可以使用弹性结扎和刚性结扎,刚性结扎更加可靠且摩擦力更小,但更费时。自锁托槽使用各种机械的方法将弓丝固定于槽沟内。

去除矫治器

　　去除带环需使用特殊的去带环钳,在牙龈边缘对带坏施加一个向𬌗向的

力(图9.38);因为磨牙的解剖结构,上颌在腭侧施力而下颌在颊侧施力。

相较于带环,为防止粘接部件反复脱落,粘接强度更高。移除粘接的固定矫治器需要破坏托槽底板与复合树脂间的连接,而不是釉质与复合树脂间的连接,从而防止釉质折裂。为了达到这样的效果,使用去托槽钳在托槽底板处施加剪切力。托槽底板扭曲变形使得底板与复合树脂分离。然后使用慢速手机配合钨钢抛光钻去除牙齿表面残留的树脂(图9.39)。

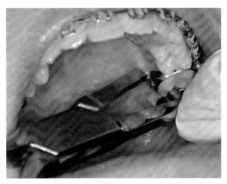
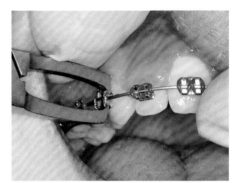
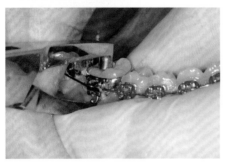
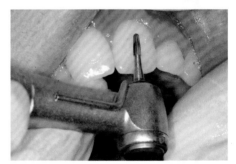

图9.38 去除带环

图9.39 去除托槽,使用钨钢钻去除多余的复合树脂

陶瓷托槽具有很高的粘接强度,在去除时容易引起釉质折裂。为了解决这个问题,现在多在托槽底板设计一个折裂点,当施加剪切力时,托槽在中线处折裂,断裂的托槽结扎翼则容易去除。

固定矫治治疗步骤

正畸固定矫治可以分为许多个阶段,每个阶段都具有一系列目标。

整平和排齐

固定矫治的第一个阶段是排齐和整平牙列。整平是指纠正牙齿边缘嵴不齐，并实现最终的覆𬌗控制。为了达到这些目的，此阶段多使用细的镍钛丝或多股不锈钢丝（图 9.40 和图 9.41）。

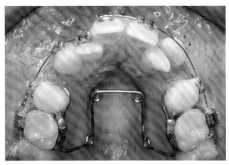
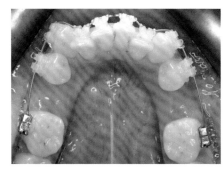
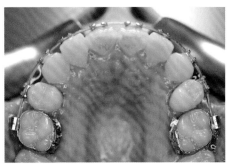

图 9.40　上颌牙弓的排齐与整平（使用四眼簧扩弓）

图 9.41　下颌牙弓的排齐与整平

排齐阶段，弓丝最开始完全或部分结扎在托槽中，除非牙齿极度拥挤且缺乏间隙。图 9.29 所示病例，牙齿排齐前需要开辟间隙。可以先排齐其他的牙齿，而后更换更坚硬的弓丝，如不锈钢丝，在弓丝上放置推簧为拥挤的牙齿开辟间隙（图 9.29）。当间隙足够时，使用更柔软的丝来排齐牙齿。

当工作弓丝完全放入托槽意味着排齐阶段的完成。在 0.022 英寸 × 0.028 英寸的槽沟中工作弓丝通常为 0.019 英寸 × 0.025 英寸的不锈钢丝（1 英寸 = 2.54 厘米），其具有足够的强度来减小和控制覆𬌗，然后以滑动法关闭间隙。

向后结扎

向后结扎通常是在直丝弓矫治系统初期排齐阶段时，使用 0.010 英寸或 0.009 英寸的不锈钢丝以八字结扎的方式结扎于弓丝下方，通常从第一磨牙到尖牙。其最初是防止托槽内置角度表达时,尖牙向近中倾斜造成切牙唇倾,尤其是当尖牙治疗前向远中倾斜时(图 9.42)。尽管很多临床医师支持这种做法(McLaughlin & Bennett,1989),但是没有证据表明这种做法在排齐阶段对于控制下颌切牙位置具有临床效果,事实上这种做法可以造成第一磨牙近移、支抗丧失(图 9.42)(Irvine et al,2004;Fleming et al,2013)。

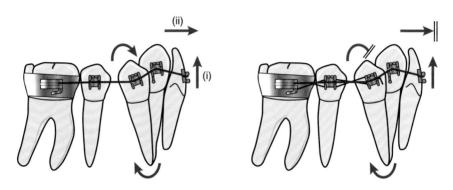

图 9.42   直丝弓矫治的初始排齐阶段,如果尖牙直立或向远中倾斜,在放入弓丝后由于托槽内预制的近中倾斜数据将产生两种效果:(i)切牙的伸长和早期覆𬒈增加;(ii)随着尖牙的直立切牙唇倾(左)。在第一磨牙到尖牙间使用向后结扎,理论上可以固定牙弓中尖牙牙冠位置,使牙根向远中移动避免切牙唇倾(右)。向后结扎无法避免切牙伸长

覆𬒈控制

根据矫治系统的不同,很多技术用以减小覆𬒈。Begg 和 Tip-Edge 技术特点是在治疗的初始排齐阶段同时减小覆𬒈覆盖。应用跨过前磨牙的坚硬钢丝与轻的颌间牵引使牙齿倾斜移动从而达到治疗效果。钢丝的后倾曲对前牙产生压入力,而颌间牵引对后牙存在伸长力。这种力学机制可以有效地减小深覆𬒈(图 9.43)。

方丝弓和直丝弓矫治在排齐阶段完成后开始进行深覆𬒈的矫治,使用连

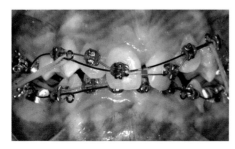
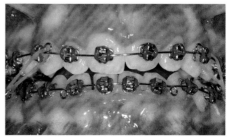

图 9.43   使用 Tip-Edge 托槽,覆𬒈覆盖减小

续的刚性较大的弓丝,常在下颌使用摇椅弓(图 9.44 和图 11.33)。工作丝通常为不锈钢方丝。使用这种弓丝时应注意避免切牙唇倾,可在前牙段弓丝上添加冠舌向转矩。在 Begg 和 Tip-Edge 矫治中,使用 II 类颌间牵引有助于打开深覆𬌗,因为其垂直向分力会使磨牙伸长。

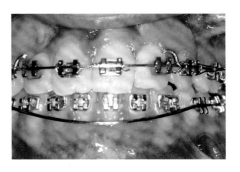

图 9.44 直丝弓矫治中下颌使用摇椅弓来减小覆𬌗

方丝弓矫治可以借助多用途弓和片段弓来辅助打开咬合。多用途弓是跨过后牙的辅弓,可以对前牙施加压入力。这些辅弓多固定于后牙,可直接结扎于前牙托槽槽沟内(Rickett 多用途弓)或结扎在侧切牙远中弓丝上方(Burstone 弓),实现切牙的直接压入。多用途弓在机械力学上有效,但是弓丝上增加台阶曲;其弯制过程复杂并且需要使用磨牙三颊管带环。然而其仍可作为治疗深覆𬌗病例的一种有效辅助手段(图 9.45)。

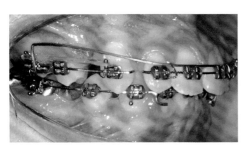
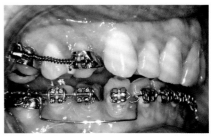

图 9.45 Burstone 压低辅弓(左)和 Ricketts 多用途弓(右),用于减小覆𬌗

关闭间隙和纠正覆盖

直丝弓矫治器最大的优势在于可以使用滑动法关闭间隙。方丝弓矫治中这一点是不可实现的,因为需要在弓丝上弯制大量的曲来调整牙齿位置。方丝弓矫治过程中要在弓丝上弯制曲(图 9.2),将间隙两端的牙齿拉近关闭间隙。尽管闭隙曲可以有效避免摩擦力,但是其缺点包括:

- 弓丝弯制。
- 力量大。
- 有限的激活范围。
- 对前牙转矩控制不佳。

直丝弓矫治器的第一、二、三序列弯曲已经预设在托槽中;因此,随着牙齿排齐弓丝变平变直。这样有利于沿弓丝滑动牙齿关闭间隙(图9.46),滑动法的优点包括:

- 操作简便。
- 力量较小。
- 对于前牙转矩控制较好。

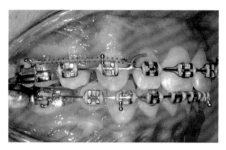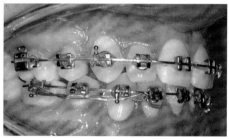

图9.46　使用滑动法关闭间隙

可以使用弹性牵引、橡皮链或者镍钛拉簧施力。然而滑动法最大的缺点是当牙齿滑动时托槽与弓丝间产生摩擦力,任何加载的力量必须克服摩擦力才能使牙齿移动。

在纠正覆盖时需要足够的支抗。可以使用Ⅱ或者Ⅲ类颌间牵引来加强支抗(图9.47)。但颌间牵引会使磨牙伸长,咬合平面顺时针旋转,在上下颌平面角较陡的病例中应避免使用。

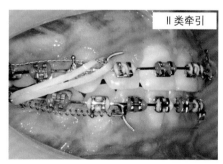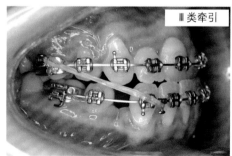

图9.47　Ⅱ类和Ⅲ类颌间牵引辅助前牙内收

结束阶段

早期的方丝弓矫治,在治疗结束阶段需要耗费大量的时间,弯制美观曲来补偿每颗牙齿的角度,耗费时间且不精确。随着直丝弓矫治的使用,托槽的数据可以在 3 个序列上对牙齿位置进行调整,结束阶段不再依靠弓丝弯制而更加依赖于托槽的定位。然而,不论托槽定位多么准确,结束前的保持仍然是获得理想咬合和美学效果所必需的,去除粗的不锈钢丝,使用细丝进行部分咬合调整。理想的弓丝是 β 钛丝,其具有与不锈钢相同的强度和更好的可塑性。也经常使用颌间牵引,通过轻度地伸长牙齿来达到最大咬合接触(图 9.48)。

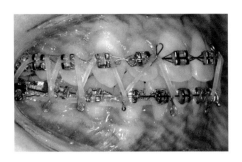

图9.48　垂直牵引

（王宪　译,徐悦蓉　审）

进一步阅读

Lingual orthodontics: a Journal of Orthodontics supplement. 2013. J. Orthod. 40, S1–S67.

Begg, P.R., Kesling, P.C., 1977. Orthodontic Theory and Technique, third ed. WB Saunders, Philadelphia.

Bennett, J.C., McLaughlin, R.P., 1997. Orthodontic Management of the Dentition with the Preadjusted Appliance. Isis Medical Media, Oxford.

Ireland, A.J., McDonald, F., 2001. The Orthodontic Patient: Treatment and Biomechanics. Oxford University Press, Oxford.

McLaughlin, R.P., Bennett, J.C., Trevisi, H.J., 2001. Systemized Orthodontic Treatment Mechanics. Mosby, St Louis.

Parkhouse, R., 2008. Tip-Edge Orthodontics. Mosby Elsevier, St Louis.

Williams, J.K., Cook, P.A., Isaacson, K.G., et al., 1995. Fixed Orthodontic Appliances. Wright, Oxford.

参考文献

Alexander, C.M., Alexander, R.G., Gorman, J.C., et al., 1982. Lingual orthodontics. A status report. J. Clin. Orthod. 16, 255–262.

Andrews, L.F., 1972. The six keys to normal occlusion. Am. J. Orthod. 62, 296–309.

Andrews, L.F., 1976. The straight-wire appliance. Extraction brackets and 'classification of treatment'. J. Clin. Orthod. 10, 360–379.

•Andrews, L.F., 1979. The straight-wire appliance. Br. J. Orthod. 6, 125–143. *A comprehensive paper describing the theory and development of the straight-wire appliance, including the design and prescription of the brackets and placement on the LA point of the teeth.*

••Angle, E.H., 1928. The latest and best in orthodontic mechanisms. Dent. Cosmos. 70, 1143–1158. *A landmark historical paper in which the edgewise slot (the basis of most contemporary fixed appliances) is first described. Angle developed this after numerous other designs, including the E-arch and ribbon arch. By turning the slot of the bracket onto its side, the bracket provided excellent three-dimensional control of the tooth.*

•Begg, P.R., 1956. Differential force in orthodontic treatment. Am. J. Orthod. 42, 481–510. *The introduction of differential force and use of the Begg light wire appliance, whereby the crowns of the teeth are initially tipped into position before being uprighted, thereby reducing the demands on anchorage.*

•Cadman, G.R., 1975a. A vade mecum for the Begg technique: technical principles. Am. J. Orthod. 67, 477–512.

•Cadman, G.R., 1975b. A vade mecum for the Begg technique: treatment procedures. Am. J. Orthod. 67, 601–624. *Although now quite dated, these articles represent a definitive opus on clinical use of the Begg appliance and are required reading for anybody interested in light wire mechanics.*

•Creekmore, T.D., Kunik, R.L., 1993. Straight wire: the next generation. Am. J. Orthod. Dentofacial Orthop. 104, 8–20. *An interesting discussion of the problems and shortcomings associated with the traditional straight-wire appliance after the system had been in use for a decade. These are primarily due to inaccurate bracket placement, variation in tooth structure or maxillary–mandibular relationships, tissue rebound and mechanical deficiencies of the appliance, including the under-expression of torque.*

Damon, D.H., 1998. The Damon low-friction bracket: a biologically compatible straight-wire system. J. Clin. Orthod. 32, 670–680.

De La Cruz, A.R., Sampson, P., Little, R.M., Artun, J., Shapiro, P.A., 1995. Long-term changes in arch form after orthodontic treatment and retention. Am. J. Orthod. Dentofacial Orthop. 107, 518–530.

••DiBiase, A.T., Nasr, I.H., Scott, P., et al., 2011. Duration of treatment and occlusal outcome using Damon 3 self-ligated and conventional orthodontic bracket systems in extraction patients: a prospective randomized clinical trial. Am. J. Orthod. Dentofacial Orthop. 139e, 111–116. *RCT comparing the overall treatment time and occlusal outcomes between a contemporary self-ligating bracket and conventionally ligated twin bracket. No differences were found between the two bracket systems refuting the claims of the manufacturers.*

Evans, T.J.W., Durning, P., 1996. Aligning archwires, the shape of things to come? – a fourth and fifth phase of delivery. Br. J. Orthod. 23, 269–275.

••Fleming, P.S., DiBiase, A.T., Lee, R.T., 2010. Randomized clinical trial of orthodontic treatment efficiency with self-ligating and conventional fixed appliances. Am. J. Orthod. Dentofacial Orthop. 137, 738–742. *These RCTs (see also Scott et al and DiBiase et al) have collectively investigated the clinical efficiency of several self-ligating bracket systems and compared them with conventional appliances. From these studies there is little evidence that self-ligating brackets are any more efficient, or move teeth any differently to conventional brackets – apart from a slightly greater amount of expansion across the molar region in cases treated with self-ligating brackets.*

••Fleming, P.S., DiBiase, A.T., Sarri, G., et al., 2009a. Pain experience during initial alignment with a self-ligating and conventional fixed orthodontic appliance system: a randomized controlled clinical trial. Angle Orthod. 79, 46–50.

••Fleming, P.S., DiBiase, A.T., Sarri, G., et al., 2009b. Comparison of mandibular arch changes during alignment and leveling with 2 pre-adjusted edgewise appliances. Am. J. Orthod. Dentofacial Orthop. 136, 340–347.

Fleming, P.S., Johal, A., Pandis, N., 2013. The effectiveness of laceback ligatures during initial orthodontic alignment: a systematic review and meta-analysis. Eur. J. Orthod. 35, 539–546.

Grauer, D., Proffit, W.R., 2011. Accuracy in tooth positioning with a fully customized lingual orthodontic appliance. Am. J. Orthod. Dentofacial Orthop. 140, 433–443.

Harradine, N.W., 2003. Self-ligating brackets: where are we now? J. Orthod. 30, 262–273.

Irvine, R., Power, S., McDonald, F., 2004. The effectiveness of laceback ligatures: a randomized controlled clinical trial. J. Orthod. 31, 303–311.

••Jian, F.I., Lai, W., Furness, S., et al., 2013. Initial arch wires for tooth alignment during orthodontic treatment with fixed appliances. Cochrane Database Syst. Rev. (4), CD007859. *A Cochrane systematic review investigating the use of initial orthodontic archwires including NiTi and multi-strand stainless wires in relation to speed of alignment, root resorption and pain experience. Nine RCTs were included in the review, with the only difference being weak evidence that superelastic co-axial wires produce greater tooth movement over 12 weeks than single-stranded NiTi wires. Otherwise, there was no evidence that any archwire was better, despite the perceived mechanical benefits of superelatsic NiTi wires (see also Papageorgiou et al).*

••Johansson, K., Lundström, F., 2012. Orthodontic treatment efficiency with self-ligating and conventional edgewise twin brackets: a prospective randomized clinical trial. Angle Orthod. 82, 929–934. *RCT demonstrating no reduction in treatment time or required number of appointments when using*

Time self-ligating brackets. Moreover, post-treatment ICON scores were no different between self-ligating and conventional bracket groups.

Kapila, S., Sachdeva, R., 1989. Mechanical properties and clinical applications of orthodontic wires. Am. J. Orthod. Dentofacial Orthop. 96, 100–109.

•Kesling, P.C., 1988. Expanding the horizons of the edgewise arch wire slot. Am. J. Orthod. Dentofacial Orthop. 94, 26–37.

•Kesling, P.C., Rocke, R.T., Kesling, C.K., 1991. Treatment with Tip-Edge brackets and differential tooth movement. Am. J. Orthod. Dentofacial Orthop. 99, 387–401. *These two articles describe the concept and evolution of the Tip-Edge bracket as an evolution of the Begg bracket.*

••Mandall, N.A., Lowe, C., Worthington, H.V., et al., 2006. Which orthodontic archwire sequence? A randomized clinical trial. Eur. J. Orthod. 28, 561–566. *RCT randomizing 154 adolescent patients undergoing fixed appliance treatment into three different archwires sequences: A = 0.016-inch NiTi, 0.018 x 0.025-inch NiTi and 0.019 x 0.025-inch stainless steel; B = 0.016-inch NiTi, 0.016-inch stainless steel, 0.020-inch stainless steel and 0.019 x 0.025-inch stainless steel; and C = 0.016 x 0.022-inch Copper NiTi, 0.019 x 0.025-inch Copper NiTi and 0.019 x 0.025-inch stainless steel. Whilst there was no difference between the different sequences for discomfort, the number of visits required to reach the working archwire was greater for sequence B than for A (see also Ong et al).*

McLaughlin, R.P., Bennett, J.C., 1989. The transition from standard edgewise to preadjusted appliance systems. J. Clin. Orthod. 23, 142–153.

McLaughlin, R.P., Bennett, J.C., 1990. [Development of standard Edgewise apparatus for a pre-torqued and pre-angulated bracket system]. Inf. Orthod. Kieferorthop. 22, 149–163.

Nojima, K., McLaughlin, R.P., Isshiki, Y., et al., 2001. A comparative study on Caucasian and Japanese mandibular clinical arch forms. Angle Orthod. 71, 195–200.

••Ong, E., Ho, C., Miles, P., 2011. Alignment efficiency and discomfort of three orthodontic archwire sequences: a randomized clinical trial. J. Orthod. 38, 32–39. *RCT investigating archwire sequence when using fixed appliances, but set within a primary care environment and evaluating different sequences based upon manufacturer. Overall, no significant differences were found in terms of reduction in irregularity or discomfort (see also Mandall et al).*

••Papageorgiou, S.N., Konstantinidis, I., Papadopoulou, K., et al., 2014. A systematic review and meta-analysis of experimental clinical evidence on initial aligning archwires and archwire sequences. Orthod. Craniofac. Res. 17, 197–215. *A high quality systematic review and meta-analysis that includes 16 RCTs investigating various wire combinations involving 1108 patients. There was evidence for slightly greater irregularity correction with austenitic-active NiTi compared with martensitic-stabilized. In addition, treatment with a sequence of martensitic-active copper NiTi took slightly longer to reach a working archwire compared with martensitic-stabilized. However, these patients reported greater pain intensity in the first 24 hours after placement of each archwire. It was concluded that overall there is insufficient data to make recommendations about the majority of initial archwires or for any specific archwire sequence.*

Parkhouse, R.C., 1998. Rectangular wire and third-order torque: a new perspective. Am. J. Orthod. Dentofacial Orthop. 113, 421–430.

Parkhouse, R.C., 2007. Current products and practice: Tip-Edge Plus. J. Orthod. 34, 59–68.

Prettyman, C., Best, A.M., Lindauer, S.J., Tufekci, E., 2012. Self-ligating versus conventional brackets as perceived by orthodontists. Angle Orthod. 82, 1060–1066.

••Pringle, A.M., Petrie, A., Cunningham, S.J., et al., 2009. Prospective randomized clinical trial to compare pain levels associated with 2 orthodontic fixed bracket systems. Am. J. Orthod. Dentofacial Orthop. 136, 160–167. *RCT investigating pain levels during initial alignment with Damon self-ligating or conventional appliances. A significant reduction in mean pain was found in association with the Damon appliance, but based upon the sample size calculation this was not thought to be of a size that would be clinically significant.*

Roth, R.H., 1976. Five year clinical evaluation of the Andrews straight-wire appliance. J. Clin. Orthod. 10, 836–850.

Russell, J.S., 2005. Aesthetic orthodontic brackets. J. Orthod. 32, 146–163.

••Scott, P., DiBiase, A.T., Sheriff, M., et al., 2008a. Alignment efficiency of Damon3 self-ligating and conventional orthodontic bracket systems: a randomized clinical trial. Am. J. Orthod. Dentofacial Orthop.

134, 470, e1–8.

•• Scott, P., Sheriff, M., DiBiase, A.T., et al., 2008b. Perception of discomfort during initial orthodontic tooth alignment using self-ligating or conventional bracket system: a randomized clinical trial. Eur. J. Orthod. 30, 227–232. *These RCTs (see also Fleming et al and DiBiase et al) have collectively investigated the clinical efficiency of several self-ligating bracket systems and compared them with conventional appliances. There is little evidence that self-ligating brackets are any more efficient or move teeth any differently to conventional brackets.*

Thickett, E., Taylor, N.G., Hodge, T., 2007. Choosing a pre-adjusted orthodontic appliance prescription for anterior teeth. J. Orthod. 34, 95–100.

• Van der Veen, M.H., Attin, R., Schwestka-Polly, R., et al., 2010. Caries outcome after orthodontic treatment with fixed appliances: do lingual brackets make a difference? Eur. J. Oral Sci. 118, 298–303. *Interesting split-mouth study of subjects randomized to lingual and labial appliances in either the upper or lower arches and vice versa. Lingual brackets resulted in a lower caries incidence than buccal brackets. Buccal surfaces were more prone to the development of white spot lesions, especially where these existed before treatment.*

Weber, D.J., II, Koroluk, L.D., et al., 2013. Clinical effectiveness and efficiency of customized versus conventional preadjusted bracket systems. J. Clin. Orthod. 47, 261–266.

• Wiechmann, D., 2002. A new bracket system for lingual orthodontic treatment. Part 1: Theoretical background and development. J. Orofac. Orthop. 63, 234–245. *A description of the Incognito appliance, which has been largely responsible for the surge in popularity of lingual orthodontics.*

10 第十章
生长发育期牙列的治疗

某些发育性异常会对乳牙列和恒牙列产生影响。这些异常包括各种牙齿数目异常或者牙齿形态异常,牙弓内位置异常,以及相关硬组织异常。这些异常的病因可能是基因异常、环境因素异常或者多因素异常,但都可能直接或间接地影响咬合发育。本章将讨论牙列发育异常的病因及治疗。

乳牙早失

乳牙早失多因为龋坏或外伤导致牙齿脱落或拔除。乳牙早失会对咬合发育产生影响,特别是影响牙弓内间隙分布和牙弓对称性。以下因素会影响牙弓间隙、拥挤以及咬合紊乱的程度:

- 年龄——乳牙早失时间越长,出现拥挤的可能性越大。
- 现存的间隙需要量——牙弓内现有拥挤度越大,由于乳牙早失引起间隙丧失的可能性就越大。
- 牙齿类型——牙弓中不同位置的牙齿早失,将影响后期间隙的分布:
  - 乳切牙很少影响恒牙列的间隙分布,除非是由于创伤导致乳牙过早缺失,或者由于拥挤而导致的继发性吸收。
  - 乳尖牙很少发生早失;一旦单侧尖牙发生早失,尤其在拥挤病例中,会发生中线向早失侧偏斜(图 10.1)。
  - 单侧第一乳磨牙早失同样会引起中线偏斜;如果存在牙列拥挤,还会造成后牙近移、间隙丧失,加重前磨牙拥挤。
  - 第二乳磨牙早失一般很少影响中线,但是会影响第一恒磨牙的位置。如果第一恒磨牙未萌出,第二乳磨牙早失会导致其整体前移;如果第一恒磨牙已萌出,第二乳磨牙早失则可能导致其近中倾斜或者旋转。这些情况均可导致间隙丧失和前磨牙拥挤(图 10.2),拥挤的严重程度与前移量有关。

乳牙拔除的时机同样会影响继发恒牙的萌出速率。乳牙过早缺失会延迟继发恒牙萌出,过晚拔除则会有相反的结果。

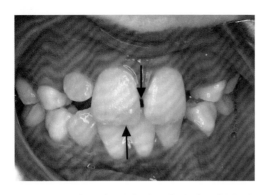

图 10.1　下颌右侧乳尖牙早失造成下颌中线右偏

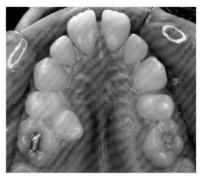

图 10.2　第二乳磨牙早失引起上颌第二前磨牙拥挤。左上第二前磨牙完全阻生,右上第二前磨牙腭侧萌出

平衡性和补偿性拔牙

平衡性和补偿性拔除乳牙的目的是在已明确需要拔牙的病例中,通过拔除对侧或对颌的牙齿,维持牙弓的对称性和咬合关系(Ball,1993)。

- 平衡性拔牙指拔除同牙弓对侧的牙齿以维持中线,保持牙弓对称。
- 补偿性拔牙指拔除对颌的牙齿,给磨牙近移提供空间,以维持咬合关系。

确定实行平衡性或补偿性拔牙取决于很多因素的考量(见证据在哪里 1?)。在拔除任何一个乳牙之前,应先进行影像学检查,确定恒牙胚是否存

证据在哪里 1? 哪些牙需要平衡性或补偿性拔牙?

目前,平衡性和补偿性乳牙拔除指南由英国的 Royal College of Surgeons 提出(Rock,2002)。尽管有一定的数据支持,但是由于该领域缺乏实验研究,该指南主要是基于一些临床经验提出的。

- 没有必要因为任何牙弓内的乳切牙早失进行平衡或补偿性拔牙。
- 单侧乳尖牙早失常伴随中线偏斜,平衡性拔牙可以帮助维持中线,但是,该情况不适合补偿性拔牙。
- 单侧第一乳磨牙早失也可以导致中线偏斜,尤其在牙弓拥挤的情况下,此时需要平衡性拔牙维持中线。
- 第二乳磨牙早失不需要平衡性拔牙,但可能会引起邻近的第一恒磨牙近中移动和倾斜。因此,第二乳磨牙早失需要考虑使用间隙保持器。
- 总之,第一乳磨牙和第二乳磨牙早失不需要进行补偿性拔牙(除非其中有一些牙齿有修复史,且患儿将进行的是全身麻醉下拔牙)。

在、位置及形态是否正常。进行平衡或补偿性拔牙时,可在全麻下一次性拔除所有预后不佳的乳牙。如果选择局部麻醉下拔除单个有症状的牙齿,拔牙难度可能会增加,后期再需拔牙时儿童的配合度也会变差。

间隙保持

间隙保持器是用于维持牙弓内间隙的活动或固定的正畸装置(图 10.3),临床上最常用的是防止混合牙列第二乳磨牙早失引起第一恒磨牙近中移动的间隙保持器,或者用于外伤导致恒切牙缺失时的美学修复。

后牙间隙保持器可用于以下情况:

- 牙列中间隙需要量不大,如果继续间隙丧失,会造成非拔牙矫治的难度增大,需要应用一些措施重新获得间隙,如拔牙或者头帽。
- 牙列中间隙需要量很大,任何间隙丧失,会导致间隙需要量超过拔除单个牙所能获得的间隙。

应该永远记住,牙齿是最理想的间隙保持器,应尽一切努力保留乳牙直到其自然脱落(图 10.3)。间隙保持器应用于口腔卫生状况好的患者,避免龋坏风险。不幸的是,由于龋齿导致需要选择性拔牙的病例往往最不适合佩戴长期的间隙保持。

乳牙滞留

乳牙脱落和恒牙萌出的时间差异很大。对于乳牙替换存在明显不对称的情况,需要进行影像学检查(图 10.4)。

临床常见乳牙牙根未正常吸收,继发恒牙萌出过程中与乳牙重叠的情况(图10.5)。此时应建议患者促进滞留乳牙脱落;如果患者滞留乳牙无法自行脱落,应在局部麻醉下拔除。有时,恒牙异位萌出会导致严重的咬合问题(图 10.6)。

拥挤、异位萌出、阻生或继发恒牙发育不全也会导致乳牙长期滞留。临床常见由于继发恒牙阻生导致乳中切牙或者尖牙滞留;第二前磨牙发育不全导致第二乳磨牙滞留。

如果继发恒牙存在,患者的治疗方案主要由牙弓内可用间隙的大小和未萌出恒牙的位置决定。

- 如果间隙足够,恒牙位置较好,单纯拔除乳牙后恒牙即可顺利萌出。
- 如果间隙不足,拔除乳牙后则需进行间隙保持,或者另外开辟间隙以便继发恒牙萌出。
- 如果恒牙位置不佳,则需暴露恒牙以便继发恒牙萌出(使用或不使用正畸牵引)。

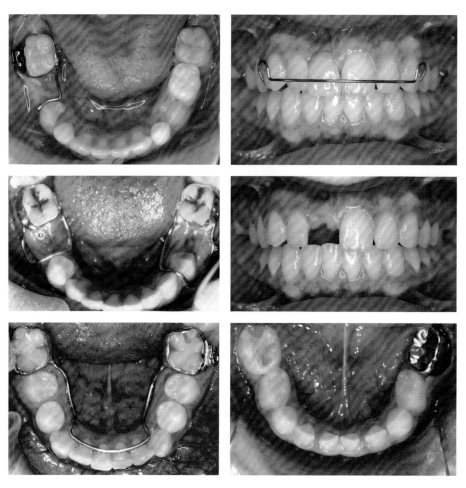

图 10.3　下颌固定间隙保持器维持牙弓长度(左图);可摘活动保持器维持唇侧位置(右上和右中图);不锈钢全冠修复左下第一乳磨牙防止间隙丧失(右下图)

(右下图由 Evelyn Sheehy 提供)

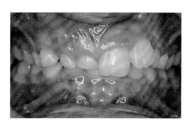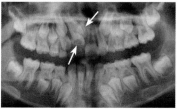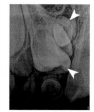

图 10.4　9 岁男孩患者,临床可见左右上颌切牙萌出不对称,应引起怀疑。影像学检查显示上颌骨前部存在两颗多生牙(中图箭头处;右图箭头处)阻碍了 11 牙和 12 牙的萌出

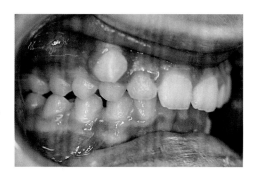

图 10.5　13 牙颊向位萌出未能使乳尖牙牙根吸收

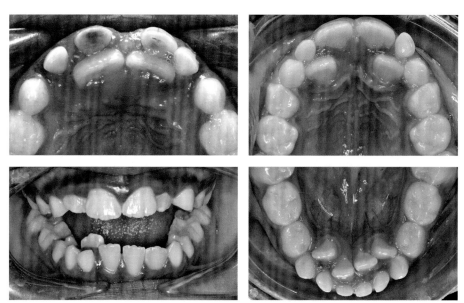

图 10.6　乳切牙滞留。恒切牙未能引起相应乳切牙牙根吸收,并在腭侧萌出(左上图);42 牙舌侧萌出(左下图)。右图示 10 岁男孩患者由于恒切牙腭、舌侧萌出和乳切牙滞留引起牙弓拥挤

- 如果恒牙位置很差,可考虑直接拔除或同其他正畸牙一起拔除。需要考虑牙齿的类型制订拔牙计划。

　　如果没有继生恒牙,多数乳牙的长期预后不佳,或将自然脱落,或最终需要拔除;但他们通常可在短期内有效地保持牙弓间隙及牙槽骨。因此建议在原位保留乳牙直到治疗方案确定。

第二乳磨牙滞留

　　第二乳磨牙滞留通常是由于第二前磨牙发育不全引起。如果出现这种情况,应考虑下列治疗方案:

- 拔牙后关闭间隙。
- 拔牙后修复。
- 保留第二乳磨牙。

治疗计划取决于矫治错殆畸形可能需要的间隙和第二乳磨牙的远期预后。牙冠、牙根及相关牙槽骨的临床和影像学检查会起到指导作用(图10.7)。下列这些特征,单独或组合出现,都表明可能预后不良:

- 龋齿或修复。
- 根吸收。
- 骨吸收。
- 根尖周疾患。
- 根骨粘连。
- 低位咬合。
- 牙龈萎缩。

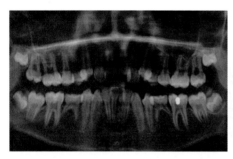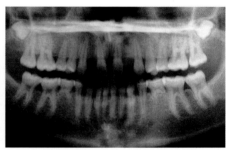

图10.7 第二前磨牙缺失导致第二乳磨牙滞留。上方X线片示双侧下颌第二乳磨牙长期预后较好。下方X线片示第二乳磨牙存在广泛的根吸收,预后不良

第二乳磨牙情况良好时,长期预后较好,可与修复体寿命相近。事实上,如果它们可以保持到20岁,则有希望长期维持咬合功能(•Bjerklin & Bennett, 2000;Sletten et al,2003)。

根骨粘连和低位咬合

当牙周韧带缺失、牙根的牙本质与周围牙槽骨发生直接融合时,就会出现根骨粘连。约9%的儿童会出现根骨粘连,而乳磨牙根骨粘连较常见(Kurol, 1981)。造成根骨粘连可能有以下原因:

- 遗传倾向。
- 继发恒牙未能使乳牙牙根正常吸收。
- 继发恒牙发育不全。

- 创伤。
- 感染。

根骨粘连的一个后果是牙齿相对于咬合面明显"下沉"或低位咬合(图10.8)。通常发生在生长发育期儿童,牙槽骨和咬合高度随着生长发育而增加,而粘连牙齿的位置固定。

- 如果继发恒牙存在且咬合低位程度较轻,可观察等待恒牙萌出,粘连牙齿自然脱落。
- 如果咬合低位明显,就会导致相邻牙齿的移位和倾斜,以及对颌牙齿的过度萌出。在这种情况下,应考虑恢复垂直向高度或拔除粘连的牙齿。复合树脂修复可以作为有效的过渡方式修复低位的第二乳磨牙。
- 如果没有继发恒牙,就需要根据情况制订长期治疗计划。对于生长发育期的患者,临床上往往选择拔除根骨粘连或低位咬合的牙齿。

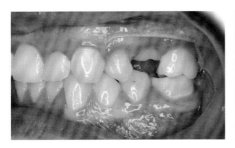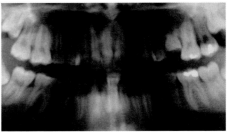

图10.8 先天性25牙缺失引起的上颌左侧第二乳磨牙低位咬合

上颌恒切牙根骨粘连

在恒牙列中,根骨粘连最常见于外伤后的上颌中切牙,尤其是中切牙嵌入和脱位性损伤可导致牙根替代性吸收、粘连和低位咬合(图10.9)。这些牙齿的治疗将取决于许多因素,严重的终将需要拔除后关闭间隙或修复(见证据在哪里2?)。

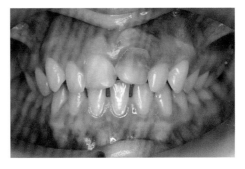

图10.9 有牙脱位后牙再植史的21牙出现根骨粘连和低位咬合

局部牙齿缺失

局部牙齿缺失(selective tooth agenesis,STHAG)是指一颗或多颗牙齿先

证据在哪里 2? 根骨粘连的上颌恒切牙的治疗

上颌切牙易受外伤。严重的外伤,如牙齿嵌入或脱位,可能造成牙髓活力丧失、牙根吸收和根骨粘连。对于生长发育期的儿童,可能导致渐进性的低位咬合影响美观。根骨粘连的治疗受许多因素的影响,包括儿童的年龄、低位咬合和其他潜在的错𬌗畸形的严重程度;但主要治疗原则包括以下几个方面:

- 定期随访,必要时采用树脂修复。
- 外科松解(无论是否局部截骨)和重新定位(人工、正畸或牵张成骨)。
- 拔除后修复(青少年种植前为保存牙槽骨做暂时性修复)。
- 拔除后自体移植前磨牙。
- 拔除后正畸关闭间隙。

最新的系统回顾中没有发现任何关于治疗恒切牙根骨粘连的临床试验结果,建议医师在临床经验和患者选择的基础上制订治疗计划(••de Souza et al,2010)。

天缺失,是比较常见的牙齿发育异常。

- 非综合征性或非家族性 STHAG,表现为一种独立的症状。
- 综合征性 STHAG 则为遗传性疾病的一种变现。

Hypodontia 也被用作一个通用术语来描述发育性牙齿缺失,但其定义实际上更为具体(图 10.10):

- 个别牙缺失(Hypodontia)是指不包括第三磨牙在内,1~6 颗牙齿缺失。
- 多数牙缺失(Oligodontia)是指不包括第三磨牙在内,6 颗以上的牙齿缺失。
- 先天无牙症(Anodontia)是指单颌或双颌完全没有牙齿。

非综合征性局部牙齿缺失

非综合征性 STHAG 既可在家族成员中偶发,也可以遗传。遗传形式可为常染色体显性遗传、常染色体隐性遗传或性染色体连锁遗传,在外显率和表达能力两方面都有很大差异。目前根据最常见的发育性牙齿缺失的家族遗传模式进行了分类(表 10.1)。虽然人们对 STHAG 的遗传特征了解还较少,但也有一些特征性的临床特征:

- 发育性牙齿缺失的最常见形式是局部切牙 - 前磨牙 STHAG、只有一颗或几颗牙齿受累,约 8% 的高加索人会出现这种情况(Nieminen et al,1995)。

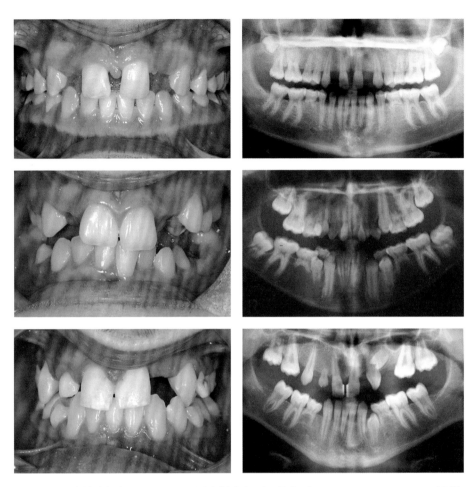

图 10.10　非综合征性 STHAG。上图病例为切牙 - 前磨牙 STHAG，12、22、35、45、下颌第三磨牙缺失。中图病例为个别牙缺失（Hypodontia），15、14、24、25、45、35 和所有第三磨牙缺失。下图病例为多数牙缺失（Oligodontia），15、14、12、22、25、34、31、44、45 和所有第三磨牙缺失

- 最少见的是多数牙缺失，只发生在约 0.25% 的高加索人中，涉及包括磨牙在内的所有类型牙齿（Schalk-van der Weide et al，1994）。

临床病例中，某些牙齿缺失的频率比其他牙更高：

- 第三恒磨牙缺失是最常见的。
- 其次是下颌第二前磨牙和上颌侧切牙（约 2%）及下颌中切牙（0.2%）（Neal & Bowden，1988）。
- 牙列末端的牙齿是最容易发生缺失的，包括：第三磨牙（高达 30%），下颌第二前磨牙和上颌侧切牙（两者在高加索人中的发生率为 2%）

表 10.1　非综合征性局部牙缺失（STHAG）的分类

非综合征性 STHAG 类型	基因
STHAG1（OMIM 106600）	*MSX1*[a]
STHAG2（OMIM 602639）	*EDARRAD*[a]
STHAG3（OMIM 604625）	*PAX9*
STHAG4（OMIM 150400）	*WNT10A*[a]
STHAG5（OMIM 610926）	*10q11.2-q21*
STHAG6（OMIM 613097）	*LTBP3*[a]
STHAGX1（OMIM 313500）	*EDA*[a].

[a] 请注意，这些基因中也有一些与综合征性牙齿发育不全有关，包括 *Msx 1*（Witkop 综合征；口面裂和 hypodontia 伴随个别牙缺失）；*WNT10A*（odonto-onycho-dermal 发育不良）；*EDA* 或 *EDARRAD*（低水性少汗型 X 连锁隐性外胚层发育不良）。

（Neal & Bowden，1988）。这可能与它们在牙列中最晚发育形成有关（Thesleff，1996）。

- 尖牙、第一、第二磨牙发生缺失较罕见（Simons et al，1993）。

非综合征 STHAG 可能与其他的牙发育异常有关（表 10.2）。也有人提出了多因素理论，认为其表型会受到遗传和环境因素的影响（Brook，1984）。在这个模型中，一个主要基因的突变足以导致遗传性牙齿缺失（专栏 10.1 和表 10.1）。

表 10.2　与个别牙缺失或多数牙缺失伴发的牙列异常

• 牙冠和牙根体积较小	• 牙齿阻生（特别是上颌尖牙）
• 锥形牙	• 异位萌出
• 牙釉质发育不全	• 牙异位
• 牛牙症	• 牙槽骨缺失
• 萌出迟缓	• 垂直高度减小
• 乳牙滞留	• 覆𬌗增加
• 乳牙低位咬合	

综合征性局部牙缺失

STHAG 也可见于其他已知的相关结构缺陷或异常（表 10.3）。

- 最常见的综合征性 STHAG 是唐氏综合征（OMIM 190685），由 21 号常染色体异常引起。
- 外胚叶发育不全是一种临床表现多样的疾病，可出现牙齿、毛发、指甲和汗腺缺陷（•Visinoni et al，2009）。特别是少汗型 X 隐性遗传外胚叶

　　突变小鼠中许多基因的靶向缺失可以破坏牙齿形成,这为人类寻找候选基因提供了参考。但是,由于有大量潜在基因,现明确发现与人类STHAG 相关的基因很少(Cobourne & Sharpe,2013):

- 人 *MSX1* 基因的突变主要与家族性多数牙缺失有关(••Vastardis et al,1996)。*MSX1* 与切牙 - 前磨牙的 STHAG 关联较小。
- 人 *PAX9* 基因突变与涉及磨牙的多数牙缺失有关(Stockton et al,2000)。
- 在一个芬兰家族性 STHAG 的遗传检测中发现,多数牙缺失的个体具有较高风险患结肠癌。*AXIN2* 基因已知与结肠癌的发生相关并编码了调控Wnt 信号通路的蛋白质,因此被认为是 STHAG 的候选基因。Wnt 蛋白在胚胎发育过程中起着广泛的作用,并在牙齿中表达。抑制小鼠 Wnt 信号通路可以抑制牙齿发育(••Lammi et al,2004)。

　　最近,研究发现 WNT10A 突变与非综合征性多数牙缺失相关。已有研究者提出可能有 1/2 以上牙齿数目不足的病例是 *WNT10A* 基因调控的(•van den Boogaard et al,2012)。

表 10.3　与牙齿缺失相关的证候条件

综合征	基因
无汗型外胚层发育不良(OMIM 305100)	*EDA*
Adult(OMIM 103285)	*TP73L*
Ehlers–Danlos(OMIM 225410)	*ADAMTS2*
色素失调症(OMIM 308300)	*NEMO*
Limb mammary(OMIM 603543)	*TP63*
Reiger(OMIM 180500)	*PITX2*
Witkop(OMIM 189500)	*MSX1*
Ellis–van Creveld(OMIM 225500)	*EVC* 或 *EVC2*

　　发育不全综合征(OMIM 305100)常出现多数牙缺失。

- 同源基因 *MSX1* 的突变也与综合征性 STHAG 相关联,表现包括颜面裂和各种不同牙发育异常的组合(••van dan Booaard et al,2000);以及Witkop 综合征(OMIM 189500),一种外胚叶发育不良(Junlongras et al,2001)。因此,MSX1 表现为综合征和非综合征 STHAG 的一个候选基因,并与许多其他基因共同调控(见表 10.1)。

牙齿缺失的治疗

简单地说,牙齿缺失的治疗包括:

- 关闭间隙。
- 维持或开辟间隙后义齿修复缺失牙。

轻度的切牙 - 前磨牙 STHAG 可以在制订正畸治疗计划时与全科医师或修复医师协商,通常在恒牙列中进行治疗(见第 11 章)。较严重的个别牙缺失或多数牙缺失需要多学科综合治疗。

多生牙

多生牙指多于正常牙类、牙数以外的额外牙,可在任一牙列中出现。

- 在高加索人中,多生牙在恒牙列中更常见,约占人口的 4%。
- 在乳牙列中,出现多生牙的比例 <1%。
- 在恒牙列中,男性多生牙发生率是女性的 2 倍,在上颌的发生率比下颌多 5 倍。

与 STHAG 类似,多生牙也可表现为一种独立的特征或临床综合征的一种表现(表 10.4),通常可根据形态和位置进行分类,并具有不同的流行病学特征(图 10.11):

表 10.4 可出现多生牙的综合征

综合征	基因
唇腭裂	
锁骨颅骨发育不良(OMIM 119600)	*RUNX2*
Gardner(OMIM 175100)	*APC*
Ellis–van Creveld(OMIM 225500)	*EVC*;*EVC2*
色素失调症(OMIM 308300)	NEMO

- 锥形多生牙是牙根形态正常的小钉状牙齿。当其位于上颌牙列中线时,被称为正中多生牙(专栏 10.2);而发生在上颌磨牙区,则被称为副磨牙(位于颊、舌侧或第二磨牙和第三磨牙中间)或远中磨牙(位于第三磨牙远中)(图 10.12)。
- 结节型多生牙的特征是多牙尖的牙冠形态,伴牙根发育不足(图 10.13)。这种牙齿通常位于上颌恒切牙的腭侧,常成对出现,并阻碍恒切牙的萌出(图 10.14)。

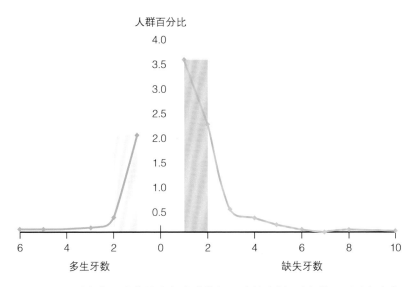

图 10.11 牙齿数目遗传的流行病学特征。总的来说,牙齿数目不足发病率更高,且会出现多颗牙齿缺失。也许这就是为什么牙齿数目不足按缺失数量分类,而牙齿数目过多则是根据多生牙形态分类

(感谢 *Pekka Nieminen*)

专栏 10.2 正中多生牙的治疗

　　正中多生牙是最常见的多生牙形式之一,常位于上颌前牙区,行影像学检查时被检出。正中多生牙大多数研究都是回顾性的,研究表明正中多生牙有50% 的可能引起并发症,包括恒切牙阻生、移位或旋转、中切牙间隙、邻牙吸收、囊性变或向鼻腔方向萌出(Hyun et al,2009)。如果它们干扰邻近牙齿的萌出、位置或阻碍附近牙齿的正畸移动,则考虑拔除;对那些无症状的牙齿可暂时保留(Kurol,2006)。将这些牙齿留在原处的潜在风险(如牙囊增大、囊肿形成和上颌切牙牙根吸收等)较小(Tyrologou et al,2005)。此外,如果正中多生牙后期萌出,可以在局部麻醉下用相对简单的办法拔除。一般来说,直立且位于中切牙之间的长而薄的正中多生牙最有可能自行萌出(Hong et al,2009)。

- 额外牙是指牙列中的一颗牙齿的重复,很难与正常的牙齿区分开来(图10.15)。这些牙齿通常出现在一个牙列的末尾,也可以出现在门牙、前磨牙和磨牙区域,为乳牙列中最常见的多生牙类型(图 10.16)。
- 牙瘤是一种发育畸形(图 10.17),可以分为组合性牙瘤(包含许多分离的小牙齿样结构,通常位于尖牙和切牙区)或混合性牙瘤(大量的无序的牙釉质和牙本质,通常位于后牙区)。

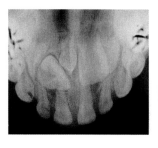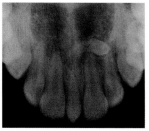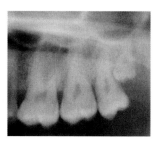

图10.12　锥形多生牙。正中多生牙可垂直(左、中)或水平(中)地位于上颌前牙区。远中磨牙在28牙(右)远中萌出

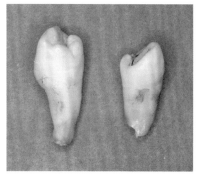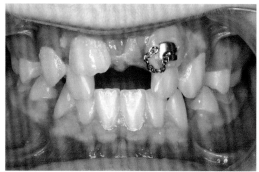

图10.13　拔除结节型多生牙及这些牙齿对牙列发育的影响

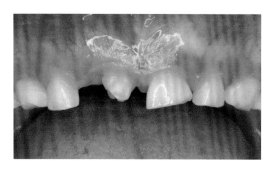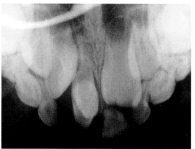

图10.14　萌出的结节型多生牙。上颌右侧乳中切牙已被拔除,当多生牙在原位时,11牙不太可能萌出

　　多生牙可单独或成组出现,可发生在单侧,也可双侧发生;在上颌前牙、尖牙区最常见,但也可见于前磨牙和磨牙区。恒牙列中,大多数多生牙不萌出,且没有症状,只是在常规的X线检查中才被发现。然而,它们也可导致很多牙齿问题,包括:

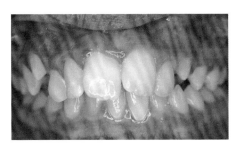

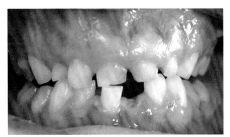

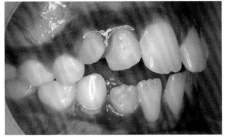

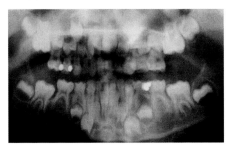

图 10.15 多生 12s

图 10.16 多生上颌右侧乳侧切牙

（*Thantrira Porntaveetus* 提供）

图 10.17 上颌后部的混合型牙瘤。注意
26 牙在垂直方向发生了移位

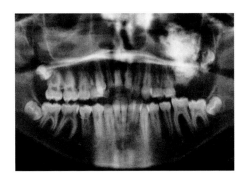

- 牙齿萌出失败——多生牙的存在可以阻碍恒牙萌出（图 10.4 和 10.18）。
  在这种情况下，应拔除多生牙开辟空间，只要有足够的空间，牙齿处于
  良好的位置，阻生的牙齿很有可能自行萌出。然而，在年龄较大的儿童
  中，可在拔除多生牙的同时暴露阻生牙，正畸牵引使其萌出到牙弓中
  （图 10.19）。
- 拥挤——多生牙通过影响牙齿萌出直接导致牙齿拥挤（特别是额外牙），
  或者通过引起相邻牙的移位或扭转间接造成牙齿拥挤（图 10.20）。在
  制订正畸治疗计划时，通常要求拔除这些多生牙。拔牙时必须注意选

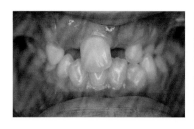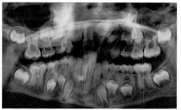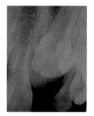

图 10.18 阻碍 21 牙萌出的锥形多生牙

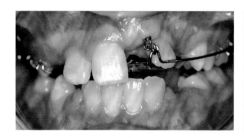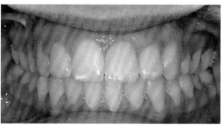

图 10.19 受影响的 21 牙已暴露,应用活动矫治器与金属链进行牵引。随后固定矫治器排齐牙列

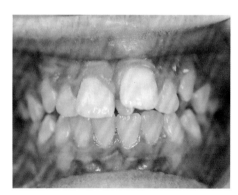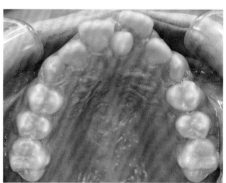

图 10.20 萌出的多生牙造成 21 牙的拥挤和移位

择形态最差的牙齿。

- 间隙——多生牙也可在已萌出的牙齿之间产生间隙,尤其是正中多生牙会在两颗中切牙间产生间隙。如果计划正畸关闭间隙,需要拔除这些多生牙。
- 形成囊肿——与任何未萌出的牙齿一样,多生牙可形成囊肿。如果有任何囊壁增宽或囊肿形成的征兆,都应考虑拔除多生牙。

无症状的多生牙,如不影响萌出牙列的咬合关系,可以暂留。但要定期检查这些牙齿,以确保它们不破坏任何邻近结构或发生囊性变。

牙齿大小异常

大于或小于正常人牙齿大小范围的牙通常称为过大牙或过小牙。牙齿大小的变化可以单独影响牙冠或牙根,或影响整个牙齿。我们对牙齿大小异常的病因知之甚少,但几乎可以肯定其受到遗传因素影响。

- 过大牙的发病率约1%,最常见于上颌恒切牙(图10.21)或下颌第二前磨牙,常对称出现。过大牙与双牙畸形区别在于,过大牙没有牙冠凹痕且有正常的髓腔形态。过大牙,特别是过大的上颌中切牙,由于美观性很差常建议拔除;之后视间隙需求,可通过侧切牙修复代替中切牙,或维持中切牙间隙后期修复。
- 过小牙发病率约2.5%,可以涉及整个牙列或单个牙齿,并且经常与STHAG伴发。上颌恒侧切牙是最常见的受累牙齿之一,通常呈典型的锥状牙冠形态(图10.22),可能伴发上颌尖牙腭侧阻生。过小的上颌侧切牙是否保留不仅取决于矫治错𬌗畸形的需要,而且取决于这颗牙齿的形态以及它最终是否符合美观和功能上的要求。如果要保留牙齿,则需要通过修复改形以提高美观和牙列对称性,特别是单侧侧切牙过小的患者;过小牙通常需要开辟间隙才能进行修复,常需结合固定矫治。如果拔除畸形的侧切牙,也需要创造空间才能进行修复,因为这些牙齿所占的间隙通常比需要的修复间隙小。

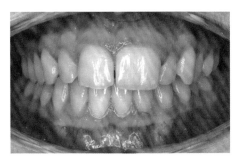
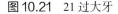
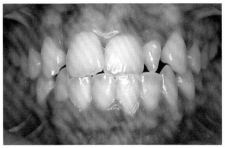

图10.21 21过大牙　　　　图10.22 12牙缺失,22过小牙(锥形牙)

牙齿形态异常

牙齿形态异常在前文已有描述,通常较罕见的,在高加索人中发病率低于5%。除双生牙外,牙齿形态异常常见于恒牙列,而非乳牙列。

- 双牙畸形的形态特征可以从稍微增大的牙齿和小牙冠凹痕,到几乎完全分离的两颗正常形态的牙齿,且常伴发过大牙。根据来源可分为双生牙(单个牙胚发育分离形成)或融合牙(邻近牙胚融合形成),好发于下颌乳牙列的唇侧(图10.23),但恒牙列中也可出现。在乳牙列中,需要确定双牙畸形的牙列是否存在牙齿发育不全,因为这可能预示着恒牙先天缺失。反过来说,如果双牙畸形在正常牙列中发生,那么恒牙列中可能会出现多生牙。双牙畸形发生后,局部可见拥挤或间隙,但在乳牙列中,很少建议拔牙。恒牙列中,如果双牙畸形牙冠不太大,可进行修复处理;对于解剖形态异常的牙齿可能需要拔除,然后关闭间隙或进行修复。

- 畸形牙尖无论是在乳牙列或恒牙列都相对常见。卡氏尖是位于上颌第一恒磨牙近中腭尖上的一个小的副尖,可在60%的人群中看到。上颌恒切牙可见畸形舌侧尖,偶尔会引起咬合问题和牙齿错位。治疗通常选择性磨除,或者结合牙髓切除术去除牙尖(图10.24)。

- 外翻畸形牙表现为牙齿表面有一个釉质覆盖的凸起。这些外翻部分的大小和牙髓受累的程度存在很大差异。治疗方法与畸形牙尖的治疗方案相似。

- 牙内陷的特征是存在一个釉质内衬的凹陷,通常位于牙冠,但可以延伸到牙根。临床表现可以从牙冠上的一个凹坑,到形成很深的裂隙并伴

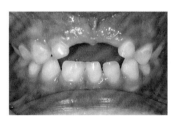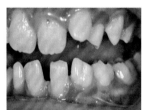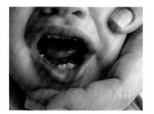

图10.23 乳牙列右下融合切牙,伴不同数量的牙冠凹痕

(右图由 Rudi Keane 提供)

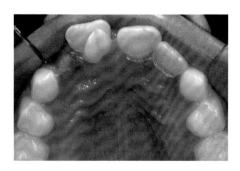

图10.24 畸形舌侧尖

(由 Evelyn Sheehy 提供)

随明显牙齿变形。其治疗取决于内陷的严重程度;伴牙髓感染将需要根管治疗,更严重的畸形牙齿往往需要拔除。

- 弯曲牙是牙冠和牙根形成一定弯曲角度的牙齿,通常累及上颌切牙。尽管在大多数病例中没有外伤史,但研究认为弯曲恒牙可能是乳牙嵌入性创伤造成的(Stewart. 1978)(图 10.25 和图 10.26)。弯曲牙常不能萌出,除非弯曲程度较轻,否则通常需要拔除。
- 牛牙症(OMIM 272700)或牛样牙表现为由于根分叉向根尖方向迁移而造成髓室增大(图 10.27),在成年高加索人恒牙列中发病率为

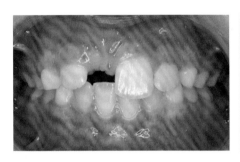
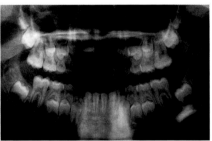

图 10.25　由于上颌右侧乳中切牙外伤史,11 牙弯曲未能萌出

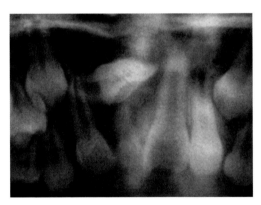
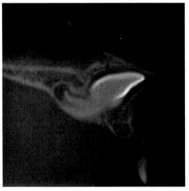

图 10.26　常规全景片(左)和 CBCT 矢状面(右)示严重弯曲的 11 牙

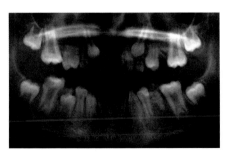

图 10.27　第一恒磨牙牛牙症(46 牙也有龋坏)

2.5%~5%,可单独发生,也可与其他疾病伴发(如釉质发育不全或唐氏综合征)。

三维成像技术的引入为许多牙齿形态异常的诊断和治疗计划提供了依据,使正畸医师和修复医师能够清楚地识别硬组织与受累牙髓之间的关系(图10.28)(•Noar & Pabari,2013)。

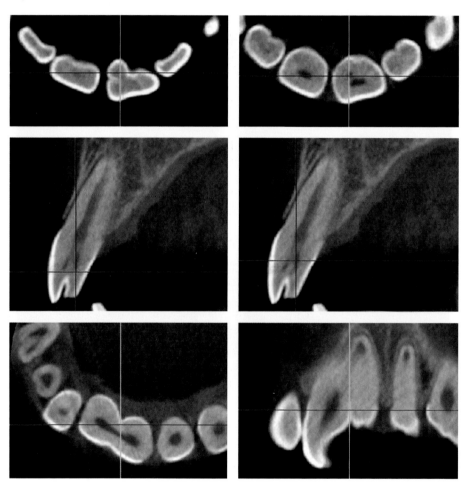

图10.28　锥束计算机断层图像显示 11 牙畸形舌侧尖(上四图)和上切牙区的融合牙(下两图)。这些图像可以详细地分析牙髓和牙体硬组织之间的关系

(由 *Joseph Noar* 提供)

牙萌出异常

一些系统性疾病与牙萌出过迟有关,上下牙列均可受累(表 10.5)。在恒

牙列中,牙齿萌出的时间可能存在很大的个体差异,如果与平均萌出年龄差异在 2 年以内且对称萌出,就没有必要特别关注。在大多数儿童中,局部因素是导致萌出异常的主要原因(表 10.6)。

表 10.5　牙齿萌出过迟相关的系统性疾病

• 唐氏综合征	• 遗传性牙龈增生
• 锁骨颅骨发育不全	• 唇腭裂
• 特纳综合征	

表 10.6　影响牙齿萌出的局部因素

• 拥挤	• 乳牙滞留
• 创伤	• 乳牙过早拔除
• 牙胚位置异常	• 移位
• 多生牙	• 局部疾病

牙齿萌出异常的治疗主要是确保牙弓内有足够的间隙以容纳未萌出的牙齿,并消除任何潜在的萌出障碍。在间隙足够无潜在阻碍的情况下,大多数牙齿可自行萌出。如果牙齿不能萌出,或者牙齿萌出路径异常,则需要进行手术暴露,必要时配合正畸牵引,引导牙齿萌出到牙弓内(专栏 10.3)。

上颌恒切牙阻生

当出现双侧上颌切牙萌出时间相差 6 个月以上,或侧切牙萌出早于中切牙的情况,需要进行 X 线检查。上颌切牙中最常发生阻生的是上颌中切牙,但发生率也仅约 0.13%。阻生可能与多生牙(特别是结节型多生牙或牙瘤)的存在、乳切牙外伤后的牙根弯曲、乳牙滞留或早期拔除有关。然而,多生牙是目前为止最常见的上颌恒切牙阻生的原因。英国皇家外科医学院(Yaqoob et al,2010)制定了上颌切牙未萌的治疗准则,但证据基础薄弱,完全基于回顾性案例研究,没有前瞻性试验支持。

- 在没有中切牙的情况下,侧切牙可以非常迅速地向中线移动,特别是牙弓存在拥挤的情况下。如果需要开辟间隙,可以通过简单的活动矫治器或片段固定矫治器来实现,可通过拔除乳尖牙提供一些间隙。
- 对于那些伴有多生牙的患者,如果间隙足够且切牙位置浅表,阻生牙会在拔除多生牙后 12 个月内萌出(在需要全身麻醉条件下拔牙时,也可以考虑同时粘接正畸牵引装置)。受累的切牙位置较高时,也应拔除多生牙。对于 10 岁以下的儿童,应注意不要损伤恒切牙牙囊并随时监控。

专栏 10.3　手术暴露阻生牙

上颌牙槽骨的颊侧以及下颌牙槽骨的颊舌侧都覆盖着致密的角化龈。在膜龈联合以上,角化龈被更易移动、非角化的游离龈取代。而上颌腭侧无游离龈,附着的牙龈和腭黏膜均为角化黏膜,牢固地附着在基骨上,两者之间无明显界限。阻生牙经过附着龈萌出是很重要的,因为附着龈可在咀嚼时保持牙周组织的完整性,为远期的牙周健康提供保证。这将影响不同区域手术暴露牙齿的方法。

手术暴露阻生牙主要有两个方法:

- 开放式导萌——通过手术显露牙冠,将牙齿暴露在口腔内;然后允许它自然萌出,或者由正畸医师引导萌出。开放式导萌包括切除阻生牙冠上覆盖的黏膜,必要时去除覆盖的骨组织(开窗技术),或使用根向复位瓣技术(唇侧阻生牙开窗导萌的一种改良方法,将附着龈覆盖在导萌牙颈部,并伴随牙齿进入最后的萌出位置)。开放式导萌的主要优点是,正畸医师可以在暴露后直视牙齿。然而,对于埋伏较深的牙齿,特别是上颌尖牙,如果术后敷料过早脱落,伤口会迅速重新上皮化,可能需要进行第二次手术。开放性伤口的存在也会导致患者术后更多不适。

- 闭合式导萌——手术暴露牙冠,放置正畸牵引装置后,再次覆盖黏膜。链条或弹力线穿过黏膜进行牵引。使用这种方式患者更为舒适。该方法旨在模拟正常萌出,促进长期牙周健康。然而,这种治疗方法时间漫长,难度高;牵引装置可能会在牵引过程中脱落,需要再次行手术暴露。

位于附着龈下的阻生牙可选用开窗或闭合导萌。而位于非角质化的牙槽黏膜下的牙齿,需采用根向复位瓣技术或闭合式导萌。

如果牙齿发育完全但没有萌出时,可以手术暴露(如果切牙位置仍然很高,需要粘接附件正畸牵引)。10 岁以上的患者,暴露横切牙粘接牵引装置应与拔除多生牙同时进行。若切牙自发萌出,可以移除托槽和牵引链(见图 10.13)。如果没有萌出,则不需再次手术就可以进行正畸牵引。

- 在没有多生牙的情况下,发育完成的阻生切牙萌出延迟 6 个月以上的,应该手术暴露牙冠,粘接托槽和金属链,并观察 6 个月决定是否牵引。未发育完成的切牙手术应推迟至根尖发育完全,并在应用牵引前观察 12 个月。

- 弯曲牙只能在程度较轻的情况下才能进行导萌;严重的病例,如果将牙冠导萌至正确位置,牙根可能会从上颌唇侧骨板中穿出(见图 10.26)。

上颌尖牙阻生

在大约 2% 的高加索人儿童中，上颌恒尖牙不能正常萌出，通常需要正畸治疗（Ferguson，1990）。萌出路径异常可以发生在腭侧或颊侧，但在大多数情况下（高达 85%）尖牙腭侧阻生。虽然尖牙阻生位置也会在颊侧或牙弓内，但这些病例往往表现为拥挤，而不是真正的异位萌出（图 10.29）。

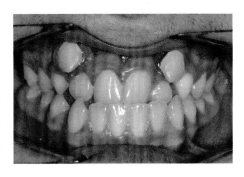

图 10.29 上颌尖牙拥挤，颊侧移位

上颌尖牙易出现异位萌出的原因：

- 上颌尖牙在上颌骨中开始发育时的位置较高，萌出路径过长。
- 上颌尖牙依靠上颌侧切牙牙根引导萌出，如果侧切牙是过小牙或先天缺失，就可能影响尖牙萌出（Brin et al，1986）。
- 乳尖牙滞留阻碍恒尖牙正常萌出。
- 萌出顺序原因，在上牙列中，尖牙常在第一前磨牙后萌出；萌出间隙有限。
- 遗传易感性（基于观察发现，尖牙阻生存在家族倾向，常常与其他牙齿异常伴发，且女性易感）（Peck et al，1994）。

临床检查

上颌恒尖牙的萌出路径是不可预测的（图 10.30）；然而，10~11 岁时，在邻近侧切牙根前庭沟位置可以触及恒尖牙（图 10.31）。如果一侧或两侧均未能触及，就应该怀疑尖牙萌出路径异常，并进行影像学检查（Ericson & Kurol，1986）。其他值得临床医师注意的临床特征包括：

- 腭侧隆起。
- 恒侧切牙萌出延迟、牙冠远中倾斜、为过小牙或缺失。
- 乳尖牙不松动（特别是 14 岁以上），表明缺乏牙根吸收。

影像学检查

X 线检查可以证实尖牙是否存在、其在上颌的位置、邻近牙齿的状况（特别是相应乳尖牙牙根的吸收程度及恒切牙是否有吸收）和任何其他病理情况。尖牙的位置应在三个空间平面上进行评估：

- 在牙弓的颊、腭侧位置关系。
- 相对于咬合平面的高度。

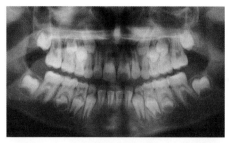
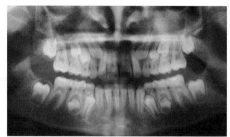
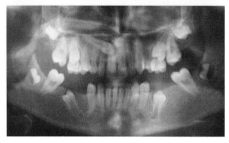

图 10.30 全口曲面体层片示女孩在 9 岁和 11 岁时,上颌恒尖牙发育和萌出情况(左上、左下)。然而,到 14 岁时,23 牙已正常萌出,但上颌右侧乳尖牙滞留,13 牙异位且腭侧阻生(发育不良的第一恒磨牙也被拔除)

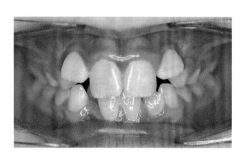

图 10.31 上颌恒尖牙可在前庭沟位置触及。尖牙的位置被远中倾斜和轻微唇倾的恒侧切牙牙冠占据

- 相对于正中矢状面的角度。
- 与正中矢状面的距离。

确定尖牙的位置需要利用视差技术拍两张 X 线片(Jacobs,1999)。视差是指从两个不同位置观察对象的视在位移,在放射检查中,即应用 X 射线管在不同位置拍摄两个视图。水平视差是 X 射线管水平方向位移(随着线管水平移动获得连续的根尖视图),而垂直视差则是 X 射线管垂直方向偏移(通常通过全景片和前牙咬合片实现)。视差技术的优点是可以展示出尖牙和切牙的细节情况(图 10.32)。

最近,锥体束计算机断层成像技术广泛用于精确定位异位尖牙的三维位置(Walker et al,2006)。计算机断层扫描技术还允许对尖牙的相关结构进行更详细的检查。计算机断层扫描技术发现在异位尖牙存在的情况下,多达 40% 的侧切牙存在吸收(Ericson & Kurol,2000)。然而,由于锥束计算机断层扫描辐射剂量较大,不应常规用于牙齿定位。

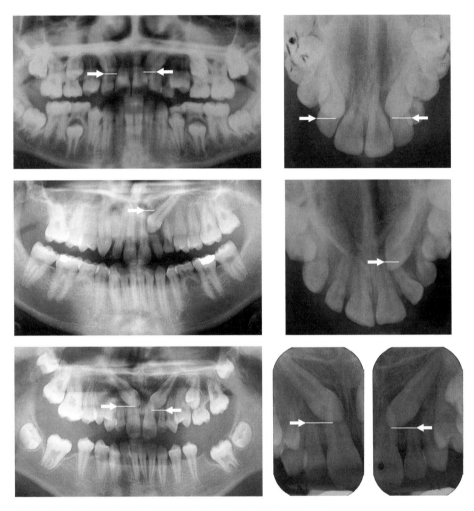

图 10.32　垂直视差定位上颌尖牙位置。在第一行 X 线片中,全景片显示双侧上颌尖牙牙尖位于侧切牙根方;而在前牙咬合片上,它们明显位于侧切牙冠的中部。随着 X 射线管上移,尖牙的影像向下移动,因此尖牙位于颊侧。在第二行 X 线片中,全景片中 23 牙位于 22 牙根尖以下;而在前牙咬合片上,位于 22 牙根尖上方。当 X 射线管向上移动时,尖牙的影像也向上移动,因此它位于腭侧。在最下方的 X 线片中,全景片显示两个上颌尖牙的牙尖位于上颌侧切牙根尖下方;在根尖片上,尖牙位置没有变化。尖牙的影像没有因为 X 射线管移动而发生明显移动,因此尖牙位于牙弓内

阻断性治疗

阻生尖牙可能会伴发牙移位、拥挤,并对邻近牙齿造成严重损害(特别是侧切牙,偶见于中切牙)(图 10.33),常需要外科介入并行正畸治疗,以将其纳入上颌牙弓。一些前瞻性研究表明,早期拔除乳尖牙有助于防止恒尖牙腭侧异位(图 10.34)(•Ericson & Kurol,1988;Power & Short,1993),特别是在不拥挤或使用头帽创造间隙的情况下(Leonardi et al,2004;Baccetti et al,2008)。虽然这方面的证据很少,但当 X 线片上显示恒尖牙异位,同时乳尖牙牙根未能正常吸收,应考虑选择性拔除乳尖牙(见证据在哪里 3?)。在下列情况下选择拔除乳尖牙可取得更好的治疗效果:

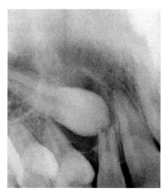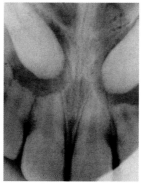

图 10.33　与阻生上颌尖牙相关的 12 牙(左) 和 12 牙、11 牙和 22 牙(右) 根尖的吸收

(左图由 *Jackie Silvester* 提供)

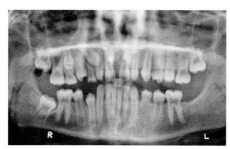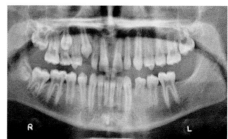

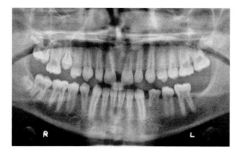

图 10.34　全景片显示在拔除乳尖牙后,阻生的 13 牙位置有所改善

证据在哪里 3？拔除乳尖牙阻断性治疗恒尖牙腭侧阻生

　　Sune Ericson 和 Jüri Kurol 于 1988 年发表的一项前瞻性临床研究发现，在大多数病例中，拔除乳尖牙可引导腭侧异位的恒尖牙正常萌出，条件是在 10~13 岁之间进行，且牙弓内有足够的间隙（•Ericson & Kurol, 1988）。其他前瞻性研究也证实了这一结论（Power & Short, 1993；Olive, 2002）；然而，所有研究均缺乏对照组。最近，佛罗伦萨大学的四项随机对照试验也认为，无论使用或不使用多种方法开辟间隙（颈帽、RME）或间隙维持（腭杆），在拔除乳尖牙之后，口腔异位尖牙的萌出情况均有所改善（Leonardi et al, 2004；Baccetti et al, 2008；Baccetti et al, 2011；Armi et al, 2011）。但是，最新的系统回顾认为，没有可靠的证据表明，在 10~13 岁儿童中，拔除乳尖牙可改善腭侧移位的恒尖牙的萌出情况（Naoumova et al, 2011；••Parkin et al, 2012b）。这些研究结果反映出，由于设计和报告方面的缺陷，这些研究有很大的偏倚风险。然而，英国皇家外科医学院制定的现行临床准则支持在一些上颌恒尖牙腭侧异位的病例中阻断性拔除乳尖牙（患者年龄在 10~13 岁，牙弓内有间隙，并在 12 个月内进行影像学检查恒尖牙位置是否改善，如果没有，则需进一步治疗）（•Husain et al, 2012）。此外，最近一项新的 RCT 研究报告认为，拔除乳尖牙是治疗恒尖牙异位的有效方法（••Naoumova et al, 2015）。鉴于没有证据表明在这些病例中，拔除乳尖牙会造成任何损害，且不需要全身麻醉，因此，在适合的情况下采用这一做法是可行的。

- 患者年龄 10~13 岁，处于混合牙列期。
- 尖牙位于侧切牙牙根远端，与正中矢状面夹角 <55°。
- 上颌牙列无拥挤。

　　如果在拔牙后 12 个月内 X 线片显示尖牙位置没有明显改善，应考虑进一步治疗。

治疗

　　上颌尖牙体积大，牙根最长，是咬合美学和功能的重要组成部分，应尽一切努力将这颗牙齿纳入牙弓。然而，在制订阻生尖牙的治疗计划时，应考虑到以下因素：

- 患者对待治疗的态度。
- 尖牙位置。
- 相关疾病。
- 错殆畸形的类型。

一般的治疗计划是手术暴露,然后正畸排齐。然而,由于手术暴露后正畸排齐尖牙需要很长的治疗周期,且存在正畸治疗效果不佳、尖牙位置不佳的风险,患者可能不接受正畸治疗。在这种情况下,可选择直接将牙齿再植到正确的位置,或考虑拔除阻生尖牙,保留乳尖牙(见证据在哪里 4?)。

证据在哪里 4? 腭侧阻生上颌尖牙的治疗

国家临床指南关于诊断和治疗腭侧阻生上颌尖牙的内容包括:阻断性拔除乳尖牙;手术暴露和正畸排齐;手术拔除;再植或非主动治疗(•Husain et al,2012)。所有这些治疗方案的相关证据基础都很低,几乎完全依赖于临床经验或临床研究。随机对照试验唯一证实的有效治疗方案是拔除乳尖牙,但是有很高的偏移风险(••Parkin et al,2012b)。最近,一项设计良好的 RCT 实验发现随机拔除乳尖牙后,更多的恒尖牙将自行萌出,这是推荐这个治疗方案的最佳依据(••Naoumova et al,2015)。

手术暴露和正畸排齐

外科手术的目的是清除任何可能阻碍尖牙萌出的软硬组织,以诱导尖牙,特别是那些位置较好的尖牙萌出。对于那些术后仍不见萌出的尖牙,则需要正畸牵引并排齐(图 10.35)。在进行手术暴露和正畸排齐的治疗方案时,应该记住以下几点:

- 这种治疗通常需要固定矫治器,而且可能很费时;因此患者依从性必须很高。
- 尖牙的位置过高,正畸治疗难度将很大。尤其是当尖牙位于切牙根尖1/3,或朝向中线方向倾斜超过侧切牙,或与正中矢状面的角度 >55°时,可能很难排齐(图 10.36)。
- 上颌牙弓需要有足够间隙纳入尖牙。如果间隙不足,可以通过片段弓远移磨牙或拔牙开辟间隙。如果侧切牙很小,可以考虑拔除;拔除第一前磨牙是更常用的选择。拔除前磨牙前要确定阻生尖牙可以萌出,但经常不易确定。

阻生的位置是上颌尖牙暴露手术的一个重要决定因素(见专栏 10.3)。

- 对于唇侧阻生的尖牙,手术目标是让阻生牙穿过附着龈而萌出。因此,如果牙冠位于膜龈联合下方,则应采用开放式导萌,简单暴露牙冠。对于膜龈联合以上的尖牙,最好的方法是闭合式导萌并留置金属链;当尖牙位于膜龈联合上方但在侧切牙唇侧时,根尖复位瓣术将为尖牙通过附着龈萌出创造最佳条件(Kokich,2004)。
- 对于腭侧阻生的尖牙,开放式或闭合式导萌技术都可使用,术式选择取

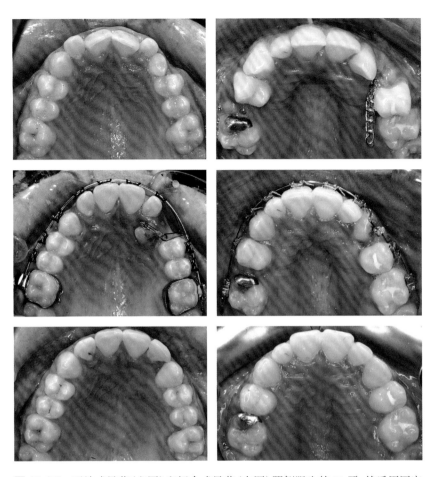

图 10.35　开放式导萌(左图)和闭合式导萌(右图)腭侧阻生的 13 牙,然后用固定矫治器牵引并排齐

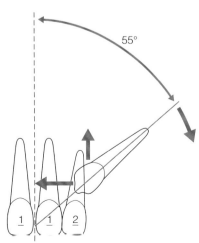

图 10.36　腭侧阻生上颌尖牙的正畸预后受牙齿位置影响。牙齿高度较高,与中线更近或与正中矢状面的夹角增加到 55°以上,预后不佳

决于牙齿的位置。几乎没有证据表明哪一种技术结果更优(见证据在哪里 5?)(••Parkin et al,2008,2012b)。

证据在哪里 5? 腭侧阻生上颌尖牙的开放式或闭合式导萌术

腭部有坚固的附着龈和角化黏膜,正畸医师可以使用开放式或闭合式手术暴露腭侧阻生的尖牙。这两种技术的支持者各自声称其有许多优点,包括牙周效果、手术简单、术后恢复快、并发症少以及尖牙萌出速度快等。

一项 Cochrane 系统评价试图确定临床因素、患者因素或经济因素对于选择开放式或闭合式导萌治疗腭侧阻生尖牙的效果是否不同。这篇综述未能从高质量的临床试验中找到任何证据来支持一项技术优于另一项技术。所有评估牙周状况的研究都是回顾性的,只有一项前瞻性研究调查了患者对牙周恢复的感知,但不是随机试验(Parkin et al,2008)。

这篇综述发表后,一项多中心的随机对照试验研究了腭侧阻生尖牙开放式和闭合式手术暴露在牙周效果和手术结果上的差异。研究发现,当腭侧阻生的上颌尖牙手术暴露并正畸排齐后,会出现轻微的附着丧失(0.5mm)。该研究仅评估了短期临床效果,没有进行长期临床评估。在比较开放式和闭合式技术时,没有发现牙周健康、手术时间或术后疼痛和不适的差异(••Parkin et al,2012b,2013)。

用于正畸牵引阻生尖牙的各种技术之前已经介绍了,但所有这些技术通常都涉及到正畸托槽的粘接(见专栏 10.3)。无论是活动的还是固定的矫治器都可以用来施加牵引,但是对于任何一种技术,牙弓都需要足够间隙。对于位置不佳的尖牙,固定矫治器是必不可少的,由于牵引过程可能需要很大的支抗要求,因此应考虑加强支抗。使用固定矫治器,牵引可以通过弓丝、橡皮链或弹性线、硬性颊臂甚至磁力实现。技术的选择将在很大程度上取决于尖牙的位置和正畸医师的偏好。

自体牙移植

自体尖牙移植术包括手术拔出阻生尖牙,然后将其植入上颌牙槽内正常位置。自体牙移植要求牙弓有间隙来植入移植牙,当有乳尖牙滞留时可能仅需短期的正畸治疗来获得间隙,这一过程通常比正畸牵引排齐所花费的时间要少(图 10.37)。如果异位尖牙的位置无法进行正畸治疗,可以先将其移出"停放"在颊黏膜下,同时进行必要的正畸治疗。一旦间隙足够,就可以进行第二次手术来移植牙齿。

自体牙移植的一个缺点是,这些牙齿容易发生粘连或根外吸收,与正畸导萌相比长期预后较差。此外,这项技术的成功在很大程度上取决于外科手术

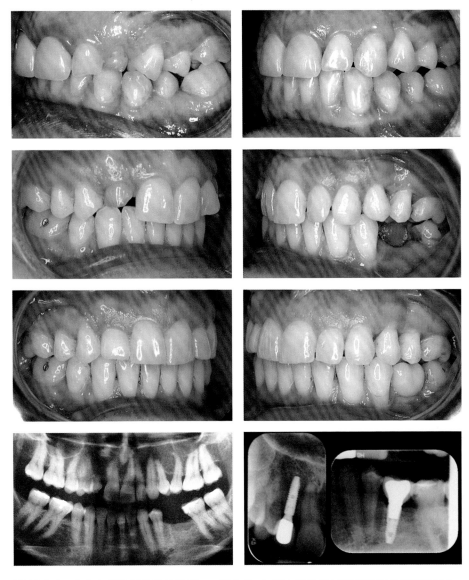

图10.37 成人患者滞留乳牙的处理。42岁女性,上颌左侧乳尖牙滞留伴恒尖牙腭侧阻生。首先拔除上颌左侧乳尖牙,固定矫治为再植开辟间隙(图1、2)。43岁的女性,上颌右侧乳尖牙滞留,青少年时拔除了阻生的13牙(即使没有12牙),长期预后和美观较差(图3和图4)。经过一段时间的固定矫治后,重新分配间隙,种植修复13牙和缺失的35牙(图5~8)。种植手术由Jerry Kwok完成

人员的技术。

- 手术拔除尖牙应尽可能减少创伤(这可能很困难,因为这些尖牙往往位置不佳),以避免后期粘连。
- 尖牙应在移植后最长 3 周内避免咬合接触并用半刚性夹板固定。
- 一旦夹板摘除,尖牙应接受根管治疗以减少牙根外吸收的风险。
- 再植尖牙的正畸移动是可行的,但往往范围有限。

大多数患者中,牙再植技术可以维持接近 15 年的存活率,尽管大多数移植尖牙会表现出一些牙根吸收、松动和牙周状况不佳的迹象(Patel et al,2009)。

拔除尖牙或者原位保留

如果决定不将阻生尖牙纳入牙弓,那么可以将其拔除或留在原处。在任何一种情况下,如果乳尖牙仍然存在,患者应该知道长期预后不佳,最终可能需要拔除这颗牙齿(见图 10.37)。如果没有乳尖牙滞留,应让侧切牙和第一前磨牙建立良好的邻面接触(见图 7.14)。如果牙弓内没有间隙,那么侧切牙和第一前磨牙可能已经建立了邻面接触,这种情况可以不进行正畸治疗。然而,如果存在任何残余的间隙,关闭间隙或修复将是必要的,在这两种情况下,可能需要一些正畸治疗配合(特别是同时存在错𬌗畸形)。在拔除恒尖牙时,应记住以下几个因素:

- 如果尖牙位置不佳,可能需要全身麻醉后拔除。
- 如果患者拒绝了正畸治疗而选择拔牙,那么后期就不可能将尖牙纳入牙弓。
- 如果拔牙是正畸治疗计划的一部分,无论是单纯拔除尖牙,还是需要结合其他牙齿的拔除,都需要考虑矫治错𬌗畸形所需的间隙。理想情况下,应关闭间隙并建立侧切牙与第一前磨牙的邻面接触(专栏 10.4)。然而,如果牙弓原先没有拥挤或覆盖较大的情况,是不可能实现的。
- 如果不关闭间隙,则需要用固定桥或种植体修复缺失尖牙。
- 当任何相关切牙牙根存在严重吸收和长期预后不良的情况下(见图 10.33),应避免拔除尖牙,尽可能将尖牙纳入牙弓(图 10.38)。

如果患者对牙齿外观满意,不希望接受任何形式的治疗,只能选择将上颌尖牙暂留不做处理。

- 理想情况下,阻生尖牙不应与萌出牙位置太近。
- 没有证据显示阻生尖牙有任何病变或影响邻近牙齿造成牙根吸收。
- 建议对生长发育期的患者常规进行 X 线检查,因为可能存在切牙牙根吸收的情况。
- 长期使用 X 线监测阻生尖牙的病理变化,如牙囊增大和囊肿形成。

专栏 10.4　第一前磨牙代替尖牙

上颌第一前磨牙的形态与尖牙的形态有以下不同：

- 牙根较小，多为双根，而尖牙牙根颊面宽而突出。
- 颊侧牙冠较小，且有一个腭尖。

然而，从颊侧看，前磨牙的牙冠与尖牙牙冠较为相似，通过一些改型可以很好地替代尖牙：

- 前磨牙牙根应该更偏颊侧，以创造尖牙处的牙槽骨隆起。
- 可以通过旋转牙冠，增加近远中向宽度，隐藏腭尖，并改善与下颌尖牙之间的咬合关系。
- 可以调磨腭尖减小其高度。
- 前磨牙应被压低以增加牙龈边缘高度，如果前磨牙较小，颊尖可用复合树脂或贴面修复以增加牙冠高度模仿尖牙形态。

侧方咀嚼时组牙功能𬌗优于尖牙引导𬌗，可以避免较小的前磨牙根承受沉重的负荷。

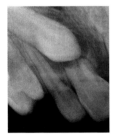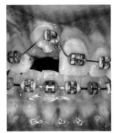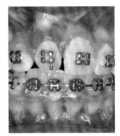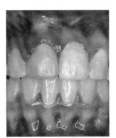

图 10.38　阻生尖牙引起 11 牙显著吸收。拔除 11 牙，将尖牙拉入牙弓，然后用复合树脂进行改形，使其与中切牙相似

下颌恒尖牙阻生

下颌恒尖牙未萌不像上颌恒尖牙那样常见，当这种情况发生时，通常是牙列拥挤的结果。这些牙齿通常为唇侧低位阻生，一旦牙弓内出现间隙可以自行萌出。如果需要手术暴露，应注意确保这些牙齿通过附着龈萌出。而水平阻生的下颌尖牙可能不会萌出，而是在下颌骨内发生近中移位，有时会跨越相当远的距离（图 10.39）

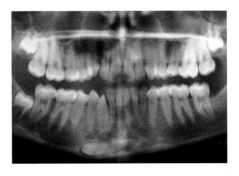

图 10.39　滞留的下颌左侧乳尖牙和水平移位的 33 牙

（Jackie Silvester 提供）

（Peck，1998）。少数情况下，一个明显移位的下颌尖牙可以萌出到异常位置（通常在牙弓中线附近）（图 10.40）。这些牙齿不适合进行正畸牵引，应选择拔牙或自体移植。

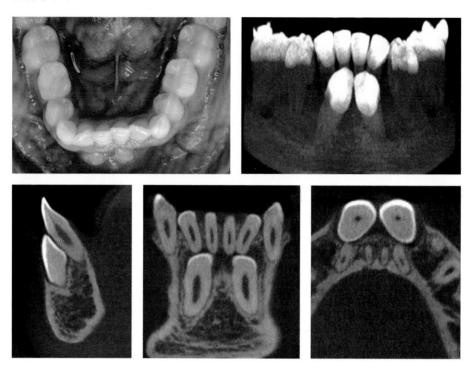

图 10.40 33 牙和 43 牙向下颌中线移动，并通过牙槽黏膜唇侧萌出（左图）。锥体束 CT 显示，下切牙的牙根没有被尖牙损伤，因此决定拔除尖牙

上颌第一恒磨牙阻生

在约 4% 人群中可见到上颌第一恒磨牙阻生于第二乳磨牙远中（图 10.41）

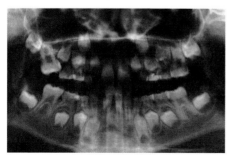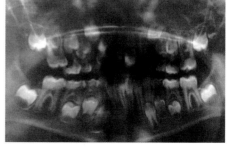

图 10.41 16 牙朝向上颌右侧第二乳磨牙阻生的 2 个病例。右方的病例中上颌右侧第二乳磨牙发生了广泛的吸收

的情况,通常表明上颌后牙区的拥挤(Kurol & Bjerklin,1982)。

- 临床检查口内仅可见第一恒磨牙远中部分。
- X线检查显示第一恒磨牙近中牙尖抵住第二乳磨牙远中的吸收面。

这些牙齿偶见自行萌出,但如果6~12个月内没能萌出,则表明需要采取干预措施(Seehra et al,2011):

- 在恒磨牙与乳磨牙间接触点下方放置分牙皮圈、分牙簧或黄铜丝,或片切第二乳磨牙的远中面可帮助解除第一磨牙阻生。
- 拔除第二乳磨牙(或由于吸收而早失)可减轻第一磨牙的阻生,但通常会由于恒磨牙近移造成间隙丧失。在拔除乳磨牙前应考虑保持间隙;而在恒牙列中可能需要正畸干预,直立近中倾斜的第一恒磨牙,或开辟丢失的前磨牙间隙,或通过拔牙解决间隙问题。

第二恒磨牙阻生

第二恒磨牙阻生相对罕见,人群发生率<2%,往往在正畸治疗中发现。有证据表明第二恒磨牙阻生,特别在下牙列,有遗传倾向(•Spulia et al,2011)。尽管第二磨牙的阻生常没有明确的病因,但其阻生多朝向于第一或第三磨牙,有时也会出现在下颌骨(图10.42)。治疗方法根据第二磨牙阻生类型和位置决定,常用的策略是拔除第三磨牙、手术导萌第二磨牙,或正畸直立第二磨牙。纵向研究表明,第二恒磨牙阻生在治疗干预后仍存在萌出失败的可能,最差的结果是最终拔除第二恒磨牙(•Mangulss & KjelBrg,2009)。

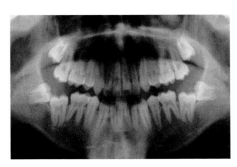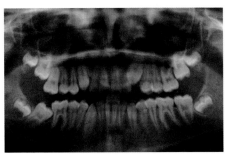

图10.42 下颌第二恒磨牙阻生。在左图,两颗第二磨牙阻生;在右图,47牙阻生

(上图由 *Jackie Silvester* 提供)

原发性萌出障碍

在某些情况下,牙齿可能会发生原发性萌出障碍,即在临床上找不到明确的局部或全身因素,而牙齿不能萌出。这种情况也被称为原发性牙齿滞留,有别于继发性牙齿滞留,表现为一颗牙齿在已经穿透口腔黏膜后,无法解释地停

止萌出。原发性萌出障碍（primary failure of eruption，PFE）（Omim 125350）是一种罕见的、独立的与局部牙齿萌出失败相关的疾病，常就见于磨牙。PFE 的特征如下（Proffit & Vig，1981）：

- 受累的牙齿可能会萌出到初始的咬合状态，然后停止萌出，或者完全不能萌出。
- 乳牙和恒牙都可能出现。
- 可能是单侧或双侧受累。
- 受累的恒牙往往有根骨粘连的倾向。
- 使用正畸牵引会导致根骨粘连，而不是正常的牙齿移动。

PFE 通常是在没有任何明确会影响单颗或多颗牙齿萌出的全身性、病理性或环境因素的情况下进行诊断（图 10.43）。已经鉴定出 *PTH1R* 基因的功能缺失与 PFE 相关（Decker et al，2008）。*PTH1R* 编码一种细胞膜受体，能够结合甲状旁腺激素，在牙萌出过程中起到介导破骨细胞功能的作用。有趣的是，最近有研究发现，引起 PFE 的 *PTH1R* 基因的常染色体显性突变可能也与骨关节炎有关（Frazier Bowers et al，2013）。

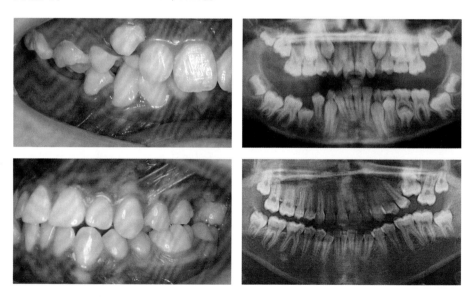

图 10.43   原发性萌出障碍的 LR6 牙（上图）和 UL6 牙（下图）。在下图病例中，相邻的第二前磨牙和第二磨牙明显倾斜

治疗

PFE 难以治疗。因为正畸牵引通常会导致根骨粘连，无法使牙齿建立咬合。通常需要拔牙，然后正畸关闭间隙或修复替代。或者可以尝试局部截骨

和正畸牵张整个骨段。如果牙齿少量萌出,可以使用局部冠修复改善垂直向咬合高度。涉及多颗牙齿的病例很难治疗,唯一能建立咬合的方法是局部截骨术。

牙齿易位

牙齿易位是指两颗相邻牙齿的位置完全互换,或者是牙齿的发育或萌出的位置在正常情况下由非邻牙所占据。

- 牙齿易位可能发生于上颌或下颌,可以单侧发生,也可以双侧发生,但较少见。人群发生率约 0.33%。
- 大多数病例累及上颌尖牙和第一前磨牙(图 10.44),或下颌尖牙和侧切牙,尖牙最常受累的牙齿(表 10.7)。

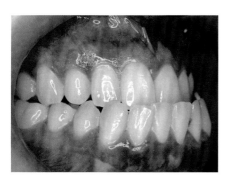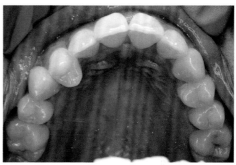

图 10.44 未经治疗的上颌右侧尖牙与第一前磨牙易位

表 10.7 牙齿易位的分类

上颌
- 上颌尖牙和第一前磨牙易位(Mx.C.P1)
- 上颌尖牙和侧切牙易位(Mx.C.I2)
- 上颌尖牙和第一磨牙易位(Mx.M1)
- 上颌侧切牙和中切牙易位(Mx.I2.I1)
- 上颌尖牙和中切牙易位(Mx.C.I1)
下颌
- 下颌侧切牙和尖牙易位(Md.L2.C)
- 下颌尖牙易位(Md.C.trans)

[a]Peck L et al,1993;Peck S et al,1998.

研究提出了造成牙齿易位现象的几种机制:

- 发育中的牙胚的位置交换。

- 牙齿萌出路径改变。
- 乳牙滞留。
- 创伤。

但是,许多类型的易位存在遗传倾向:

- 女性好发。
- 单侧和左侧多发。
- 牙齿发育不全。
- 锥形上颌侧切牙。
- 乳牙滞留。
- 唐氏综合征。

一些专家在此基础上认为,牙齿易位的主要病因是遗传因素(Peck L et al,1993;Peck S et al,1998)。

治疗

如果早期发现牙易位,则可以考虑阻断性拔除滞留的乳牙,可能有助于纠正牙齿易位,特别是在易位没有完全形成的时候。对已经形成的牙齿易位的处理有以下几种方式:

- 纠正患牙顺序。
- 接受易位顺序。
- 拔除一颗患牙。

这些治疗方式的选择需要根据患者错𬌗畸形的总体治疗计划进行评估,大多数情况需要固定矫治(图 10.45,也见图 11.7)(Ngan et al,2004)。

上颌中切牙间隙

上颌中切牙间隙是混合牙列的正常特征,常在恒牙萌出后得到改善。然而,还有一些其他原因可引起上中切牙间隙(图 10.46):

- 牙列散隙。
- 切牙唇倾(常与吮吸习惯有关)。
- 先天性上颌侧切牙缺失(或过小牙)。
- 正中多生牙。
- 上颌前部病变(罕见)。
- 唇系带位置过低。

治疗

针对病因选择中切牙间隙的治疗方法。在上颌前部无任何病理性阻挡或

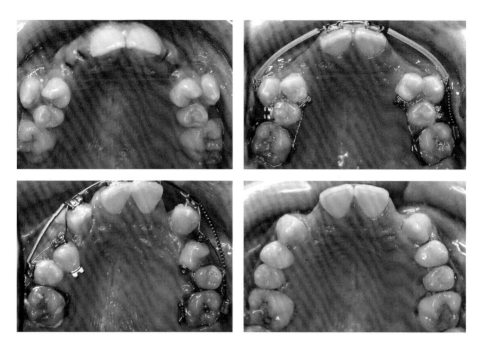

图10.45　使用固定矫治器纠正双侧上颌尖牙与第一前磨牙易位

上颌前牙牙量明显减少的情况下,可在恒牙列中进行正畸治疗关闭间隙,需要用固定矫治器整体移动中切牙。上颌中切牙间隙在拆除托槽后有复发倾向,需要长期保持。对于轻微的中切牙间隙可不关闭。

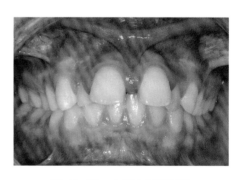

图10.46　上颌中切牙间隙

在下列情况下可怀疑唇系带过短:

- 视诊可见唇系带附丽于上颌中切牙之间。
- 提升上唇施加张力时,系带区域变白。
- X线检查可看到上颌骨中间段呈铲状或有缺口。

唇系带过短作为中切牙间隙的病因是有争议的。但是,如果存在唇系带过短,切除(或系带修整)可以作为正畸治疗计划关闭间隙的一部分(见图11.10)。对于系带修整的最佳时机也存在争议:

- 有理论认为,改良手术入路和瘢痕组织收缩可以帮助上颌切牙靠近,在正畸关闭间隙之前,应该行唇系带手术。

- 如果在关闭牙间隙时,唇系有改建趋势,系带修整应推迟到间隙关闭之后。

综合来说,选择在正畸关闭间隙完成后,且上颌尖牙已经萌出的恒牙列期行唇系带修整术似乎更合理。

恒牙早失

恒牙早失的常见原因是外伤和龋齿。上颌恒切牙,特别是在深覆盖的男性中,最容易受到外伤;而第一恒磨牙最容易患龋。在这两种情况下,制订治疗计划都是具有挑战性的(Cobourne et al,2015)。

第一恒磨牙早失

美国儿童牙齿健康调查显示,在过去 40 年中,8~15 岁的儿童恒牙患龋的情况逐渐减少。然而,2013 年的最新调查显示,近 1/2(46%) 的 15 岁儿童和 1/3(34%) 的 12 岁儿童均有患龋恒牙(儿童牙齿健康调查,英格兰、威尔士和北爱尔兰,2013 年),第一恒磨牙龋坏最容易发生快速进展(图 10.47)。此外,约 15% 的高加索人儿童有不明原因的第一磨牙 - 切牙矿化不全情况(专栏 10.5),严重情况下可显著影响第一恒磨牙的长期预后(图 10.48)。(Koch et al,1987)。

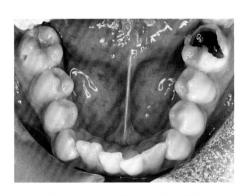

图 10.47　下颌第一恒磨牙龋

理想情况下,第一恒磨牙过早脱落后,第二恒磨牙顺利萌出,取代第一恒磨牙,最后第三磨牙萌出,磨牙建𬌗(图 10.49)。如果牙弓内需要间隙矫治错𬌗畸形,可选择拔除第一磨牙获得间隙。是否拔除第一恒磨牙取决于许多因素,牙齿发育的阶段、拥挤度和拥挤部位以及错𬌗畸形是关键因素(专栏 10.6)。拔除第一磨牙往往会产生大量间隙,但与需要间隙的部位,如切牙拥挤或减少覆盖较远,这可能会需要更多支抗,且会加大控制牙齿移动的难度;然而,现代固定正畸矫治器的使用使得在多数情况下,即使被迫拔除第一磨牙也可以获得良好的咬合效果(Sandler et al,2000)。不幸的是,需要拔除第一磨牙的患儿往往不适合佩戴固定矫治器,因为他们存在较高的龋易感性和较低的依从性(图 10.50)。

拔除第一恒磨牙,特别是在 8 岁前拔除,永远不是一个理想的选择,因为

专栏10.5 磨牙-切牙矿化不全

磨牙-切牙矿化不全(molar-incisor hypomineralization,MIH)是指牙齿发育过程中的釉质缺陷,这些缺陷可影响一个或多个恒磨牙(通常是第一磨牙),伴或不伴切牙矿化不全(Weerhejm et al,2001)。矿化不全可以有不同程度的表现,从釉质中少数不对称和无症状的不透明病变,到釉质碎裂的严重缺陷,釉质呈多孔、斑块状,可出现敏感和且易患龋。一旦第一恒磨牙受到严重影响,长期预后较差。

人们对MIH的病因知之甚少,许多环境因素被认为与之相关(••Crombie et al,2009),但证据不充分:

- 接触环境污染物,如多氯联苯和二噁英,母乳是可能的来源。
- 妊娠期、出生时和新生儿期营养不良和健康问题。
- 接触氟化物。
- 常见儿童疾病(呼吸系统疾病、中耳炎、尿路感染),使用阿莫西林。
- 慢性儿童疾病(腹部疾病、囊性纤维化、肾病)。

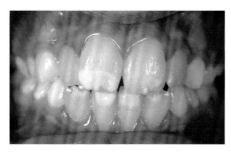

图10.48 磨牙-切牙矿化不全。第一磨牙的长期预后较差

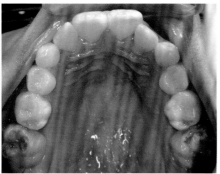

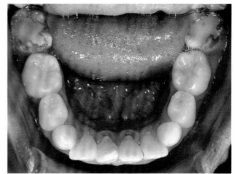

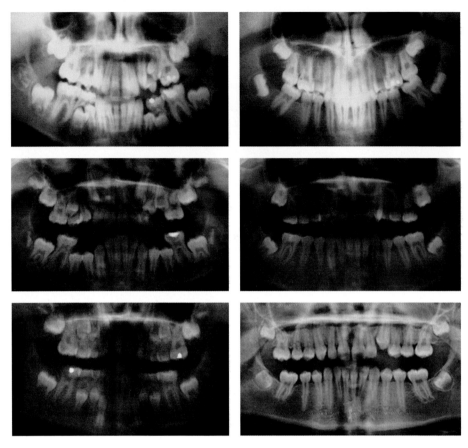

图 10.49　拔除下颌第一恒磨牙(上图)和所有 4 个第一恒磨牙(中、下图)后的咬合效果良好。第二磨牙角度良好且间隙较小,第三磨牙正常发育

这会导致严重的咬合问题:

- 在这个阶段通常没有第三磨牙发育的 X 线影像证据,如果没有第三磨牙,磨牙建𬌗就会受到影响。
- 未萌出的下颌第二前磨牙可能会向远中移动,位于第二乳磨牙根尖的远中(见图 10.30,下图)。
- 下颌牙弓变窄,覆𬌗增加。
- 上颌第二磨牙通常会萌出到一个良好的位置,但第一恒磨牙的间隙可能很快丧失,如果上颌牙弓其他部位有间隙需求,可能会造成不良后果。

在第二磨牙萌出后期拔除第一磨牙也会导致咬合问题(图 10.51):

- 下颌第二磨牙可能发生近中倾斜、近中舌向扭转,与第二前磨牙间留有

专栏10.6　第一磨牙缺失的治疗计划

安氏Ⅰ类错殆

- 轻度切牙或中度前磨牙拥挤——在最佳时间拔除第一磨牙,第二磨牙自行萌出,缓解拥挤,关闭间隙。
- 重度拥挤(尤其是在切牙区)——推迟拔牙,直到第二磨牙萌出,然后利用拔牙间隙通过固定矫治排齐牙齿;或在最佳时机拔牙自然关闭间隙,牙齿替换完成后行正畸治疗解决拥挤。如果需要拔除前磨牙,第三磨牙应该存在并具有良好的形态。
- 对于下颌第一磨牙拔除,考虑补偿性拔除上颌磨牙。

安氏Ⅱ类1分类错殆

- 需要间隙来解除拥挤、减小覆盖。上颌第一磨牙拔除的时机是非常重要的,因为需要减小覆盖。下颌第一恒磨牙早失可能需要补偿性拔除上颌磨牙,或使用装置(URA、TPA、功能性矫治器)防止上颌第一磨牙过度萌出。
- 在最佳时间拔除上颌第一磨牙,并立即用功能矫治器或活动矫治器和头帽矫治矢状向不调。固定矫治器可以用以精细调整咬合(对于轻度拥挤的病例来说是一个很好的选择)。
- 在最佳时间拔除上颌第一磨牙,等待第二磨牙萌出。然后用功能矫治器,推磨牙远移装置或拔除前磨牙配合固定矫治。然而,对于前磨牙拔除的病例,第三磨牙的形态应是良好的。
- 第二磨牙萌出后拔除上颌第一磨牙,并使用固定矫治器纠正深覆盖(支抗控制)(见图10.50)。

安氏Ⅱ类2分类错殆

- 类似于安氏Ⅱ类1分类,需要空间来解除拥挤并纠正切牙关系。然而,如果在下颌牙弓中需要关闭很大的拔牙间隙,则会增加纠正深覆殆的难度,因此应该避免这种情况。如果下颌第一磨牙需要拔除,应该在最佳时机进行,以避免第二磨牙萌出后留有间隙,尽管这可能导致覆殆恶化。

安氏Ⅲ类错殆

　　仅用正畸治疗的Ⅲ类错殆,通常需要空间来矫治上牙弓拥挤和舌倾的下颌切牙,理想的方法是在第二磨牙萌出后拔除第一磨牙。

间隙,邻面接触不良,咬合干扰。
- 萌出的下颌第二前磨牙也可向远中倾斜,使邻面接触关系恶化。
- 缺牙区域可能出现牙槽骨严重丢失,导致后续正畸关闭间隙困难。

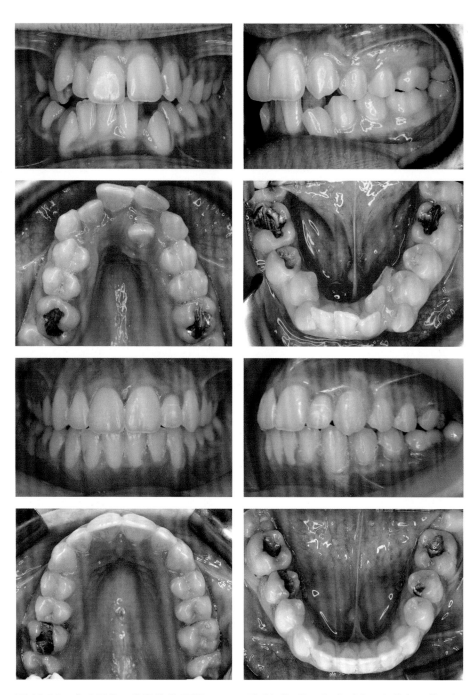

图 10.50　安氏 Ⅱ 类 1 分类错𬌗，覆盖 10mm，严重拥挤，第一恒磨牙大面积修复。第一恒磨牙拔除后，用固定矫治和头帽进行治疗。患者依从性良好，因此固定矫治后咬合良好。但是，17 牙、37 牙和 35 牙因为发生龋坏需要修复

在许多情况下,第一磨牙龋坏、发育不良或大面积修复常预后不佳,需要考虑拔除。影像学检查表明第一恒磨牙龋坏达牙本质应考虑选择性拔除。下列情况拔除第一磨牙可获得最佳的自然咬合:

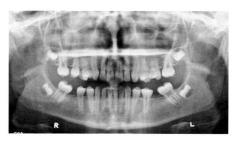

图 10.51　下颌第一恒磨牙拔除后咬合不佳。第二恒磨牙萌出后与第二前磨牙间有大量间隙并近中倾斜

- 9 岁左右儿童。
- 所有恒牙(包括第三磨牙)均存在。
- Ⅰ类咬合关系。
- 切牙轻度拥挤或牙弓中后段中度拥挤。
- 下颌第二磨牙牙根应形成近 1/2,且分叉处有早期牙本质钙化迹象。

平衡和补偿性拔除第一恒磨牙

并非所有的第一恒磨牙都将预后不佳,因此需要评估平衡性或补偿拔牙的必要性。下颌第一磨牙的拔除可能需要进行补偿拔除对颌上颌磨牙,以防止这颗牙的过度萌出造成咬合干扰,并阻碍下颌第二磨牙的近中移动(图10.52)。然而,如果上颌第一磨牙是健康的,且没有证据表明存在第三磨牙,或者在上颌牙弓需要间隙纠正错𬌗畸形的时候,是很难作出这个决定的。此外,儿童第一恒磨牙的拔除并不简单。如果使用局部麻醉剂可能需要一些辅助措施强制拔除牙齿,甚至使用全身麻醉。

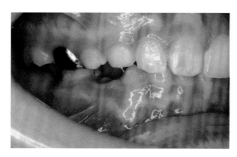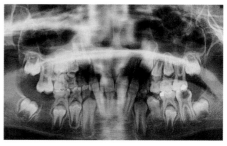

图10.52　替牙期 10 岁患儿,46 牙已拔除,16 牙过度萌出尚未咬至下颌牙龈,其可能会影响 47 牙的正常萌出。考虑到 26 牙、36 牙也无法保留,因此可以选择拔除 16 牙。然而需注意,该患者未发现第三磨牙牙胚发育

- Ⅰ类病例更易发生磨牙过度萌出,因为在Ⅱ类病例中,上第一恒磨牙往往与下第二乳磨牙或第二前磨牙的远端建𬌗。
- 如果患者没有明确接受治疗,可以尝试推迟补偿性拔牙,并监测或积极

预防上颌第一磨牙过度萌出。

- 如果第二磨牙存在,可以拔除第一磨牙并保持该空间,以便在以后的治疗中使用。然而,有广泛龋齿病史的患者并不适合长期佩戴间隙保持器。
- 如果明确可以立即开始治疗,那么除非上颌第一磨牙预后不佳,否则不需要进行补偿拔牙。在需要空间以减少覆盖或缓解拥挤的情况下可以考虑拔除前磨牙。

拔除第一磨牙很少需要平衡性拔牙以保持中线。根据咬合调整的需要设计拔牙计划。

上颌中切牙早失

约有3%的儿童由于创伤造成上颌中切牙早失,通常发生在混合牙列期覆盖较深的男孩中(Jarvinen,1978)。如果可能的话应尽量尝试牙再植,无论长期预后如何,牙齿都可以有效保持牙弓间隙和牙槽骨。如果后期缺失,则可以通过简单的上颌部分义齿来实现长期的间隙保持。如果无法再植,就需要进行间隙管理。局部义齿可以长期地维持间隙;然而,可能出现牙槽骨高度丧失,使后期义齿修复更加困难。也可选择先任由间隙关闭,在义齿修复前重新开辟该间隙;这样可以保留牙槽骨,但需要固定矫治开辟间隙。

治疗

单侧上颌中切牙缺失通常需要用树脂桥或种植体进行修复,因为侧切牙很少能完全替代中切牙。如果上颌牙弓的其他地方需要间隙,通常根据具体情况处理。如果计划拔除前磨牙矫治错𬌗畸形,也可以选择一颗牙进行自体牙移植,后期进行牙冠改形代替上颌切牙(图10.53)。

在双侧中切牙缺失的情况下,如果需要间隙来减小覆盖或解除拥挤,而侧切牙的大小和形态良好,则可以考虑将其移至中切牙的位置(图10.54),但如

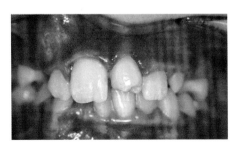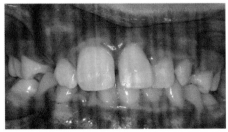

图10.53 前磨牙移植到中切牙位置,复合树脂修复

(*Joanna Johnson* 提供)

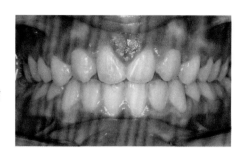

图 10.54　上颌中切牙因外伤早失后,侧切牙替代中切牙

果不恢复中切牙牙冠形态,则很难获得美观的效果。

吮指习惯

长时间的吮指习惯会影响牙齿的萌出位置,导致错𬌗畸形有特征性的表现,常出现在乳牙列晚期或混合牙列的早期(见图 1.10):

- 上切牙的唇倾。
- 前牙开𬌗(通常有一定程度的不对称)。
- 上牙弓狭窄。
- 后牙反𬌗。
- 下面部高度增加。

这些特征与吮指的位置直接相关,也间接地与吮指习惯引起舌体位置下降和口腔内负压增加有关。面部生长模式也会影响错𬌗畸形的表现:任何垂直高度的增加和下颌后下旋转的生长都可能使吮指不良习惯的影响恶化,甚至比不良习惯的影响更大。

治疗

吮指习惯在 10 岁以下的儿童中常见,通常会自行消失。尽管后牙反𬌗的矫正可能需要上颌扩弓治疗,大多数情况下前牙开𬌗情况会自行消失(图 10.55)。然而,在少数情况下,这种习惯可以持续到十几岁,可能导致严重错𬌗畸形。应鼓励儿童主动纠正吮指习惯,理想情况下可自行纠正,也可使用一些其他措施。如果这些方法无效,可选用简单的活动或固定矫治器破除吮指习惯(见证据在哪里 6?)(Borrie et al,2015)。

混合牙列期拥挤

混合牙列中通常可见到牙齿和颌骨大小的不匹配或拥挤。事实上,从混合牙列向恒牙列的过渡期常常以拥挤为特征,因为萌出的恒切牙、尖牙和前磨

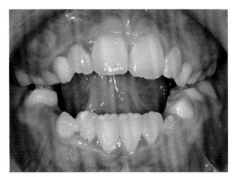

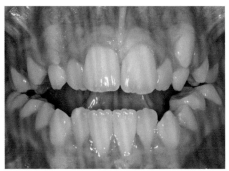

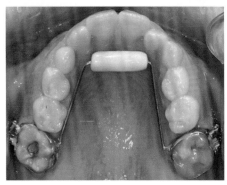

图10.55 由于持续的吮指习惯造成前牙开𬌗(左上图),应用 Bluegrass-type 固定矫治器治疗(左下图),患者最终戒除了吮指习惯和前牙开𬌗自行改善(右图)

证据在哪里6? 终止儿童过久的吮指习惯

　　儿童常可见一些自我安慰行为,包括使用软玩具、毯子、奶嘴(橡胶奶嘴,见图4.19)和吮指习惯。这些习惯往往会随着孩子的年龄增长而消失,但在某些情况下,这些行为,尤其是吮指习惯,会持续存在。长时间的吮指习惯可能会影响牙齿的正常发育,如果它在恒牙列建𬌗的过程中仍然持续,就会产生错𬌗畸形。最近一项 Cochrane 系统综述调查了不同干预措施辅助戒除长期吸吮习惯的有效性(•Borrie et al,2015)。综述纳入了6项试验,对246名儿童进行随访,但所有试验都被认为具有较高的偏倚风险。总之,低弱证据表明,正畸矫治器(舌弓、舌栅)和心理干预(主动和被动)在帮助儿童戒除吮指习惯方面是有效的。故而,还需要更高质量的试验来验证。

牙均要在牙弓中占据间隙。

　　第4章讨论了继发恒切牙和前磨牙同乳牙的近远中径存在差异,以及保证恒牙萌出而不拥挤的机制(见专栏4.5和图4.22)。然而,恒切牙萌出后常呈拥挤的状态,特别是在下牙弓中。有时在恒尖牙萌出之前,拥挤会得到轻微的改善,这主要是由于尖牙区域发生了一些横向扩展(Lundy & Richardson,1995);但是,一旦恒尖牙萌出,切牙拥挤几乎肯定不会有进一步的改善,且通常拥挤会增加。由于间隙需求的复杂性和个体之间广泛的差异性,医师们提出了一些评价混合牙列间隙需求量的方法。

混合牙列期的间隙分析

混合牙列间隙分析需要评估牙弓内的空间和牙量大小,这样就可以预测恒牙列出现拥挤的可能性。然而,在混合牙列中,可用间隙和牙量大小的测量都是有误差的。可用间隙是通过测量牙弓周长来计算的,但很难精确测量;实际上牙弓周长通常根据萌出牙齿的接触点来估算,可以测量一条曲线或一系列直线的长度。牙量的测量比较简单,因为可以直接进行测量;然而在混合牙列中,尖牙和前磨牙没有萌出,因此必须推测它们的大小。下面是一些预测方法:

- 使用 X 线片进行测量,需要根据放大率计算(Hunter,1978)。
- 使用比例表或基于直接测量出的下颌切牙宽度推算(Tanaka & Johnston, 1974)。
- 结合使用两种方法,直接测量下颌切牙宽度,在 X 线片中按比例测量前磨牙宽度(图 10.56)(Hixon & Olddad,1958;Staley & Kerber,1980)。

在目前的正畸实践中,混合牙列间隙分析并不是经常使用的,然而,它可以在某些情况下对潜在的拥挤进行有效评估。

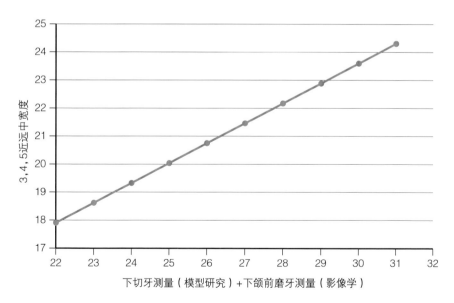

图 10.56　Hixon & Oldfather 混合牙列空间分析(由 Staley 和 Kerber 修订)。通过直接测量下颌中切牙、侧切牙的宽度,再加上 X 线片测量的第一和第二前磨牙的比例宽度,可以预测未萌尖牙和前磨牙的近远中宽度(Staley & Kerber,1980)

治疗

以下方法可以用于解除混合牙列拥挤,包括:

- 维持间隙。
- 序列拔牙。
- 扩展牙弓。

对于混合牙列拥挤的早期治疗是有争议的,很大程度上是因为牙弓将继续发育,其中许多间隙问题可以通过恒牙列单期正畸治疗轻松地解决。

间隙保持

间隙保持器可用于混合牙列晚期,以防止第二乳磨牙早失、第二前磨牙萌出前上、下颌磨牙的近中移动。一旦第二前磨牙萌出,剩下的间隙就可以用来排齐牙弓前段的牙齿。腭弓和舌弓分别粘接于上颌和下颌第一恒磨牙,实现间隙保持(见图9.31和图9.32)。正畸医师认为在以下情况应保持leeway间隙(Gianelly,1995):

- 为非拔牙矫治轻度拥挤提供足够的空间。
- 为需要拔除4个前磨牙的严重拥挤病例提供额外间隙。
- 在安氏Ⅱ类病例中,保持上颌第一磨牙的位置有利于调整磨牙关系至Ⅰ类;在Ⅲ类病例中,保持下颌第一恒磨牙位置有利于改善Ⅲ类磨牙关系。

leeway间隙较小,且距离拥挤区域较远。此外,以这种方式维持第一恒磨牙位置可能干扰第二恒磨牙的萌出,特别是在下牙列中(Rubin et al,2012)。

序列拔牙

序列拔牙作为一种阻断性矫治的方法,最初由Bjerger Kjellgren在斯德哥尔摩的Eastman牙科研究所(Kjellgren,1947)推广。这项技术的目的是在没有正畸矫治器的情况下,形成一副完整的、没有明显的矢状向问题的、排列整齐的牙列。序列拔牙包括:

- 在恒侧切牙萌出时,拔除所有乳尖牙,为切牙排列提供空间。
- 大约12个月后拔除第一乳磨牙,以利于第一前磨牙在恒尖牙前萌出。
- 最后,随着恒尖牙开始萌出,拔除第一前磨牙,使尖牙自行排齐。

序列拔牙在混合牙列中借用乳尖牙的间隙排齐前牙区牙齿,并最终通过拔除4个第一前磨牙来补偿尖牙所需间隙。由于以下几个原因,这一理论不再应用于临床中:

- 儿童经历了12颗牙齿的序列拔除。
- 上颌前磨牙通常在恒尖牙之前萌出。
- 如果恒尖牙在第一前磨牙前萌出,拔除第一乳磨牙可能导致严重的间隙丧失。

- 上颌尖牙的位置异常时,即使拔除前磨牙,尖牙也不一定能萌出。
- 序列拔牙后可能仍需要固定矫治以排齐牙列、关闭剩余间隙。到恒牙列早期再行前磨牙拔除和正畸矫治,治疗更易进行,疗效也更可预测。

虽然序列拔牙很少以其最完全的形式进行,但在混合牙列中可以采取阻断性拔牙以缓解切牙的拥挤。拔除乳尖牙会在短期内改善下切牙的排列;这对切牙唇舌向错位是有效的,但对于旋转则不那么有效。此外,可能造成切牙舌倾,牙弓长度减少,远期导致更严重的拥挤。在下列情况下,拔除乳尖牙是一种有效的策略:

- 防止上颌侧切牙在腭侧萌出形成反𬌗。
- 帮助排齐唇向错位的下切牙并防止牙龈退缩。
- 协助矫正Ⅲ类切牙关系。
- 为拥挤的上颌切牙的排齐和反𬌗矫治提供空间。
- 作为一种阻断性治疗,防止上颌尖牙阻生。

同样,第一前磨牙拔除也能为缓解拥挤提供空间。然而,几乎没有可靠的证据表明,在混合牙列早期拔除第一前磨牙与恒牙列时的拔除相比有任何显著优势(••Filho et al,2014)。

扩弓

在混合牙列中可以很容易地实现牙弓的扩展,从而产生间隙以缓解拥挤。扩弓的方法很多,最常见有:

- 活动或固定矫治器的正畸扩弓。
- 使用上颌固定快速扩弓(rapid maxillary expansion,RME)的矫形扩弓。

一些正畸医师根据对未经治疗牙弓的牙列拥挤情况的调查,提出了一种基于 RME 的混合牙列期扩弓的理论(专栏 10.7)。这种干预措施的长期稳定性还没有得到证实,且拥挤可以通过固定矫治器相对容易地在恒牙列中进行治疗。

混合牙列期反𬌗

在混合牙列中,牙齿可能错位萌出形成反𬌗,可能单个牙出现,也可能是一组牙出现。一般地反𬌗需要早期矫正,特别是当反𬌗引起下颌移位或牙周损伤时,而且在混合牙列期纠正反𬌗相对容易。

后牙反𬌗

混合牙列期的后牙反𬌗可能是上下颌骨性宽度不调的早期表现,或者与

专栏 10.7 混合牙列早期正畸扩弓的理论基础?

密歇根大学的詹姆斯·麦克纳马拉(James McNamara)描述了拥挤和不拥挤的牙弓的特征。牙齿严重拥挤的患者和牙齿排列整齐的人群在牙弓宽度和周长上都有显著差异。在牙列拥挤的个体中,男性和(在较小程度上)女性的上颌磨牙间宽度明显减小(Howe et al,1983)。此外,从早期混合牙列向恒牙列过渡期间,在无拥挤的牙弓样本中,观察到上颌第一磨牙之间的宽度增加了大约 2.5mm,而在拥挤的牙弓中似乎没有增加(McNamara & Bruden,1993)。

研究者基于这些发现提出了一种理论,即提倡在上颌中度拥挤的混合牙列中,通过粘接式的 RME 扩弓器配合丙烯酸树脂基托进行扩弓,后随着牙列的发育继续保持。有趣的是,在这些受试者上颌牙列扩弓期间,也观察到了下牙列直立,牙弓扩展。这促使他们进一步提倡在上颌使用 RME 期间,使用 Schwarz 板或唇挡同时扩展下颌牙弓宽度(McNamara & Bruden,1993)。

对于存在拥挤的混合牙列进行常规扩弓是有争议的,其证据基础不足。一项关于扩弓的前瞻性研究表明:上颌骨和下颌骨的扩弓在短期和长期追踪后,牙弓周长均发生了有利的改变,尤其是使用联合扩弓时(Geran et al,2006;O'Grady et al,2006)。然而参与研究的受试者不是随机的,对照组来自密歇根州增长研究中未经治疗的个体,目前尚不清楚有多少经过治疗的患者在继续佩戴保持器。

长期吮指习惯有关,可以发生在单侧,也可以双侧发生。后牙反𬌗与下颌移位及远期颞下颌关节功能障碍之间有着微弱的联系(•Mohlin & Thilander,1984);而不对称肌肉活动伴下颌移位可以从乳牙列期、混合牙列期一直延续到恒牙列期。因此,正畸医师认为应尽早纠正后牙反𬌗并解除下颌移位。一些相对简单的方法就可以矫治反𬌗(见证据在哪里 7?)。

证据在哪里 7? 后牙反𬌗的早期正畸治疗

一项 Cochrane 系统评价探讨了后牙反𬌗患者的正畸治疗效果,如果有效,是否还有更好的方法。作者还试图评估治疗是否优于不治疗,或治疗是否降低了随后出现关节问题的风险(••Agostino et al,2014)。

在这一领域缺乏高水平的研究,在 781 个记录中,只有五项研究中的四项被纳入了最终的 meta 分析! 少量低 - 中等水平的证据表明,使用螺旋扩弓器矫治混合牙列中后牙反𬌗可能比活动扩弓器更有效。只有非常有限的证据表明,治疗结果优于不治疗。

活动扩弓器

乳牙列期可以通过调磨矫正后牙反𬌗;临床上更常见在早期混合牙列期使用活动矫治器配合螺旋扩弓器扩弓(见图 8.20)。

固定扩弓器

固定的腭侧扩弓器,如四眼簧或三眼簧扩弓器,可用于混合牙列的扩弓,特别是需要产生骨性效应的情况下。

前牙反𬌗

如果前牙反𬌗引起下切牙错位,特别是唇向错位时,可能导致下切牙牙龈退缩(图 10.57)。在混合牙列期出现这种情况则需要正畸治疗,可以使用活动或固定矫治器治疗(•Weidel & Bondemark,2015a,b)。在覆𬌗建立的情况下,前牙反𬌗的矫治效果通常可自动保持。

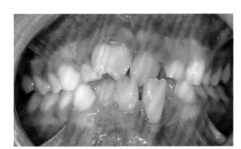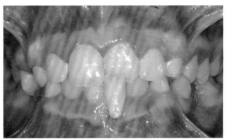

图 10.57　两例前牙反𬌗导致 31 牙牙龈退缩

活动矫治器

如果牙弓中有足够间隙,可使用活动矫治器,使用简单的腭侧双曲簧唇倾上颌切牙,建立咬合(见图 8.21)。这种倾斜移动也会使覆𬌗减小,通常是有益的。覆𬌗改善之前需要消除咬合干扰,尤其是对于覆𬌗较深的患者。可以使用后𬌗垫来打开咬合。

固定矫治器

如果需要间隙或需要牙齿整体移动来矫治前牙反𬌗,则不适于用活动矫治器。在这种情况下,使用固定矫治器,在上颌四颗切牙上粘接托槽、第一磨牙上放置带环(2×4 矫治器)是非常有效的(图 10.58)。在第一磨牙的咬合面上放置玻璃离子𬌗垫可以打开咬合。与活动矫治器相比,简单的固定矫治器

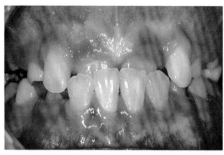

图 10.58　2×4 固定矫治器矫治前牙反𬌗

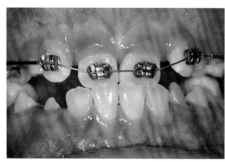
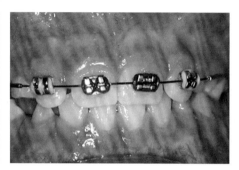

有很多优势：
- 牙齿整体移动。
- 患者依从性要求低。
- 快速纠止前牙反𬌗。
- 组牙移动。
- 容易为牙齿移动创造间隙。
- 可伸长牙齿建立正常覆𬌗。

混合牙列期的骨性问题

　　在混合牙列期的患者中也可见骨性不调，且往往对早期干预反应良好。然而，需要从长期角度来考虑早期矫治的潜在优势及不足，即在早期矫治后的面部生长发育期间，矫治效果能否保持；在混合牙列晚期或恒牙列早期以较短疗程进行矫治，能否达到一样的效果。

Ⅱ类错𬌗畸形

　　Ⅱ类错𬌗畸形可早期使用头帽或功能矫治器进行治疗；然而，治疗的时机应慎重考虑。在佛罗里达、北卡罗来纳和曼彻斯特的几个大型随机对照试验显示，在总体生长和最终咬合结果方面，混合牙列早期为了减少前牙覆盖的治疗与混合牙列晚期和恒牙列早期的综合治疗在结果上几乎没有差别(见证据在哪里 8?)。

证据在哪里 8？随机对照试验研究早期Ⅱ类错𬌗畸形的治疗

20 世纪 90 年代,美国和英国联合进行了一项前瞻性临床随机对照试验,探究在混合牙列早期矫治Ⅱ类错𬌗畸形的临床效益(••Keeling et al,1998;••Tulloch et al,2004;••O'Brien et al,2009a)。在美国的研究中较少使用矫治器;而在英国长达 10 年的研究中使用了一种成熟方便的矫治器——twin block 矫治器。

在英国的研究中,8~10 岁的儿童,平均覆盖 10mm,被随机分为两组;实验组早期使用 twin-block 矫治器治疗,对照组不进行治疗。随后追踪这些儿童到恒牙列替换完成,根据正畸医师的习惯进行正畸治疗。研究发现早期治疗可通过牙槽骨改建有效地减少覆盖(••O'Brien et al,2003a);短期内有利于患者的心理健康(••O'Brien et al,2003b);并提高侧貌外观(••O'Brien et al,2009b)。

在完成所有治疗后分析发现,各组之间的长期效果没有显著差异。孩子们大都不愿意在早期佩戴功能矫治器,而更愿意在青春期接受更短期的双期联合矫治。各组间在骨性改变或拔牙率方面总体没有差异,接受早期治疗的儿童最终需要更多的复诊次数和更长的治疗时间。值得注意的是,较晚接受治疗的儿童矫治后咬合更好,PAR 指数降低更多,且覆盖较小。这项研究的结论是,早期矫治Ⅱ类错𬌗畸形通常是不合理的(••O'Brien et al,2009a)。

虽然在混合牙列期矫治覆盖见效很快,但矫正后必须一直保持到恒牙列期,然后通过固定矫治精细调整咬合。接受早期矫治的患者最终需要接受更长时间的治疗。因此,矫正Ⅱ类错𬌗畸形的最佳时间是在青少年生长发育高峰期,可在较短的治疗时间内促进下颌生长。但是早期治疗可以降低牙外伤的风险并促进患者心理健康(专栏 10.8)。

- 最近 Cochrane 综述表示,早期治疗儿童牙齿前突的唯一好处是预防切牙外伤(••Thiruvenkatachari et al,2013)。

专栏 10.8 混合牙列期Ⅱ类错𬌗早期矫治的适应证

- 覆盖增大,有外伤的风险(通常与严重的唇闭合不全和明显的上颌前突有关)。
- 具有明显骨性不调的女性Ⅱ类错𬌗畸形患者。
- 覆盖过大导致患儿被取笑和欺负。

活动矫治器

如果上前牙唇倾且有间隙,可使用带有可加力唇弓的活动矫治器来减小覆盖(见图 8.19)。活动矫治器应全天佩戴,直到覆盖减少,然后作为保持器晚上佩戴。对于上颌发育过度或Ⅱ类咬合关系的患者,也配合头帽使用。

功能性矫治器

功能性矫治器在减少覆盖方面非常有效。在混合牙列中,由于第一颗磨牙通常萌出不足,牙支持式矫治器很难有效地固位,可以使用肌激活器克服这一问题。

Ⅲ类错𬌗畸形

在混合牙列中,覆盖减小或反𬌗通常是骨性Ⅲ类的临床表现,且随着年龄增长,错𬌗畸形往往会恶化。在此阶段可以暂不处理,同时监测患者生长趋势和确定骨性问题的严重程度。但对具有以下特点的患者,可以考虑进行早期治疗:

- 骨性Ⅰ类,或轻度的骨性Ⅲ类。
- 上颌后缩。
- 下面高正常或较小。
- 咬合时下颌明显前伸。

骨性Ⅰ类牙性安氏Ⅲ类错𬌗畸形可见明显的下颌前移,有时被称为"假性Ⅲ类错𬌗",此时切牙关系不能代表上下颌骨关系(见图 6.17)。这类错𬌗是非常适合早期正畸治疗的,建立正常的覆𬌗覆盖对矫治结果的稳定性至关重要。如果患者出现覆𬌗不断减小乃至前牙开𬌗,不建议此时制订正畸计划,而应该继续观察直至青春期。

功能性矫治器

功能矫治器常用于矫治Ⅱ类错𬌗畸形。但是也有一些矫治器被用来治疗Ⅲ类错𬌗畸形,但只适用于上述较轻的Ⅲ类病例,因为它们的效果仅限可产生以下牙齿移动方式:

- 上切牙唇倾。
- 下切牙舌倾。
- 下颌骨后下旋转。

FR Ⅲ是最常用于治疗Ⅲ类错𬌗畸形的功能矫治器,但其体积较大,容易损坏,且佩戴困难。最近,有正畸医师将用于治疗Ⅱ类错𬌗畸形的 twin block 矫治器上下反转,用于治疗Ⅲ类错𬌗畸形(图 10.59)。

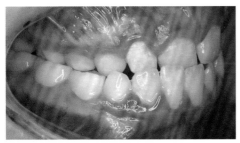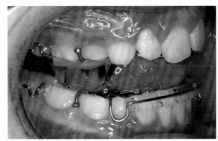

图 10.59　反向 twin block 矫治器治疗安氏 III 类错拾畸形

固定矫治器

2×4 矫治器可用于矫治 III 类切牙关系。可使用多 loop 曲或推簧唇倾上前牙。

头帽前牵器

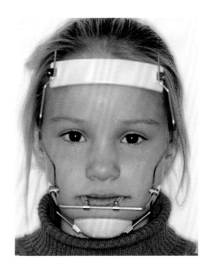

在 III 类病例中使用口外力可促进上颌骨向前生长。具体方法是将面具置于患者的额头和颏部作为支抗,在口内的活动或固定矫治器施加重力弹性牵引(图 10.60)。每天佩戴 12~14 小时,上颌骨可显著前移。这种方法最适用于上颌骨发育不足的患者(图 10.61)。理论上,面具前方牵引与上颌快速扩弓结合使用更有效,因为快速扩弓可打开上颌骨及其周围的骨缝,前方牵引可能获得更大的上颌前移量。青春前期(实质上是指混合牙列早期)的患者会产生更大的骨性变化。但是,矫治的长期结果取决于颌骨进一步的生长趋势,对于垂直生长型的患者或下颌前突的患者,即使早期

图 10.60　面具前方牵引上牙列

矫治获得了积极的效果,下颌随后仍会过度生长。此外,患者需要很好的依从性。英国的一项多中心随机试验调查了在 10 岁以下儿童中使用面具前方牵引治疗 III 类错拾畸形的疗效(••Mandall et al,2010,2012)。

骨支抗上颌前方牵引

很早以前的观点认为上颌前方牵引只适用于混合牙列早期,而混合牙列

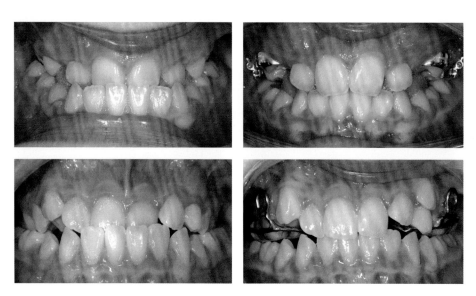

图 10.61　使用反式头帽和上颌腭侧扩弓器治疗Ⅲ类错𬌗可获得明显效果,但长期稳定不可预测

晚期和恒牙列的骨性Ⅲ类错𬌗不能进行矫形治疗。但随着微型螺钉和钛板在正畸治疗中的广泛应用,正畸治疗矫治骨性Ⅲ类错𬌗的适应证得以扩大。骨支持式上颌前方牵引通过手术将微型钛板或微小种植体置于下颌骨体部和上颌颧牙槽嵴上,应用Ⅲ类颌间牵引促进上颌发育(图 10.62)。应用骨支持式前方牵引的初步结果令人鼓舞,可见上颌骨明显前徙(De Clerck et al,2010)。

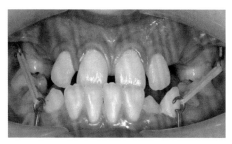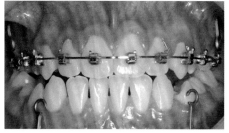

图 10.62　骨支持式上颌前方牵引配合Ⅲ类颌间牵引,微型钛板置于下颌前部和上颌颧牙槽嵴处

(由 *Jörg Glockengieber* 提供)

牙齿结构异常

釉质或牙本质的缺陷会引起牙齿不同程度的变色或结构改变。这些异常可能是由局部和全身性环境因素或遗传疾病引起的。

釉质缺陷

乳牙的釉质约在胚胎发育 4 个月时开始钙化,并在出生后一年钙化完成。恒牙(不包括第三磨牙)釉质钙化过程发生在出生 4 个月 ~8 岁之间。一系列局部和全身性因素会干扰釉质的形成,从而导致牙冠发育和矿化不全(表10.8)。

- 母体和胎儿状况会影响乳牙发育:
  - 乳牙的牙质中通常有一条新生儿线。这条线是由于釉质晶体顺序改变引起的,反映了出生时发生的代谢变化。新生儿线一般无法肉眼观察,但在早产、创伤性分娩或在新生儿期患病的儿童中更明显。
  - 出生后第一年的全身情况也会影响乳牙釉质。
- 局部创伤或与乳牙相关的感染常会影响恒牙列,特别是切牙的釉质形成(图 10.63)。
- 幼儿期的一些系统性疾病也可以干扰恒牙釉质形成。

表 10.8 釉质和牙本质异常

釉质缺陷	牙本质缺陷
局部因素	**局部因素**
• 感染	• 感染
• 外伤	• 外伤
全身因素	**全身因素**
• 内分泌紊乱	• 佝偻病
• 感染	• Ehlers-Danlos 综合征
• 药物	• 低磷酸酯酶症
• 营养不良	• 营养不良
• 血液病	• 药物(四环素)
• 新生儿疾病	
• 产后疾病	
• 摄入过量氟	

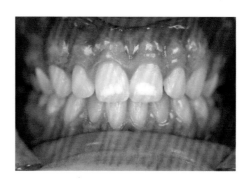

图10.63 上颌乳中切牙外伤引起中切牙局部釉质矿化不全

釉质发育不全（OMIM 104510）

釉质发育不全是一组遗传性疾病的统称,其特征是釉质形成异常(图10.64)。釉质发育不全的遗传特征可表现为常染色体显性、常染色体隐性或性染色体连锁性遗传,不同人群中的患病率从 1∶1 000 到 1∶14 000 不等。常见的釉质发育不全表型为以下两种:

- 釉质形成不全(釉质矿化正常,但釉基质缺乏导致釉质较薄)。
- 釉质矿化不全(釉质成熟不全或钙化不全,或两者结合)。

釉质发育不全的分类复杂,传统上以表型为基础进行分类(表10.9)。随着研究者对该疾病遗传基础的了解,对这一分类进行了调整(Wright,2006),转而采用基于遗传和基因突变模式的分类(Wright,2015)。

牙本质缺陷

除了全身性因素外,局部环境因素,如感染和创伤,也会干扰牙本质形成(见表10.8)。

影响牙本质的遗传因素

一些遗传因素会造成牙齿内牙本质发育异常,可独立出现,也可伴随身体其他结构异常出现(MacDougall et al,2006)(图10.65),都表现为常染色体显性遗传模式,分为:

- 牙本质发育不全(DGI)(Shield Ⅰ~Ⅲ型)。
- 牙本质发育不良(Shield Ⅰ型和Ⅱ型)。

随着分子诊断技术的进展,Shield 的分类已不准确,表10.10为更现代的分类。

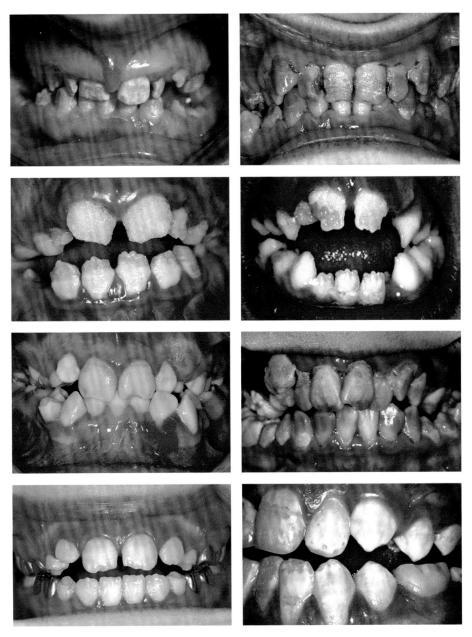

图 10.64　釉质发育不全（amelogenesis imperfect，AGI）。上四图片为釉质形成不全（注意有些病例伴随开𬌗畸形），下四图是釉质矿化不全（最下方左图为成熟不全 / 钙化不全的混合型，右侧为成熟不全）

（Joanna Johnson 和 Mike Harrison 提供）

表 10.9 釉质发育不全分类

Ⅰ型 釉质发育不良
● ⅠA 型釉质发育不良,斑点状、常染色体显性遗传
● ⅠB 型釉质发育不良、局部型、常染色体显性遗传
● ⅠC 型釉质发育不良、局部型、常染色体隐性遗传
● ⅠD 型釉质发育不良、光滑型、常染色体显性遗传
● ⅠE 型釉质发育不良、光滑型、X- 染色体连锁显性遗传
● ⅠF 型釉质发育不良、粗糙型、常染色体显性遗传
● ⅠG 型釉质发育不良、常染色体隐性遗传
Ⅱ型 釉质成熟不全
● ⅡA 型釉质成熟不全,有色素沉着,常染色体隐性遗传
● ⅡB 型釉质成熟不全
● ⅡC 雪帽牙,X- 染色体连锁遗传
● ⅡD 常染色体显性遗传
Ⅲ型 釉质钙化不全
● ⅢA 常染色体显性遗传
● ⅢB 常染色体隐性遗传
Ⅳ型 釉质发育不全 / 成熟不全伴牛牙样牙
● ⅣA 釉质成熟不全 / 发育不全伴牛牙样牙,常染色体显性遗传
● ⅣB 釉质发育不全 / 成熟不全伴牛牙样牙,常染色体显性遗传

[a]Witkop(1988).

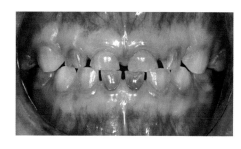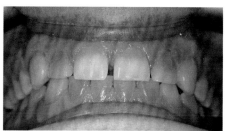

图 10.65 乳牙列和恒牙列的牙本质发育不全

(Evelyn Sheehy 和 Mike Harrison 提供)

最常见的 DGI 是与成骨不全或脆性骨病(OMIM 166240)相关,由 COL1A1 或 COL1A2 基因突变引起,这两种基因对骨骼和牙本质中Ⅰ型胶原的形成至关重要。临床表现为牙齿变色、磨损、牙髓腔闭锁,乳牙几乎全部受累,而恒牙

表 10.10 影响牙本质的基因缺陷

- 成骨不全（OMIM 166240）（原 Shield I 型）
- 牙本质涎磷蛋白（DSPP）相关疾病
  - 牙本质发育不全 I 型（OMIM 125490）（前 Shield II 型:遗传性乳光牙本质）
  - 牙本质发育不全 III 型（OMIM 125500）（前 Shield III 型:白兰地型）
  - 牙本质发育不良 II 型（OMIM 125420）
- 病因不明的牙本质发育不良
- 牙本质发育不良 I 型（OMIM 125400）（牙根牙本质发育不良或无根牙）

表现多样。另一类 DGI 与牙本质涎磷蛋白（DSPP,编码一种参与牙本质矿化和成熟的蛋白质）的突变有关,引起以下形式的 DGI:

- DGI I 型（OMIM 125490）（遗传性乳光牙本质）高加索人中发病率约为 1：7 000,可影响乳牙列和恒牙列的牙齿,导致全口牙齿呈半透明的琥珀色或蓝灰色、釉质碎裂、磨耗严重。牙冠呈球状,可出现牙髓腔闭锁。
- DGI III 型（OMIM 125500）（白兰地型）会影响某些特定人群,包括美洲土著印第安人和欧洲高加索人,形成"壳状牙",这种牙齿缺失釉质,牙本质矿化不良,将很快磨损导致牙髓暴露。

牙本质发育不良 I 型（OMIM 125400）和 II 型（OMIM 125420）是影响牙本质的罕见常染色体显性遗传疾病。II 型（冠部牙本质发育不良）是由 DSPP 突变引起的,被认为是 DGI 的一个变体;I 型主要影响牙根,受影响的牙齿牙根圆钝较短,可过早脱落。

釉质发育不全和牙本质发育不全的正畸治疗

受牙釉质发育不全或 DGI 影响的儿童需要长期的多学科综合治疗。受累牙齿的外观很差,早期出现釉质缺失导致牙本质暴露和牙齿敏感,同时会导致口腔卫生不良和龋齿风险。这些因素都会使正畸治疗变得困难,特别是釉质发育不全与前牙开𬌗的患者（•Arnutu et al,2012）。对更严重的患者进行正畸治疗时应考虑:

- 尽可能使用活动矫治器。
- 粘接托槽时应小心,托槽脱落或去除托槽都可能导致釉质剥脱。
- 可使用正畸带环。
- 治疗期间必须严格监测口腔卫生情况,控制饮食。

（李欣 译,徐悦蓉 审）

进一步阅读

Becker, A., 2012. Orthodontic Treatment of Impacted Teeth, third ed. Wiley, London, UK.

Cobourne, M.T., 2007. Familial human hypodontia – is it all in the genes? Br. Dent. J. 203, 203–208.

Cobourne, M.T., Williams, A., Harrison, M. 2014. A guideline for the extraction of first permanent molars in children. Faculty of Dental Surgery of the Royal College of Surgeons of England. Available from <http://www.rcseng.ac.uk/fds/publications-clinical-guidelines/clinical_guidelines>.

Cobourne, M.T., Sharpe, P.T., 2013. Diseases of the tooth: the genetic and molecular basis of inherited anomalies affecting the dentition. Wiley Interdiscip Rev. Dev. Biol. 2, 183–212.

Winter, G.B., 2001. Anomalies of tooth formation and eruption. In: Welbury, R.R. (Ed.), Paediatric Dentistry. Oxford Universit Press, Oxford.

参考文献

•• Agostino, P., Ugolini, A., Signori, A., et al., 2014. Orthodontic treatment for posterior crossbites. Cochrane Database Syst. Rev. (8), CD000979. *An updated Cochrane systematic review finding very limited evidence that treatment is better than no treatment and a small body of moderate- to low-level evidence that a quadhelix is more effective at correcting a posterior crossbite than a removable appliance in the early mixed dentition.*

Armi, P., Cozza, P., Baccetti, T., 2011. Effect of RME and headgear treatment on the eruption of palatally displaced canines: a randomized clinical study. Angle Orthod. 81, 370–374.

• Arkutu, N., Gadhia, K., McDonald, S., Malik, K., Currie, L., 2012. Amelogenesis imperfecta: the orthodontic perspective. Br. Dent. J. 212, 485–489. *A useful overview of the orthodontic aspects of managing amelogenesis imperfecta. This article is part of a series on this condition.*

Baccetti, T., Leonardi, M., Armi, P., 2008. A randomized clinical study of two interceptive approaches to palatally displaced canines. Eur. J. Orthod. 30, 381–385.

Baccetti, T., Sigler, L.M., McNamara, J.A., Jr., 2011. An RCT on treatment of palatally displaced canines with RME and/or a transpalatal arch. Eur. J. Orthod. 33, 601–607.

Ball, I.A., 1993. Balancing the extraction of primary teeth: a review. Int. J. Paediatr. Dent. 3 (4), 179–185.

• Bjerklin, K., Bennett, J., 2000. The long-term survival of lower second primary molars in subjects with agenesis of the premolars. Eur. J. Orthod. 22, 245–255. *A prospective investigation of primary second molar survival. Perhaps somewhat surprisingly, relatively few of the molars were lost and whilst variable, root resorption was generally slow. If primary molars are present at 20 years of age they appear to have a good prognosis for long-term survival.*

•• Borrie, F.R., Bearn, D.R., Innes, N.P., et al., 2015. Interventions for the cessation of non-nutritive sucking habits in children. Cochrane Database Syst. Rev. (3), CD008694. *A recent Cochrane review that has identified only low quality evidence in relation to interventions for the cessation of digit-sucking habits in children. Both psychological interventions and orthodontic appliances are efficient at improving sucking cessation, but more high-quality evidence is needed.*

Brin, I., Becker, A., Shalhav, M., 1986. Position of the maxillary permanent canine in relation to anomalous or missing lateral incisors: a population study. Eur. J. Orthod. 8, 12–16.

Brook, A.H., 1984. A unifying aetiological explanation for anomalies of human tooth number and size. Arch. Oral Biol. 29, 373–378.

Child Dental Health Survey, 2013. England, Wales and Northern Ireland. Publication date: March 19, 2015. http://www.hscic.gov.uk/catalogue/PUB17137.

Cobourne, M.T., Sharpe, P.T., 2013. Diseases of the tooth: the genetic and molecular basis of inherited anomalies affecting the dentition. Wiley Interdiscip Rev. Dev. Biol. 2, 183–212.

Cobourne, M.T., Williams, A., Harrison, M., 2015. National clinical guidelines for the extraction of first permanent molars in children. Br. Dent. J. 217, 643–648.

•• Crombie, F., Manton, D., Kilpatrick, N., 2009. Aetiology of molar–incisor hypomineralization: a critical review. Int. J. Paediatr. Dent. 19, 73–83. *An attempt to systematically appraise the literature associated with this complex subject. The authors conclude that there is currently insufficient evidence to establish the aetiological factors for molar–incisor hypomineralization.*

De Clerck, H., Cevidanes, L., Baccetti, T., 2010. Dentofacial effects of bone-anchored maxillary protraction: a controlled study of consecutively treated Class III patients. Am. J. Orthod. Dentofacial Orthop. 138, 577–581.

Decker, E., Stellzig-Eisenhauer, A., Fiebig, B.S., et al., 2008. PTHR1 loss-of-function mutations in familial, nonsyndromic primary failure of eruption. Am. J. Hum. Genet. 83, 781–786.

•• de Souza, R.F., Travess, H., Newton, T., et al., 2010. Interventions for treating ankylosed permanent front teeth. Cochrane Database Syst. Rev. (1), CD007820. *This Cochrane systematic review was unable to find any high-level evidence (RCTs) about the comparative effectiveness of different treatment options for ankylosed permanent front teeth. Well designed clinical trials are certainly needed, but likely to be difficult to organize because of the variables involved.*

Ericson, S., Kurol, J., 1986. Radiographic assessment of maxillary canine eruption in children with clinical signs of eruption disturbance. Eur. J. Orthod. 8, 133–140.

• Ericson, S., Kurol, J., 1988. Early treatment of palatally erupting maxillary canines by extraction of the primary canines. Eur. J. Orthod. 10, 283–295. *A landmark investigation demonstrating a potential interceptive treatment for palatally ectopic permanent canines. However, the lack of control group and retrospective study design mean that this is low-level evidence.*

Ericson, S., Kurol, P.J., 2000. Resorption of incisors after ectopic eruption of maxillary canines: a CT study. Angle Orthod. 70, 415–423.

Ferguson, J.W., 1990. Management of the unerupted maxillary canine. Br. Dent. J. 169, 11–17.

•• Filho, H.L., Maia, L.H., Lau, T.C., et al., 2014. Early versus late orthodontic treatment of tooth crowding by first premolar extraction: A systematic review. Angle Orthod. [Epub ahead of print]. *A systematic review that has investigated the most favourable time to initiate first premolar extraction in patients with severe crowding. Unfortunately, the evidence base is small and entirely retrospective; however, both early and late extraction will improve crowding, with no significant differences between approaches. Interestingly, early treatment had two favourable secondary outcomes of less relapse and reduced active treatment time when compared to late extraction. However, the levels of evidence were not thought to be sufficient to assert that early extraction was superior.*

Frazier-Bowers, S.A., Hendricks, H.M., Wright, J.T., et al., 2013. Novel mutations in PTH1R associated with primary failure of eruption and osteoarthritis. J. Dent. Res. 93, 134–139.

Geran, R.G., McNamara, J.A., Baccetti, T., et al., 2006. A prospective long-term study on the effects of rapid maxillary expansion in the early mixed dentition. Am. J. Orthod. Dentofacial Orthop. 129, 631–640.

Gianelly, A.A., 1995. Leeway space and the resolution of crowding in the mixed dentition. Semin. Orthod. 1, 188–194.

•• Harrison, J.E., Ashby, D., 2008. Orthodontic treatment for posterior crossbites. Cochrane Database Syst. Rev. CD000979. *Removal of premature primary tooth contacts is effective in preventing the perpetuation of a posterior crossbite from the mixed to permanent dentition. When grinding alone is not effective, an upper removable appliance to expand the upper arch will decrease the risk of a posterior crossbite being perpetuated to the permanent dentition.*

Hixon, E.G., Oldfather, R.E., 1958. Estimation of the sizes of unerupted cuspid and bicuspid teeth. Angle Orthod. 28, 236–240.

Hong, J., Lee, D.G., Park, K., 2009. Retrospective analysis of the factors influencing mesiodentes eruption. Int. J. Paediatr. Dent. 19, 343–348.

Howe, R.P., McNamara, J.A. Jr., O'Conner, K.A., 1983. An examination of dental crowding and its relationship to tooth size and arch length. Am. J. Orthod. 83, 363–373.

Hunter, W.S., 1978. Application of analysis of crowding and spacing of the teeth. Dent. Clin. North Am. 22, 563.

• Husain, J., Burden, D., McSherry, P., et al., 2012. National clinical guidelines for management of the palatally ectopic maxillary canine. Br. Dent. J. 213, 171–176. *A useful synthesis of current clinical guidelines on management of the palatally ectopic maxillary canine issued by the Clinical Standards Committee of the Faculty of Dental Surgery, Royal College of Surgeons of England. It is suggested that in selected cases, interceptive extraction of a retained primary canine can result in an improvement in the position of an ectopic permanent canine.*

Hyun, H.K., Lee, S.J., Lee, S.H., et al., 2009. Clinical characteristics and complications associated with mesiodentes. J. Oral Maxillofac. Surg. 67, 2639–2643.

Jacobs, S.G., 1999. Localization of the unerupted maxillary canine: how to and when to. Am. J. Orthod. Dentofacial Orthop. 115, 314–322.

Jarvinen, S., 1978. Incisal overjet and traumatic injuries to upper permanent incisors. A retrospective study. Acta Odontol. Scand. 36, 359–362.

Jumlongras, D., Bei, M., Stimson, J.M., et al., 2001. A nonsense mutation in MSX1 causes Witkop syndrome. Am. J. Hum. Genet. 69, 67–74.

•• Keeling, S.D., Wheeler, T.T., King, G.J., et al., 1998. Anteroposterior skeletal and dental changes after early Class II treatment with bionators and headgear. Am. J. Orthod. Dentofacial Orthop. 113, 40–50. *RCT investigating early class II treatment with a bionator or headgear. Both bionator and headgear treatment corrected class II malocclusions and caused posterior maxillary tooth movement. The skeletal changes, largely attributable to enhanced mandibular growth in both headgear and bionator subjects, were stable a year after the end of treatment, but dental movements relapsed.*

Kjellgren, B., 1947–1948. Serial extraction as a corrective procedure in dental orthopaedic therapy. Trans. Eur. Orthod. Soc. 134–160.

Koch, G., Hallonsten, A.L., Ludvigsson, N., et al., 1987. Epidemiologic study of idiopathic enamel hypomineralization in permanent teeth of Swedish children. Community Dent. Oral Epidemiol. 15, 279–285.

Kokich, V.G., 2004. Surgical and orthodontic management of impacted maxillary canines. Am. J. Orthod. Dentofacial Orthop. 126, 278–283.

Kurol, J., 1981. Infraocclusion of primary molars: an epidemiologic and familial study. Community Dent. Oral Epidemiol. 9, 94–102.

Kurol, J., 2006. Impacted and ankylosed teeth: why, when, and how to intervene. Am. J. Orthod. Dentofacial Orthop. 129, S86–S90.

Kurol, J., Bjerklin, K., 1982. Ectopic eruption of maxillary first permanent molars: familial tendencies. ASDC J. Dent. Child. 49, 35–38.

•• Lammi, L., Arte, S., Somer, M., et al., 2004. Mutations in AXIN2 cause familial tooth agenesis and predispose to colorectal cancer. Am. J. Hum. Genet. 74, 1043–1050. *The first identification of AXIN2 as a gene mutated in human forms of tooth agenesis. This investigation also highlighted a potential genetic link between tooth agenesis and cancer predisposition.*

Leonardi, M., Armi, P., Franchi, L., et al., 2004. Two interceptive approaches to palatally displaced canines: a prospective longitudinal study. Angle Orthod. 74, 581–586.

Lundy, H.J., Richardson, M.E., 1995. Developmental changes in alignment of the lower labial segment. Br. J. Orthod. 22, 339–345.

MacDougall, M., Dong, J., Acevedo, A.C., 2006. Molecular basis of human dentin diseases. Am. J. Med. Genet. A 140, 2536–2546.

• Magnusson, C., Kjellberg, H., 2009. Impaction and retention of second molars: diagnosis, treatment and outcome. Angle Orthod. 79, 422–427. *A retrospective investigation of failed second permanent molar eruption. Surgical exposure of the second molar was the most successful management strategy, whereas extraction of this tooth was the least. However, in more than half the cases, the second molar failed to erupt into a proper position. This is a challenging problem to manage successfully.*

•• Mandall, N., DiBiase, A., Littlewood, S., et al., 2010. Is early class III protraction facemask treatment effective? A multicentre randomized, controlled trial: 15-month follow-up. J. Orthod. 37, 149–161.

•• Mandall, N., DiBiase, A., Littlewood, S., et al., 2012. Is early class III protraction facemask treatment effective? A multicentre randomized, controlled trial: 3-year follow-up. J. Orthod. 39, 176–185. *A multicentre RCT carried out across eight hospital departments in the UK to investigate if patients treated in pre-adolescence with RME and protraction headgear are less likely to require orthognathic surgery in adulthood compared to a control group. In total, 73 patients were recruited, randomized, allocated and followed up at 15 months, 3 and 6 years (yet to be reported). There were skeletal differences at 15 months and 3 years between the groups, which is encouraging. However, whether these changes are maintained at 6 years will be interesting to find out!*

McNamara, J.A. Jr., Bruden, W.L., 1993. Orthodontic and Orthopedic Treatment in the Mixed Dentition. Needham Press, Ann Arbor, MI.

•Mohlin, B., Thilander, B., 1984. The importance of the relationship between malocclusion and mandibular dysfunction and some clinical applications in adults. Eur. J. Orthod. 6, 192–204. *An investigation into the relationship between different aspects of malocclusion and mandibular dysfunction. Class III malocclusions in men and a need for orthodontic treatment in women showed the strongest correlation with severity of clinical symptoms of dysfunction. Rotation of teeth was correlated with subjective symptoms of mandibular dysfunction in men and women. Crossbite and anterior open bite were more prevalent in patients with mandibular dysfunction. Most crossbites were associated with lateral displacements of the mandible.*

Naoumova, J., Kurol, J., Kjellberg, H., 2011. A systematic review of the interceptive treatment of palatally displaced maxillary canines. Eur. J. Orthod. 33, 143–149.

••Naoumova, J., Kurol, R., Kjellberg, H., 2015. Extraction of the deciduous canine as an interceptive treatment in children with palatal displaced canines – part I: shall we extract the deciduous canine or not? Eur. J. Orthod. http://www.ncbi.nlm.nih.gov/pubmed/25700993. *A well-designed and reported RCT investigating whether primary canine extraction can facilitate the eruption of palatally displaced maxillary canines. Significantly, more spontaneous eruptions were seen in the extraction group. This investigation represents the best currently available evidence to recommend this technique.*

Neal, J.J., Bowden, D.E., 1988. The diagnostic value of panoramic radiographs in children aged nine to ten years. Br. J. Orthod. 15, 193–197.

Ngan, D.C., Kharbanda, O.P., Darendeliler, M.A., 2004. Considerations in the management of transposed teeth. Aust. Orthod. J. 20, 41–50.

Nieminen, P., Arte, S., Pirinen, S., et al., 1995. Gene defect in hypodontia: exclusion of MSX1 and MSX2 as candidate genes. Hum. Genet. 96, 305–308.

•Noar, J.H., Pabari, S., 2013. Cone beam computed tomography-current understanding and evidence for its orthodontic applications? J. Orthod. 40, 5–13. *An interesting article highlighting some applications of cone-beam computed tomography imaging in orthodontics. The difficulties of interpreting complex visual data and the implications for diagnosis and treatment planning are discussed.*

••O'Brien, K., Wright, J., Conboy, F., et al., 2003a. Effectiveness of early orthodontic treatment with the twin-block appliance: a multicentre, randomized, controlled trial. Part I: dental and skeletal effects. Am. J. Orthod. Dentofacial Orthop. 124, 234–243.

••O'Brien, K., Wright, J., Conboy, F., et al., 2003b. Effectiveness of early orthodontic treatment with the twin-block appliance: a multicentre, randomized, controlled trial. Part II: psychosocial effects. Am. J. Orthod. Dentofacial Orthop. 124, 488–495.

••O'Brien, K., Wright, J., Conboy, F., et al., 2009a. Early treatment for Class II division 1 malocclusion with the twin-block appliance: a multi-center, randomized, controlled trial. Am. J. Orthod. Dentofacial Orthop. 135, 573–579.

••O'Brien, K., Macfarlane, T., Wright, J., et al., 2009b. Early treatment for Class II malocclusion and perceived improvements in facial profile. Am. J. Orthod. Dentofacial Orthop. 135, 580–585. *These papers collectively describe a decade-long multicentre RCT based in Manchester, UK, investigating the effectiveness of early treatment for class II malocclusion. The findings are discussed in detail within 'Where is the Evidence 7?' and in a Cochrane review on early treatment of prominent incisor teeth (Thiruvenkatachari et al, 2013).*

O'Grady, P.W., McNamara, J.A. Jr., Baccetti, T., et al., 2006. A long-term evaluation of the mandibular scwarz appliance and the acrylic splint expander in early mixed dentition patients. Am. J. Orthod. Dentofacial Orthop. 130, 202–213.

Olive, R.J., 2002. Orthodontic treatment of palatally impacted maxillary canines. Aust. Orthod. J. 18, 64–70.

••Parkin, N., Benson, P.E., Thind, B., et al., 2008. Open versus closed surgical exposure of canine teeth that are displaced in the roof of the mouth. Cochrane Database Syst. Rev. (4), CD006966. *There is no evidence to support one surgical technique over the other in terms of dental health, aesthetics, economics and patient factors.*

••Parkin, N., Benson, P.E., Shah, A., et al., 2012a. Extraction of primary (baby) teeth for unerupted palatally displaced permanent canine teeth in children. Cochrane Database Syst. Rev. (2), CD004621. *There is currently no evidence to support the extraction of the primary maxillary canine to facilitate the eruption of the palatally ectopic maxillary permanent canine. This review was published prior to the work of Naoumova et al.*

•• Parkin, N.A., Deery, C., Smith, A.-M., et al., 2012b. No difference in surgical outcomes between open and closed exposure of palatally displaced maxillary canines. J. Oral Maxillofac. Surg. 70, 2026–2034.

•• Parkin, N.A., Milner, R.S., Deery, C., et al., 2013. Periodontal health of palatally displaced canines treated with open or closed surgical technique: a multicentre, randomized controlled trial. Am. J. Orthod. Dentofacial Orthop. 144, 176–184. *Two reports from a well-organized multicentre randomized controlled trial comparing open versus closed exposure for palatally displaced maxillary canines. No differences in operating time or patient-assessed outcomes of postoperative pain and discomfort were found between the two techniques. There is a periodontal impact associated with the surgical exposure and orthodontic alignment of a palatally displaced canine. This impact is small and unlikely to have clinical relevance in the short term; however, the long-term significance is unknown. When open and closed techniques were compared, no differences in periodontal health were found.*

Patel, S., Fanshawe, T., Bister, D., et al., 2009. Survival and success of maxillary canine autotransplantation: a retrospective investigation. Eur. J. Orthod. 33, 298–304.

Peck, L., Peck, S., Attia, Y., 1993. Maxillary canine-first premolar transposition, associated dental anomalies and genetic basis. Angle Orthod. 63, 99–109, discussion 110.

Peck, S., 1998. On the phenomenon of intraosseous migration of nonerupting teeth. Am. J. Orthod. Dentofacial Orthop. 113, 515–517.

Peck, S., Peck, L., Kataja, M., 1994. The palatally displaced canine as a dental anomaly of genetic origin. Angle Orthod. 64, 249–256.

Peck, S., Peck, L., Kataja, M., 1998. Mandibular lateral incisor-canine transposition, concomitant dental anomalies, and genetic control. Angle Orthod. 68, 455–466.

Pitts, N.B., Chestnutt, I.G., Evans, D., et al., 2006. The dentinal caries experience of children in the United Kingdom, 2003. Br. Dent. J. 200, 313–320.

Power, S.M., Short, M.B., 1993. An investigation into the response of palatally displaced canines to the removal of primary canines and an assessment of factors contributing to favourable eruption. Br. J. Orthod. 20, 215–223.

Rock, W.P., 2002. UK National Clinical Guidelines in Paediatric Dentistry. Extraction of primary teeth – balance and compensation. Int. J. Paediatr. Dent. 12, 151–153.

Proffit, W.R., Vig, K.W., 1981. Primary failure of eruption: a possible cause of posterior open-bite. Am. J. Orthod. 80, 173–190.

Rubin, R.L., Baccetti, T., McNamara, J.A. Jr., 2012. Mandibular second molar eruption difficulties related to the maintenance of arch perimeter in the mixed dentition. Am. J. Orthod. Dentofacial Orthop. 141, 146–152.

Sandler, P.J., Atkinson, R., Murray, A.M., 2000. For four sixes. Am. J. Orthod. Dentofacial Orthop. 117, 418–434.

Schalk-van der Weide, Y., Beemer, F.A., Faber, J.A., et al., 1994. Symptomatology of patients with oligodontia. J. Oral Rehabil. 21, 247–261.

Seehra, J., Winchester, L., Dibiase, A.T., et al., 2011. Orthodontic management of ectopic maxillary first permanent molars: a case report. Aust. Orthod. J. 27, 57–62.

• Shapira, Y., Finkelstein, T., Shpack, N., et al., 2011. Mandibular second molar impaction. Part I: genetic traits and characteristics. Am. J. Orthod. Dentofacial Orthop. 140, 32–37. *A retrospective investigation of mandibular second molar impaction, which finds some evidence for this condition being an inherited trait, particularly in Chinese-Americans. A deficiency in mesial root length appears to be a significant contributing factor.*

Simons, A.L., Stritzel, F., Stamatiou, J., 1993. Anomalies associated with hypodontia of the permanent lateral incisors and second premolar. J. Clin. Pediatr. Dent. 17, 109–111.

Sletten, D.W., Smith, B.M., Southard, K.A., et al., 2003. Retained primary mandibular molars in adults: a radiographic study of long-term changes. Am. J. Orthod. Dentofacial Orthop. 124, 625–630.

Staley, R.N., Kerber, R.E., 1980. A revision of the Hixon and Oldfather mixed dentition prediction method. Am. J. Orthod. 78, 296–302.

Stewart, D.J., 1978. Dilacerated unerupted maxillary central incisors. Br. Dent. J. 145, 229–233.

Stockton, D.W., Das, P., Goldenberg, M., et al., 2000. Mutation of PAX9 is associated with oligodontia. Nat. Genet. 24, 18–19.

Tanaka, M.M., Johnston, L.E., 1974. The prediction of the size of unerupted canines and premolars in a contemporary orthodontic population. J. Am. Dent. Assoc. 88, 798–801.

Thesleff, I., 1996. Two genes for missing teeth. Nat. Genet. 13, 379–380.

Thilander, B., Wahlund, S., Lennartsson, B., 1984. The effect of early interceptive treatment in children with posterior cross-bite. Eur. J. Orthod. 6, 25–34.

•• Thiruvenkatachari, B., Harrison, J.E., Worthington, H., et al., 2013. Orthodontic treatment for prominent upper front teeth (class II malocclusion) in children. Cochrane Database Syst. Rev. (11), CD003452. *The highest contemporary evidence suggesting that the only advantage associated with early class II correction in children with prominent incisors is a reduced incidence of incisor trauma.*

Tsarapatsani, P., Tullberg, M., Lindner, A., et al., 1999. Long-term follow-up of early treatment of unilateral forced posterior cross-bite. Orofacial status. Acta Odontol. Scand. 57, 97–104.

•• Tulloch, J.F., Proffit, W.R., Phillips, C., 2004. Outcomes in a 2-phase randomized clinical trial of early class II treatment. Am. J. Orthod. Dentofacial Orthop. 125, 657–667. *A two-phase parallel RCT of early (bionator or headgear) versus late treatment for children with class II malocclusion. Favourable growth and occlusal changes were observed in around three-quarters of those receiving early treatment. However, after definitive fixed appliance treatment there were few differences between groups. The conclusions were that early treatment started before adolescence in the mixed dentition might be no more clinically effective than single-phase treatment started during adolescence in the early permanent dentition. In addition, early treatment also appeared to be less efficient, producing no reduction in the average time a child is in fixed appliances during the second stage and failing to decrease the proportion of complex treatments involving extractions or orthognathic surgery.*

Tyrologou, S., Koch, G., Kurol, J., 2005. Location, complications and treatment of mesiodentes – a retrospective study in children. Swed. Dent. J. 29, 1–9.

•• van den Boogaard, M.J., Dorland, M., Beemer, F.A., van Amstel, H.K., 2000. MSX1 mutation is associated with orofacial clefting and tooth agenesis in humans. Nat. Genet. 24, 342–343. *The first description of an association between MSX1 mutation and human orofacial clefting.*

•• van den Boogaard, M.J., Creton, M., Bronkhorst, Y., et al., 2012. Mutations in WNT10A are present in more than half of isolated hypodontia cases. J. Med. Genet. 49, 327–331. *This study provides compelling evidence of a role for WNT10A in the aetiology of STHAG in humans. Indeed, by including this gene in their screening of STHAG subjects, the authors increased their mutation detection success by over 50%.*

•• Vastardis, H., Karimbux, N., Guthua, S.W., et al., 1996. A human MSX1 homeodomain missense mutation causes selective tooth agenesis. Nat. Genet. 13, 417–421. *The first identification of MSX1 as a gene responsible for STHAG in humans.*

• Visinoni, A.F., Lisboa-Costa, T., Pagnan, N.A., Chautard-Freire-Maia, E.A., 2009. Ectodermal dysplasias: clinical and molecular review. Am. J. Med. Genet. A 149A, 1980–2002. *A comprehensive overview of the clinical and molecular features of the ectodermal dysplasias.*

Walker, L., Enciso, R., Mah, J., 2006. Three-dimensional localization of maxillary canines with cone-beam computed tomography. Am. J. Orthod. Dentofacial Orthop. 128, 418–423.

Weerheijm, K.L., Jalevik, B., Alaluusua, S., 2001. Molar-incisor hypomineralisation. Caries Res. 5, 390–391.

• Wiedel, A.P., Bondemark, L., 2015a. Fixed versus removable orthodontic appliances to correct anterior cross bite in the mixed dentition – a randomized controlled trial. Eur. J. Orthod. 37, 123–127.

• Wiedel, A.P., Bondemark, L., 2015b. Stability of anterior crossbite correction: A randomized controlled trial with a 2-year follow-up. Angle Orthod. 85, 189–195. *The results from a simple RCT demonstrating that both removable and fixed appliances are effective in correcting an anterior crossbite and there is similar long-term stability; however, fixed appliances seem to be able to achieve this correction around 1.5 months more rapidly.*

Witkop, C.J. Jr., 1988. Amelogenesis imperfecta, dentinogenesis imperfecta and dentin dysplasia revisited: problems in classification. J. Oral Pathol. 17, 547–553.

Wright, J.T., 2006. The molecular etiologies and associated phenotypes of amelogenesis imperfecta. Am. J. Med. Genet. A 140, 2547–2555.

Wright, J.T., Carrion, I.A., Morris, C., 2015. The molecular basis of hereditary enamel defects in humans. J.

Dent. Res. 94, 52–61.

Yaqoob, O., O'Neill, J., Gregg, T., et al. 2010. Management of unerupted maxillary incisors. Faculty of Dental Surgery of the Royal College of Surgeons of England. Available from <http://www.rcseng.ac.uk/fds/publications-clinical-guidelines/clinical_guidelines>.

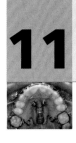

11 第十一章
恒牙列的管理

大多数正畸治疗都在患者混合牙列晚期或者恒牙列期间开始,此时开始治疗可以使复杂的治疗在有限的时间内完成,患者往往在生长发育期,同时有良好的依从性。在本章节,我们将根据不同的咬合特点对恒牙列的管理进行阐述。由于患者往往不仅仅伴有一种错𬌗畸形,因此治疗计划多不止一个目标。在本章节的最后部分,将讲述主动治疗后保持的基本原理与管理。

牙齿—牙弓长度不调

牙齿与牙弓大小长度不调会导致牙列拥挤或者牙弓内出现散隙。

牙列拥挤

牙列与前牙拥挤是错𬌗畸形最常见的问题,同时这也是患者最容易意识到的问题。牙弓拥挤度多使用毫米来记录,治疗计划将根据拥挤度和拥挤所处牙弓中的位置来制定,排齐拥挤牙列需要间隙。一般而言,轻度拥挤需要 4mm 间隙,中度拥挤需要 5~8mm 的间隙,重度拥挤需要 >8mm 的间隙。

轻度拥挤

如果牙弓仅有轻度拥挤,采用拔牙矫治将导致过多的间隙,此时如果使用固定矫治器关闭间隙常常会导致前牙段牙齿过度内收。因此,除非治疗目标是大量内收前牙,轻度拥挤往往采用非拔牙矫治。许多矫治技术可以通过非拔牙的方法在牙弓内提供间隙。

磨牙远移

第一恒磨牙远移可以提供间隙,下颌磨牙远移在技术上很难实施,也很少有医师尝试,但上颌磨牙远移是可能的,适合于解决牙弓轻度拥挤,颊侧磨牙关系最多可以改变半个磨牙(见证据在哪里 1?)。磨牙远移在第二磨牙萌出前或者拔除第二磨牙时效果更好,采用头帽口外支抗远移磨牙是最可靠的技术手段,同时消耗最少的口内支抗(Sfondrini et al,2002):

证据在哪里 1? 磨牙远移

上颌牙列间隙可以通过磨牙远移提供,从而可以避免为了纠正磨牙关系而采用拔牙矫治。传统治疗中,这一目标可以通过使用头帽口外牵引来实施,但是治疗效果依赖于患者良好的依从性和快速的生长发育。因此,正畸医师研发出许多不依赖于患者依从性的治疗手段,比如 Hilger 钟摆矫治器、distojet 矫治器和 Jones Jig 矫治器。那么,这些矫治器真的有效吗? 如果有效,它们最多可以远移磨牙多少毫米呢?

到目前为止,关于这些矫治器远移磨牙的文献主要集中在病例报告和回顾性研究,这意味着这类矫治器远移磨牙的有效性缺少相关的证据(Atherton et al, 2002)。有证据表明磨牙远移的最大量为 2~2.5mm。自此之后,许多前瞻性临床试验相续发表在相关杂志上,最近一篇 Cochrane 系统性回顾文章再次回顾了这一课题(••Jambi et al, 2013),在这篇文章中采用了随机对照试验,在成人与儿童组分别对磨牙远移装置与未接受治疗的对照组,头帽或者其他口内磨牙远移装置进行对比试验。作者分析了 10 篇研究,共300 名参与者,但仅有一篇是较低偏差风险的文章。这些研究的结果显示,口内磨牙远移装置远移磨牙的量大于头帽(分别为 2.20mm 与 1.04mm),但是口内磨牙远移装置更容易造成前牙支抗丧失,切牙近移量平均 1.82mm,覆盖增加 1.64mm。因此,口内磨牙远移装置在远移磨牙效果上优于头帽,副作用是更多的前牙支抗丧失。为了抵抗这一副作用,可以通过腭侧微种植钉来加强支抗。这种方法可以远移磨牙多达 5mm 而不带来前牙支抗丧失(da Costa Grec et al, 2013)。但是当我们使用这种矫治装置时务必记住如何去做。

- 口外牵引对均角和低角患者有效,可以使用颈部牵引或者水平牵引头帽,在远移磨牙的同时可以伸长上颌磨牙,打开咬合。
- 对于高角患者使用头帽时要格外小心,因为磨牙的伸长会造成下颌平面角的进一步增大,所以应使用高位或枕部头帽牵引。此类患者的磨牙远移通常比较困难。
- 头帽的戴用时间为每天 12~14 小时,双侧牵引力最小 400g 以达到磨牙远移的目的。
- 头帽的作用力可以通过磨牙带环的口外弓管直接作用于第一磨牙上,同时可以配合活动矫治器如图 11.1 所示前牙平导,第一磨牙近中腭侧弹簧以提供持续的作用力。
- 头帽还可以直接与活动矫治器相连,配合腭中缝处种植钉或者螺旋弹簧同时进行扩弓(图 8.22)。

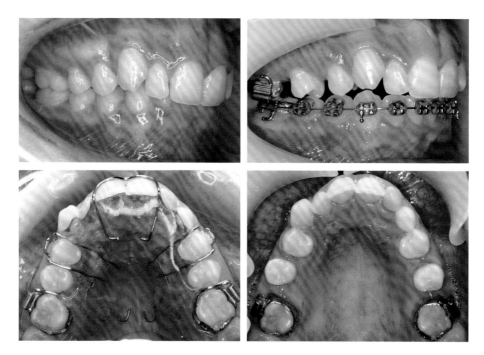

图 11.1 使用头帽与 ACCO 进行上颌磨牙远移

- 由于磨牙远移是沿着牙弓进行的,伴有横向宽度的增加,因此在使用头帽远移磨牙时可以通过增大口外弓的内弓宽度或者配合使用活动矫治器扩弓的方法来协调磨牙宽度的变化。
- 即使患者依从性良好,磨牙远移的平均量约为半个牙位的大小(Atherton et al,2002)。

头帽使用最大的问题在于依赖患者的依从性以及良好的生长,为了克服对患者依从性的依赖,医师们设计了大量不使用头帽的矫治器远移磨牙,并称为"非依从性"矫治器。这些矫治器大多数使用腭侧支抗,通过腭侧推簧来远移磨牙,这种方法虽然有效,但都会造成磨牙的倾斜和前牙覆盖增大。为了避免这些问题,可以采用腭中缝处种植钉来加强支抗(图 11.2)(Sandler et al,2008)。最近,微种植钉被更多地用于磨牙远移治疗中(图 11.3)。

剩余间隙的维持

由于乳磨牙的近远中径大于替换的前磨牙,因此可以为牙列提供一定的间隙解除拥挤(Brennan & Gianelly,2000)。医师可以通过舌弓固定第一恒磨牙的位置来维持这个间隙(图 11.4)。在下牙弓每个象限可以提供 2~2.5mm 间隙,上牙弓为 1~1.5mm。

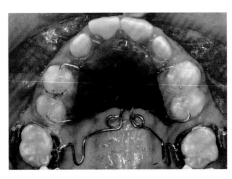
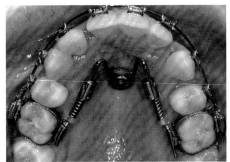

图 11.2 通过钟摆矫治器远移磨牙(左)或者通过腭侧种植钉结合推簧远移磨牙(右)

(Right figure courtesy of David Tinsley.)

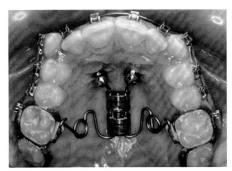
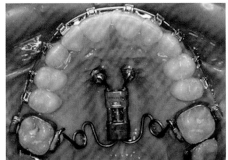

图 11.3 种植钉结合 Frog 矫治器远移磨牙

(Courtesy of Bjorn Ludwig.)

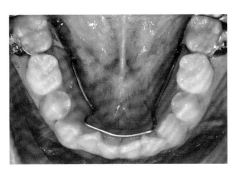
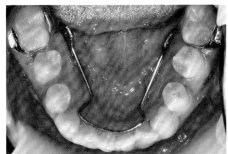

图 11.4 使用舌弓维持下颌剩余间隙以解除轻度拥挤

唇挡

唇挡是下颌的固定矫治器,由一根 1.0mm 的不锈钢丝弯制,焊接于第一磨牙带环颊侧。钢丝沿着下牙列的唇颊侧延伸,唇侧区域位于下颌切牙的前方(图 11.5)。也可以在唇挡的钢丝上添加丙烯酸树脂来增大直径,将唇颊肌的力量沿着钢丝传导到下牙列。唇挡可以带来以下变化:

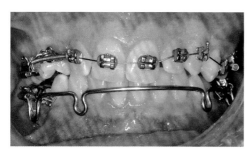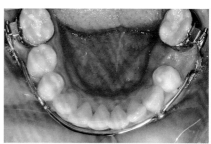

图 11.5 唇挡

- 下颌磨牙直立和远中移动。
- 下颌切牙向前移动。
- 部分横向牙弓扩展。

在第二磨牙未萌出或者被拔除的情况下唇挡效果最佳。由于唇挡可以使下牙弓发生被动扩弓,如果没有长期保持,唇挡去除后较容易复发。

邻面去釉技术

邻面去釉技术可以在牙弓中段每个邻接点区域创造 1mm 间隙,牙弓前段区域创造 0.75mm 间隙(Sheridan,1985)。这项技术可以为轻度拥挤病例提供精确的间隙量,同时也不会给牙齿造成明显的长期损害(图 11.6)。

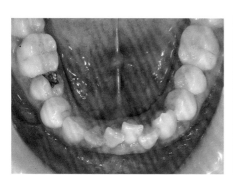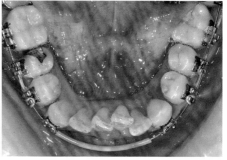

图 11.6 通过邻面去釉在前磨牙区获得间隙

主动牙弓扩展

主动牙弓扩展仅用于上颌牙弓出现反𬌗时或者需要少量间隙解决拥挤的病例。对于下颌扩弓尽管有许多矫治器,但是由于其不稳定,尤其是尖牙间宽度的不稳定使得这项治疗无法取得令人满意的结果。

中度拥挤

除非牙弓前段牙齿过于唇倾,中度拥挤才需要拔牙矫治来提供间隙。拔牙牙位的选择主要取决于拥挤的位置和为了完成治疗目标的支抗需求,尤其是在需要内收前牙时。如果患者需要减小前牙覆盖同时解除拥挤,那么拔牙牙位就要尽可能靠近牙弓前段,一般也就意味着拔除第一前磨牙。如果不需要切牙内收,就拔除第二前磨牙。除此之外,还有一些其他因素影响拔牙牙位的选择,主要包括牙齿的大小、形态、有无龋坏以及牙齿的位置等(图 11.7)(见第 7 章)。

如果拔牙时机恰当,不必主动正畸治疗,牙列不齐就会发生明显的改善,尤其是在拔除第一前磨牙解决前牙区牙弓拥挤时更为明显。在上颌牙弓,尖牙常常唇侧异位萌出,如果在尖牙萌出时拔除第一前磨牙,尖牙将向远中移动,在牙弓内萌出。在下颌牙弓,如果尖牙近中倾斜,拔除第一前磨牙后,尖牙会产生一定的远中直立。这有利于解决牙弓前段拥挤,同时排齐唇舌向移位的牙齿(Stephens,1989),而扭转牙齿的排齐往往需要主动正畸治疗。所有的自发性牙齿移动都将在拔牙后 6 个月内完成,随后应用固定矫治器开始治疗,恰当时机的拔牙矫治可以有效地缩短正畸疗程,降低治疗难度。

重度拥挤

对于重度拥挤的患者,往往需要拔牙矫治同时结合额外的支抗装置(图 11.8)。这对于上颌牙齿而言尤为重要,因为在上颌牙弓,后牙段牙齿有近中移动的倾向,更容易导致拔牙间隙丢失。在临床上有各种各样的加强支抗装置,这在第 5 章已经进行了阐述。这些装置主要包括了腭杆与头帽,以及近些年来比较常见的微种植钉。同时有很多发表的文章中使用了这些装置,但是仍缺少相关证据以证明其有效性(见证据在哪里 2?)

如果拔除前磨牙产生的间隙仍不足以解除拥挤,这时不但需要额外的支抗装置,还需要创造更多的间隙,可以使用口外牵引装置或口内装置远移磨牙,或者在每个象限拔除不止一颗牙齿(图 11.9)。

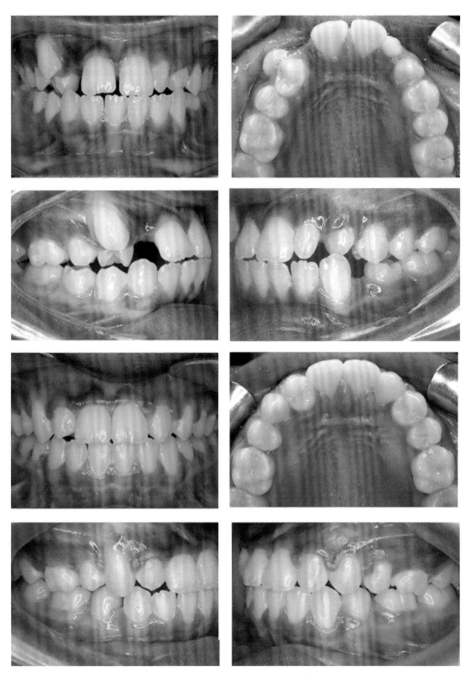

图 11.7　轻度安氏Ⅲ类病例,垂直向高度增加并伴有 13 牙与 14 牙异位,12 牙缺失,22 牙过小牙和 34 牙阻生。在拔除 22 牙和 44 牙、34 牙后使用固定矫治器进行治疗。13 牙 14 牙异位并未纠正,矫治后 14 牙位于 12 牙处,23 牙位于 22 牙处。为了改善 14 牙与 23 牙的外形使其更接近侧切牙,医师提供了修复治疗的建议,但患者对现有外观满意

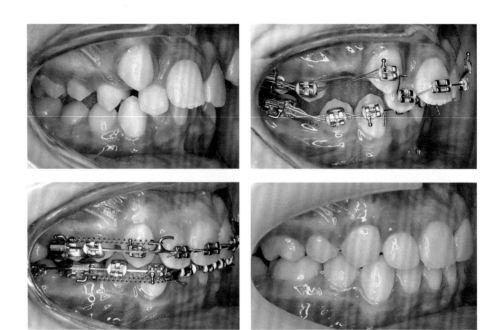

图 11.8 安氏 II 类 1 分类错𬌗伴重度拥挤,拔除第一前磨牙后,使用头帽提供强支抗

证据在哪里 2? 种植钉与支抗

早在 19 世纪 40 年代就有学者尝试使用种植钉为正畸治疗提供支抗,但在动物狗实验中以失败告终。在 19 世纪 60 年代,种植体出现在牙科行业中,彻底改变了固定与活动修复学。在 19 世纪 90 年代,有学者在上腭植入种植体用于正畸治疗,随后大量的微种植钉开始投入使用。同时大量相关文献发表,展示了种植钉不同的用法用途,但关于种植钉相对于其他支抗装置有效性的证据仍不足。近年来,许多学者通过研究证实了种植钉使用的有效性(••Jambi et al,2014),也有学者对比了上腭处种植钉与传统支抗装置的区别(••Benson et al,2007)。所有使用种植钉的病例都需要最大支抗,试验方法为在头颅侧位片上测量上颌第一磨牙的近中移动量以确定支抗丧失量。患者随机分为头帽治疗组与上腭处植入种植体组,有意思的是结果显示头帽组有更多的支抗丧失(3mm 对比 1.5mm),尽管该研究结果并没有统计学意义,但是仍然证实了腭中缝种植体是头帽的有效替代方法。在一个随访研究中发现,牙弓颊侧植入微种植体可以提供与头帽、腭杆相似的支抗,并可以产生更好的咬合结果和较少的并发症(••Sandler et al,2014)。因此可以说种植体与微种植钉在临床治疗中的有效性高于或者至少与传统支抗装置一致。

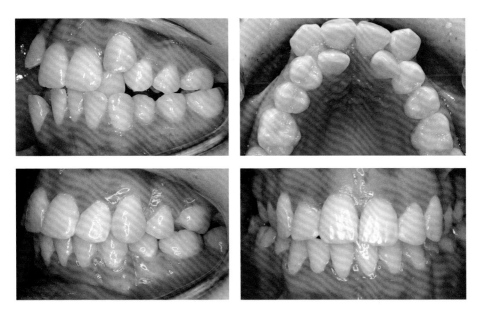

图 11.9　重度拥挤病例,拔除 4 颗第一前磨牙与上颌第一磨牙解除拥挤

散隙

牙弓内出现散隙的主要原因是牙齿大小与牙弓长度不调,这可能是过小牙、牙齿发育不全或者颌骨尺寸过大造成的结果。

牙齿—牙弓长度不调最常见的表现是上前牙间散隙,常常伴有过小的侧切牙。在牙齿萌出过程中,上颌尖牙萌出前上前牙间常伴有散隙,这些散隙在上尖牙萌出后往往可以自动关闭。但有一些较大的间隙会持续存在至恒牙列并引起患者的关注。这时就需要使用固定矫治器关闭间隙,有时还需要对过小牙进行修复治疗。

唇系带附着过低是上前牙间间隙的一个主要病因,纤维组织附着到两颗中切牙的牙槽骨之间(图 11.10)。如果我们要关闭上切牙间间隙,往往需要进行唇系带切除术(Edwards,1977),但是唇系带切除术并不会降低正畸治疗后上切牙间隙的复发率。一般而言,唇系带会在间隙的上方重新形成,因此,如果要进行唇系带切除术,最好在间隙关闭后实施(Bergstrom et al,1973;Shashua & Artun,1999)。对于有些唇系带没有重建,形态不佳,或者引起其他问题的患者,建议进行唇系带切除术。不考虑辅助外科手术,任何间隙的关闭都有复发的倾向,因此需要长期保持。

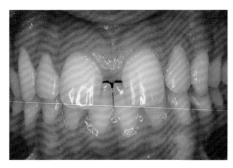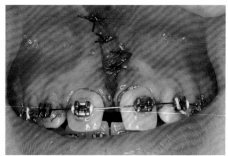

图 11.10　　上中切牙间间隙伴唇系带附着过低(左);唇系带修整术后(右)

先天性缺牙

除了第三磨牙,牙齿先天性缺失最常见于侧切牙与下颌第二前磨牙,当仅有一颗或两颗牙齿缺失时,常常会出现牙弓内间隙,常有以下两种选择:

- 关闭间隙。
- 开辟间隙以待后期修复治疗。

上颌侧切牙

对于上颌侧切牙缺失的病例,其间隙是关闭还是扩大主要取决于咬合以及下牙弓的情况(专栏 11.1)。相邻尖牙的大小、形状、颜色也是重要的影响因素。对于先天性上颌切牙缺失的治疗,其原则如下:

- 安氏 I 类病例:如果下牙弓拥挤则需要拔除下颌前磨牙,关闭上牙弓间隙,使尖牙代替侧切牙。
- 安氏 II 类病例:先天缺失牙齿的间隙可用来减少前牙覆盖,纠正切牙关系。
- 安氏 III 类病例:关闭缺牙间隙容易使上前牙进一步内收恶化切牙关系,因此多数选择开辟间隙。

关闭间隙

对于以尖牙代替上颌侧切牙的治疗计划,尖牙常需要塑形以达到美观的效果(图 11.11),临床上可以应用很多方法来实现(表 11.1)。尖牙远中的第一前磨牙也需要稍微向近中腭向扭转以隐藏腭尖,同时使得前磨牙的唇侧面更宽,与尖牙形态更为接近。此外,前磨牙还需要进一步压低以增加龈缘相对高度,使修复后的颊尖高度与尖牙颊面牙尖高度相似。

开辟间隙

开辟先天缺失的侧切牙间隙意味着患者余生都将需要修复体,而患者对这点的充分理解尤为重要。一般而言,修复的选择有固定桥修复与种植体修复两种(图 11.12),对于年轻患者,一副简单的活动义齿或者附有义齿的保持专栏 11.1　缺失的上颌侧切牙:关闭间隙还是开辟间隙?

对于先天缺失侧切牙的治疗方法目前仍有争议(Johal et al,2012)。两种治疗方法(关闭间隙或者开辟间隙进行修复治疗),无论是重塑尖牙前磨牙形态还是修复治疗替代侧切牙都需要长期修复。治疗方案的选择取决于很多因素,包括错𬌗畸形的情况及修复治疗的质量。此外,种植体治疗的长期效果也开始受到关注,包括低位咬合、牙龈退缩以及边缘骨吸收。这都会影响到患者的咬合与美观,对于高位微笑患者影响更大(•Thilander et al,2001;Jemt et al,2006)。

关闭缺牙间隙往往可以带来较好的美观效果,治疗可以在青春期早期完成(Rosa & Zachrisson,2010),关闭缺牙间隙还可以带来长期牙周健康,目前看来第一前磨牙代替尖牙也并没有产生咬合问题,患者也往往对结果满意(Nordquist & McNeil,1975;Robertsson & Mohlin,2000)。其美观效果相比于修复治疗也基本一致,关闭缺牙间隙使得患者不需要在正畸治疗完成后一直等待青春生长发育结束再接受种植治疗(Armbruster et al,2005)。然而,尖牙必须有合适的大小、形态与颜色来替代侧切牙,否则其牙冠需要接受大量的调磨。在单侧缺失侧切牙,对侧侧切牙过小时如果要实现完全的对称,尖牙代替侧切牙就很难实现。此外,尽管有微种植钉支抗存在,在不伴有牙列拥挤的安氏Ⅰ类错𬌗患者中关闭缺牙间隙仍然是非常困难的,将后牙关系改变为安氏Ⅱ类,同时要避免中线与前牙覆盖的恶化(Ludwig et al,2013)。

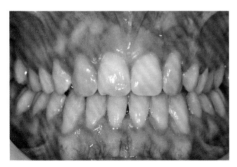 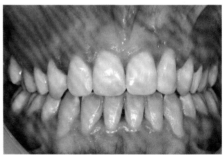

图 11.11　上颌尖牙替代侧切牙,上颌尖牙接受塑形调磨,同时第一前磨牙颊尖也进行了重建

器可以为患者提供暂时有效的修复。而对于考虑种植体修复的患者,需要医师全面的计划以确保足够的骨支撑和间隙(表 11.2),除非牙弓内已经有充足的间隙,其余情况都需要通过正畸治疗开辟足够的间隙,临床上通常使用固定

表 11.1 上尖牙代替侧切牙时的美学调整

- 局部牙齿漂白或贴面修复
- 伸长尖牙、压低第一前磨牙以达到正常的龈缘高度
- 通过调磨或者树脂修复的方式重塑尖牙牙尖形态,调磨尖牙唇面釉质
- 尖牙牙根加舌向转矩以恢复牙冠位置减少牙根处突度,可以通过将尖牙托槽倒贴实现
- 减小尖牙宽度
- 通过树脂修复或者贴面修复的方式增加第一前磨牙颊尖高度

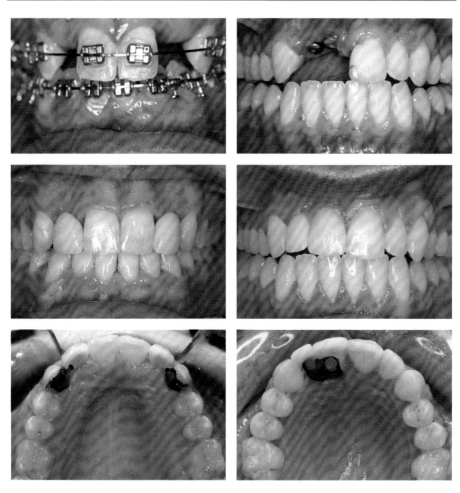

图 11.12 粘接桥修复缺失的上颌侧切牙(左);种植体修复缺失的 11、12 牙

矫治器与推簧开辟间隙。此外还要考虑间隙两侧的中切牙与尖牙的牙根必须直立,以确保种植区空间足够。种植体的直径一般在 3.75~4mm,种植体与相邻牙根间至少需保证 1.5mm 的空间,否则会造成骨丧失与牙龈乳头根向退缩,

表 11.2　开辟间隙用于种植体修复缺牙时的注意事项

相邻牙齿牙根间必须有充分的距离,为了达到这一目的往往需要牙齿整体移动与固定矫治器治疗。此外,牙弓颊舌侧必须要充足的骨量。

- 种植体治疗必须等到患者 18 岁牙槽骨垂直向生长停止时,否则种植体与龈上修复体可能会被牙龈覆盖
- 如果间隙开辟完成过早并保持,那么会出现牙槽骨宽度减小,尤其是唇侧吸收更多,影响种植体植入位置(Beyer et al,2007)

因此相邻两牙间需要大约 7mm 的间隙。临床上在矫治器拆除之前,建议拍摄 X 线片检查相邻牙根间的距离以及牙根平行度。间隙开辟的时机也同样重要,以防止缺牙区间隙复发和骨吸收。因此正畸治疗开辟缺牙间隙应在青春期晚期进行,这样在治疗结束后可以较快进行种植治疗(Beyer et al,2007)。

　　由于先天性缺牙与过小牙有一定的联系,因此缺少一颗侧切牙,其他切牙为过小牙的情况在临床上并不少见。这意味着 7mm 的间隙对于修复侧切牙而言是过大的,此时可以考虑使用修复治疗的手段加大其他切牙或者开辟较小的间隙,使用固定桥修复缺失的侧切牙。

下颌第二前磨牙

　　下颌第二前磨牙的先天性缺失在美观上对患者的影响远不如上颌侧切牙,但仍然需要认真对待(图 11.13)。

- 如果下牙弓拥挤需要间隙,那么可以利用第二乳磨牙间隙解除拥挤,拔除滞留第二乳磨牙并且关闭间隙。
- 当下颌牙弓不伴有拥挤时,关闭缺牙间隙可能会导致前牙过度内收。如果第二乳磨牙的长期预后较好则可以保留乳磨牙,若乳磨牙略低于𬌗平面,可以使用树脂重建咬合。由于第二乳磨牙与第一前磨牙大小差异,因此会影响到后牙咬合。如果第二乳磨牙预后不佳,则建议拔除,保留间隙等待成年后修复,拔牙后牙槽骨宽度吸收可能会影响后期种植治疗(Ostler & Kokich,1994)。

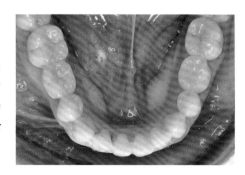

图 11.13　下颌第二前磨牙缺失,左下滞留乳磨牙的长期预后较好因此选择保留,右下乳磨牙预后较差,因此在矫治结束后接受种植体修复治疗。种植体由 Malcolm Schaller 医师植入

更严重的牙齿缺失

当牙齿缺失数目较多(严重形式的牙缺失),每个象限内都至少有一颗缺牙时,治疗就变得更为复杂——包括缺牙间隙的重新分布和修复治疗(图11.14),这需要多学科的配合治疗。缺失牙齿的数目和位置决定了不同的支抗要求,尽管近年来出现了暂时性支抗装置,但支抗仍然是一个重要问题(图11.15)。由于个别牙缺失与过小牙存在一定的联系,因此这类患者往往同时有过小牙需要接受修复治疗以达到良好的美观与功能。

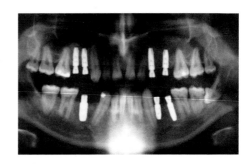

图11.14　一个多牙缺失的年轻成人患者在正畸治疗结束后接受种植体植入的全口曲面体层片

(Courtesy of Natasha Wright.)

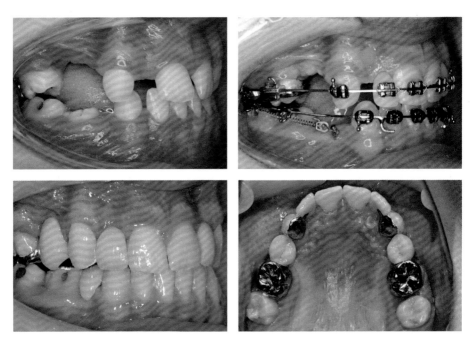

图11.15　上颌双侧前磨牙与切牙缺失,关闭缺牙间隙至一颗前磨牙宽度,通过暂时性支抗装置辅助侧切牙移动

矢状向问题

矢状向咬合问题常常表现为深覆盖或者反覆盖,此时多伴有上下牙弓间矢状不调。上下颌牙列都伴有前突则成为双牙弓前突,反之上下颌牙列后缩则可以导致双牙弓后缩,形成安氏Ⅱ类2分类的切牙关系,同时覆𬌗加深。

深覆盖

深覆盖常常与安氏Ⅱ类错𬌗有密切相关。这类错𬌗在高加索人中非常常见,常伴有Ⅱ类骨型及下颌后缩(• McNamara,1981)。覆𬌗加深常反映了骨骼问题,下唇的位置也会影响覆𬌗。如果休息位时的下唇位于上颌切牙后方会导致上切牙唇倾,进一步加深覆𬌗。垂直向方面,安氏Ⅱ类1分类错𬌗包含了各种生长发育型,从开张型高角伴浅覆𬌗或前牙开𬌗到聚合型下面部高度不足伴深覆𬌗。一般而言,下面高增加的病例由于其生长方向问题往往更难治疗,其下颌倾向于向后下方生长,这意味着下颌骨和颏部几乎没有向前生长的潜力,这类患者也更容易出现唇闭合不全。在改善深覆盖的治疗中,下唇位置与上切牙间的关系对于治疗的稳定性有重要的影响,下唇达到良好的闭合并位于上切牙的前方十分重要。在伴有唇闭合不全的高角病例中,治疗完成后下唇休息位时仍位于上切牙后方,因此这类病例往往需要长期保持。

上下牙弓尤其是上牙弓往往有轻微变窄的趋势,这可能会导致后牙反𬌗和拥挤。深覆盖病例常常为后牙安氏Ⅱ类咬合,但有时也会出现在后牙安氏Ⅰ类前牙唇倾的病例中。

减少前牙覆盖常有以下两种选择:

- 内收上前牙。
- 近移下前牙。

选择哪种治疗方式取决于一些因素,主要包括骨型、软组织面型与患者的年龄:

- 骨骼关系——安氏Ⅱ类错𬌗常为牙槽骨基骨Ⅱ类关系,下颌后缩。Ⅱ类骨骼关系越严重,单纯通过正畸减少覆盖的难度越大,面型的改善越有限。对于生长发育期的患者,可以通过正畸治疗刺激下颌生长,常需要使用功能性矫治器或者头帽。
- 软组织侧貌——上唇的位置一部分取决于上颌切牙的位置,如果上切牙内收,上唇也会随之改变;如果上切牙唇倾,上唇也会出现前突。当下唇位于上切牙后方时,内收上切牙会带来良好的面型改变,下唇组织伸展延长,下唇位置移动到上切牙前。如果上切牙较为直立或内倾,过度内收上切牙会使得上唇变平,鼻唇角加大从而影响到面型。

- 患者的年龄——对于青春期患者可以利用下颌骨的生长减少前牙覆盖,尤其是在青春生长迸发期前应用功能性矫治器可以实现这一目标,具体内容见第 8 章。对于成年患者其面部生长已停止,正畸治疗纠正覆盖只能通过牙齿移动实现,内收上前牙或唇倾下前牙。内收上前牙有其生理性限制,唇倾下前牙易复发,因此对于一些较为严重的病例应选择正畸—正颌联合治疗的方法。

正畸治疗减少覆盖

减少前牙覆盖有许多治疗方式,包括活动矫治器倾斜移动切牙、功能矫治器改变骨骼关系、固定矫治器整体移动牙齿或者正颌手术。

- 活动矫治器——如果上前牙唇倾并有散隙,尤其是下唇位于上前牙后时,可以通过上前牙的倾斜移动减少前牙覆盖。带有唇弓的活动矫治器可以有效纠正此类错𬌗(见图 8.2)。
- 功能性矫治器——对于生长发育期患者,可以使用功能性矫治器利用生长减少前牙覆盖。这类改变往往是牙槽骨的改变,效果较好,多数需要配合二期固定矫治解决拥挤调整咬合(图 11.16)。尽管几乎没有证

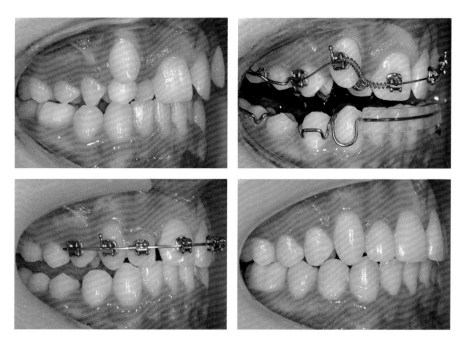

图 11.16　安氏Ⅱ类 1 分类患者通过 Dynamax 功能矫治器纠正矢状向不调,随后固定矫治器精细调整咬合。注意在功能矫治器使用时已开始固定矫治排齐上牙列

据表明这种治疗可以使下颌骨生长明显增加,但这种方法可以在治疗早期利用生长和牙槽骨的变化来获得较好的效果。这类矫治器在生长发育迸发期应用效果最佳,如果成功会带来有效的覆盖纠正,同时由于覆盖纠正也可以减少后期治疗中的支抗需求。但是功能性矫治器需要患者良好的依从性和较长的治疗时间(见第8章),为了解决依从性这一问题,许多固定功能性矫治器出现在治疗中(图11.17)。功能性矫治器具有增加面下部高度的倾向,因此更适用于均角与低角患者中,对于高角或开张生长型患者而言,功能性矫治器效果较差并容易对患者的垂直生长带来不良的影响。

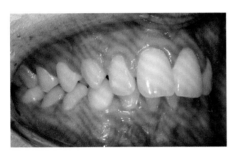
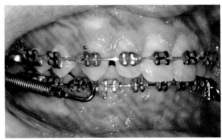
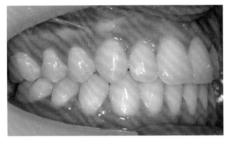

图 11.17　使用 Fosus 与固定矫治器矫治前牙覆盖

- 固定矫治器——当需要整体内收上前牙时应选择固定矫治器。间隙可以通过牙列远移或者扩弓获得,一旦获得足够的间隙,就可以整体内收上前牙以减小覆盖。可以通过以下方法达到治疗目标:
  - 如果上下颌牙弓都需要拔牙矫治解决拥挤,上颌拔牙牙位的选择更靠近前牙段(图11.18)。
  - 如果下牙弓不伴有拥挤或者治疗不需要拔牙,可以拔除上颌前磨牙,建立磨牙远中关系(图11.19)。
  - 使用Ⅱ类颌间牵引加强支抗。

当使用方丝弓托槽时,可以通过在方钢丝弯制闭隙曲整体内收切牙(图11.20),也可以使用滑动法关闭间隙,使用镍钛拉簧连接末端磨牙与牙弓前段牙齿(图11.18)。滑动的过程中,牙弓整体长度减小,同时可以配合Ⅱ类颌间牵

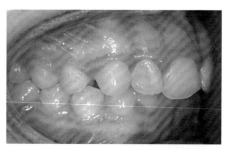
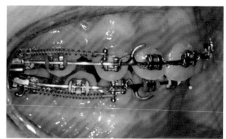

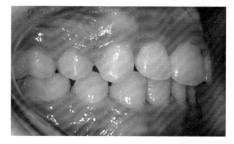

图 11.18 拔除上颌第一前磨牙、下颌第二前磨牙矫治安氏Ⅱ类 1 分类前牙深覆盖

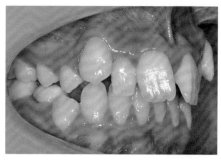
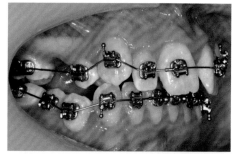

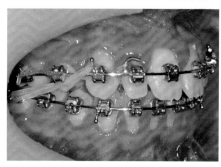
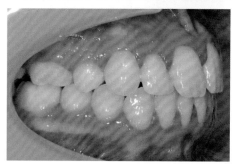

图 11.19 拔除上颌第一前磨牙纠正安氏Ⅱ类 1 分类前牙深覆盖,最终建立磨牙完全远中关系

引(图 11.19)。如果支抗设计合理可以有效整体内收切牙,减小前牙覆盖。

　　当使用 Begg 或者 Tip-edge 矫治技术时,通过早期牙齿倾斜移动配合轻力Ⅱ类弹性牵引可以减小前牙覆盖,随后使用辅助弹簧直立牙齿(图 11.21)。

　　• 正颌手术治疗——一旦生长停止,减少覆盖的唯一方法是通过正畸产生牙齿移动。如果存在显著的骨骼不调,单独的牙齿移动不能改善患者侧貌。因此,可能需要采用正畸—正颌联合治疗。由于下颌后缩是许多严重Ⅱ类骨性畸形的常见病因,并且手术大幅度后退上颌骨较为困难,因此常需要手术前徙下颌以达到良好的治疗效果(见第12章)。

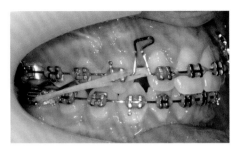

图 11.20　上颌闭隙曲结合Ⅱ类牵引关闭拔牙间隙,减少前牙覆盖

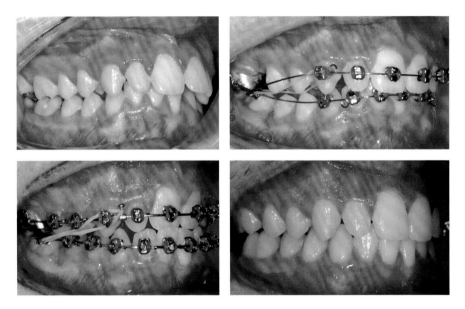

图 11.21　使用 Tip-edge 矫治器配合Ⅱ类牵引、辅助弹簧纠正前牙深覆盖

浅覆盖或反覆盖

过浅的覆盖或反覆盖常见于安氏Ⅲ类错𬌗畸形,相比于西方国家,反𬌗更常发生于亚洲人群。反𬌗的发生有较明显的家族遗传因素,尤其是下颌发育过度患者多伴有家族遗传史。前牙反𬌗的程度反映了颌骨矢状向不调的程度,但是牙槽骨代偿可以一定程度掩饰颌骨不调,因为在软组织影响下下前牙常直立甚至舌倾,上前牙唇倾。相反的,从正中关系位到牙尖交错位可以使颌骨矢状不调表现得更严重。

"假性安氏Ⅲ类"常用来描述咬合关系表现为安氏Ⅲ类错𬌗,前牙咬合有较大的移位而仅有轻微骨性Ⅲ类或者骨性Ⅰ类关系。

后牙反𬌗常常存在于上颌骨的横向发育不足以及由此导致的上下颌骨位置变化的Ⅲ类错𬌗畸形中。垂直方向上根据垂直生长模式,覆𬌗可以正常、偏大或偏小。面部不对称较常见,特别是在下颌前突和不对称髁突生长的患者中。如果生长模式是垂直的,不对称性会同时影响上颌骨以及下颌骨,从而导致咬合偏斜。横向方面,下颌骨生长的不对称将导致后牙反𬌗的出现。

虽然大多数Ⅱ类错𬌗畸形会表现出一定程度的下颌后缩,而Ⅲ类错𬌗畸形可能表现为单纯的上颌发育不全或下颌发育过度,也可能是两者兼而有之(Guyer et al,1986)。还有一种趋势是颅底角度更加尖锐,使下颌骨相对于前颅底和上颌骨进一步向前发育(见图 3.23)。纠正过浅的覆盖或者反覆盖的方法有:

- 前徙上颌前牙段。
- 远移下颌前牙段。

混合牙列的安氏Ⅲ类错𬌗一定程度上可以通过阻断性治疗纠正切牙关系。这依赖于:

- 骨性错𬌗的严重程度。
- 已呈现的牙齿牙槽骨的代偿情况。
- 前牙反𬌗是否可以通过咬合移位发生变化,也就是下颌能否后退至对刃位。

多种技术可以纠正混合牙列的安氏Ⅲ类错𬌗,这在第 10 章有具体的介绍,但是,任何早期治疗的很大不确定性在于上下颌骨未来的生长方向与生长量,而颌骨的生长发育是很难预测的。因此或许将治疗方案的确定推迟到青春生长后期,生长基本完成时是比较适当的。拍摄头颅侧位片可以辅助医师确定生长的程度、速度与方向。

解剖结构的限制意味着使用正畸治疗只能部分内收下前牙,前徙上前牙,因此,严重的安氏Ⅲ类错𬌗更依赖于外科手术。对于安氏Ⅲ类错𬌗病例而言,能否单纯通过正畸治疗移动牙齿纠正错𬌗很大程度上取决于现有的切牙代偿程度(表 11.3),通常当上切牙已经出现唇倾,下切牙出现舌倾时,正畸治疗成功的关键就是这些代偿比较小,否则会限制进一步移动上下切牙纠正切牙关系的潜力。安氏Ⅲ类错𬌗正畸掩饰性治疗的指南如下:

- 下颌切牙与下颌平面夹角不小于 80°,否则进一步内收切牙时牙根会穿透唇侧骨板,导致牙龈退缩。对于较薄牙周生物型的患者更容易出现这一现象。
- 上颌切牙与上颌平面夹角不超过 120°,因为进一步唇倾切牙会影响前牙美观,同时牙齿受力异常影响牙周健康(图 11.22)。

通过切牙代偿纠正安氏Ⅲ类错𬌗的稳定性部分取决于治疗结束后能否达到良好的覆𬌗;还取决于生长发育,因为哪怕是轻微的下颌前突加重都会影响切牙关系。如果无法确定,那么最好在制订治疗计划之前监控患者的生长(表 11.4)。

表 11.3　可以采用正畸掩饰性治疗的安氏Ⅲ类错𬌗的特点

• 骨性Ⅰ类或轻度Ⅲ类关系	• 正常覆𬌗或深覆𬌗
• 较小的牙槽骨代偿	• 患者已过生长发育高峰期
• 前牙可后退至对刃位	

表 11.4　安氏Ⅲ类错𬌗发生的骨骼因素[a]

• 前颅底短	• 上颌骨短
• 后颅底长	• 下颌骨前突
• 颅底角锐	

[a]Guyer et al (1986).

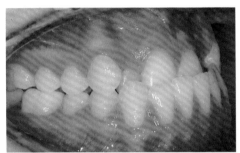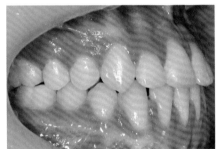

图 11.22　安氏Ⅲ类错𬌗治疗后前牙唇倾度加大

正畸治疗纠正安氏Ⅲ类切牙关系

通过牙齿倾斜移动纠正过浅的覆盖或者反覆盖可以使用活动矫治器,牙齿整体移动或者下切牙内收则需要固定矫治器。对于一些更严重的病例,需要通过正畸—正颌联合治疗重新调整颌骨间的位置。在许多Ⅲ类病例中,不利的面部生长和难以解决的上颌发育不足下颌发育过度意味着利用生长改建十分困难。如果选择早期治疗的话,一般在混合牙列期使用功能性矫治器与面具前牵。恒牙列正畸治疗的选择包括:

- 活动矫治器——活动矫治器可以用来推一颗或者两颗上颌切牙向唇侧从而纠正前牙反𬌗,如果治疗前上颌切牙舌倾,那么治疗后往往能达到良好的覆𬌗利于治疗的稳定性(图 8.21)。
- 固定矫治器——全面的治疗通常包括上下颌切牙的整体移动,因此固定矫治器更合适。

治疗的目标是在矫治结束时获得良好的覆𬌗覆盖,可以通过以下方法达到:
- 下牙弓拔牙,治疗完成后达到磨牙Ⅲ类关系(图 11.23)。
- 如果上下颌牙弓都需要通过拔牙来解除拥挤,那么下牙弓拔牙牙位的选择更靠近牙弓前段(图 11.24)。

- 如果上牙弓排列整齐,但下颌需要间隙来排齐内收下前牙,可以选择拔除一颗下切牙(图 11.25)。

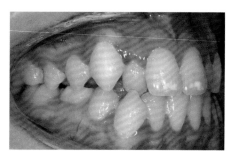
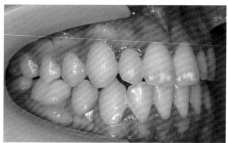

图 11.23 下颌第二前磨牙缺失的安氏Ⅲ类错𬌗,拔除滞留第二乳磨牙治疗,完成后磨牙Ⅲ类关系

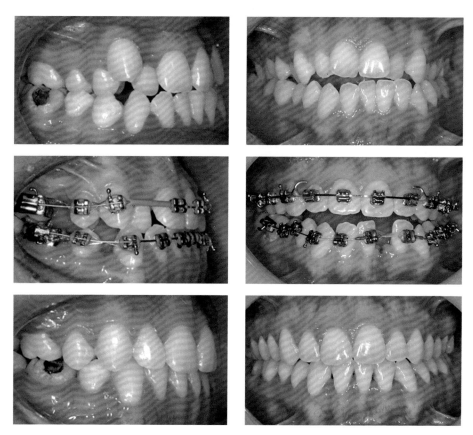

图 11.24 拔除下颌第一前磨牙、上颌第二前磨牙,固定矫治器治疗安氏Ⅲ类错𬌗

图 11.25 拔除一颗下颌中切牙治疗安氏Ⅲ类错𬌗

- 在圆丝上关闭下颌间隙有利于舌倾下切牙。
- 使用Ⅲ类颌间牵引可以帮助唇展上切牙,舌倾下切牙(图 11.26)。

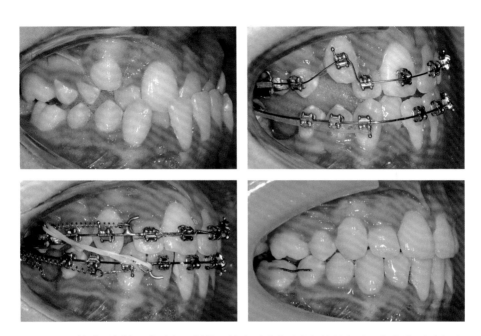

图 11.26　拔除下颌第一磨牙与上颌第一前磨牙治疗重度拥挤的安氏Ⅲ类错𬌗,治疗初在圆丝上内收下前牙,治疗过程中使用Ⅲ类牵引

正颌手术与安氏Ⅲ类错𬌗

如果存在中度或者严重的骨性Ⅲ类关系,尤其是面下 1/3 高度增加和覆𬌗减小的病例,那么几乎一定需要正畸—正颌联合治疗(图 11.27)。安氏Ⅲ类错𬌗往往不是由单一因素引起的,而是形态学特征的结合;因此,一种外科手术程序并不适应所有病例,手术方案因人而异(表 11.4)。由于下颌骨生长持续存在,因此随着年龄增长Ⅲ类错𬌗有加重的趋势,手术应该等到青春期生长发育停止后进行。但这不意味着在这期间如果患者想要解决上颌牙列拥挤的问题就不能开始治疗(图 11.28),甚至可以拔牙治疗。如果上颌前牙段相对于上颌基骨保持在正确的位置上,则不会影响任何手术治疗,但患者需要接受最终治疗之前暂时无法获得良好的切牙关系。对于可能需要正颌手术的生长发育期患者,尽量避免下颌拔牙矫治。手术前正畸治疗需要直立下前牙,去除代偿,如果下颌拔牙矫治往往需要重新推开拔牙间隙以完全去代偿直立切牙。

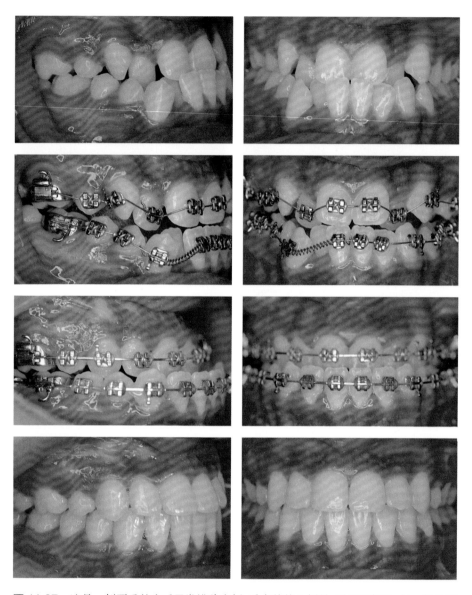

图 11.27　这是一例严重的安氏Ⅲ类错𬌗病例,手术前徙上颌骨、后退下颌骨,与一般的安氏Ⅲ类病例不同,本病例下牙弓存在中度拥挤,下颌拥挤的安氏Ⅲ类错𬌗较少见,通过拔除上颌第二前磨牙,下颌非拔牙矫治固定矫治器去代偿

双颌前突

双颌前突常见于非洲裔加勒比人群和中国人群中,因此应该被视为这些人群的正常临床变异谱的一部分。然而,在一些严重的情况下,患者会出现不

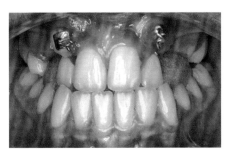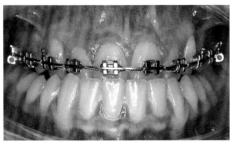

图 11.28 这是一例 14 岁的安氏Ⅲ类错𬌗病例,上颌尖牙阻生(左);拔除双侧第一前磨牙后排齐上牙列(右)。该病例并未打算尝试掩饰性治疗,待患者生长发育完成后接受正颌手术治疗

(Courtesy of Poh Then.)

可接受的嘴唇突出与唇闭合不全,为此寻求矫治。这类错𬌗畸形的矫治通常设计前牙内收、拔牙矫治与固定矫治器治疗(图 11.29)。使用圆丝允许切牙倾斜移动可以使非常前突的切牙直立从而改善唇闭合度与侧貌。但是,由于牙齿位于舌肌与唇颊肌之间的平衡位置,任何切牙位置的改变都是不稳定的,因此建议终生保持。

垂直向问题

垂直向问题通常表现为切牙覆𬌗的增加或减少,从轻度的覆𬌗增加或减小到严重的深覆𬌗或前牙开𬌗。

深覆𬌗

深覆𬌗发生于上切牙覆盖下切牙唇面过多时,通常伴有面下 1/3 垂直比例减小,深覆𬌗是安氏Ⅱ类 2 分类错𬌗的常见特征,纠正深覆𬌗是建立切牙Ⅰ类关系的必要条件。安氏Ⅱ类 2 分类患者常伴有面下 1/3 高度不足与Ⅱ类骨型(有时安氏Ⅱ类 2 分类也见于骨性Ⅰ类甚至轻度骨性Ⅲ类)。患者下颌切牙常舌倾,同时由于缺少与上颌切牙的正常咬合接触,Spee 曲线曲度加深。上下颌切牙舌倾使得唇部缺少组织支持,颏部与鼻子相对前突。这类患者的牙弓长度较短,牙弓较宽,常伴有轻度拥挤。牙弓中段的咬合关系通常反映了潜在的骨骼关系,多数为骨性Ⅱ类。

生长发育期患者的深覆𬌗矫治相对容易,这是因为下颌骨髁突的生长可以辅助补偿牙弓后段牙齿的伸长有利于打开咬合。此外,良好的切牙间角度对于维持深覆𬌗纠正后的稳定性至关重要,因为建立良好的咬合止点可以预

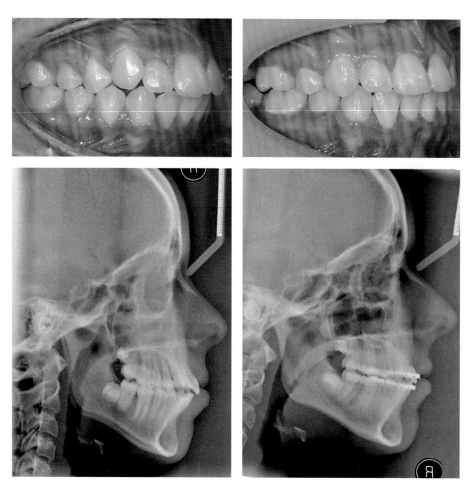

图 11.29　拔除 4 颗第一前磨牙内收前牙矫治中度双颌前突

防牙齿过度萌出从而预防深覆𬌗复发。这与安氏Ⅱ类 1 分类上切牙唇倾患者尤其相关,因为除非上切牙唇倾度纠正,否则正常的咬合止点没有建立,深覆𬌗将会复发(图 11.30)(Houston,1989)。对于上下颌平面角较低的病例,深覆𬌗的治疗通过非拔牙矫治往往可以得到较好的结果。如果采用了拔牙矫治,那么在关闭拔牙间隙的过程中覆𬌗控制较为困难,因为切牙趋于直立从而使得覆𬌗进一步加深。

正畸治疗纠正深覆𬌗

使用传统正畸方法纠正 Spee 曲线过深的深覆𬌗主要有 4 种方法(图 11.31):
- 牙弓中后段牙齿伸长(生长中患者的切牙相对压低)。
- 切牙压低。

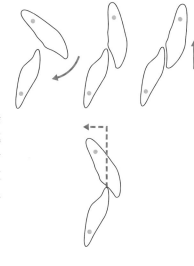

图 11.30　治疗结束后建立正确的前牙关系以避免深覆𬌗复发。深覆𬌗病例单纯倾斜移动切牙减小覆盖属于不当的治疗方法,因为没有合适的咬合止点,会使上切牙内倾、下切牙过度萌出从而加重深覆𬌗(上图)。正确的治疗方法是将上切牙牙根移动至下切牙切缘平面的后方(下图)

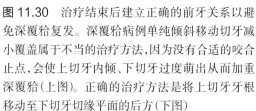

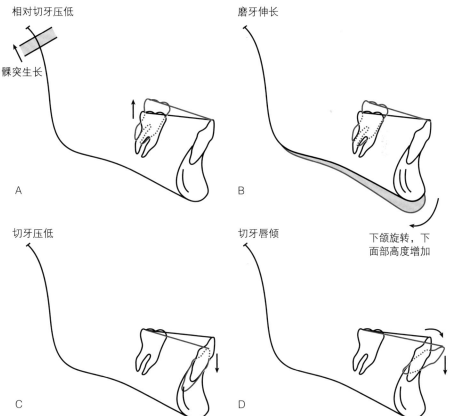

图 11.31　整平下颌 Spee 曲线。(A)相对切牙压低;(B)磨牙伸长;(C)切牙压低;(D)切牙唇倾

- 切牙唇倾。

在许多病例中,治疗深覆𬌗需要结合这几种牙齿移动方式,但是颌骨的垂直向生长可以显著促进覆𬌗打开。

牙弓中后段牙齿伸长纠正深覆𬌗

伸长牙弓中后段牙齿同时维持下切牙高度是纠正深覆𬌗的一种有效方法,这对于生长中患者尤其有效,这种牙齿移动方式可以产生切牙的相对压低,因为髁突的垂直向改建有助于补偿磨牙伸长产生的任何垂直向高度增加(图 11.31A)。

对于成年人,其髁突几乎没有任何生长潜能,磨牙伸长会使下颌骨产生向后下方向的旋转,𬌗平面变陡,面下 1/3 高度增加(图 11.31B)。这种方法可以减少覆𬌗,但是也会恶化骨性Ⅱ类患者的面型,同时治疗结束后容易复发。因此,成年患者深覆𬌗的纠正更为困难。

使用平导可以打开咬合,伸长磨牙,整平 Spee 曲线从而减小覆𬌗(图 11.32)。许多功能性矫治器在磨除前磨牙与磨牙𬌗面覆盖的基托后,也具有类似的效果。

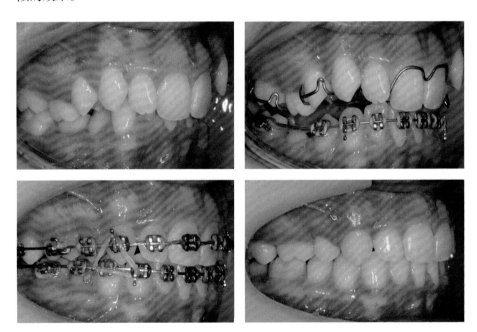

图 11.32　安氏Ⅱ类 2 分类,前牙深覆𬌗,使用带平导的活动矫治器以利于下颌托槽粘接与 Spee 曲线整平。该病例拔除了上颌第一前磨牙

使用方丝弓固定矫治器配合连续弓丝也同样可以达到伸长磨牙的目的,尽管这种治疗方法也伴有一定的切牙压低。使用带摇椅弓的不锈钢方丝可以

达到更好的效果(图 11.33),下颌第二磨牙通常需要纳入矫治从而增加垂直向支抗,帮助前磨牙与磨牙伸长。由于治疗中下颌切牙易于唇倾,尽管这利于咬合打开,但或许不是我们想要的,同时也不稳定,因此治疗中需注意控制切牙唇倾度,可以在切牙段弓丝上增加冠舌向转矩来对抗唇倾(图 11.34)。

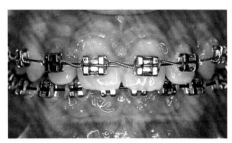

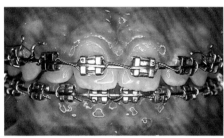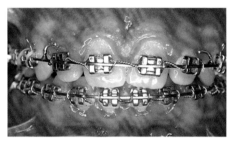

图 11.33　固定矫治器应用下颌摇椅弓可以改善深覆𬌗(左上、左下、右下展示了深覆𬌗逐渐改善的过程)

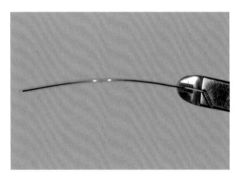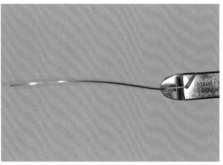

图 11.34　下颌摇椅弓(左)加冠舌向转矩后(右)

舌侧矫治纠正深覆𬌗尤其有效(图 11.35),相比于唇侧矫治器,舌侧矫治器作用力更接近下颌切牙的阻抗中心,理论上打开深覆𬌗压低切牙时,会减少切牙的唇倾。

Ⅱ类颌间牵引的合理使用也有利于深覆𬌗纠正,因为牵引的垂直向分力

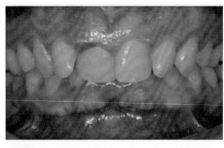
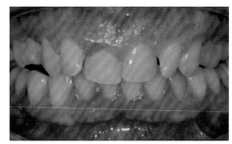
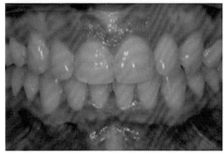

图 11.35 舌侧固定矫治器治疗深覆𬌗

(Courtesy of Magali Mujagic.)

可以伸长下颌磨牙。Ⅱ类颌间牵引是 Begg 技术与 Tip-Edge 技术的必要部分，治疗初期在不锈钢圆丝上配合Ⅱ类牵引来减小覆𬌗，不锈钢圆丝越过前磨牙区从而达到较长的弓丝长度与较轻的作用力，通过弓丝末端回弯和磨牙段弓丝后倾给前牙施加压低力，Ⅱ类颌间牵引对磨牙施加伸长力，两种力量的结合可以有效减少前牙覆𬌗(图 11.21)。

压低切牙纠正深覆𬌗

在一些高角安氏Ⅱ类病例，尤其是在生长结束的患者中，伸长磨牙会产生不利于面型改善的下颌骨后下旋转。在这种类型的病例中深覆𬌗并不常见，对其治疗应以压低切牙为主(图 11.31C)。切牙的绝对压低较难实现，需要使用固定矫治器，其主要治疗原则是建立有效的支抗单位，使用辅弓或者越过前磨牙段的多用途弓来实现压低(图 11.36)。压低辅弓在没有加力时位于切牙龈方的前庭沟处，通过将辅弓与切牙托槽结扎来对切牙实施压低力，一般可以达到 1~2mm 的压低量(Ng et al,2005)。高位头帽牵引也可以实现切牙压低，但注意要用轻力，否则会增加牙根吸收的风险。近年来，种植钉也广泛用于切牙压低，外科手术也同样可以压低切牙。

唇倾切牙纠正深覆𬌗

深覆𬌗还可以通过切牙唇倾来纠正，同时伴有上下切牙角的减小(图 11.31D)。一般来说，切牙唇倾较不稳定，具有回到治疗前位置的趋势从而造成深覆𬌗复发。但是对于一些下前牙过度舌倾的病例比如安氏Ⅱ类 2 分类，适

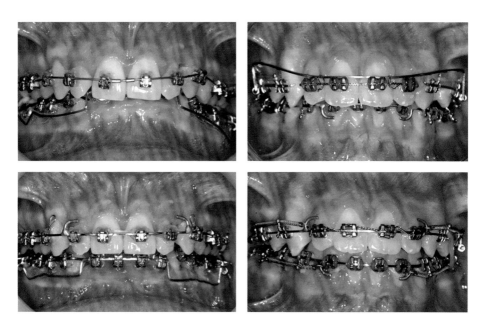

图 11.36　多用途弓（左）与压低辅弓（右）治疗深覆𬌗

当的唇倾下前牙对于恢复正常切牙关系是十分必要的,从而建立良好的上下中切牙角(图 11.37)。切牙的唇倾尤其是伴有拥挤的病例使用固定矫治器,初始排齐阶段的圆丝与后期方丝配合摇椅弓可以很好地实现切牙唇倾。任何较大程度的切牙唇倾都是不稳定的,需要长期甚至终生保持以预防复发,通常使用舌侧固定保持。

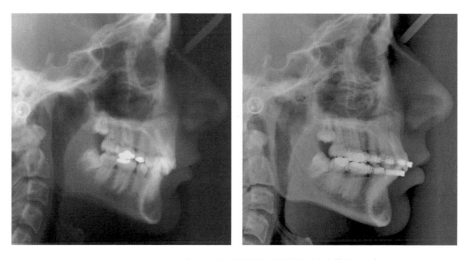

图 11.37　安氏Ⅱ类 2 分类病例通过唇展切牙改善深覆𬌗

Dahl 概念

在传统观念里,任何垂直向的咬合改变在成人患者里都是不建议的,并且不具有长期稳定性,这一观念受到了来自口腔修复学的 Dahl 概念的挑战(•Dahl et al,1975)。在这个概念里,抬高部分咬合的矫治器可以用于成年患者,通过牙齿垂直移动增加颌间距离(压低与矫治器接触的牙齿,伸长剩余牙齿)。这对于一些牙齿表面硬组织缺失的病例非常实用,这类病例需要增加颌间垂直距离以进行最终的修复治疗。修复医师在对缺牙后颌间垂直高度减少的患者进行修复治疗时,可以避免对对颌牙的大量牙体组织破坏。只要垂直距离的增加不超过几毫米,该技术似乎是安全且被患者接受的,不良预后很少见,通常都是轻微的不适反应并且很快消失(Poyser et al,2005)。

前牙开𬌗

前牙开𬌗与缺乏垂直向切牙咬合相关,可以表现为局部开𬌗,仅影响几颗牙齿,也可能是由骨骼开张型生长引起。患者常因为无法使用前牙切割食物而需要治疗,开𬌗也会影响患者发音,导致口齿不清。虽然正畸治疗可以改善咬合和功能,但不能保证发音会得到改善,因为发音模式是在生长发育早期建立的,远早于恒牙列建立。

在制订治疗计划时,明确病因非常重要(表 11.5)。在前牙开𬌗病例中,患者往往有吐舌习惯并在吞咽时利用舌头封闭前牙间隙。多年来,学者们一直认为这种舌运动或者“吐舌”是前牙开𬌗产生的主要病因。现在学者们认识到,在绝大多数情况下,这是一种适应性行为。如果主要病因是吮指习惯,只要在适当的年龄停止就可以完全稳定地解决前牙开𬌗。如果主要病因是骨性开𬌗或者由于吮指习惯持续至成年导致永久性骨骼改变,那么这种前牙开𬌗的治疗尤其具有挑战性。

表 11.5　前牙开𬌗的病因

• 暂时性的,恒切牙萌出中
• 继发于不良口腔习惯如吮指
• 继发于局部病变,如多生牙阻碍了上颌中切牙萌出
• 继发于全身疾病,如与肌营养不良或脑瘫相关的软组织张力异常
• 骨骼因素

正畸治疗纠正前牙开𬌗

有三种主要方法用于治疗骨性开𬌗:

- 伸长前牙——用于前牙段萌出潜力不足时。因此任何进一步伸长前牙的治疗都是不稳定的,除非前牙开𬌗与吮指习惯有关,否则不建议这样做。在固定矫治器治疗末期,可以使用短期前牙间牵引解决小的前牙开𬌗,建立更佳的咬合(图 11.38)。
- 磨牙的远中倾斜——在前牙开𬌗病例中,后牙尤其是磨牙,往往更直立或近中倾斜。Kim 通过使用多曲方丝弓技术配合摇椅弓可以有效地实现磨牙远中移动(Kim,1987),配合前牙重力牵引阻止前牙开𬌗加重,并且在磨牙远移时关闭前牙开𬌗。拔除牙弓末端磨牙可以更快捷地关闭开𬌗,因为下颌骨呈铰链运动,拔除更靠近铰链运动起点的磨牙有助于闭合前牙开𬌗。
- 垂直向控制或压低后牙——这在正畸牙齿移动中很难实现。其目的是降低后牙高度,使下颌向前旋转从而关闭前牙开𬌗。由于磨牙更靠近髁突铰链,即使少量的压低也可以产生较大的前牙咬合加深,许多技术试图通过磨牙压低实现开𬌗关闭(表 11.6)。同样任何磨牙的伸长都会使前牙开𬌗加重,因此在这类病例的治疗中要避免使用Ⅱ类和Ⅲ类颌间牵引。如果需要使用颌间牵引,应该使用短牵引并避免磨牙牵引。

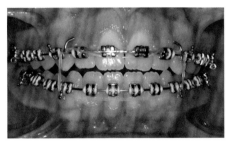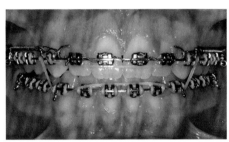

图 11.38 治疗后期通过颌间牵引关闭前牙开𬌗

表 11.6 前牙开𬌗的治疗方法

● 高位头帽	● 微种植钉
● 后牙𬌗垫	● 正颌外科手术
● 排斥磁铁	

对于发育中的患者,使用高位头帽,尤其是骨性Ⅱ类患者,可以控制上颌骨的垂直生长。理论上这将使下颌骨的生长更向前方而不是垂直生长。头帽可以直接穿入上颌第一磨牙带环中或者在活动矫治器上放套与头帽相连(图 11.39)。当患者覆𬌗过浅,表现为垂直生长型时,还可以将头帽与功能性矫治器结合使用以尝试纠正深覆盖。这种方法的主要问题是垂直生长贯穿整个

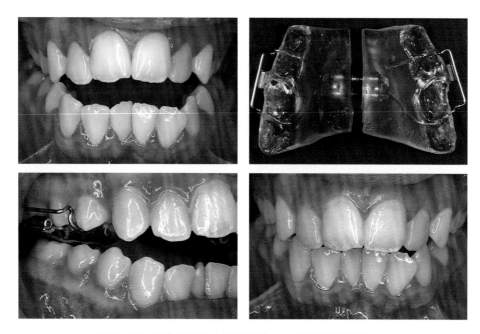

图 11.39 高位头帽治疗前牙开𬌗，良好的依从性非常重要

青春期；因此，为了真正有效，必须佩戴头帽直到青少年的生长停止。

成年人的生长基本上已经停止，因此前牙开𬌗的治疗需要压低颊侧段牙齿。应用上颌外科手术治疗成人前牙开𬌗的治疗方法是最可靠的，术后也是最稳定的（见图 12.29 和 12.30）。微种植钉的出现提供了稳定的垂直支抗，因此可以使用固定矫治器来实现磨牙的压低，但这种方式的磨牙压低长期稳定性仍有待证实（图 11.40）。这两种方法都可以通过降低后牙高度，使下颌骨自行旋转并关闭前牙开𬌗。

横向不调

上颌牙齿腭侧移位或者下颌牙齿颊侧移位可能导致局部牙齿反𬌗并通常伴有拥挤。虽然可以使用带有舌簧的活动矫治器来颊侧移动这些牙齿，但是如果产生间隙，牙齿通常需要整体移动，从而需要使用固定矫治器。当上下牙弓之间存在横向不调时，反𬌗会影响同一象限中的所有牙齿。

后牙反𬌗

后牙反𬌗可以是单侧的，也可以发生于双侧，取决于两侧牙弓是否均受到影响。

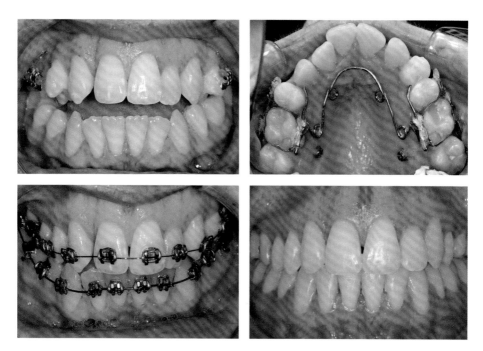

图 11.40 腭侧种植钉压低后牙,治疗前牙开𬌗

(Courtesy of Richard Cousley.)

- 如果横向不调很轻微并且大部分是牙源性,那么患者在闭口运动中从初始牙齿接触到牙尖交错位往往会发生下颌移位,导致单侧后牙反𬌗和上下牙列中线不齐。扩弓治疗可以消除移位,纠正反𬌗和中线不齐(图 11.41)。
- 骨骼不对称可以产生没有位移的单侧后牙反𬌗;但是,如果差异很大可能会发生双侧后牙反𬌗。这常见于严重的Ⅲ类错𬌗畸形中,是颌骨横向不调与矢状向不调共同的结果。

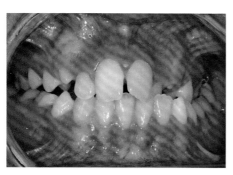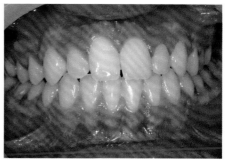

图 11.41 单侧后牙反𬌗,纠正后中线对齐

骨性不调越严重,纠正后牙反殆就越困难。在闭口运动时没有发生下颌骨移位的反殆,特别是双侧后牙反殆通常是最可接受的。对于这种病例尝试正畸治疗可能产生具有下颌骨移位的单侧后牙反殆,这在咬合方面是不可接受的。由于下颌缩弓非常困难,任何治疗都通常会涉及上颌扩弓。许多技术可以矫治此类错殆,但除手术扩弓外的所有技术都会产生相当大的上颌牙齿颊倾,舌尖下垂,这对于覆殆过浅的患者来说可能是一个问题,因为下颌骨会发生后下旋转(图11.42)。因此对于高角患者在扩弓时应格外谨慎并使用其他技术如高位头帽结合扩弓来控制垂直向高度。

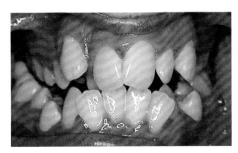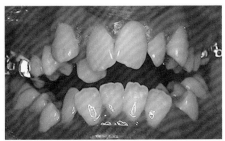

图11.42　上颌扩弓后垂直高度增加,覆殆打开

正畸治疗纠正单颗后牙反殆

上颌扩弓的常见技术如下(专栏11.2):
- 使用活动矫治器扩弓是有效的,特别是在混合牙列中配合使用上腭中线处螺旋扩弓器。
- 固定扩弓装置如四眼簧可用于牙列扩弓;快速上颌骨扩弓装置可以在成长期患者中产生明显的颌骨扩弓效果。
  - 四眼簧(图11.43)焊接在第一磨牙带环上,通过扩大一个磨牙的宽度来发挥作用。这种方法扩弓效果较慢并且主要产生牙齿颊倾的效果。因此,当需要进行颌骨扩弓或上颌磨牙已经颊倾时,不可以使用四眼簧。由于主动牙齿扩弓具有很高的复发可能,因此上颌牙弓应有一定的过矫治,使上颌磨牙腭尖咬合于下颌磨牙颊尖舌斜面。如果没有计划进一步治疗,应使用四眼簧保持3个月。
  - 上颌快速扩弓治疗时间为2~4周,患者每天激活矫治器1~4次,每天最多可以扩弓1mm(图11.44)。在儿童或青少年中快速扩弓可以打开上颌骨腭中缝,最初主要为骨性扩弓。扩弓过程中常出现短暂的中线不齐,但上颌扩弓应有一定的过矫治以预防复发,扩弓完成后需要至少3个月的保持。尽管如此,仍有相当

专栏 11.2　上颌扩弓

在后牙反𬌗和上颌骨宽度不足的情况下,上牙弓的扩张是有必要的。在青春期前的儿童中,相对小的力可以使上颌骨骨缝分离以及骨骼扩张(Chaconas & de Alba,1977)。随着年龄的增长,骨缝逐渐闭合,需要更大的力来分离上颌骨骨缝。女孩 16 岁、男孩 18 岁后骨缝基本完全闭合,需要借助外科手术才能打开骨缝(Melsen,1975)。因此,在青春期,如果需要上颌扩弓,有两种方法可以实现:①快速扩弓,每天 0.5~1mm;或②慢速扩弓,每周约 1mm。

快速扩弓时,通常将螺旋扩弓器每天转动 2~4 次,持续 2~3 周,随后扩弓器原位保持 3~4 个月,此时扩张的骨缝内发生骨填充。通过这种方式可以扩弓约 10mm。治疗的目的是产生尽量多的上颌骨性扩弓并限制牙性扩弓,这通常发生在治疗初始。然而,在保持阶段,牙齿可以保持在其扩弓后的位置,但上颌骨缝左右侧骨板复发相向移动,可能导致部分骨性扩弓效果丢失,因此通过较慢的逐渐扩弓的速度,通常每天 0.25mm 可以实现相似量的骨骼和牙弓扩弓,因为这理论上允许组织产生更好的生理性适应(Ramoglu & Sari,2010)。

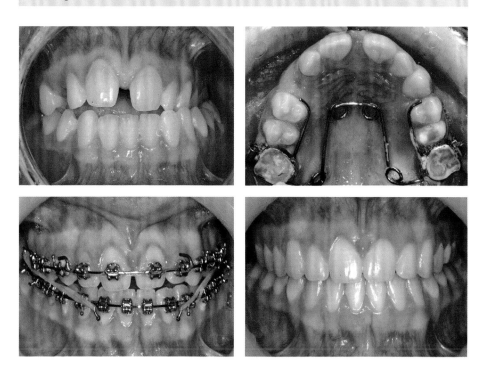

图 11.43　上颌四眼簧扩弓纠正后牙反𬌗

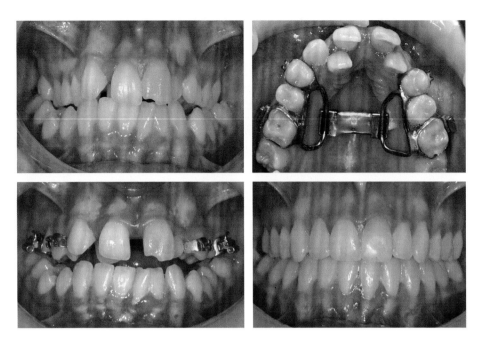

图 11.44　上颌快速扩弓纠正双侧后牙反𬌗

　　大程度的复发,大部分骨性扩弓都会复发。但是使用这种技术仍可以实现高达 10mm 的扩弓。成人患者由于上颌骨腭中缝已经闭合,在不手术的情况下更难实现骨性扩弓。

- 使用固定矫治器配合不锈钢丝扩弓主要产生牙性扩弓,不锈钢方丝可以预防扩弓中牙齿的颊倾并维持后牙转矩。此外还可以使用 0.9mm 的不锈钢圆丝辅弓,末端置于磨牙口外弓管中来进行扩弓(图 11.45)。上颌牙齿腭侧与下颌牙齿颊侧的交互牵引同样有效(图 11.46),除了水平向分力,交互牵引还会产生垂直分力,因此在不允许磨牙伸长的患者中应禁止使用交互牵引。一些自锁托槽的制造商声称其产品有扩弓效果,但是托槽类型似乎对扩弓几乎没有影响,更多地受到治疗初弓形、拥挤程度和弓丝的影响(图 11.47)。

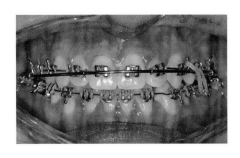

图 11.45　颊侧扩弓辅弓

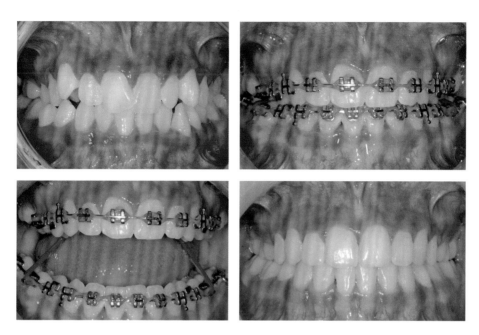

图 11.46　治疗末期交互牵引协调上下牙弓

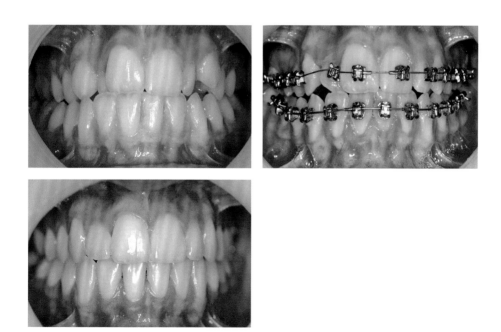

图 11.47　安氏Ⅲ类错𬌗伴上牙弓拥挤,单侧后牙反𬌗。应用 Damon 托槽系统矫治,上颌前磨牙区扩弓纠正反𬌗

无论采用何种类型的扩弓装置,复发的可能都很高。通过在治疗结束时建立良好的后牙咬合接触可以减少复发,但通常需要长时间的保持。如果使用压膜保持器应在腭侧配合加强丝来巩固治疗效果。

后牙跨殆

局部后牙跨殆时有发生,特别是当拥挤导致上颌前磨牙颊侧移位时。完全后牙跨殆较少见,多数与潜在的骨性Ⅱ类关系有关。对于儿童患者,可以使用功能性矫治器来治疗(图 11.48);对于成年患者,可以在固定矫治器上使用较宽的下颌弓丝同时配合交互牵引。然而,下颌牙弓的正畸扩弓效果十分有限。如果存在骨性Ⅱ类关系,下颌前徙手术治疗可能有助于纠正后牙跨殆。或者通过牵张成骨技术,在下颌中线处扩宽下牙弓(图 11.49)。

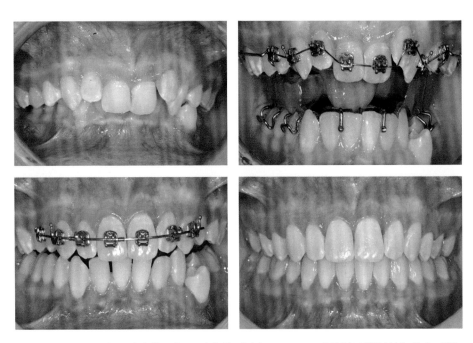

图 11.48　安氏Ⅱ类 2 分类伴双侧后牙跨殆,应用 twin-block 功能矫治器调整矢状向不调,同时辅助纠正跨殆

成人正畸

越来越多的成年人正在接受正畸治疗,这是一个全球趋势。在过去的几十年里,英国的成人牙齿健康状况有了显著改善,牙齿的保留时间更长。伴随

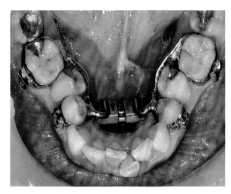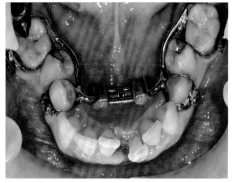

图 11.49　下颌牵张成骨后中线处间隙产生

着对个人外表的日益关注,人们开始意识到迷人微笑的重要性。由于媒体和互联网的使用越来越多,成年人越来越意识到通过正畸治疗可以提高个人形象,并且对固定矫治器的接受度越来越高。社会经济地位和个人财富的改善意味着人们有能力接受正畸治疗。

为什么成年人选择正畸治疗?

成年人多数是出于改善牙齿外观的愿望而进行正畸治疗。他们有的在儿童时期拒绝正畸治疗或者没有得到治疗的机会,有的可能已经接受过正畸治疗,但出现了复发或者对结果不满(图 11.50)。对于这些患者比较容易进行常规口腔正畸治疗,但是与在生长中的儿童或青少年相比治疗的范围更加有限。在儿童和青少年患者中,正畸医师应始终致力于矫正错𬌗畸形;在成人患者中,治疗应主要解决他们的主诉。治疗的范围可以从简单的上下牙列排齐,接受潜在的骨骼不调(图 11.51)到涉及正颌外科的多学科联合治疗。此外,成年人还可能出现其他与年龄有关的问题,在进行正畸治疗时必须考虑这些问题(专栏 11.3)。

有时候正畸治疗并不是成人患者的主要诉求,而是作为综合治疗计划的一部分:

* 为了利于修复治疗或牙周治疗的顺利进行。
* 正颌手术前为了利于手术的顺利进行与术后建立稳定的功能咬合。
* 非手术治疗阻塞性睡眠呼吸暂停综合征使用口内导下颌向前矫治器。

有关成人正畸治疗的人数统计数据资料较有限,特别是不涉及正颌外科手术的治疗。然而,在英国有一些证据表明,那些仅接受正畸治疗的成年人:

* 大多数患者低于 40 岁。

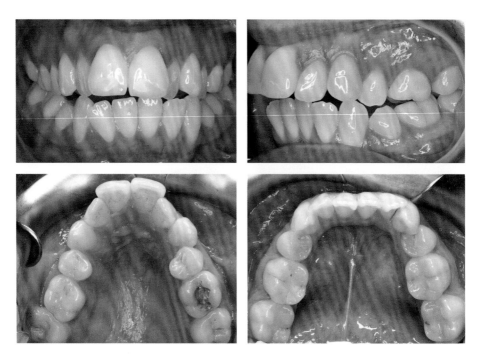

图 11.50 该患者自觉牙齿不美观,儿童时期曾接受过正畸治疗,拔除第一前磨牙纠正安氏Ⅱ类 1 分类错𬌗,但不幸的是治疗后患者仍有深覆盖,且上下牙列拥挤复发。二次治疗计划为固定矫治,双颌手术纠正潜在的颌骨不调,获得良好的Ⅰ类咬合关系

- 大多数(高达 70%)患者为女性患者。
- 多数伴有牙齿缺失。

修复治疗的辅助正畸治疗

成年人通常会出现牙列缺损,由于龋齿、牙周疾病或创伤而恒牙早失。此外,由于牙齿漂移、倾斜、扭转或过度萌出可导致剩余牙位置改变(图 11.52)。牙齿缺失和相邻牙齿位置的改变会明显影响患者美观,同时也可能造成咬合不稳定性和功能性问题,并导致:

- 牙齿过度磨耗。
- 咬合创伤造成的牙髓活力丧失与牙周损伤。
- 颞下颌关节紊乱。

对于牙齿缺失的成人患者综合性治疗时,可能需要在以下情况时接受正畸治疗作为多学科联合治疗的一部分:

- 关闭缺牙间隙恢复美观,同时免于接受修复治疗。
- 直立牙齿以消除𬌗干扰或为邻牙修复提供空间(图 11.53)。

专栏 11.3　成人正畸相关的特殊问题

成人患者的许多特点使得其正畸治疗更具挑战性,并且在制订计划和开始治疗时需要考虑这些因素(Nattrass & Sandy,1995)。

生长

成人患者已经停止生长发育,因此与生长发育期儿童患者相比治疗的适应证范围较小。

- 无法发生生长改型:颌骨异常只能接受或者通过手术纠正。
- 由于髁突垂直向生长停止,深覆𬌗的纠正更具有挑战性。为了避免垂直向距离增加需要压低前牙,而压低牙齿是比较困难的。
- 由于腭中缝已完全闭合,上颌骨性扩弓只能通过手术实现。

牙周组织

随着年龄增长,牙周病的发病率增高,牙周组织附着丧失逐渐加重。在开始正畸治疗之前,应对成年患者的牙周状况进行完整的临床和影像学评估(Johal & Ide,1999)。附着丧失并不是口腔正畸的禁忌证,但在佩戴矫治器之前,需要治疗活动性牙周病并等待牙周情况稳定(见表11.7)。必要时应接受专业的龈上下洁治,良好地控制牙菌斑并在整个治疗过程中保持这种标准。附着丧失和骨支持减少的牙齿对正畸力的反应也不同:

- 阻抗中心向根尖方向移动(图 5.6),相比于整体移动,牙齿更容易发生倾斜移动。
- 支抗强度减小。

随着年龄增长,牙周组织内血管形成和胶原蛋白代谢逐渐下降,骨量总体减少。成人患者治疗初牙齿移动较慢,应使用轻力以避免牙根吸收。

修复

成人患者通常牙列修复情况较复杂,这使得正畸拔牙的选择复杂化并且需要将托槽粘到陶瓷或合金上。根管治疗后的牙齿只要无症状且治疗完善,可以进行正畸牙齿移动(Drysdale et al,1996)。

美观

虽然成年患者会接受固定的正畸矫治器,但他们经常要求使用美观的透明托槽,这常会造成对𬌗牙齿磨损,去除托槽时的牙釉质损伤,并增加矫治中的摩擦力。此外也可以使用舌侧矫治器或透明的隐形矫治器。

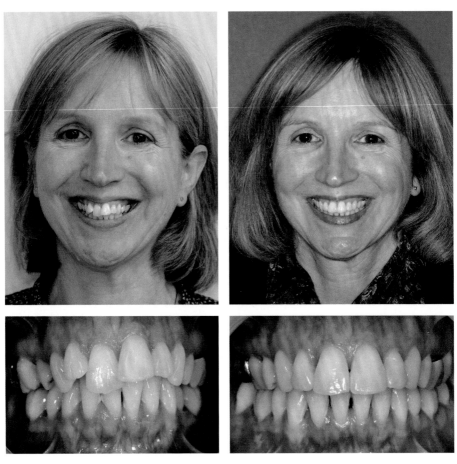

图 11.51 安氏Ⅱ类 1 分类成人患者,骨性Ⅱ类,第一次正畸治疗时拔除 4 颗第一前磨牙。患者仅想解决切牙的拥挤不齐,因此二次正畸排齐切牙,维持现有覆盖,终生保持

- 压低过度萌出的牙齿以消除
  𬌗干扰或者为对𬌗牙修复提
  供间隙。
- 伸长牙齿以增加牙冠高度便
  于冠修复。
- 简单排齐牙列消除𬌗干扰或
  者便于冠修复(图 11.54)。

在多数情况下,这种辅助正畸治
疗不会要求达到最佳的全口牙齿咬
合关系;相反,它仅限于移动修复治
疗计划所需的特定牙齿。

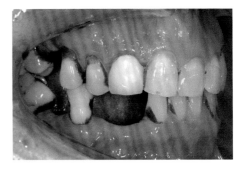

图 11.52 拔牙后出现牙齿漂移、倾斜与伸长

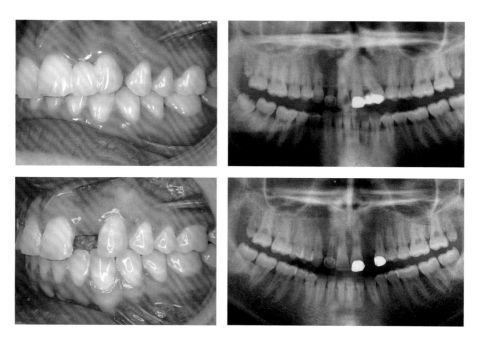

图 11.53 一例 22 牙先天缺失的成年患者对修复体美观不满意。全口曲面体层片可见 23 牙牙根近中倾斜无法进行种植修复,正畸治疗直立 23 牙牙根,以利于种植治疗顺利开展

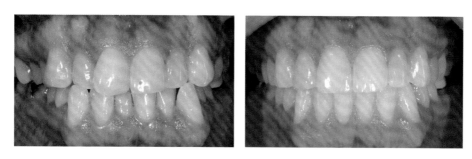

图 11.54 正畸治疗纠正个别牙反𬌗以利于前牙修复治疗。患者还进行了牙齿美白治疗

短期正畸治疗

过去几年中,短期口腔正畸被大量推广和广告宣传,这种治疗只局限于前牙排齐而忽视其他的咬合异常,可以通过隐形矫治器、活动矫治器或者固定矫治器来完成。InmanAligner® 为一种活动矫治器,带有镍钛弹簧激活的唇弓和舌弓。固定矫治器如 Six MonthSmile® 提供放置于托盘中可以间接粘接的托槽以及镍钛弓丝。这些技术主要面向全科牙医,作为改善患者微笑美学的一种方式,而无须使用昂贵且具有破坏性的修复治疗如贴面和全冠(Maini,

2013）。这些技术的病例选择很重要，它主要适用于轻度前牙拥挤。除了非常轻微的牙列拥挤之外，任何上颌牙弓拥挤排齐都会增加前牙覆盖，并且治疗后需要患者长期保持。虽然这种技术在临床中有一席之地（见图 11.51），但重要的是让患者了解他们可接受的所有治疗方案并自行选择。否则，他们可能对最终的治疗结果不满意（Chate，2013）。

牙周治疗的辅助正畸治疗

牙周病继发的附着丧失可能引起牙齿漂移，特别是上前牙唇倾度显著增加导致前牙覆盖增加、散在间隙以及临床牙冠延长（图 11.55）。正畸治疗可以内收压低漂移的上前牙，同时关闭前牙散隙，但通常需要终生保持以维持新的牙齿位置。通过轻力实施牙齿压入治疗还可以降低临床牙冠高度并改善附着水平（Melsen，2001）。对牙周病患者开始任何正畸治疗的先决条件都是牙周情况稳定（表 11.7）。

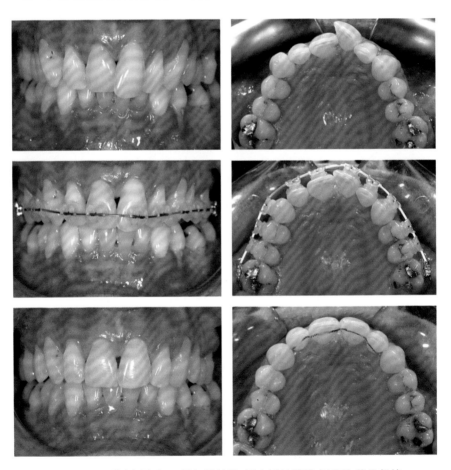

图 11.55　牙周病导致 21 牙扭转伸长，固定矫治器排齐牙列，终生保持

表 11.7 活动性牙周病患者正畸治疗前提条件

• 吸烟者戒烟	• 出血与菌斑评分 <15%
• 牙周袋深度 4~6mm 者袋深减少 1mm	• 清洁牙齿与义齿
• 牙周袋深度 >6mm 者袋深减少 2mm	• 没有牙根龋坏

阻塞性睡眠呼吸暂停

阻塞性睡眠呼吸暂停（obstructive sleep apnoea，OSA）是一种复杂的疾病，其特征为在睡眠期间正常呼吸的周期性停止（呼吸暂停）或中断（呼吸不足），继发于上呼吸道塌陷（Magliocca & Helman，2005）。OSA 影响约 2% 的成年人群，不同于简单的打鼾，其夜间和白天均有临床特征（表 11.8）。重要的是未经治疗的 OSA 会对全身健康产生影响，已经明确的长期并发症包括高血压、心律失常、脑卒中、心绞痛和抑郁症。明确诊断需要在专科医院相关科室进行过夜睡眠研究或多导睡眠监测。

表 11.8 阻塞性睡眠呼吸暂停的体征与症状

夜间	流涎
	口干症
	睡眠不安
	呼吸暂停
	窒息或喘气
白天	过度困倦
	晨起头痛
	注意力减弱
	抑郁
	性欲减低
	易怒

摘自 Magliocca & Hellman（2005）

轻度—中度 OSA 的医疗管理包括不同程度的干预以提高呼吸道畅通：

- 消除已知会加重 OSA 的因素（鼓励侧卧睡眠而不是仰卧位睡眠，戒酒和减肥）。
- 通过夜间佩戴鼻腔或口腔面罩施加正压空气来维持上呼吸道通畅（图 11.56）。
- 夜间佩戴导下颌向前𬌗板以增加咽部气道宽度。

在更严重的 OSA 病例中，可能需要手术干预以扩大咽后部空间并维持气

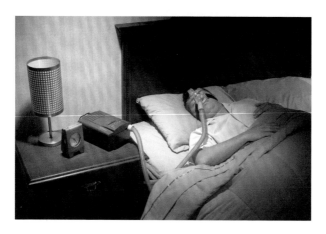

图 11.56　持续性气道正压通气机

道的长期稳定性。

导下颌向前𬌗板

研究已证明持续气道正压通气可以有效治疗 OSA,但由于夜间必须在面部佩戴笨重的矫治器,因此患者往往依从性较差。导下颌向前𬌗板提供了一种可行的替代方案,导下颌向前𬌗板仅需夜间佩戴,通过改变下颌骨和舌体位置来增加咽部通气(Johal & Battagel,2001)。这些矫治器尽管有一些副作用如唾液分泌过度或口腔干燥,面部肌肉组织和颞下颌关节不适,咬合改变以及偶尔恶化 OSA 相关症状,但可以有效减少打鼾并改善 OSA 的症状(Hoekema et al,2004)。

有多种导下颌向前𬌗板可以用来治疗 OSA(图 11.57),大致可以分类为:

- Monobloc 矫治器,由一个部件组成,将下颌骨刚性地固定在前部位置。
- Bibloc 矫治器由两个相互连接的组件组成,可以使下颌骨适应性向前调整。

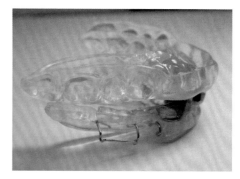

图 11.57　导下颌向前𬌗板

复发与保持

在主动正畸治疗结束之后,大多数患者将需要一段时间的保持。这同样也是一个治疗阶段,旨在稳定和维持所实现的正畸矫正效果,允许咬合进一步紧密并防止或将复发最小化。

复发

复发是指主动正畸治疗后错𬌗畸形的部分或者全部恢复。许多纵向研究表明在正畸治疗后拥挤,尤其是下切牙的拥挤会重新出现(•Little et al,1981,1988)。这几乎存在于所有追踪病例中,可以在治疗后多年发生,具有很大程度的个体差异。相比拔除前磨牙的正畸治疗,下牙弓非拔牙矫治后更易出现下前牙拥挤复发(•Little et al,1990)。治疗后特别容易复发的其他错𬌗包括扭转和散隙。总体而言,许多因素可能会导致正畸复发。

牙周与牙龈组织

正畸牙齿移动之后,牙周韧带和牙龈组织重塑到牙齿的新位置。牙周膜中的胶原纤维需要 3~4 个月完成重塑,而牙龈组织中的胶原纤维需要更长时间,大约 6 个月。牙槽嵴上纤维重塑需要最长的时间,约 1 年。这对于扭转牙的保持具有重要意义,这种缓慢的重塑与扭转牙的极高复发率有关。这些牙齿的保持可以通过嵴上纤维环切术来加强,这是一种涉及切除嵴上纤维的外科手术。扭转牙纠正后在局部麻醉下进行该手术。将手术刀片插入龈沟中,切断嵴上纤维与越隔纤维。该式可以减少上颌切牙区扭转牙的复发而不会损伤牙周附着(Edwards,1988)。需要注意的是,这种手术应避免在牙龈附着较窄或牙槽骨板较薄的牙齿唇侧正中进行,特别是下前牙。另一种技术是简单地分割牙龈乳头。此外,建议在治疗早期对扭转牙进行过矫正,并在拆除矫治器之前将牙齿保持在新位置一段时间,可以允许一定程度的复发。

软组织

在很大程度上,软组织限定了正畸牙齿移动的范围。牙齿位置的任何变化都会将它们移出软组织平衡区域并增加复发的机会。由于该原因,弓形特别是下牙弓形,不宜有大的变化。治疗过程中的扩弓,特别是尖牙区扩弓将很容易复发。类似地,下切牙的大范围唇舌向移动也极易复发。

垂直方向上,下唇位置对于深覆盖纠正后的稳定性非常重要。如果在治疗后唇闭合正常并且下唇位于上切牙外,则稳定性更高。这在一定程度上取决于软组织的生长,软组织在青春期前垂直向生长多于骨骼,这使得唇闭合能力提高,尤其是唇部软组织生长较晚且比女孩更人的男孩(Nanda,1990)。

原发性吐舌习惯主要是神经系统起源,导致舌头位置靠前同时吞咽时施加过大的力。虽然这种现象是存在的,但是非常罕见,并且大多数异常的舌活动都是适应性的。为了在吞咽前咬合时产生口腔前部密封,舌体总是向前移动以关闭上下前牙间间隙。如果前牙开𬌗已纠正且舌体活动恢复正常,治疗结果将是稳定的。然而,如果仍存在异常吐舌习惯,则没有任何治疗可以保证结果的稳定性,因为主要的病因仍然存在(见图1.7)。

咬合

拥有良好咬合的牙齿通常是稳定的,前牙反𬌗纠正为正常覆𬌗不需要保持。人们普遍认为,良好尖窝关系的安氏Ⅰ类咬合有助于维持治疗结束后的稳定,并且有相关的证据(Kahl-Nieke et al,1995),对于浅覆𬌗和后牙区牙弓拥挤来说,这当然是正确的,但几乎没有证据表明它可以防止切牙拥挤的复发或再现。咬合力有向前的分力,并且被认为是下切牙拥挤的原因(Southard et al,1990);然而咬合力的持续时间较短,不太可能造成切牙拥挤。

生长

面部生长贯穿于人的一生,通常与青春期生长的方向相同但程度要小得多(•Behrents,1985)。面部生长不是线性的而是旋转的,尤其是下颌生长。这样可以使源于软组织或咬合的力作用于牙齿,维持咬合的位置。当下切牙直立补偿了下颌骨生长时,这种特点在后期出现的下切牙拥挤表现尤为明显,其被认为是在正畸治疗和未治疗个体中出现晚期下切牙拥挤的主要因素。

在Ⅲ类错𬌗畸形中,下颌骨生长可导致早期矫正后反𬌗再次出现。这也是在青少年Ⅲ类病例制订计划前需要监测其生长的主要原因之一。

保持

正畸治疗的保持也是制订治疗计划的一部分,应让患者充分了解并选择治疗方案(见表11.2)。在主动正畸治疗开始前应考虑如何保持,需要考虑以下因素:
- 初始错𬌗的类型。
- 生长模式。
- 保持器的类型。
- 保持的时长。

治疗前错𬌗的类型

如果初始错𬌗畸形较为严重,则治疗后的少量复发是可接受的,因为整体的美观提高明显。然而,如果患者仅有轻度咬合不良,则任何复发可能都是不可接受的,治疗轻度前牙拥挤时尤其如此。提高下前牙矫治后的稳定性有许多方法,其中一种方法是邻面去釉,去除少量牙釉质会在牙齿之间产生更宽、更平坦的接触点,理论上可以减少复发拥挤的可能性(Boese,1980a,b)。尽管可以采取这些方法来预防复发,但所有患者在开始治疗前都需要了解复发的可能性以及长期甚至终生保持的必要性。

生长模式

在治疗之后,初始生长模式将继续生长并且终生或多或少地持续生长,矢状向和垂直向生长都是如此。如果存在不利的下颌骨生长型则安氏Ⅲ类切牙关系可能复发,前牙开𬌗也可能随着持续的垂直向生长而再次出现。因此保持应该是骨骼矫形的一部分,如果在治疗时使用功能性矫治器或头帽来控制生长,理想情况下应持续使用到保持阶段,至少维持至青春期生长完成。这当然是符合科学理论的,也为反对在存在骨骼差异的情况下过早开始治疗的观点提供了良好的论据。

保持器的类型

保持器是用于在正畸治疗后保持牙齿位置的矫治器,分为活动保持器与固定保持器。

活动保持器

活动保持器可以由患者自行摘戴,因此依赖于患者良好的依从性。此类矫治器通常易于维护并且不会影响口腔卫生,但和所有活动矫治器一样,会影响发音。尽管有许多不同类型的保持器,但主要类型包括:

- Hawley 保持器简单、坚固且具有良好的保持效果,包括第一磨牙上的箭头卡和前牙唇弓。唇弓可以弯制(在前牙周围)或使用丙烯酸酯(具有丙烯酸面),以增强前牙的保持和扭转的控制(图 11.58)。Hawley 保持器可以允许一定的咬合调整,在第一前磨牙拔除情况下,唇弓可以直接焊接到第一磨牙卡环上从而避免了钢丝越过拔处使得拔牙间隙复发,此外还可以配合前牙平导防止深覆𬌗复发。

- Begg 保持器的唇弓延伸并围绕末端磨牙远中(见图 11.58)。由于没有弓丝越过𬌗面,可以允许咬合调整。这类保持器效果不如 Hawley 保持器,并且唇弓更容易变形。

- Spring 或 Barrer 矫治器在唇舌侧都有结合丙烯酸的唇弓(见图 11.58)。最初的保持器只延伸到尖牙;但是,由于吞咽与误吸的风险,演变成了包括第一磨牙卡环的保持器。如果技工在工作模型上重新排列扭转切牙,这类保持器可用于重新排齐轻微的下切牙复发。

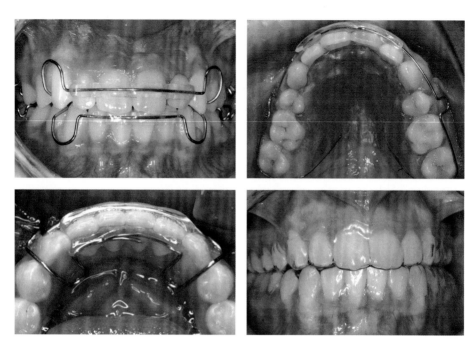

图 11.58　Hawley 保持器同时修复 22 牙(左上),Begg 保持器(右上),Barrer矫治器(左下),真空压膜保持器(右下)

- 真空成型的压膜保持器是透明的热塑性保持器(见图 11.58)。它们通过加热一片透明塑料来构造,然后使用真空将其吸附到牙科模型上。与 Hawley 型保持器相比,此类保持器更美观,对切牙的控制更精准(Rowland et al,2007),但硬度不够。压膜保持器可以从尖牙延伸至尖牙或延伸至第二磨牙,在这种情况下,它们不允许在治疗后任何咬合自行调整。对于上颌扩弓病例,压膜保持器应配合腭弓使用。压膜保持器也用于主动牙齿移动,将牙齿在工作模型上进行排牙,随后制作压膜保持器,如果有牙齿移动的空间,压膜矫治器可以达到纠正轻微牙列不齐的效果。佩戴压膜保持器时不应进食或饮水,因为其内可能残余液体或食物残渣,增加了牙齿龋坏与脱钙的风险。仅每晚佩戴与最初的全天佩戴一样有效,这也是患者喜欢此类矫治器的原因。

固定保持器

固定保持器通常由粘接到牙齿上的弓丝组成,患者不能自行将其移除。当需要长期或永久保持时多使用固定保持器,特别是下切牙的保持,通常从一侧尖牙延伸到另一侧尖牙。固定保持器也可用于上切牙以防止中切牙间隙复发,但在该区域的保持可能会出现更高的失败率,尤其是覆盖较大时。早期的设计是用普通弓丝结合金属薄片制成,两端的金属薄片与尖牙粘接。这种设计非常有利于保持下颌尖牙间宽度,但在预防切牙扭转复发方面效果较差。后来的固定保持器为麻花丝粘合到牙齿的舌面(Zachrisson,1977)。最新推荐使用镀金金属丝(图 11.59),它有良好的耐受性,允许牙齿的一些生理性移动,不损害美观并且可以有效地保持矫治结果。这类保持器不会干扰发音,并且与活动保持器相比不依赖患者的依从性。尽管牙结石可能在固定保持器周围积聚,特别是在下切牙区域,但固定保持器对牙周健康似乎也无长期影响。粘接固定保持器较依赖于医师的技术,应同时向患者提供备用的活动保持器以防止固定矫治器脱落。

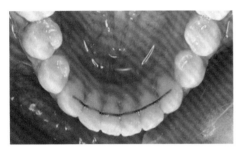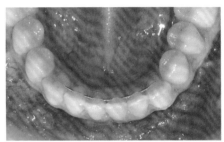

图 11.59　下颌粘接固定保持器(左侧为麻花丝弯制,右侧镀金金属丝弯制)

保持时长

正畸治疗后所需的保持时间是不同的(见证据在哪里 3?)。然而,终生保持是维持牙齿位置稳定性的唯一方法。

不保持

这是一种例外,仅适用于咬合将进一步调整或者没有进行主动治疗的病例:
- 前牙反𬌗,治疗后覆𬌗覆盖佳。
- 拔牙后牙列自发排齐,无主动治疗。

中期保持

中期保持通常是指允许软组织和牙周韧带重组,以及完成青少年生长和牙齿发育的时长,包括第三磨牙的萌出。这意味着保持到青春晚期或 20 岁出头,通常大多数常规病例都保持至该阶段。大多数保持器佩戴原则较为随意,并且没有证据表明全天佩戴保持器与夜间配戴保持器存在巨大差异。一段时间的全天佩戴可能使患者忘记佩戴保持器的可能性较小,但是当不考虑依从性时,可以从主动治疗结束后开始夜间佩戴保持器。

终生保持

在主动治疗后防止牙齿发生任何变化的唯一方法是长期甚至永久保持。某些咬合特征在矫正后非常容易复发,其中包括:

- 严重的扭转。
- 中切牙间间隙与前牙散隙。
- 伴有骨丧失牙周损伤的牙齿。

在某些情况下作为治疗计划的一部分,牙齿会移动到容易复发的区域:

- 下前牙唇展。
- 尖牙区扩弓。
- 腭侧异位的上颌侧切牙排齐后未建立良好的覆𬌗。
- 伸长切牙以纠正开𬌗。
- 伴有唇闭合不全的深覆盖的纠正。

在这种情况下,通常需要终生保持以维持牙齿的位置,此时常使用固定保持器。重要的是要在患者开始治疗之前与患者进行沟通,使患者充分了解治疗方案并同意治疗。

证据在哪里 3? 长期保持的管理

在为患者佩戴保持器时,通常已经经过了至少 18 个月的正畸治疗,他们会问的第一个问题是"我需要戴多长时间的保持器?"诚实的答案是只要他们想要完美地保持他们的牙齿就尽量保持更长时间。并非所有患者都会出现拥挤复发,特别是在下切牙区,但从现有证据来看,我们无法预测哪些患者不会复发。许多患者对治疗有很高的期望,甚至牙齿排列的一些轻微变化也无法接受,因此对于担心拆除矫治器后会发生任何变化的患者,建议长期保持。不幸的是,目前缺乏实施这一保持方案的最佳证据(Littlewood et al,2006)。

首先要决定的是使用活动保持器还是固定保持器(Atack et al,2007),即使使用固定保持器,下前牙区也会出现一些拥挤复发。固定保持器也比较容易损坏,而患者往往在下切牙发生移位时才发现保持器断裂。尽管没有证据表明固定保持器会引起牙周问题,但在一些患者中也可能导致口腔卫生问题(Booth et al,2008)。如果患者依从性良好,活动保持器可以有效保持治疗结果,真空压膜保持器比 Hawley 保持器可以更有效地维持下前牙排齐(Rowland et al,2007),并且不需全天戴用仍然有效(Gill et al,2007),但是患者依从性是不可预测的因素。与 Hawley 保持器相比,患者更可能长期佩戴透明的真空压膜保持器(Mollov et al,2010)。这解释了为什么真空压膜保持器被更频繁地用于长期保持(Pratt et al,2012)。通过医师与患者共同协作而选择了长期保持,将产生积极的效果,它使患者意识到佩戴保持器的责任,并乐于维持较长的保持时间(Mollov et al,2010),也可以让患者的全科医师观察保持效果并根据需要提供新的保持器。

(牛茜楠 译,刘佳 审)

进一步阅读

Mclaughlin, R.P., Bennett, J.C., Trevisi, H.J., 2001. Systemised Orthodontic Treatment Mechanics. Mosby, St Louis.

Melrose, C., Millett, D.T., 1998. Towards a perspective on orthodontic retention? Am. J. Orthod. Dentofacial Orthop. 113, 507–514.

Proffit, W.R., Fields, H.W., Sarver, D.M., 2007. Contemporary Orthodontics, fourth ed. Mosby-Elsevier, St Louis.

参考文献

Atherton, G.J., Glenny, A.M., O'Brien, K., 2002. Development and use of a taxonomy to carry out a systematic review of the literature on methods described to effect distal movement of maxillary molars. J. Orthod. 29, 211–216, discussion 195–196.

Atack, N., Harradine, N., Sandy, J.R., et al., 2007. Which way forward? Fixed or removable lower retainers. Angle Orthod. 77, 954–959.

Armbruster, P.C., Gardiner, D.M., Whitley, J.B. Jr., Flerra, J., 2005. The congenitally missing lateral incisor. Part 1: esthetic judgement of treatment options. World J. Orthod. 6, 369–375.

•Behrents, R.G., 1985. The biological basis for understanding craniofacial growth during adulthood. Prog. Clin. Biol. Res. 187, 307–319. *An important piece of work in which patients from the Bolton growth study were recalled over 40 years after the original study. This showed that facial growth continues in adulthood particularly vertically. There was also elongation of the nose, flattening of the lips and thickening of the soft tissues at the chin.*

••Benson, P.E., Tinsley, D., O'Dwyer, J.J., et al., 2007. Midpalatal implants versus headgear for orthodontic anchorage – a randomized clinical trial: cephalometric results. Am. J. Orthod. Dentofacial Orthop. 132, 606–615. *RCT comparing use of headgear and midpalatal oseointegrated implants for anchorage support. Anchorage loss was measured cephalometrically to the mesial point of the maxillary first molars. While there was greater mesial movement of the first molar with the headgear group this was not significant, showing midpalatal implants provide excellent anchorage support. However, problems were encountered in some patients when removing them.*

Bergstrom, K., Jensen, R., Martensson, B., 1973. The effect of superior labial frenectomy in cases with midline diastema. Am. J. Orthod. 63, 633–638.

Beyer, A., Tausche, E., Boening, K., et al., 2007. Orthodontic space opening in patients with congenitally missing lateral incisors. Angle Orthod. 77, 404–409.

•Brennan, M.M., Gianelly, A.A., 2000. The use of the lingual arch in the mixed dentition to resolve incisor crowding. Am. J. Orthod. Dentofacial Orthop. 117, 81–85. *A prospective cohort study in which passive lower lingual arches were placed in 107 patients in the mixed dentition. This maintained on average 4.44 mm of the leeway space, providing adequate space for relief of crowding in 60% of the children.*

Boese, L.R., 1980a. Fiberotomy and reproximation without lower retention 9 years in retrospect: part II. Angle Orthod. 50, 169–178.

Boese, L.R., 1980b. Fiberotomy and reproximation without lower retention, nine years in retrospect: part I. Angle Orthod. 50, 88–97.

Booth, F.A., Edelman, J.M., Proffit, W.R., 2008. Twenty-year follow-up of patients with permanently bonded mandibular canine-to-canine retainer. Am. J. Orthod. Dentofacial Orthop. 133, 70–76.

Chaconas, S.J., de Alba, J.A., 1977. Orthopedic and orthodontic applications of the quad-helix appliance. Am. J. Orthod. 72, 422–428.

Chate, R., 2013. Truth or consequences: the potential implications of short-term cosmetic orthodontics for general dental practitioners. Br. Dent. J. 215, 551–553.

da Costa Grec, R.H., Janson, G., Branco, N.C., et al., 2013. Intraoral distalizer effects with conventional and skeletal anchorage: a meta analysis. Am. J. Orthod. Dentofacial Orthop. 143, 602–615.

•Dahl, B.L., Krogstad, O., Karlsen, K., 1975. An alternative treatment of cases with advanced localised attrition. J. Oral Rehabil. 2, 209–214. **The first description of the Dahl concept, which challenged the idea that increases in the vertical dimension cannot be tolerated and which ultimately revolutionized some aspects of restorative dentistry.**

Drysdale, C., Gibbs, S.L., Ford, T.R., 1996. Orthodontic management of root-filled teeth. Br. J. Orthod. 23, 255–260.

Edwards, J.G., 1977. A clinical study: the diastema, the frenum, the frenectomy. Oral Health 67, 51–62.

Edwards, J.G., 1988. A long-term prospective evaluation of the circumferential supracrestal fiberotomy in alleviating orthodontic relapse. Am. J. Orthod. Dentofacial Orthop. 93, 380–387.

Fleming, P.S., Lee, R.T., Mcdonald, T., et al., 2014. The timing of significant arch dimensional changes with fixed orthodontic appliances: data from a multicenter randomized controlled trial. J. Dent. 42, 1–6.

Gill, D.S., Naini, F.B., Jones, A., et al., 2007. Part-time versus full-time wear following fixed appliance therapy: a randomised prospective controlled trial. World J. Orthod. 8, 300–306.

Guyer, E.C., Ellis, E.E. 3rd, McNamara, J.A., et al., 1986. Components of class III malocclusion in juveniles and adolescents. Angle Orthod. 56, 7–30.

Hoekema, A., Stegenga, B., de Bont, L.G., 2004. Efficacy and co-morbidity of oral appliances in the treatment of obstructive sleep apnea-hypopnea: a systematic review. Crit. Rev. Oral Biol. Med. 15, 137–155.

Houston, W.J., 1989. Incisor edge-centroid relationships and overbite depth. Eur. J. Orthod. 11, 139–143.

••Jambi, S.I., Thiruvenkatachari, B., O'Brien, K.D., et al., 2013. Orthodontic treatment for distalizing upper first molars in children and adolescents. Cochrane Database Syst. Rev. (10), CD008375. **Cochrane systematic review investigating molar distalization with headgear and intraoral appliances. Ten studies were included, encompassing 354 participants and a meta-analysis was undertaken. This showed that intraoral appliances produced greater molar distalization compared to headgear, but with greater anchorage loss. However, none of the intraoral appliances included skeletal anchorage, which has been shown to counter anchorage loss as well as produce greater distalization.**

••Jambi, S., Walsh, T., Sandler, P.J., et al., 2014. Reinforcement of anchorage during orthodontic brace treatment with implants or other surgical methods. Cochrane Database Syst. Rev. (8), CD005098. **Cochrane review of what the authors term 'surgical anchorage' (implants, screws and plates) compared to conventional forms of anchorage, including headgear. Meta-analysis was carried out on seven studies, which provided strong evidence that surgical anchorage is more effective.**

Jemt, T., Ahleberg, G., Hwnriksson, K., et al., 2006. Changes of anterior clinical crown height in patients provided with single-implant restorations after more than 15 years of follow. Int J Prosthodont 19, 113–119.

Johal, A., Battagel, J.M., 2001. Current principles in the management of obstructive sleep apnoea with mandibular advancement appliances. Br. Dent. J. 190, 532–536.

Johal, A., Ide, M., 1999. Orthodontics in the adult patient, with special reference to the periodontally compromised patient. Dent. Update 26, 101–104, 106–108.

Johal, A., Katsaros, C., Kuijpers-Jagtman, A.M., 2012. State of the science on controversial topics: missing lateral incisors – a report of the Angle Society of Europe 2012 meeting. Prog. Orthod. 14, 20.

Kahl-Nieke, B., Fischbach, H., Schwarze, C.W., 1995. Post-retention crowding and incisor irregularity: a long-term follow-up evaluation of stability and relapse. Br. J. Orthod. 22, 249–257.

Kim, Y.H., 1987. Anterior openbite and its treatment with multiloop edgewise archwire. Angle Orthod. 57, 290–321.

•Little, R.M., Riedel, R.A., Artun, J., 1988. An evaluation of changes in mandibular anterior alignment from 10 to 20 years postretention. Am. J. Orthod. Dentofacial Orthop. 93, 423–428. **Part of a series of important retrospective studies carried out at the University of Washington in Seattle that investigated orthodontic stability many years following treatment. This study showed that even in premolar extraction cases, only 10% showed clinically acceptable alignment and there were no predictors of stability. The series of articles as a whole, highlighted the need for long-term orthodontic retention to maintain alignment of the lower labial segment.**

•Little, R.M., Riedel, R.A., Stein, A., 1990. Mandibular arch length increase during the mixed dentition: postretention evaluation of stability and relapse. Am. J. Orthod. Dentofacial Orthop. 97, 393–404. **A longitudinal study carried out for a minimum of 6 years post-retention that investigated** *alignment of the lower labial segment in cases that had undergone 'arch development' or expansion in the mixed dentition. Almost all of the cases showed a loss in arch length and a constriction of the lower arch, most notably across the intercanine width. This translated into almost 90% showing clinically unsatisfactory alignment, which clearly demonstrated that lower arch form cannot be changed to any great extent during treatment. Furthermore, out of the different treatment modalities that were investigated, the non-extraction group showed the greatest degree of lower incisor irregularity out of retention.*

Little, R.M., Wallen, T.R., Riedel, R.A., 1981. Stability and relapse of mandibular anterior alignment-first premolar extraction cases treated by traditional edgewise orthodontics. Am. J. Orthod. 80, 349–365.

Littlewood, S.J., Millett, D.T., Doubleday, B., Bearn, D.R., Worthington, H.V., 2006. Retention procedures for stabilising tooth position after treatment with orthodontic braces. Cochrane Database Syst. Rev. 25 (1), CD002283.

Ludwig, B., Zachrisson, B.U., Rosa, M., 2013. Non-compliance space closure in patients with missing laterals. J. Clin. Orthod. 47, 180–187.

Magliocca, K.R., Helman, J.I., 2005. Obstructive sleep apnea: diagnosis, medical management and dental implications. J. Am. Dent. Assoc. 136, 1121–1129, quiz 1166–1167.

Maini, A., 2013. Short-term cosmetic orthodontics for general dental practitioners. Br. Dent. J. 214, 83–84.

• McNamara, J.A., Behrents, R.G., 1981. Components of class II malocclusion in children 8–10 years of age. Angle Orthod. 51, 177–202. *An important cephalometric investigation using material from the Michigan growth study. The lateral cephalometric radiographs of 277 children were analysed. It was found that the commonest finding in class II malocclusions was mandibular retrognathia, while there was variation in the vertical dimensions, approximately half the sample exhibiting excessive vertical development.*

Melsen, B., 1975. Palatal growth studied on human autopsy material: a histologic mircoradigraphic study. Am. J. Orthod. 68, 42–54.

Melsen, B., 2001. Tissue reaction to orthodontic tooth movement – a new paradigm. Eur. J. Orthod. 23, 671–681.

Mollov, N.D., Lindauer, S.J., Best, A.M., Shroff, B., Tufekci, E., 2010. Patient attitudes toward retention and perceptions of treatment success. Angle Orthod. 80, 468–473.

Nanda, S.K., 1990. Growth patterns in subjects with long and short faces. Am. J. Orthod. Dentofacial Orthop. 98, 247–258.

Nattrass, C., Sandy, J.R., 1995. Adult orthodontics – a review. Br. J. Orthod. 22, 331–337.

Ng, J., Major, P.W., Heo, G., Flores-Mir, C., 2005. True incisor intrusion attained during orthodontic treatment: a systematic review and meta-analysis. Am. J. Orthod. Dentofacial Orthop. 128, 212–219.

Nordquist, G.G., McNeil, R.W., 1975. Orthodontic vs restorative treatment of congenitally absent lateral incisor-long-term periodontal and occlusal evaluation. J. Periodontol. 46, 139–143.

Ostler, M.S., Kokich, V.G., 1994. Alveolar ridge changes in patients congenitally missing mandibular second premolars. J. Prosthet. Dent. 71, 144–149.

Poyser, N.J., Porter, R.W., Briggs, P.F., et al., 2005. The Dahl concept: past, present and future. Br. Dent. J. 198, 669–676.

Pratt, M.C., Kluemper, G.T., et al., 2012. Evaluation of retention protocolas among members of the American Association of Orthodontists in the United States. Am. J. Orthod. Dentofacial Orthop. 140, 520–526.

Ramoglu, S.I., Sari, Z., 2010. Maxillary expansion in the mixed dentition: rapid or semi-rapid? Eur. J. Orthod. 32, 11–18.

Robertsson, S., Mohlin, B., 2000. The congenitally missing upper lateral incisor. A retrospective study of orthodontic space closure versus restorative treatment. Eur. J. Orthod. 22, 697–710.

Rosa, M., Zachrisson, B.U., 2010. The space-closure alternative for missing maxillary lateral incisors: an update. J. Clin. Orthod. 44, 540–549.

Rowland, H., Hichens, L., Williams, A., et al., 2007. The effectiveness of Hawley and vacuum-formed retainers: a single-center randomized controlled trial. Am. J. Orthod. Dentofacial Orthop. 132, 730–737.

Sandler, J., Benson, P.E., Doyle, P., et al., 2008. Palatal implants are a good alternative to headgear: a randomized trial. Am. J. Orthod. Dentofacial Orthop. 133, 51 57.

•• Sandler, J., Murray, A., Thiruvenkatachari, B., et al., 2014. A comparison of the effectiveness of three methods of anchorage reinforcement in the treatment of maximum anchorage in adolescent patients: A 3-arm multicentre randomized clinical trial. Am. J. Orthod. Dentofacial Orthop. 146, 10–20. *RCT comparing anchorage loss using either headgear, palatal arches or temporary anchorage devices (TADs; in this case mini screws placed buccally in the maxilla, mesial to the first molars). All the cases were deemed to require maximum anchorage and anchorage loss was measured by superimposition of three-dimensional models on stable landmarks in the anterior palate. All three methods were shown to be effective at providing anchorage support, but the TADs caused less problems, and along with the palatal arches, were more acceptable to the patient than headgear.*

Sfondrini, M.F., Cacciafesta, V., Sfondrini, G., 2002. Upper molar distalization: a critical analysis. Orthod. Craniofac. Res. 5, 114–126.

Shashua, D., Artun, J., 1999. Relapse after orthodontic correction of maxillary median diastema: a follow-up evaluation of consecutive cases. Angle Orthod. 69, 257–263.

Sheridan, J.J., 1985. Air-rotor stripping. J. Clin. Orthod. 19, 43–59.

Skeggs, R.M., Benson, P.E., Dyer, F., 2007. Reinforcement of anchorage during orthodontic brace treatment with implants or other surgical methods. Cochrane Database Syst. Rev. (3), CD005098.

Southard, T.E., Behrents, R.G., Tolley, E.A., 1990. The anterior component of occlusal force. Part 2. Relationship with dental malalignment. Am. J. Orthod. Dentofacial Orthop. 97, 41–44.

Stephens, C.D., 1989. The use of natural spontaneous tooth movement in the treatment of malocclusion. Dent. Update 16, 337–338, 340–342.

•Thilander, B., Odman, J., Lekholm, U., 2001. Orthodontic aspects of the use of oral implants in adolescents: a 10-year follow-up study. Eur. J. Orthod. 23, 715–731. *Longitudinal study following up 18 adolescent patients who had single unit implants replacing premolars, canines and upper incisors. It showed that if implants are placed before the end of growth, they will become infra-occluded relative to the adjacent teeth as these continue to erupt during late facial growth. In addition, labial bone loss will result in the implant being visible through the mucosa, which can compromise aesthetics.*

Zachrisson, B.U., 1977. Clinical experience with direct-bonded orthodontic retainers. Am. J. Orthod. 71, 440–448.

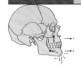

12 第十二章
正畸正颌手术

伴有严重的颌面部骨性不调的成人错殆畸形往往需要正畸和正颌手术联合治疗,重新定位颌骨位置。掩饰性治疗对多数正畸病例是可行的,但对存在一定程度骨性不调的患者来说治疗具有妥协性和限制性。成年人已经没有生长改良的可能,但是对于生长发育期的儿童或者青少年来说同样的错殆畸形可以尝试用功能矫治器治疗。但是,一些严重的骨性不调往往通过生长改良难以矫正,最终需要在生长停止时进行手术治疗。

常见的面部畸形

面部畸形的范围很广,用最简单的术语包括(图 12.1):
- 在安氏Ⅱ类和Ⅲ类病例中,由于上下颌骨的大小和位置变化导致的颌骨前后向不调。
- 垂直向不调指的是与上颌切牙过度萌出或萌出不足相关的深覆殆或开殆。
- 横向异常。
- 面部和颌骨不对称。

正颌手术是通过一系列的手术来纠正这些骨性畸形,实现对面部上下颌骨的重新定位(图 12.2)。这种手术不能影响颌骨固有的生长潜力,因此只能在生长停止时即成年人中开展。这对下颌生长过度的安氏Ⅲ类患者尤其重要,如果在生长发育停止前进行手术,那么在手术将下颌后退重新定位后,下颌会继续向前生长导致反覆盖的再次出现。

需要正颌手术的患者

如果成人上下颌骨位置关系相差悬殊,以致于掩饰性治疗不可能解决或可能严重损坏面部美观,那么患者最终会被建议接受正畸 - 正颌联合治疗。
- 患者就诊的关键动机往往是不满意面部美观,想获得正常的面部外观(Stirling et al, 2007)。

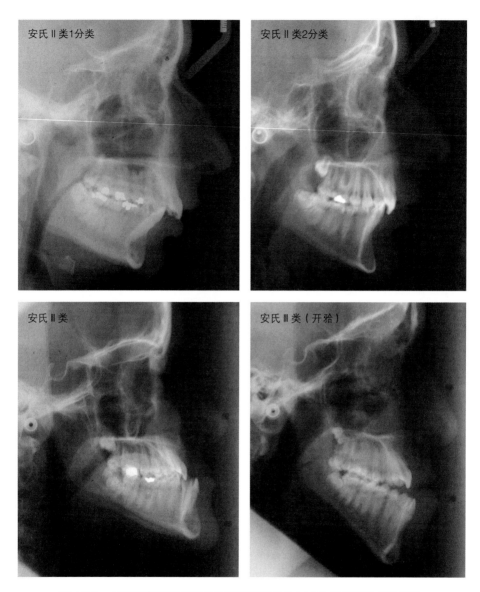

图 12.1 与面部高度异常有关的严重安氏Ⅱ类(上)和安氏Ⅲ类(下)错𬌗

- 另一些患者则是为了改善与错𬌗畸形相关的功能障碍,例如吃东西、说话。
- 其他人可能只是对他们的牙齿外观不满意。

对于以改善牙齿外观为主诉就诊的患者来说,当他们被告知不仅需要正畸治疗来矫正他们牙齿的位置,而且还需要做面部手术矫正颌骨不调时,他们通常表现得很震惊。在这种情况下,他们可能会拒绝手术治疗,如果通过正畸

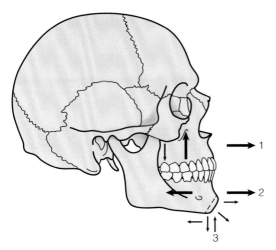

图 12.2　手术移动范围。(1) 上颌向前、向上、向下移动。(2) 下颌骨向前或向后移动。(3) 颏部向前、后、上、下移动

治疗仅仅排齐牙齿,那么患者和正畸医师都要接受潜在的骨骼异常。

　　少数患者可能会表现出对想象中的、相对较小或不存在的面部缺陷的严重关注:这是一种被称为体象障碍的疾病(Cunningham & Feinmann,1998)。对任何可能存在这种疾病症状的患者都应在开始综合治疗之前,由更专业的精神疾病医师进行必要的评估(专栏 12.1)。

专栏 12.1　体象障碍(body dysmorphic disorder)与正畸医师

　　体象障碍是一种心理状态,其特征是对想象中的或轻微的外表缺陷过于关注。这些个体经常寻求整容治疗,正畸和正颌手术都是最常见的治疗之一。事实上,高达 7.5% 的正畸人群可能患有体象障碍,而普通人群中的比例为 2.9%(•Hepburn & Cunningham,2006)。重要的是,这些个体很少对所做的任何治疗结果感到满意,因此在考虑正畸治疗之前,必须将怀疑可能患有体象障碍的患者转介给精神病学家进行明确诊断和治疗(Polo,2011)。体象障碍的主要诊断标准包括:①对想象中外表缺陷的关注;②过度关注轻微的生理异常;③这种过度关注对于社会、职业或其他职能领域产生有临床意义的痛苦和损害;④没有任何一种心理障碍能更好地解释这种过度专注。对这些个体的管理包括药物和行为治疗,结合正畸干预。

正颌功能治疗需求指数

　　在政府资助的医疗体系中,人们越来越多地使用各种指数来筛选那些需要优先治疗的个体。在英国,"正畸治疗需求指数"界定了应在国家卫生服务机构内治疗的牙颌畸形(Brook & Shaw,1989),但很难套用于需要正畸和

外科相结合的病例。在正畸治疗需求指数中缺乏一些联合治疗的功能指征参数,如上颌切牙在休息位时过度暴露,在美学中也没有考虑安氏Ⅱ类2分类或安氏Ⅲ类咬合关系。为了克服这些不足,政府机构设计并验证了矫形功能治疗需求指数,以帮助确定综合治疗病例的优先次序(Ireland et al,2014)(表12.1)。

表 12.1 正颌功能治疗需求指数

5. 非常需要治疗

5.1 唇腭裂及其他颅面畸形

5.2 深覆盖 >9mm

5.3 反覆盖 ≥3mm

5.4 开𬌗 ≥4mm

5.5 锁𬌗影响整个后牙段,有功能紊乱和/或咬合创伤的症状

5.6 睡眠呼吸暂停不适用于其他治疗,如下颌前移装置或连续气道正压通气(由睡眠研究确定)

5.7 由于创伤或病理因素导致的有咬合干扰的骨骼异常

4. 很需要治疗

4.2 深覆盖 ≥6mm 和 ≤9mm

4.3 反覆盖 ≥0mm 和 <3mm 有功能障碍

4.4 开𬌗 <4mm 有功能障碍

4.8 深覆𬌗伴随露龈明显或软组织外伤

4.9 休息位时上唇部牙龈暴露 ≥3mm

4.10 与咬合紊乱相关的面部不对称

3. 中等需要治疗

3.3 反覆盖 ≥0mm 和 <3mm 无功能障碍

3.4 开𬌗 <4mm 无功能障碍

3.9 休息位时上唇部牙龈暴露量 ≥3mm

3.10 面部不对称,无咬合紊乱

2. 轻度需要治疗

2.8 深覆𬌗但没有明显露龈或软组织损伤

2.9 休息位时上唇部牙龈暴露 <3mm,无明显牙龈/牙周问题

2.11 标记的咬合不正对咬合无影响

1. 不需要治疗

1.12 语言障碍

1.13 单纯治疗颞下颌关节功能障碍

1.14 以上未分类的咬合特征

综合治疗患者的评估

对于有明显骨性不调的成年人,记录病例和制订治疗计划与其他患者基本相同。最初的治疗目标是建立一个排列良好的安氏Ⅰ类咬合,同时具有协调的面部骨骼形态。手术矫正骨性不调与传统的正畸生长改良或掩饰性治疗之间的根本区别在于其改变的程度具有可预测性。外科医师可以实现长达1cm的下颌移动,固定矫治系统可以提供精确牙齿的定位,两者的联合意味着严重的牙颌错位可以得到非常精确的纠正。

对患者的评估应在联合会诊中进行,其中包括颌面外科医师和正畸医师。这个会诊需要详细的资料,包括研究模型、X线片、头影测量分析以及口腔内和面部照片。这些资料结合临床检查可对畸形进行详细评估,并就所需的外科手术方式制订初步计划。特别重要的是,患者要了解进行正颌外科手术的潜在风险和并发症。这次沟通应使他们有机会提出各种问题,并对这种治疗作出知情决定。

面部畸形的软组织头影测量分析

William Arnett 提出了一种头颅侧位 X 线片的综合分析方法,用于牙面畸形患者面部诊断和治疗计划的制订(Arnett & Gunson,2004)。该分析的平均值和标准差是基于 46 例高加索成年患者(分为男性和女性)的数据,他们具有安氏Ⅰ类咬合和协调的面部,且未接受过正畸治疗。头颅侧位片拍摄时采用自然头位,放置金属标记物标记 5 个右侧软组织标志(颧骨、眶缘、鼻底、瞳孔下、颈喉交界)。真性垂线(TVL)通过鼻下(若在其前部 3mm 则意味着上颌发育不足)。46 个不同的测量指标(部分测量指标在分析不同区域时有所重复)将分析分为 5 个关键部分(牙齿骨骼、软组织、面部高度和长度、TVL 投射和面部协调性)(图 12.3)。

牙骨因素

共测量了 9 个牙骨因素:
- 上颌中切牙尖相对于 TVL 的凸度。
- 上颌中切牙长轴相对于咬合平面的倾斜度。
- 覆盖。
- 下颌中切牙尖相对于 TVL 的凸度。
- 下颌中切牙长轴相对于咬合平面的倾斜度。
- 上颌中切牙相对于上唇的垂直向暴露量。

牙骨因素

1. 上中切牙切点到TVL
（−9.2~−12.1mm）
2. 上中切牙相对于上颌𬌗
平面倾斜度（56.8°~57.8°）
3. 覆盖（3mm）
4. 下中切牙切点到TVL
（−12.4~−15.4mm）
5. 下中切牙相对于下颌𬌗
平面倾斜度（66.3°~64°）
6. 下中切牙相对于上唇
暴露量（4.7~3.9mm）
7. 覆𬌗（3mm）
8. 下颌前部高度（48.6~56mm）
9. 上颌𬌗平面与TVL夹角（95.6°~95°）

软组织部分

10. 上唇厚度
（12.6~14.8mm）
11. 下唇厚度
（13.6~15.1mm）
12. 软组织颏前点厚度
（11.8~13.5mm）
13. 软组织颏下点厚度
（7.4~8.8mm）

面部高度和长度

14. 上唇长度（21~24.4mm）
15. 唇间隙（3.3~2.4mm）
16. 上颌中牙暴露量
（4.7~3.9mm）
17. 下唇长度（46.9~54.3mm）
18. 面下1/3高度
（71.1~81.1mm）
19. 全面高
（124.6~137.7mm）
20. 上颌高度
（25.7~28.4mm）
21. 覆𬌗（3mm）
22. 下颌高度
（48.6~56mm）
23. 上颌咬合平面与
TVL的交角度（95.6°~95°）

真性垂线投射

面中部上份到TVL
24. 眉间（−8.5~−8.0mm）
25. 眶缘（−18.7~−22.4mm）
26. 颧骨（−20.6~−25.2mm）
27. 瞳孔下（−14.8~−18.4mm）

上颌到TVL
28. 鼻尖投射（16~17.4mm）
29. 鼻底（−12.9~−15.0mm）
30. 软组织A点（0.1~0.3mm）
31. 上中切牙尖（−9.2~−12.0mm）
32. 上唇前部（3.7~3.3mm）
33. 上唇角（12.1°~8.3°）
34. 鼻唇角（103°~106°）

下颌到TVL
35. 下颌中切牙尖
（12.4~−15.4mm）
36. 下唇前部（1.9~1.0mm）
37. 软组织B点（−5.3~−7.1mm）
38. 软组织颏前点（−2.6~3.5mm）
39. 喉长度（58.2~61.4mm）

面部协调值

整体面部协调
40. 面角（169.3°~169.4°）
41. 前额到上颌（8.4~7.8mm）
42. 前额到下颌（5.9~4.6mm）

眶缘到颌骨
43. 上颌（18.5~22.1mm）
44. 下颌（16~18.9mm）

上颌到下颌
45. 鼻底到颏部（3.2~4.0mm）
46. 上颌基部到下颌基部（5.2~6.8mm）
47. 上唇到下唇（1.8~2.3mm）

下颌内部协调
48. 下中切牙到颏部（9.8~11.9mm）
49. 下唇到颏部（4.5~4.4mm）
50. 颏部轮廓（2.7~3.6mm）

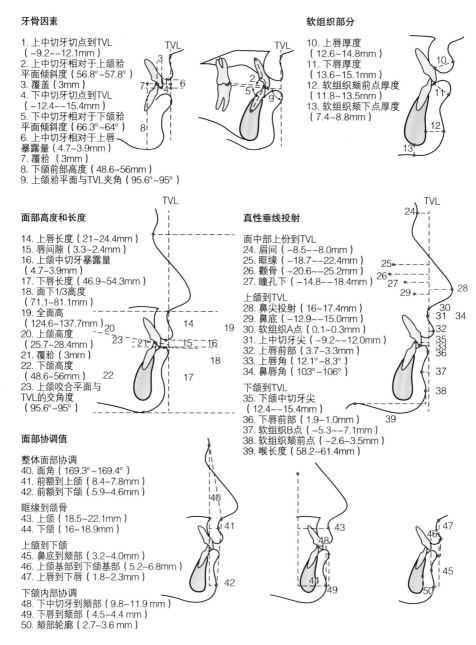

图 12.3　Arnett 软组织头影测量分析，括号中显示了女性和男性的平均值

(摘抄于 Arnett, G.W., McLaughlin, R.P., 2004. Facial and Dental Planning for Orthodontists and Oral Surgeons. Mosby, Edinburgh.)

- 覆𬌗。
- 下颌前部高度。
- 上颌咬合平面与 TVL 的角度。

软组织部分

共 4 项软组织测量项目：
- 上唇厚度。
- 下唇厚度。
- 软组织颏前点厚度。
- 软组织颏下点厚度。

面部高度和长度

面部高度和长度分为 6 个软组织测量指标和 4 个硬组织测量指标。
软组织测量：
- 上唇长度。
- 唇间隙。
- 上切牙暴露量。
- 下唇长度。
- 前面部下 1/3 高度。
- 前面部高度。

硬组织测量包括：
- 上颌高度。
- 覆𬌗。
- 下颌高度。
- 上颌咬合平面与 TVL 的交角度。

真性垂线投射

与 TVL 相关的 16 个水平距离的测量：
- 面中部上份（眉间、眶缘、颧骨、瞳孔下）。
- 上颌（鼻尖、鼻底、鼻下、软组织 A 点、上唇、上唇角、鼻唇角）。
- 下颌（下切牙、下唇、软组织 B 点、软组织颏前点、喉长度）。

面部协调值

面部协调值的测量是为了提供面部不同部分之间的平衡信息，这些信息都与 TVL 有关。测量分为四组 11 项指标：

- 整体面部协调(面角、前额至上颌、前额至下颌)。
- 眶与颌骨协调(上颌、下颌)。
- 上颌与下颌协调(鼻底至颏部、上颌至下颌、上唇至下唇)。
- 下颌协调(下切牙牙尖至颏部、下唇前部至颏部、颏部轮廓)。

这些数值直接体现在描线上,黑色、绿色、蓝色或红色的颜色编码取决于它们是否处于1、2、3或4平均值的标准差内。尽管此分析方法复杂,却可以提供一个软组织面部比例和协调程度的详细分析(图12.4)。这些数值离理想值(黑色)越远,就越需要手术,也可避免代偿性治疗对面部外观的影响。

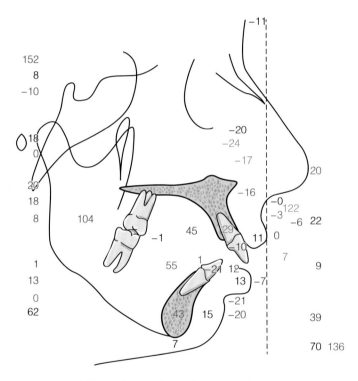

图12.4 Arnett软组织头影测量分析。鼻子偏大(20,蓝色),上唇扁平(0,红色;-10,红色),上切牙暴露过多(7,绿色),咬合平面陡峭(104,红色)和下颌后缩(-20,红色)

(摘抄自*Arnett G.W., McLaughlin R.P., 2004. Facial and Dental Planning for Orthodontists and Oral Surgeons. Mosby, Edinburgh.*)

正畸正颌联合治疗的过程

在对患者进行充分评估并通过联合会诊制订治疗方案后,将矫治错𬌗的治疗分为3个主要阶段,并在整个过程中佩戴固定矫治器:

- 术前正畸,纠正错位牙,为患者手术作好准备。
- 手术矫正颌骨位置。
- 术后正畸治疗,在拆除固定矫治器之前精细调整牙齿位置。

对于准备正颌手术的患者来说,正畸医师起着至关重要的作用。正畸医师一旦发现牙齿的位置达到了手术的要求,需要再次与正颌医师联合会诊,并由正畸医师和正颌医师最终确定颌骨移动的手术方案。

正畸与正颌联合治疗最小数据集

2004 年,英国正畸学会(British Orthodontic Society,BOS)和英国口腔颌面外科医师协会(British Association of Oral and Maxillofacial Surgeons,BOAMS)为正畸 - 正颌联合治疗患者推荐了最小数据集。该数据集提供了颌骨不调和错𬌗畸形的综合数据,以及实施的治疗和相应的结果,包括 2 年的随访。患者的反馈意见也需要以问卷的形式填写,包括治疗前、治疗后以及治疗后 2 年。除了确定诊断和手术计划所需的基本 X 线片外,还需要在治疗过程中的某些时间点的其他 X 线检查:

- 术后即刻全口曲面体层片(由外科医师负责)。
- 术后 1~3 周头颅侧位片(正畸医师的责任)。
- 术后矫治超过 6 个月 / 拆托槽之前头颅侧位片。
- 随访 2 年的头颅侧位片。

该数据集有助于对正畸正颌联合治疗的有效性进行适当的检验和前瞻性研究。

术前正畸治疗

术前正畸治疗有两个主要目的:

- 消除因颌骨不调而存在的牙槽骨代偿,从而实现手术矫正。
- 协调牙弓,使其在术后最终位置形成良好的尖窝交错、具有功能性和稳定性咬合。

这些目标经过一系列过程得以实现,术前正畸治疗主要是牙齿移动。有时在这一阶段进行的外科治疗的目的主要用于辅助上颌扩弓。手术辅助上颌快速扩弓(SARPE)是在最终截骨手术之前进行的。它与手术辅助整平牙弓不同,后者通常是最终截骨手术的一部分(表 12.2)。

对于手术前正畸治疗应该达到什么程度仍存在一些争议(专栏 12.2),传统的正畸治疗计划通常需要完全去代偿和排齐牙弓,以便与设计的手术后位置更接近。

表 12.2　正颌患者的正畸治疗阶段

- 排齐

- 整平：
  - 手术前的正畸治疗
  - 截骨手术
  - 手术后的正畸治疗

- 牙弓协调：
  - 上颌正畸扩弓
  - 外科辅助上颌扩弓

- 完成

专栏 12.2　手术前正畸的量?

　　对于矫治前的正畸治疗量存在不同的观点。常规来说大多数牙齿移动是在手术前完成的：
- 允许精确和最大限度地纠正骨骼问题。
- 只需要短时间的术后正畸治疗精调咬合。

　　另一种观点主张尽早进行手术,手术前只完成最小量的牙齿移动。这种方法的优点包括：
- 在治疗早期,面部美观得到了改善。
- 后续牙齿移动在安氏Ⅰ类的骨骼环境下更可预测和实现。
- 与术后愈合相关的局部代谢变化有助于牙齿更有效的移动。
- 手术定位很少是精确的,因此,术后越早进行正畸治疗越好。

　　虽然这些论点和建议有一定的优势,但它们仍不是主流观点,传统观点仍建议在手术前实现最大程度的咬合去代偿。

牙弓排齐

　　手术前牙弓的排齐是必要的。排齐首先需要评估所需间隙,如果所需间隙很多,需要考虑拔牙提供间隙(专栏 12.3)。然而,在外科手术中所设计的上、下切牙前后向和垂直向位置变化也明显影响间隙需求。

- 对于安氏Ⅱ类病例来说,如果下颌有一定程度的拥挤,特别是需要下切牙直立和压低的情况下,需要在下颌拔牙。医师通常不希望下颌切牙唇倾,因为它将减少下颌骨潜在的手术前移量。在Ⅱ类病例中,上颌牙弓拥挤通常很少见,切牙移动很少需要很大的空间(安氏Ⅱ类 2 分类错

殆则完全相反),而且上颌扩弓效果很好,因此拔牙比较少见。如果切
牙本身舌倾,那么向前唇倾就会产生空间,增加覆盖,从而促进下颌骨
向前移动。

- 安氏Ⅲ类病例通常不需要下颌拔牙,因为扩大的下颌骨会增加下颌牙
  弓长度,因此拥挤的情况通常很少见,而且去代偿需要的切牙唇倾也会
  产生间隙。相比之下,上颌骨的空间往往非常宝贵,由于上颌骨较小而
  狭窄,缩短了上颌牙弓,因此上颌通常会出现拥挤现象。更糟糕的是,
  Ⅲ类患者上颌切牙通常需要内收,但内收需要间隙,因此通常需要拔除
  上颌前磨牙提供间隙(图 12.5)。

改变切牙唇舌向位置

　　切牙的最终唇舌向位置是很重要的,因为它可以决定前后向移动的距离
进而决定手术的量。任何限制这种唇舌向移动的牙齿代偿都需要在手术前纠
正。不可避免的是,这些切牙的移动会在矫治期间导致牙颌畸形的进一步加
重,在治疗开始之前患者应该意识到这一点(图 12.6)。

- 安氏Ⅱ类病例通常需要下颌骨大量前移,并确保有正常覆盖。安氏Ⅱ类
  1 分类需要下切牙舌向倾斜,偶尔会需要上前牙唇倾,而安氏Ⅱ类 2 分
  类则通常需要大量的上切牙唇倾。
- 安氏Ⅲ类往往情况是相反的。上切牙是唇倾的,而下前牙是舌倾的,术
  前正畸治疗需要纠正这些异常的牙齿位置,甚至产生反覆盖。

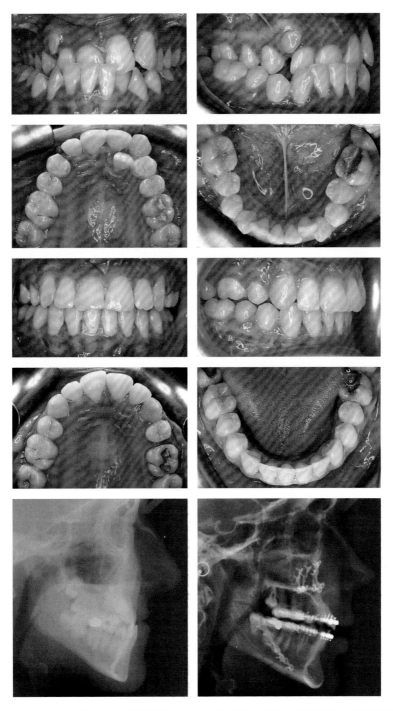

图 12.5 通过上颌前徙和下颌后退治疗的Ⅲ类病例。拔除上颌两颗第一前磨牙提供的间隙一部分用于正畸去代偿,更多是用于排齐上牙和部分改善术前上颌中线

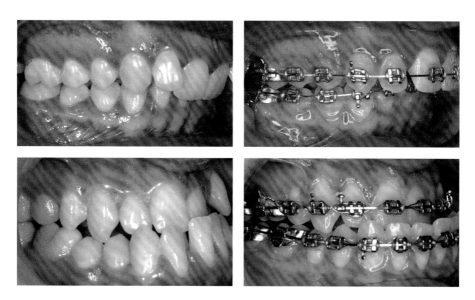

图 12.6　正畸去代偿将在安氏Ⅱ类 2 分类错𬌗中产生覆盖(上),在安氏Ⅲ类错𬌗中增加反覆盖(下)

整平牙弓

如果要在终末咬合时实现牙齿的良好牙尖交错,那么上颌或下颌牙弓中过大或减小的 Spee 曲线都是需要整平的。整平 Spee 曲线可以在治疗过程中的 3 个时间点之一进行,而整平机制的选择将由医师所采用的整平方法来决定。

手术前整平牙弓

术前正畸治疗整平牙弓通常是在两侧𬌗平面畸形不严重的情况下进行的。整平可以通过切牙压低、磨牙伸长或两种移动的结合,或者是少量的切牙倾斜来实现。

- 仅行下颌骨手术时,应用切牙压低整平 Spee 曲线并在手术后维持面下部高度,通常是为垂直比例可接受的患者而设计的。
- 在需要上颌骨后段压低以矫治开𬌗的患者时应注意,若正畸整平上颌过大的补偿曲线有可能会导致上切牙过度伸长。手术后,这些牙齿在垂直向上的复发将导致开𬌗的复发。

手术中的整平牙弓

有些情况下,严重的垂直向不调则需要进行术中分段截骨才能整平牙弓。

这种情况常见于上颌补偿曲线过大和前牙开𬌗病例。如果决定在术中分段截骨整平牙弓,正畸医师需使用片段弓丝将牙齿分段整平,并确保垂直向不调在术前得以维持。由于垂直分段截骨的邻牙之间需要间隙,通常需要拔除前磨牙来提供间隙(图12.7)。

术后整平牙弓

安氏Ⅱ类下颌前面高不足的病例通常与下牙弓的深Spee曲线有关。在这些病例中,希望通过下颌骨手术的前移增加下前面高高度,通常在手术前维持Spee曲线曲度就可以实现。下切牙位置保证了随着下颌骨的前移,面部高度得以增加,术后正畸通过伸长后牙,从而整平了牙弓。这项技术被称为"三点着陆",因为在手术后的最初位置,只有切牙和后段磨牙有牙齿接触(图12.8)。很明显,在这些情况下,正畸医师在手术前保持下颌骨的Spee曲线是很重要的。

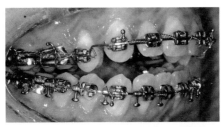
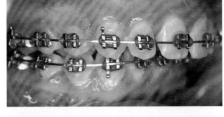
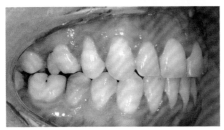

图12.7　上颌分段手术前的片段弓矫治技术,以矫正前牙开𬌗(术前及矫治器拆除后的上、下颌平面)

图12.8　"三点着陆"维持下颌Spee曲线曲度,在下颌前移后增加面部高度。术后伸长后牙,后牙开𬌗被关闭

牙弓横向协调

术前正畸预备需要确保手术移动牙弓后的横向协调。手术设计的术后位置,应该没有反𬌗,从尖牙向后应该有良好的尖窝交错咬合。横向协调经常是在手术前实现。

- 需要下颌骨前移的Ⅱ类病例通常需要扩大上颌牙弓,以弥补下颌中段在向前移动时横向宽度的相对增加。通常使用弓丝扩弓或在更严重的情况下使用四眼圈簧或螺旋快速扩弓器。
- Ⅲ类病例的特点往往是上颌骨狭窄,虽然上颌和下颌骨之间的相对前后移动可能有利于横向协调,但上颌通常需要扩大牙弓。

手术辅助上颌快速扩弓

　　在严重的上颌发育不全的病例中,上牙弓通常需要相当大的扩展,而在成人中,单靠传统的正畸扩弓方法是无法达到的。SARPE 是牵张成骨的一种形式,它利用上颌骨的矫形扩展与部分截骨或骨皮质切开术相结合来辅助扩弓,伴随骨填充(图 12.9)。应用皮质切开术分离颧骨支撑、腭中缝或翼板,通过牙齿或骨源性扩张器施加矫形力量,扩大牙弓。这项技术的优点是提供了相当大的上颌骨扩弓并减少了复发的可能性,尽管目前缺乏令人信服的证据证明

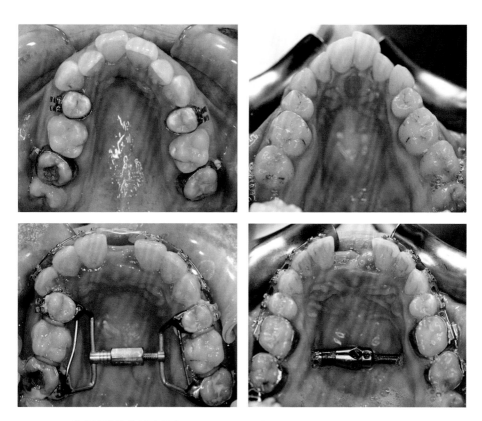

图 12.9　手术辅助的快速上颌扩弓达到满意的效果,无论使用牙支持(左侧)或骨支持(右侧)扩张装置

其长期稳定性。主要的缺点是需要外科手术干预,对于需要明确截骨的患者来说,这意味着两种不同的手术方法。此外,这一过程可能产生相当大的中缝间隙,这虽然是暂时的,但可能造成一些患者的短暂的不满意。

对接受 SARPE 受试者的纵向数据研究表明,使用这项技术可以在第一磨牙处获得大约 8mm 的扩展;然而,这种扩展将丢失 25% 的扩展量,主要是由于牙齿的舌向运动。总体来说,SARPE 的骨骼变化在 4mm 左右的预期是稳定的(•Chamberland & Proffit,2011)。

最终手术计划

当正畸医师达到以下目标时,通常认为手术前的正畸治疗阶段已经完成:

- 所有的牙齿排齐,上下牙弓弓丝是不锈钢方丝。
- 纠正前牙在前后向和垂直向的位置。
- 模型模拟咬合显示牙齿紧密咬合,呈稳定咬合关系(图 12.10)。

最终手术计划是在联合诊断中心采用综合方法对患者做最后评估,检查包括:头颅侧位片、侧貌照片和牙科模型。再次检查评估结果用于与患者详细讨论矫正错𬌗所需的手术术式(专栏 12.4),并模拟术

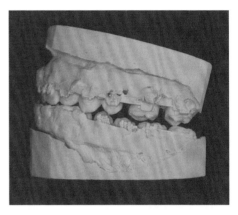

图 12.10　模拟咬合模型可用于检查术前上下颌牙弓的协调性

后面部软组织侧貌的变化。这些预测可以人工手绘进行(图 12.11),也可以借助计算机软件(图 12.12)。人工手绘预测是指正畸医师在头侧片上进行模拟的颌骨移动,并使用侧貌轮廓、模板或照片重叠再现软组织变化(Hunt & Rage,1984)。计算机预测使这一过程能够以数字化的方式进行,软件中的编码算法在理论上能更准确地进行侧貌预测,但事实并不一定如此(Eckhardt & Cunningham,2004)。但是,这些预测方法都存在一个问题,软组织对手术移动的反应并不是一个简单的比例关系,而且在不同的面部区域和不同的个体之间产生的变化可能会有很大差异。目前推崇基于三维方向设计手术计划,但这种方式是否比基于侧貌轮廓的预测更准确,还有待观察(Hajeer et al,2004)。

　　传统的正颌外科手术可以明显改变面中、下部的颌骨关系和外观。上面部的严重不协调通常与颅面综合征有关,可能需要在 Le Fort Ⅱ型和Ⅲ型水平进行截骨。超过本领域的其他畸形需要与其他专业一起进行综合治疗。

　　临床检查和头影测量结果主要关注颌骨不协调的根源,以此判定下颌骨可以移动的范围,并制订相应计划。一旦患者确定开始手术治疗,那么正畸去代偿后的颌骨精确移动方向和移动量将以毫米为单位计算。上牙列的准确定位是关键因素。基于上颌切牙和磨牙的精确定位,上颌截骨术可以使这些牙齿向上、向前、向后及左右移动(纠正中线)。

- 大量的头影测量将更正确地描绘上颌切牙矢状向位置(见第 6 章)。
- Ⅲ类伴上颌后缩患者常需要上颌前移。
- 垂直方向上,休息位时上唇下方应该暴露大约 3~4mm 的切牙牙冠,在微笑时会增加到 75%~100%(见专栏 6.2)。这种关系受上唇长度(约 20mm)和上颌垂直向发育的影响。在上颌垂直发育过度的情况下,上颌需要压低上抬。
- 上牙中线应与面部中线一致。
- 上颌牙列在横向上需要整平。
- 当上颌切牙位置确定后,需要将下颌切牙置于Ⅰ类关系,同时中线一致,侧貌轮廓协调。
- 下颌发育不足的Ⅱ类病例需要前移下颌骨。
- 下颌生长发育过度的Ⅲ类病例需要后退下颌骨。
- 如果前牙开𬌗或下前面部高度过高,可能需要上颌骨后段压低,以减小垂直向距离。在少数严重骨性Ⅱ类患者可以使下颌产生自动旋转,减小覆盖。如果覆盖没有减小,则还需要下颌骨前移。在Ⅲ类病例中,下颌自动旋转会使切牙关系恶化,还会影响所需要的下颌移动。

　　颏部位置也很重要,可能需要通过颏成型术减小或增加颏部突度。

模型外科

　　一旦确定患者的手术术式,牙科技师就可以在实验室中应用𬌗架研究模型进行模拟(图 12.13)。

- 对于下颌单颌手术,按照终末咬合位置在𬌗架的模型上制作丙烯酸定位𬌗板,为外科医师在手术中提供位置引导。
- 无论是单独上颌骨手术还是上下颌骨同时手术,都需要面弓记录(图

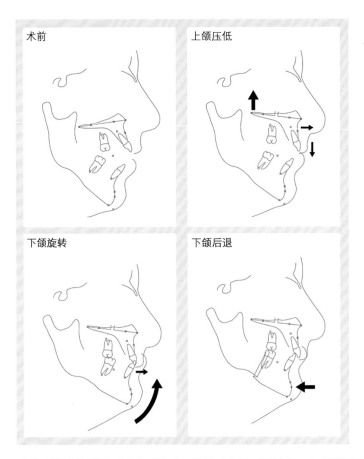

术前　　　　上颌压低

下颌旋转　　下颌后退

图 12.11　手绘头影测量预测。矫治开𬌗时上颌骨手术的不同效应。上颌磨牙向上移位，切牙段向下向前移位。上颌后牙手术效应使下颌产生自动旋转关闭开𬌗，但也出现了Ⅲ类切牙关系。此时下颌骨应用矢状劈开截骨术向后移动，即可获得Ⅰ类切牙关系(见图 12.29中的病例)

12.14)，技术人员需要将上颌牙模型安装在半可调的关节𬌗架上，然后，将下颌牙模型按后退接触位置上架，并再现下颌铰链轴。技师模拟计划中的上颌截骨，并使用原来的下颌位置制作术中𬌗板。外科医师使用术中𬌗板来帮助上颌在手术中定位，这就是为什么需要铰链轴的精确再现。

- 对于双颌外科手术，技术人员还需要为外科医师制作一个终末𬌗板，该𬌗板将定位计划中的下颌的最终咬合位置。终末𬌗板是在上颌截骨手术后用上颌咬合的位置来定位下颌骨。

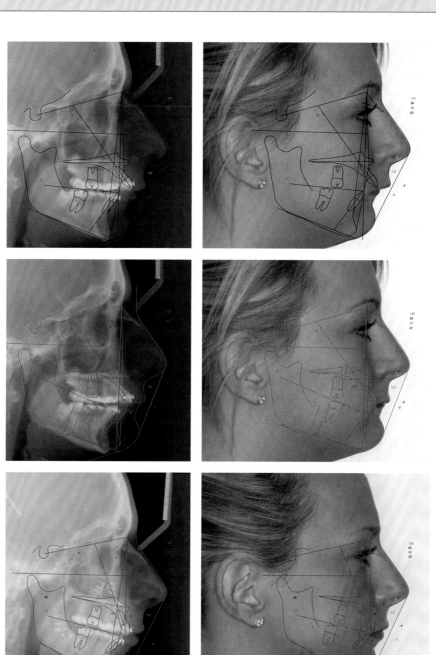

图 12.12　严重Ⅱ类 1 分类病例的计算机头影测量预测。术前数字化头颅侧位片(左上)，与术前面部侧貌重叠(右上)。在这个病例中用头影测量分析模拟手术移动，通过照片模拟上颌骨上抬与下颌矢状劈开前徙后的软组织侧貌(右中)。最下的一组照片显示实际术后的头颅侧位片和照片。应注意,这些预测方法只是提供了参考

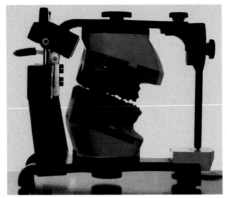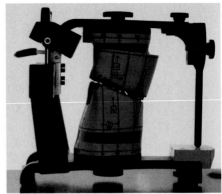

图 12.13　模型外科

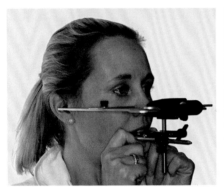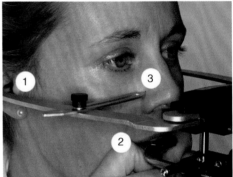

图 12.14　Denar® Slidematic（滑轨）面弓记录（左）。面弓采用（1）外耳道、（2）上颌平面和（3）位于右侧面部的前参考点（右）进行三维定位。该参考点是使用参考平面标记产生的（面弓提供），该基准点位于 12 牙上并标识要标记的相关点

（感谢Natasha Wright）

手术移动

颌面外科医师负责根据手术计划重新定位颌骨。麻醉和外科技术的进步可以使我们有很好的手术视野去定位软组织包裹下的颌骨（见图 7.3）。双颌手术重新定位上颌骨和下颌骨，减少了妥协性的外科手术，增大了可以矫正的牙颌畸形的范畴。用微小骨板和螺钉进行坚强内固定（图 12.15）减少了术后不适，避免术后上下颌颌间固定，提高了安全性和最终结果的长期稳定性（专栏 12.5）。

上颌手术

很多外科手术都是为了改变上颌的位置、宽度和咬合平面而进行的。

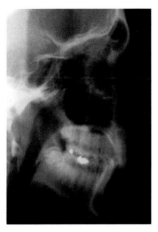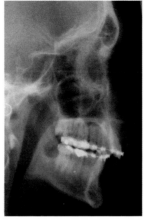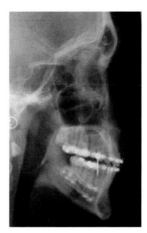

图 12.15　双侧矢状劈开截骨术后坚强内固定

Le Fort Ⅰ型截骨

Le Fort Ⅰ型截骨可使整个上颌骨作为一个独立单元进行前后向、垂直向和横向移动。这些移动可以是单方向的，也可以多方向的。

Le Fort Ⅰ型截骨通过沿颧骨根部外侧壁的底部切断上颌骨，向前延伸至梨状窝，向后延伸至翼板（图 12.16），从而使上颌骨与颅骨脱离（图 12.16）。在内部，鼻中隔和鼻腔侧壁被分离，最后上颌从翼板的附着处分离出来。外科医师在这些分离区域垂直向上移动颌骨并重新定位，而向下移动则需要在间隙中充填移植物。

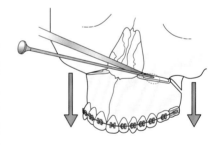

图 12.16　Le Fort Ⅰ型截骨术

上颌可以向前或向上移动多达 10mm，这种移动一般是稳定的；上颌也可以向后移动重新定位，但移动有限，约 5mm 左右。众所周知，上颌骨的下移稳定性差，一般要避免。

上颌分段截骨

外科医师也可以做上颌分段截骨手术，也可以作为一种单独的手术，多见的是与 Le Fort Ⅰ型截骨术联合应用：

- 前牙根尖下截骨术（Wunderer、Cupar 或 Wassmund）（图 12.17）使尖牙和切牙作为一个独立的整体进行移动，用以减小前牙覆盖或者纠正垂直向不调，通常用于改善前牙开𬌗。

专栏 12.5　手术矫正颌骨位置的稳定性

　　北卡罗莱纳大学对近 1 500 名患者进行了随访,他们都进行了手术颌骨重新定位,术后至少一年,其中 500 多名患者术后至少 5 年随访。该项目确定了术后 12 个月稳定性的等级,主要是受颌骨移动量和方向的影响(•Proffit et al,1996,2007)。

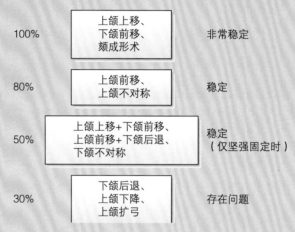

100%	上颌上移、下颌前移、颏成形术	非常稳定
80%	上颌前移、上颌不对称	稳定
50%	上颌上移+下颌前移、上颌前移+下颌后退、下颌不对称	稳定（仅坚强固定时）
30%	下颌后退、上颌下降、上颌扩弓	存在问题

　　术后第一年正颌外科术后的稳定性。手术分为非常稳定(90% 的患者被判断是效果良好)、稳定(大约 80% 的患者较少或几乎没有变化)、坚强固定下的稳定(坚强内固定时 90% 患者效果良好、去除坚强内固定固定时 60% 的患者效果良好)、有问题(50% 的患者有 >2mm 的改变和 20% 的患者存在 >4mm 的改变)。

　　(改编自 Proffit et al,2007)。

- 高稳定性的手术包括上颌骨上移、下颌骨前移和颏成形术。
- 稳定的手术包括上颌前移和Ⅱ类患者的双颌手术(上颌骨向上,下颌骨向前)、Ⅲ类患者的双颌手术(上颌骨向前、下颌后移)和颌骨不对称的手术。
- 有问题的手术包括单独的下颌后退、下颌下移和上颌骨扩弓。

不同手术模式的稳定性在 12 个月基本愈合后才会显现。

- 减小下颌骨长度的手术,有 1/2 以上患者的覆盖并没有得到改善,可能是牙槽骨的适应性不足。
- 1/3 上颌骨上抬手术患者复发 >2mm。
- 双颌手术后颌骨位置都会发生明显变化,但这些变化不一定反映在覆盖或覆𬌗上。
- Ⅲ类患者的长期稳定性比Ⅱ类患者更好。

- 后牙根尖下截骨术（Schuchardt）（图 12.18）偶尔用于单独纠正单侧后反𬌗。
- 在 Le Fort Ⅰ型截骨后，上颌骨也可以双侧分段截骨，用以改善横向不调，通常用于双侧后牙反𬌗的扩弓；或在纠正垂直向不调的过程中，将上颌分成三部分以整平牙弓（图 12.19）。

这些分段截骨手术通常需要在相邻牙齿之间留出一定的空间，为牙弓内必要的切口提供手术途径。间隙通常是通过拔除前磨牙或由正畸医师增加牙弓长度并使牙根平行提供（见图 12.7）。

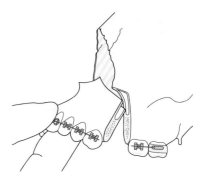

图 12.17　前牙根尖下截骨术

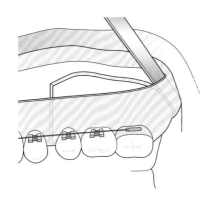

图 12.18　后牙根尖下截骨术

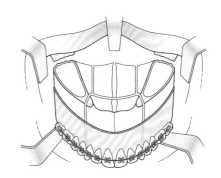

图 12.19　上颌分段截骨术

下颌手术

下颌体的向前或向后移动与下颌升支有关，或与下颌升支合并移动。此外，沿着下颌骨下缘的局部截骨可调节颏部突度。

矢状劈开截骨术

双侧矢状劈开截骨术使下颌骨进行前后向移动可治疗下颌后缩、下颌前突或者下颌不对称（图 12.20）。中间切口位于下颌小舌上方下颌升支的皮质骨，而侧向切口位于磨牙区域的下颌体部皮质骨。然后，沿着一条延伸到皮质骨的线将两个切口连接从而将下颌骨切开，使体部相对于升支向前或向后移动，而神经血管束保持通畅。

使用双侧矢状劈开截骨术，下颌骨可以向前或向后移动。这两种移动都表现出良好的稳定性，特别是下颌前移，上限在 10mm 左右。

垂直乙状切迹截骨术

垂直乙状切迹截骨术主要用于下颌向后移动矫治下颌前突或下颌不对称,切口在髁突前方的乙状切迹,垂直向下延伸到神经管束后方到达下颌角处(图 12.21)。

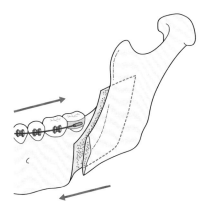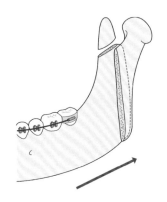

图 12.20　矢状劈开截骨术　　　　图 12.21　垂直乙状切迹截骨术

颏成形术

颏部成形术是颏部下缘的截骨术,通过横切这个区域来完成的(图12.22)。截骨段向前或向后移动可以增加或减小颏部突度,而垂直向减小可以降低下颌骨前段的高度。颏成形术可以单独用于改善颏部轻度美学问题,尤其是不对称;然而,它最常用还是作为双侧矢状劈开截骨术的附属术式,减小或增加颏部突度。

前牙根尖下截骨术

前牙根尖下截骨术用于改变下颌骨前段的位置,通过在尖牙后侧的牙槽骨进行垂直切割,与在根尖下的水平切口连接,分离下颌前段。根尖下截骨术可用于矫正前牙开𬌗和双颌前突,或在正畸无法整平过陡的 Spee 曲线和需要维持前面部高度的情况下使用(图 12.23)。

术后正畸治疗

如果手术采用了坚强内固定,那么术后正畸治疗在手术后 2 周内进行,通常从拆除终末手术𬌗板开始。在𬌗板拆除之前,终末𬌗板与手术中放置的弹性牵引相结合可以在恢复正常功能的同时保持咬合位置。后期的正畸治疗主

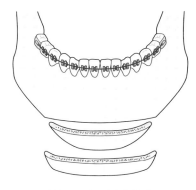

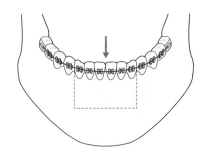

图 12.22　颏成形术　　　　　　　　图 12.23　前牙根尖下截骨术

要是建立理想的咬合关系和最大限度的牙齿交错。在此期间,根据终末阶段调整的需要,正畸医师放置弹性弓丝并佩戴弹性皮筋(图 12.24)。这种治疗的持续时间取决于仍然需要的牙齿移动量。若手术前或手术时已经完成了牙弓整平,术后阶段通常只需要咬合的精细调整。否则,术后矫治可能需要更长的时间。但在大多数病例中,一般需要不超过 6 个月的术后正畸。

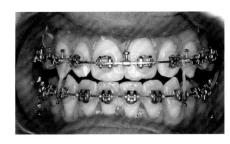

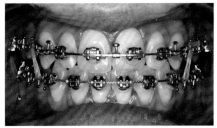

图 12.24　术后正畸弹性牵引关闭咬合和实现最大牙尖交错

牵张成骨术

颅面区牵张成骨术是在上颌或下颌截骨后用固定的可扩张装置将骨段逐渐机械分离的技术(专栏 12.6)。这项技术的优势是,它使颌骨的移动范围大大地超出传统的正颌外科手术。对于严重颌骨缺损尤其是颅面部综合征患者,牵张成骨术可以提供更稳定的改善骨性不调的潜力。

牵张成骨术成功地应用于面部复合体的膜内成骨,于骨折最初软骨痂处施加张力,从而使新骨产生。一个重要的原则是在截骨后施加任何张力之前要有 4~5 天的延迟期,然后再应用牵张力。这时产生的软骨痂可以在牵张时形成最佳骨质。牵张达到了所需要移动量,仍需要一段时间的巩固,让新形成的骨成熟并稳定颌骨位置(图 12.25)。显然,在牵张成骨过程中,精心控制手术移动的方向是很重要的。

专栏 12.6　牵张成骨程序时间表

- 实施截骨术和牵张器的安装。
- 几天的延迟期后骨愈合过程启动。
- 牵张装置逐渐激活(约 1mm/d)。
- 牵张后(通常在 6 周左右)的巩固期实现骨矿化和最终愈合。
- 拆除牵张装置。

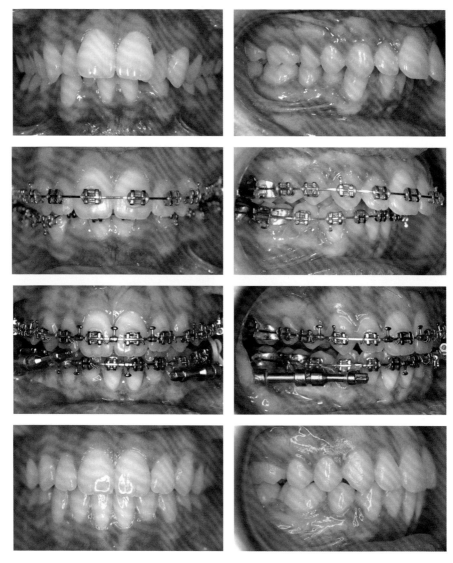

图 12.25　牵张成骨矫正严重 Ⅱ 类 1 分类错𬌗。通过下颌骨向前牵张,将 15mm 覆盖减小

常见错𬌗畸形及其外科治疗

正畸和外科手术联合治疗可矫正矢状向、垂直向和横向的各种骨骼不调。

安氏Ⅱ类错𬌗

伴随明显骨性不调的Ⅱ类错𬌗成年患者需要正畸和外科联合治疗才能获得明显的改善。这些病例大多有下颌后缩的成分：

- 在面部高度正常或下面高较高的情况下，通常会产生安氏Ⅱ类1分类错𬌗（图12.26）。
- 在下面高较短时，通常会产生安氏Ⅱ类2分类咬合关系（图12.27）。

手术矫正这些问题的主要途径是移动下颌骨向前，通常采用双侧矢状劈开截骨术。然而，上颌在矢状方向、垂直向上的位置也需要考虑：

- 如果上颌切牙暴露过度，可能需要上移上颌。
- 如果存在明显的下面部高度过高，可能需要上颌后牙的分段压低，以使下颌骨自动旋转，减小下面部高度。

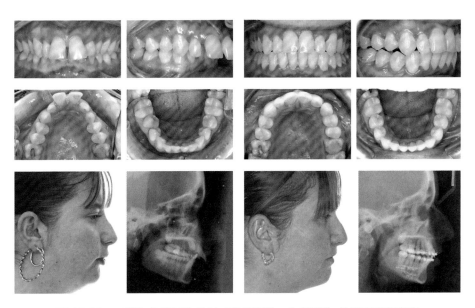

图12.26　双侧矢状劈开前移纠正安氏Ⅱ类1分类错𬌗，维持面下部高度

如果下面部高度正常,则下颌骨平行咬合平面向前移动,并维持现有的垂直高度(见图 12.26)。如果面部高度偏低,一般保持下颌 Spee 曲线,靠截骨术增加术后面部高度(见图 12.27)。当下颌向前移动时,还应考虑颏部位置;如果颏点突出于纠正后的手术位置,或有明显的小颌畸形增加,则可能需要做一些后移。

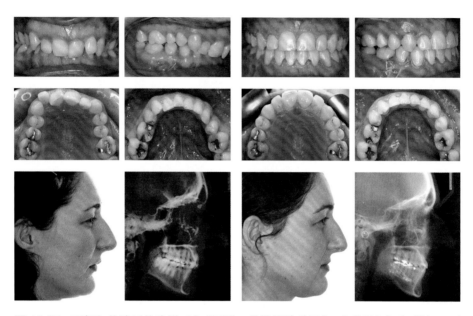

图 12.27　双侧矢状劈开前移纠正安氏Ⅱ类 2 分类错𬌗采用"三点着陆"方式,增加面下部高度

安氏Ⅲ类错𬌗

Ⅲ类病例与不同程度的上颌后缩和下颌前突有关,无论是单颌问题还是双颌问题,都需要颌骨的前后向移动,通常是通过 Le Fort Ⅰ型截骨和双侧矢状劈开截骨术来实现(图 12.28)。Ⅲ类错𬌗畸形常合并下面高度的显著变化(见图 12.1),如果下面高过大,可能需要上颌上移和前后向移动相结合。应该注意的是,上颌上移也与下颌自动旋转有关,这可能有助于纠正Ⅱ类差异,但也会使Ⅲ类关系恶化。

在垂直向问题上,无论是单独还是与前后向不调同时存在,通常都需要上颌压低。这些问题包括上颌垂直向发育过度和"露龈微笑"或前牙开𬌗,可能需要上颌整体截骨术或分段截骨术来纠正切牙垂直向位置(见图 12.7、图 12.29 和图 12.30)。

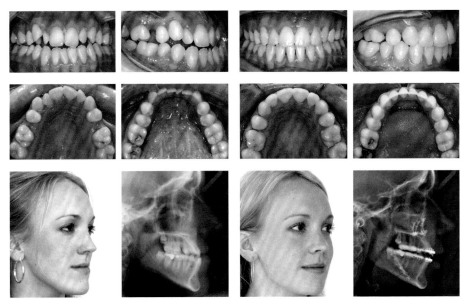

图 12.28　双颌手术矫正Ⅲ类错𬌗，上颌向前移动，下颌骨向后移动。术前正畸由 Saba Quereshi 完成

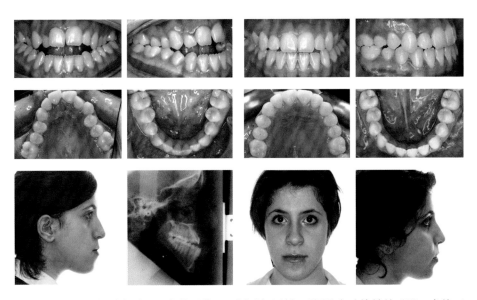

图 12.29　用双颌手术矫正Ⅲ类前开𬌗。上颌后部压低，下颌骨自动旋转并后退。术前正畸由 Alastair Smith 完成

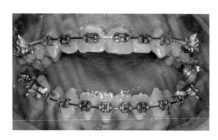 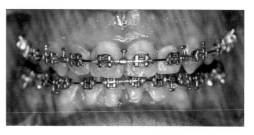

图 12.30　上颌骨分段压低和下颌矢状劈开截骨术，纠正严重的前牙开𬌗（手术计划，见图 12.11）

面部不对称

真正的面部对称是很少见的，甚至在美貌人群中也能看到某种程度的不对称。然而，严重的面部不对称被认为是缺乏吸引力的。不对称可以表现在所有面部平面上，包括上面部和眶部（垂直眼眶异位），这种畸形往往需要更复杂的颅面部手术来纠正。正畸医师和颌面外科医师善于解决常见的面中、下部不对称畸形。基骨不对称可以独立显现，更常见于Ⅱ类和Ⅲ类病例中，与矢状向和垂直向不调有关。不对称畸形的严重程度有所不同，一般情况下，在治疗其他错𬌗畸形时偏颌可作为治疗计划的一部分将其纠正。在肉眼可以看出的面部不对称中，下颌骨不对称是最常见的。

髁突增生

单侧髁突生长过度或髁突增生可以导致明显的下颌不对称，也可以加重面部不对称、咬合紊乱和关节功能障碍。下颌髁突增生的病因尚不清楚，但通常随着下颌骨的生长出现在青少年中后期。从组织学上被定义为四种亚型（表 12.3），经典的不对称畸形被分为三种不同的类型（图 12.31）（•Obwegeser & Makek，1986）：

- 单侧下颌过长（Ⅰ型）与水平向升支和体部的宽度增加有关，这会导致颏部明显移位至未受影响的对侧。牙齿中线通常也移位到对侧，但咬合平面保持水平。
- 单侧下颌增生（Ⅱ型）与垂直向下颌升支高度增加和下颌下缘增生有关，导致下颌体部下移并向近中旋转。虽然牙齿中线和颏部通常不受影响，但患侧往往会出现开𬌗和上颌偏斜。
- 混合型（Ⅲ型）通常是单侧过长和增生的结合。

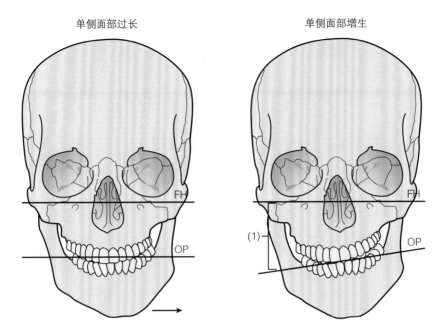

单侧面部过长   单侧面部增生

图 12.31　单侧面部过长（HE）和单侧面部增生（HH）对面部右侧的影响。在 HE 中，在咬合平面上没有任何倾斜，但颏点偏向未受影响的一侧（箭头）。在 HH 中，患侧（1）上颌骨高度增加导致咬合平面倾斜　FH，眶耳平面；OP，咬合平面

(Redrawn from rendered computed tomography images in Walters et al, 2013.)

表 12.3　髁突增生的组织学分类

Ⅰ型	广泛增生性区域 透明软骨增厚 骨内软骨岛	Ⅲ型	髁突变形 不规则透明软骨团块延伸至髁状突或浅关节层松质骨
Ⅱ型	片状分布 软骨岛减少	Ⅳ型	髁突破坏 纤维软骨覆盖软骨下骨板 透明软骨增生层缺失

Slootweg & Müller, 1986.

　　髁突增生的诊断通常基于临床和影像学表现，包括平片和三维 CT 成像。在摄取放射性核素 technetium-99m（^{99m}Tc）后，用骨扫描来辅助显像，可以证实髁突的持续活跃生长（图 12.32）。最近，单光子发射计算机断层成像技术已经被用于显示三维髁突的活跃程度。这项技术利用了伽马放射性核素和伽马相机，采取多个切片投影，然后转换成一个三维图像。然而，虽然这些不同类型的骨扫描都具有敏感性，但他们也是非特异性的，这意味着其他形式的病理也会显示阳性结果，包括炎症、感染和肿瘤。因此，可能出现假阳性结果。

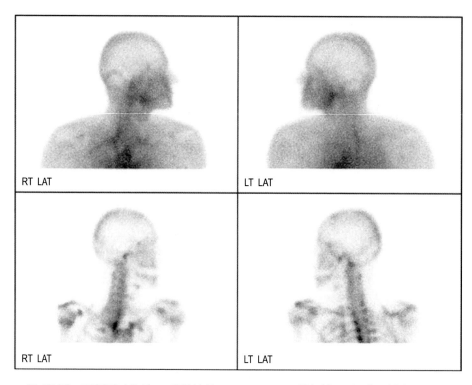

图 12.32　下颌不对称的 19 岁男性的 Technetom-99m 骨扫描显示左侧髁突摄取增加

　　髁突增生的治疗很困难,但一旦髁突的过度生长已经停止,通过使用正畸和传统的正颌手术可以纠正已产生的不对称和错𬌗畸形。然而,在某些情况下,为了明确上下颌骨关系和咬合方面的变化并确定治疗方法需要长时间的等待,因此,可以结合正颌外科手术切除髁突(Villanueva-Alcojol et al,2011)。

　　下颌的不对称也可以与下颌髁突受创伤或疾病相关,受影响的髁突缺乏生长,产生向患侧的不对称。在某些病例中,可以通过正颌手术结合颞下颌关节置换纠正不对称(图 12.33)。

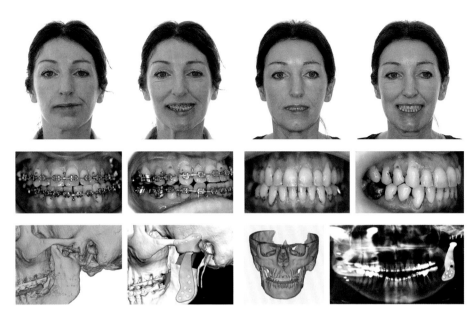

图 12.33　下颌骨乙状切迹处截骨和单侧颞下颌关节置换术矫正下颌不对称。一位 38 岁的女性因外伤和左侧髁部的部分强直导致左侧下颌不对称。面部骨骼用高分辨率增强计算机断层扫描(CT)成像,并将数据输出给一家建模公司,用于处理和创建三维数字模型。用软件进行手术计划模拟,通过外科医师、正畸医师和生物医学工程师之间的网络电话会议,确定最终的治疗方案。手术方案确定后,利用 CT 资料设计颞下颌关节假体。关节窝由高分子量聚乙烯制成,为适合颅底的骨解剖,在颧弓上有一个凸缘。髁突由钴铬钼合金制成,经螺钉孔固定在去除升支的下颌骨颊面。下颌骨组成部分的内侧表面有钛离子喷涂,以促进骨结合。颞下颌关节假体、截骨切口引导和咬合板均采用计算机辅助设计和计算机辅助制造(CAD CAM)技术。左图显示的术前记录 CT 扫描受损的左髁和假体设计。右图显示术后外科𬌗板设计和曲面体层片可见的可视化假体。手术由 Shaun Matthews 进行

（郭冬会　译,刘佳　审）

进一步阅读

Arnett, G.W., Mclaughlin, R.P., 2004. Facial and Dental Planning for Orthodontists and Oral Surgeons. Mosby, Edinburgh.

Harris, M., Reynolds, I.R., 1991. Fundamentals of Orthognathic Surgery. Saunders, London.

Proffit, W.R., White, R.P., Jr, Sarver, D.M., 2003. Contemporary Treatment of Facial Deformity. Mosby, Edinburgh.

参考文献

Arnett, W.G., Gunson, M.J., 2004. Facial planning for orthodontists and oral surgeons. Am. J. Orthod. Dentofacial Orthop. 126, 290–295.

Brook, P.H., Shaw, W.C., 1989. The development of an index of orthodontic treatment priority. Eur. J. Orthod. 11, 309–320.

• Chamberland, S., Proffit, W.R., 2011. Short-term and long-term stability of surgically assisted rapid palatal expansion revisited. Am. J. Orthod. Dentofacial Orthop. 139, 815–822 e1. *A prospective longitudinal investigation of stability at 2 years following SARPE suggesting that skeletal changes are modest but stable. Relapse in dental expansion was greater, with around two-thirds of the sample having more than 2 mm of dental change.*

Cunningham, S.J., Feinmann, C., 1998. Psychological assessment of patients requesting orthognathic surgery and the relevance of body dysmorphic disorder. Br. J. Orthod. 25, 293–298.

Eckhardt, C.E., Cunningham, S.J., 2004. How predictable is orthognathic surgery? Eur. J. Orthod. 26, 303–309.

Hajeer, M.Y., Millett, D.T., Ayoub, A.F., et al., 2004. Applications of 3D imaging in orthodontics: part I. J. Orthod. 31, 62–70.

• Hepburn, S., Cunningham, S., 2006. Body dysmorphic disorder in adult orthodontic patients. Am. J. Orthod. Dentofacial Orthop. 130, 569–574. *An interesting interview-based study that identified a higher incidence of body dysmorphic disorder in an orthodontic patient sample compared to the general public.*

Hunt, N.P., Rudge, S.J., 1984. Facial profile and orthognathic surgery. Br. J. Orthod. 11, 126–136.

Ireland, A.J., Cunningham, S.J., Petrie, A., et al., 2014. An index of Orthognathic Functional Treatment Need (IOFTN). J. Orthod. 41, 77–83.

• Obwegeser, H.L., Makek, M.S., 1986. Hemimandibular hyperplasia-hemimandibular elongation. J. Maxillofac. Surg. 14, 183–208. *A classic descriptive study describing the subtle differences between hemimandibular hyperplasia and elongation.*

Polo, M., 2011. Body dysmorphic disorder: a screening guide for orthodontists. Am. J. Orthod. Dentofacial Orthop. 139, 170–173.

• Proffit, W.R., Turvey, T.A., Phillips, C., 1996. Orthognathic surgery: a hierarchy of stability. Int. J. Adult Orthodon. Orthognath. Surg. 11, 191–204.

• Proffit, W.R., Turvey, T.A., Phillips, C., 2007. The hierarchy of stability and predictability in orthognathic surgery with rigid fixation: an update and extension. Head Face Med. 3, 21. *These two publications represent some of the most comprehensive long-term follow up data relating to the stability of orthognathic surgical correction. They demonstrate a hierarchy of surgical stability, dependent upon movements, which is summarized in Box 12.5.*

Slootweg, P.J., Müller, H., 1986. Condylar hyperplasia. A clinico-pathological analysis of 22 cases. J. Maxillofac. Surg. 14, 9–214.

Stirling, J., Latchford, G., Morris, D.O., et al., 2007. Elective orthognathic treatment decision making: a survey of patient reasons and experiences. J. Orthod. 34, 113–127, discussion 111.

Villanueva-Alcojol, L., Monje, F., González-Gárcia, R., 2011. Hyperplasia of the mandibular condyle: clinical, histopathologic, and treatment considerations in a series of 36 patients. J. Oral Maxillofac. Surg. 69, 447–455.

Walters, M., Claes, P., Kakulas, E., et al., 2013. Robust and regional 3D facial asymmetry assessment in hemimandibular hyperplasia and hemimandibular elongation anomalies. Int. J. Oral Maxillofac. Surg. 42, 36–42.

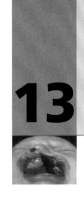

13 第十三章
唇腭裂以及颅颌面综合征

综合征是多种临床体征和症状的综合,这些症状和体征可同时出现在受影响的患者中。很多的综合征都可能会影响颅颌面的发育,它们大致可细分为:

- 由单基因缺陷所致的孟德尔式遗传疾病。
- 由染色体结构异常引起的。
- 与已知的致畸物相关的。
- 其因果关系尚不清楚,因此目前尚未确定。

单基因疾病是特定基因突变的结果,根据孟德尔法则遗传,在系谱中有不同程度的外显率和表达:

- 常染色体显性遗传。
- 常染色体隐性。
- X-连锁显性。
- X-连锁隐性。

细胞遗传学,或染色体异常的研究,也揭示了广泛的生理性常染色体突变,包括数目和结构的变异,可以引起基因功能紊乱以及先天性畸形。

致畸物源于多种形式,包括:

- 药物(酒精,苯妥英,沙利度胺)。
- 感染(巨细胞病毒,风疹,梅毒)。
- 物理因素(辐射,子宫内机械约束)。

一些与颅颌面区相关的发育异常是非综合征型的,它们是孤立发生的,并影响那些身体健康的人群。这些发育异常包括牙齿缺失,如局部切牙—前磨牙缺失和多数情况下的口面裂。通常,这些异常不是由单一的基因变异所致,而是由相对复杂的遗传变异和环境因素综合作用的结果,这使得明确真正的病因变得更加困难。

确定遗传性疾病的候选基因

阐明遗传性疾病的基因基础不是一项简单的任务。人类基因组在整个

DNA 序列中包含超过 30 亿对碱基对,而一些遗传性疾病可能是由单个核苷酸的变异引起的。然而,在过去 10 多年的时间里,分子生物学、测序技术和生物信息学的进步对我们理解遗传性疾病有非常重要的意义(专栏 13.1)。

专栏 13.1　人类基因组计划

　　2001 年人类基因组序列草案以及 3 年后高质量完成的人类基因组为全球提供了重要的资源,它将对我们所有人的生活产生影响(•• 国际人类基因组测序联盟,2001,2004)。现代的测序技术已经能够检测个体的基因序列,包括 2008 年 James Watson 的二倍体序列。人类基因组大约有 3 万个基因分布在 23 对染色体上,获取这些序列信息对分子医学具有重要意义。特别是,遗传学家现在能够更加容易识别疾病基因并定位其在基因组内的位置。将候选的基因序列输入先进的在线浏览器,在几分钟内就可以找到整个人类 DNA 序列。这些技术可以促进一些遗传疾病及特殊检验更快速的发展,从而实现早期诊断与治疗。此外,人类基因组的这些知识将会促进治疗学的快速发展,使药物在分子学水平发挥作用,靶向治疗这些疾病而不是简单地控制症状。最后,该序列也是生物学家的宝贵资源,为人类的进化和多样性提供了有价值的见解。

对于单基因疾病,主要的问题首先是定位致病基因所在的染色体区域,然后识别致病基因。这一般可以通过分析受影响家族的系谱而实现,在家族谱系中可进行定位克隆。这是为了识别,或至少定位候选疾病基因可能存在的染色体区域。遗传学家使用基因组内的标志,可以对谱系内受影响的成员进行追踪,并为特定疾病的基因候选区域提供潜在的联系:

- 标志物与疾病基因越接近,在减数分裂充足过程中分离的频率越低,因此,标志物和疾病基因往往会一起世代遗传。

现代遗传学家将 DNA 多态性作为标志物。这些是位于基因组特定位置的可识别的序列变异。通过识别那些与疾病位点最密切相关的基因,即基因组内特定位点的 DNA 区域,可能存在特定疾病的候选基因。以此类推进一步缩窄这个区域的范围,就可以对该位点的特定基因进行更详细的研究。

不幸的是,复杂疾病的病因往往是多因素的,它们潜在的遗传学特征并不是依据简单的孟德尔法则。这些疾病有更复杂的病因学基础,包括以下内容:

- 特定基因多态性中的每个特征都对这种疾病有细微的影响。
- 环境的影响。

对于复杂疾病,可以使用全基因组关联分析(通常称为 GWAS)来研究常见遗传变异产生的影响。这些具有代表性的基因图谱对大量受基因变异影响的病例与对照组,或病例—父母三者对照进行了分析,调查遗传变异和表型之间的重要关系。大量的全基因组关联研究也被应用于唇腭裂分析,其结果明确了非综合征型唇腭裂中具有潜在作用的基因(表 13.1)。

表 13.1 综合征型与非综合征型唇腭裂的致病基因

疾病	基因	蛋白产物	唇 / 腭裂表型
van der Woude 综合征	*IRF6*	转录因子	唇腭裂
CLP- 外胚层发育不良	*PVRL1*	细胞黏附分子	唇腭裂
唇 / 腭裂—先天性缺牙	*MSX1*	转录因子	唇腭裂,腭裂
Opitz	*MID1*	微管蛋白	唇腭裂
特雷彻·柯林斯综合征	*TREACLE*	核仁磷蛋白	腭裂
斯蒂克勒综合征	*COL2AI*	胶原蛋白	腭裂
	IRF6	转录因子	唇腭裂
	VAX1	转录因子	唇腭裂
	8q24		唇腭裂
	FGFR2	受体	唇腭裂
	MSX1	转录因子	唇腭裂
	FOXE1	转录因子	唇腭裂
	17q22		唇腭裂

部分出自 **Dixon et al, 2011

非综合征型的基因与位点已通过全基因组关联分析确定。注意,有些基因与综合征和非综合征型的唇腭裂相关。CLP,唇腭裂;CP,腭裂

外显子测序:一项革命性的新技术

在人类基因组中,外显子是较短的、功能相关的 DNA 序列,最终被翻译为蛋白质。也许有些令人惊讶的是,它们只占整个基因组序列的 1% 左右,其余由调控区域、具有各种其他功能的序列和未翻译的区域组成。外显子组测序是一项相对较新的创新技术,它实现了富集外显子基因组样本的高通量平行测序。简而言之,通过忽略基因组 DNA 序列的主要部分而专注于外显子,这种方法提供了一种非常快捷的方式来识别基因组内的蛋白质编码突变。外显子组测序在鉴定由基因突变所致的罕见家族性疾病方面有重要的作用,这种疾病只影响非常小的谱系或个体。这些病例因其罕见性不太适用于传统的连锁分析和位置克隆法。此外,外显子组测序也被用于研究复杂疾病,识别由蛋白质编码区域的变异,这些变异会给特定的疾病带来风险,而不是具体导致疾病(Singleton,2011)。

唇腭裂

唇腭裂包括唇和 / 或腭裂 (CLP) 或者单独的腭裂 (CP)，是人类颅颌面区最常见的先天性畸形 (Fraser, 1970)。它们代表了一种复杂的表型，反映了面部胚胎发育早期所涉及的正常机制的失败 (见第 2 章)。人群中 CLP 和 CP 可大致细分为：

- 非综合征型，孤立发生。
- 综合征型，与其他生理和发育异常同时存在。

分类

有很多关于 CLP 和 CP 的正式分类；然而，这些疾病的临床表现是非常多变的，因此，对于每个个体的具体描述是非常重要的 (图 13.1)。

- CLP 的范围可以从简单的缺口或单独的上唇唇裂，累及或不累及牙槽骨，到完全的单侧或者双侧的唇、牙槽骨和硬 / 软腭裂。
- CP 的范围包括从简单的黏膜下裂 (上腭肌肉缺乏连续性) 或小舌裂，至完全的原发腭和继发腭的断裂。

流行病学

- 在高加索人中，CLP 在人群中的比例是 1 : 1 000，但存在种族差异，亚洲种族受影响最普遍 (1 : 500)，非洲种族最少 (1 : 2 500)。
- 男性比女性更容易受到影响 (约为 2 : 1)。
- 单侧 CLP 约占所有面裂的 80%，左侧最易受到影响。
- 70% 的 CLP 为非综合征型，其余 30% 为综合征型。
- 在高加索人中，CP 在人群中的比例大约是 1 : 2 000 (约为 CLP 的 1/2)，无显著的种族差异。
- 女性比男性更容易受到影响 (约为 4 : 1)。
- 50% 的 CP 病例是非综合征型的。

病因学

许多综合征型和非综合征型的 CLP 和 CP 的致病基因已被确定 (见表 13.1)；然而，非综合征型 CP 的病因和发病机制尚不清楚。这反映了这些疾病的多因素性，是面部在胚胎发生过程中的特定时间点受到遗传因素和环境因素共同作用的结果。已有研究表明，多达 14 个不同的基因位点可能与非综合征型 CLP 有关，这意味着需要大量的纯基因样本来识别特定的致病基因

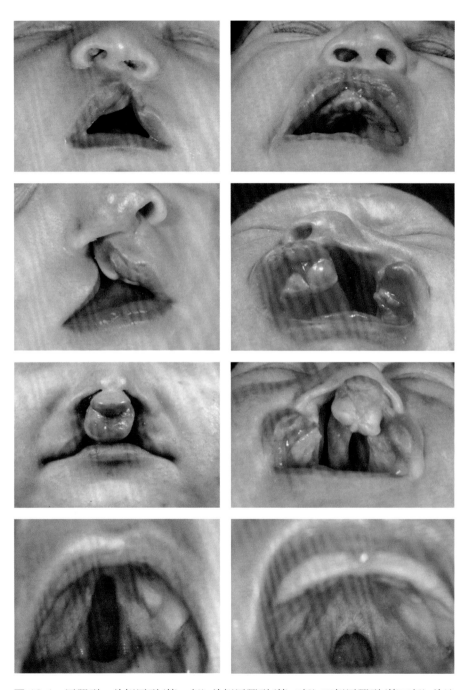

图 13.1　唇腭裂。单侧唇裂(第一行),单侧唇腭裂(第二行)、双侧唇腭裂(第三行)、单纯腭裂(第四行)

（Lidral & Murray，2004）。

在胚胎学水平上，面部发育过程中任何的机制异常都可能会导致唇腭裂（图 13.2）。现在已经成功培养了越来越多的表现出 CP（以及程度较轻的 CLP）的突变小鼠株，它们将继续为人类疾病提供大量候选基因（•Jiang et al，2006；Gritli-Linde，2007）。

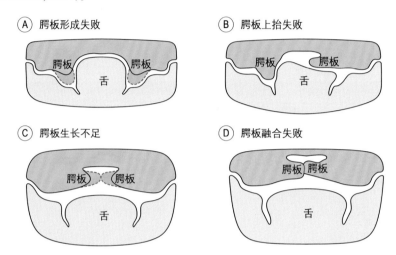

图 13.2　腭裂的胚胎起源。

（来自Chai, Y., Maxon, R.E., Jr., 2006. Recent advances in craniofacial morphogenesis. Dev Dyn., 235, 2353–2375.）

治疗

先天面裂的儿童经常需要复杂的长期治疗，这取决于其裂隙的严重程度，对那些很不幸患病的人来说，可能会有终生的影响。治疗的主要目标是：

- 面部美观。
- 良好的语音、进食、吞咽功能。
- 美观、具有功能性的和稳定的咬合。
- 良好的听力。

如果实现了这些目标，就能最大限度地提高患病儿童在社会环境中正常成长和发展的机会。

唇腭裂儿童的临床治疗需要一个完整的团队，在一个治疗大量患者的临床中心完成是最有效的（专栏 13.2）。因此，现代唇腭裂的治疗团队除了可能参与长期护理的专家，还包括很多其他关键成员（表 13.2）。患病儿童在生命的前 20 年，通常要在几个关键的时间点进行正畸治疗，以便于其他专业的治疗（•Cash，2012）。

20 世纪 80 年代末,医护人员对为英国出生的 CLP 或 CP 患儿所提供的治疗质量提出了一些担忧。这主要是基于两项研究的结果:

- GOSLON(大奥蒙德街,伦敦和奥斯陆)标准是一种临床工具,它将牙弓关系分为 5 个独立的类别。应用该标准,比较了英国和挪威唇腭裂中心,结果显示英国中心存在明显的缺陷(Mars et al,1987)。
- 一项针对完全单侧唇腭裂(欧洲唇腭裂)治疗结果的欧洲多中心临床审核显示,参与在内的两个英国中心几乎在所有治疗方面都是最薄弱的(Shaw et al,1992)。

这一担忧促使英国建立了临床标准咨询小组(CSAG),并对唇腭裂治疗进行了全国性调查。这项研究报告了 457 例 5~12 岁非综合征型单侧 CLP 儿童的临床结果(Sandy et al,1998)。根据这项调查,CSAG 唇腭裂委员会就英国未来的唇腭裂治疗提出了一些建议:

- 唇腭裂治疗应集中在具有专业技术和资源的 8~15 个国家中心(不是研究中确定的 57 个)。
- 建立全国统一的唇腭裂患者数据库。
- 唇腭裂专科医师的培训,应该只设立在有病源量大且临床经验丰富的唇腭裂中心。

这些建议反映了研究的结果,即高质量的唇腭裂治疗主要与以下因素有关:服务的集中化,经验丰富的临床工作人员、高质量培训环境和建立有效的临床审核,以及多中心之间的评比。不可避免的是,这些建议的实施需要在英国大幅减少提供唇腭裂治疗的中心和人员的数量,这一壮举因部分人反对尚未实现。

表 13.2 现代唇腭裂团队的成员

● 唇腭裂外科医师	● 修复医师
● 正畸医师	● 心理医师
● 语言治疗师	● 牙周科医师
● 唇腭裂护士	● 听力学家
● 耳鼻喉科医师	● 遗传学家
● 儿科医师	● 全科口腔医师
● 儿童口腔医师	● 营养师

出生

对父母来说,生下一个唇腭裂的孩子可能是一种痛苦的经历,特别是在子宫内没有诊断出这种情况(图 13.3)。父母可能会出现多种情绪,包括震惊、愤怒、内疚、悲伤甚至是拒绝。对医师来说重要的是要给予父母足够的支持,并迅速在父母和孩子之间建立联系。

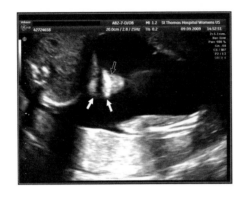

图 13.3 唇发育情况的超声扫描。在第 16 周的扫描中可见鼻子的外鼻孔(透明箭头)和嘴唇(白色箭头)。婴儿侧卧,鼻唇的发育都是正常的

- 当地唇腭裂团队的临床护理专家在诊断后尽快提供初步的支持、帮助和建议。
- 唇腭裂协会(Cleft Lip and Palate Association,CLAPA)等患者支持组织也在提供持续的帮助和建议方面发挥着重要作用。

患有 CLP 的婴儿在出生时可能会出现喂养困难。腭裂使口腔和鼻腔相通。吮吸可能会很慢,因为婴儿很难产生足够的口腔内压力,而且在吞咽之前,乳汁可能会通过鼻子排出。因此尽快建立有效喂养的方法非常重要。

- 使用带有标准正畸奶嘴的喂养瓶喂养通常能够成功,可以通过挤压奶瓶产生必要的压力。
- 母乳喂养有时也是可以的,但可能还需要奶瓶补充喂养。

术前矫形治疗

在新生儿中,有时会对牙槽突裂进行一段积极的术前矫形治疗,以缩小裂口缺损的大小,便于手术修复。使用专门的面部包扎或正畸合板(图 13.4),被动或主动地辅助重建或再定位断裂的面部软组织和牙槽突。这些合板主要用于:

- 减少双侧 CLP 患者上颌前段的凸度。
- 减小牙槽裂的大小,使单侧 CLP 的唇边缘相互靠拢。
- 减小孤立腭裂的宽度。

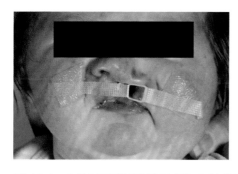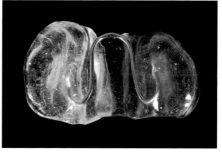

图 13.4 术前用唇裂矫形器(左图)减小唇瓣间裂口,口内的矫形装置(右)来减小腭骨断端的裂口

(Christoph Huppa提供)

术前矫形治疗通常由外科医师进行。目前几乎没有实质性证据表明,这些技术中的任何一种对牙弓关系或面部美观有长期的益处,因此它们的使用仍然存在争议。

唇腭裂的外科修复

目前有很多关于修复与唇 / 腭裂相关的胚胎缺损的外科技术报道。然而,评估哪种技术、什么顺序或什么时间段才能达到最佳的效果是非常困难的,目前关于这些标准中的任何一个都没有达成共识(Roberts-Harry & Sandy,1992;Sandy & Roberts-Harry,1993;•Jayaram & Huppa,2012)。

早期手术确实能让孩子尽快建立良好的口腔面部功能,这对正常语言的发展尤为重要。然而,手术修复会带来上颌瘢痕,从而产生三维方向的生长缺陷:

- 中线瘢痕组织可抑制横向生长,导致后牙反殆。
- 结节区域内的瘢痕组织可以将上颌骨与蝶骨相连,抑制上颌向下和向前生长,导致Ⅲ类骨面型(图 13.5)。

从比较研究中可以清楚地看出,与未做过手术的样本相比,这些经历

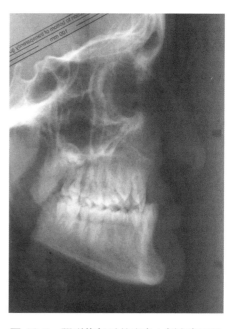

图 13.5 腭裂修复后的患者上颌发育不足

了手术修复的唇腭裂患者的面部生长受到了限制,尤其是经历了腭部修复者(•Mars & Houston,1990)。手术矫正的目的是尽量减少任何潜在的生长差异,同时最大程度地改善美观和功能。

唇修复

唇裂的修复手术通常是作为一个独立的手术在 3~6 个月进行(图 13.6),确切的年龄由外科医师决定。传统的做法是采用"十"法则,在孩子至少 10 周大、10 磅(1 磅 =0.45kg)重、血红蛋白水平为 10% 时才进行手术。然而,一直等待达到这些标准,将会推迟手术时间,有人认为这可能会影响亲子关系和早期生长发育。的确,新生儿护理和儿科麻醉方面的进步促使在新生儿期进行唇裂手术成为可能,尽管目前尚没有明确的证据表明该手术非常有益(Schendel,2000)。

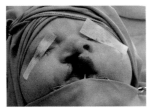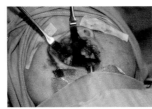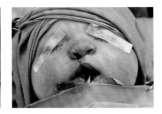

图 13.6 单侧唇裂一期手术

(Christoph Huppa提供)

- 米勒德旋转推进法修复是唇裂修复中最常见的方法之一。该方法有效地隐藏了鼻孔底部的水平瘢痕,但在技术上难以实施,而且往往不能产生足够的唇部长度。
- 三角翻瓣术更容易操作,可以更有效地延长上唇的长度和保存尖牙的弧度,但这种技术的确会在嘴唇上留下一条水平向瘢痕,非常不美观。
- 目前的外科手术提倡对唇裂进行初步修复,同时重建移位的底层肌肉组织,而不是简单地重新排列皮瓣。这项技术的目的是在该区域内重现正常的解剖结构,达到良好的外观、功能,以及促进底层骨性结构的生长(Delaire,1978)。

双侧唇裂也可以通过一次性手术修复,包括同时修复嘴唇、鼻和牙槽骨(Mulliken,2000)。上唇的口轮匝肌必须从裂隙的断端中游离出来,并在前颌的前部中线处进行修复。

腭部修复(腭成形术)

腭部修复的时机代表了一种平衡,一方面要最大限度地发挥早期腭部闭合对进食和语言发育的积极作用,另一方面又要尽量减少由于手术瘢痕引起的上颌生长发育受限的潜在负面影响。

目前,腭裂的修复通常在9~12个月,通常需要行腭成形术,将组织移向中线,延长或不延长腭部的长度以改善软腭的密封性(图13.7)。本质上这是19世纪中期由冯·兰根贝克(von Langenbeck)提出的一种技术。

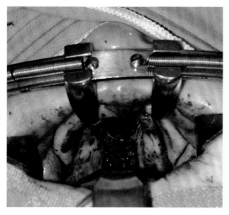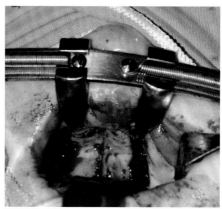

图 13.7　腭裂一期手术

(Christoph Huppa提供)

发音和语言

在腭裂修复后,语言治疗师会密切监测患者语言能力的发展。腭咽闭合功能不全是由软腭功能不全所致,可能是软腭无法上抬并与咽后壁形成良好的封闭。腭咽闭合功能不全可致:

- 压力辅音(如k、p、t)的鼻逸音。
- 鼻音过重。

主要的问题是软腭缺乏灵活性,继发于腭裂修复后留下的瘢痕。在唇腭裂患者中,还常见牙齿畸形、错𬌗畸形和听力障碍,腭咽功能不全也可导致发音困难,甚至严重的言语困难。

腭咽闭合功能不全可以通过语音评估来诊断,并通过视频透视或鼻内镜检查而确诊。治疗包括手术结合语音和语言治疗。腭咽功能不全一旦被确诊就需要尽快安排手术,大约在儿童上学前4岁左右进行,一般包括软腭的再修复或咽成形术。咽成形术的目的是缩小腭咽间隙以减少鼻音过重。

中耳疾病

中耳炎也是唇腭裂患儿中常见的一种疾病,由于软腭的肌肉组织被破坏从而影响咽鼓管的功能。这可能会降低他们听力的敏锐度,进一步对语音和语言的发展造成潜在的不利影响。听力学家对这些儿童的监测是非常重要的，必要的情况下，耳鼻喉外科医师会放置鼓膜造瘘管（或金属圈）。

乳牙期的口腔治疗

在早期牙齿发育的过程中应该建立一个预防性的口腔计划，因为许多受唇腭裂影响的儿童易患龋病。医师应提供饮食建议，建立良好的口腔卫生，必要时补充氟化物。更重要的是，唇腭裂治疗团队需要与全科牙医保持紧密联系，以保证唇腭裂儿童的牙列不受其他牙科疾病的影响。

裂隙附近的乳牙有时会迟萌，侧切牙可能缺失，发育不良，甚至出现双排牙。前牙段可能出现反𬌗；然而，在乳牙列很少需要主动正畸治疗。

替牙期的口腔治疗

当恒牙开始萌出时，切牙与磨牙区可能同时出现反𬌗，其严重程度往往反映了先前手术对上颌骨生长发育的影响程度。上颌切牙可能出现拥挤、扭转或倾斜，特别是那些邻近裂隙侧的牙齿，常见明显的中线偏移（图13.8）。此外，牙槽裂隙周围经常可见牙发育异常，包括多生牙、侧切牙缺失；牙齿大小和形态异常，釉质缺陷。

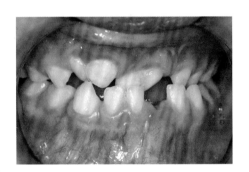

图13.8　单侧唇腭裂的切牙及后牙反𬌗

替牙列期应继续采取预防措施；尤其是第一磨牙需要做窝沟封闭，应加以监控，以确保这些牙齿没有龋坏。在唇腭裂患者中更重要的是，避免与乳牙或第一恒磨牙早失相关的潜在咬合方面的并发症。

牙槽骨植骨

完全唇腭裂患儿的上颌骨缺损是一种伴有许多功能和美学问题的畸形，这种畸形会影响咬合和局部颌面区域：

- 相邻的牙齿经常移位、扭转或倾斜。
- 缺损区域的牙齿不能萌出（尤其是上颌尖牙，如果存在，还有侧切牙）。
- 骨缺损可导致上颌牙弓塌陷，局部牙槽骨轮廓消失。
- 鼻底周围的骨组织也可能受到损害，裂隙侧鼻扁平。
- 双侧唇腭裂的病例可出现上颌前段不稳定和活动。
- 较大的缺损可能导致口鼻瘘（口腔和鼻腔在前腭相通）。

牙槽骨植骨或继发性植骨通常是将松质骨（通常取自髂骨），直接植入上颌牙槽骨缺损处。这个手术通常在8~10岁，尖牙萌出之前且牙根形成大约2/3的时候进行。植骨前经常需要一段时间的矫正，扩展塌陷的上颌牙弓，创造手术通路，最大限度地增加可植入的骨量（图13.9）。这种扩弓通常是由三眼或四眼圈簧来实现，随后用腭杆保持一段时间。这一阶段的正畸治疗，可以用从圈簧伸出的悬臂梁或者简单的固定矫治器来排齐上颌前牙，但是注意不要将牙齿移入没有骨组织的裂隙处；如果牙齿有可能被移入缺隙处，那就需要植骨术后再排齐这些牙齿。

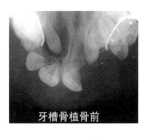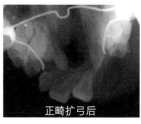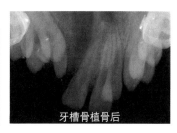

图13.9 右侧单侧唇腭裂在牙槽骨植骨前、正畸扩弓后、牙槽骨植骨后的上前牙咬合片。注意，植骨术后，上颌右侧侧切牙、尖牙开始萌出

(Shivani Patel提供)

牙槽植骨对唇腭裂儿童的口腔重建具有重要的意义（表13.3）（Bergland et al, 1986）。传统上，正畸治疗的目标是排齐牙齿，然后扩大上颌牙弓，为裂隙区创造空间安置假牙或修复桥。这种方法有很多明显的缺点：

- 在没有牙槽骨的地方排列牙齿。
- 长期依靠代替真牙的义齿。
- 上颌牙弓无支撑的牙槽骨段松动度较大。

表13.3 牙槽骨植骨的优点

- 允许尖牙的萌出
- 允许正畸排齐牙列和关闭上颌缺牙（尤其是侧切牙的缺失）间隙
- 形成一个稳定且排列整齐的完整的上颌牙弓
- 有助于稳定前颌骨，尤其是在双侧唇腭裂的情况下
- 建立良好的牙槽骨轮廓
- 保留邻近裂隙侧的牙齿
- 增加上面高的高度
- 关闭前腭瘘
- 为裂隙侧的鼻翼基部增加支持

将松质骨植入裂隙中,可以促使牙齿在此区域萌出并移动,这意味着可以实现正畸排齐牙齿和关闭裂隙(图 13.10)。此外,牙槽骨植骨的时机也不会影响上颌骨前段宽度和长度的生长,因为这些基本在 8 岁时已经完成。上颌骨垂直向的发育在植骨术后也可以正常持续生长。

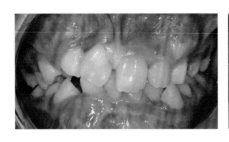
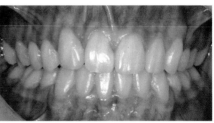

图 13.10   单侧唇腭裂牙槽骨植骨术后的正畸治疗。上颌右侧侧切牙(UR2)缺失,上颌右侧尖牙(UR3)改形为 UR2

恒牙期的口腔治疗

一旦建立恒牙列,就需要决定是单纯依靠正畸治疗来纠正所有错𬌗畸形,还是正畸—正颌联合治疗。一个关键的因素是上颌骨和面中部后缩的程度,但值得注意的是,这些患者会表现出各种下颌生长模式,其中也包括下颌前凸。在作出最后决定之前,需要一段时间来监测面部的生长,但如果需要手术,术前正畸治疗通常在面部生长发育完成后开始。偶尔,有些上颌严重后缩的病例,若患者年龄较小且处于生长期,则可能需要牵张成骨前徙上颌。该手术不仅可以早期改善面部美观,还可以减少青少年后期面部生长发育完成后需要正颌手术的患者术中要移动的量。同样,一些年龄较小且确定未来需要手术治疗的患者,如果存在严重的上颌拥挤也可以提前治疗,在不影响后续正畸 - 正颌联合治疗的前提下改善牙列美观。

那些可以单纯正畸治疗的病例,通常存在一些特定的问题:

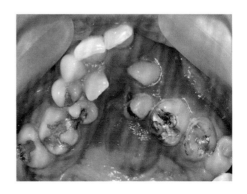

- 与狭窄且后缩的上颌牙弓有关的拥挤(图 13.11)。
- 上颌前牙和后牙均反𬌗。
- 裂隙区牙齿先天性缺失或形态异常。

这些病例通常采用固定矫治器

图 13.11   单侧唇腭裂术后上颌发育不足导致牙列严重拥挤

进行正畸治疗,结合上颌扩弓,也需遵循所有错拾畸形治疗的原则。牙齿的严重扭转和后牙的反拾矫正后通常需要长期保持。

对于需要正颌手术治疗的病例,经常与上颌后缩型安氏Ⅲ类错拾畸形的矫治类似。矫正的方法包括传统的外科手术或牵张成骨。这些病例的治疗计划应考虑上颌前徙术对语音发展的所有负面影响,该术式可能会损害腭咽功能,加重鼻音。因此,在明确治疗计划前,应进行语音评估和视频透视检查。在一些病例中,可以减小上颌前徙的量来平衡预期对语音的不利影响,但这需要与患者充分讨论其美学效果。

唇裂鼻

一些青少年受唇裂的影响,鼻的美观性可能较差;尤其是鼻尖不对称,唇裂侧鼻翼塌陷,两者可能都需要外科手术修整。对原发性唇裂鼻成形术是非常有效的,尤其对单侧唇裂和需要鼻尖矫正的病例。这些手术通常在青少年后期进行。

与唇修复相关的外科瘢痕可能也需要修整。这些手术通常也是在青少年后期正畸治疗完成或正畸—正颌联合治疗完成后进行。

颅骨锁骨发育不全

颅骨锁骨发育不全(CCD;OMIM 119600)是一种常染色体显性骨发育异常,以膜内和软骨内成骨缺陷为特征,并伴随严重的牙齿畸形。位于 6p12-21 号染色体上的 *RUNX2*(前身为 *CBFA1*)基因突变已被确定为 CCD 的致病基因(••Lee et al,1997;••Mundlos et al,1997)。*RUNX2* 编码了对成骨细胞最终分化所必需的转录因子。靶向干扰 *Runx2* 的小鼠完全没有骨组织,它们在出生时就会死亡(••Komori et al,1997;••Otto et al,1997)。

对人类来说,受影响最严重的是膜内成骨的骨骼:

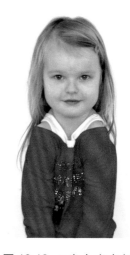

- 锁骨缺失或发育不全的患者通常会有经典的双肩靠拢的姿势(图 13.12)。
- 颅骨出现延迟骨化的特征,包括骨缝完全开放、囟门持续存在及多个颅缝间骨的发育,尤其是在老年人的颅人字缝间。
- 额部隆起和面中部发育不全,导致下颌相对前突,形成特征性面容。

图 13.12 7 岁女童有颅骨锁骨发育不良综合征,锁骨发育不良,肩部相互靠拢

- 软骨内骨也会受到影响,躯干骨的长骨和手指骨变短(短指)。结合颅面特征,给人一种轻度软骨发育不全(侏儒症)的整体临床印象。

CCD 的口腔特征包括以下三个方面:

- 乳牙滞留。
- 有多颗多生牙。
- 恒牙列萌出障碍。

牙齿的表型是高度外显的,可以产生很多问题如乳牙列滞留,逐步恶化,仅有不同程度萌出的恒牙(图 13.13)。从历史上来看,CCD 的牙科治疗包括用义齿替代恒牙,拔牙或不拔牙,或手术复位和再植受影响的牙齿。还有一种更好的方法是拔除乳牙和多生牙,手术暴露阻生的牙齿,粘接附件进行牵引,尽量达到正常的咬合(Becker et al,1997a,b)。然而,受 CCD 影响的患者,其阻生的恒牙可能会抵抗正畸牵引,这些病例在技术上非常具有挑战性(图 13.14)。

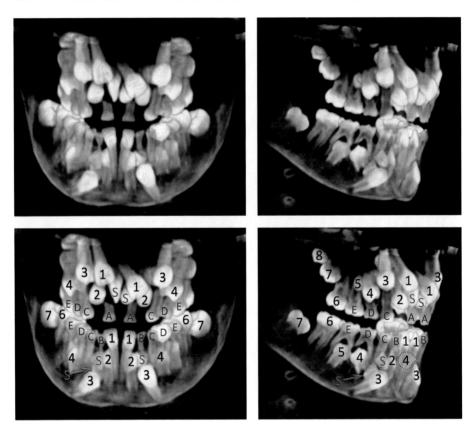

图 13.13　图 13.12 中患者 11 岁时的 CT。即使在三维空间中,牙齿的定位也是很困难的。在这个病例中,上颌有两颗多生牙(S),下颌有三颗多生牙(S)。右下象限的第二多生牙(S)(箭头所示)在侧位片中更清晰可见

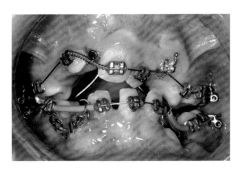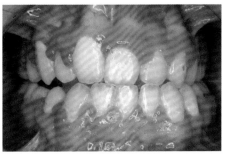

图 13.14　颅骨锁骨发育不良的儿童有多颗多生牙,乳牙延迟脱落。治疗的方法包括多次手术暴露阻生牙齿和正畸牵引

外胚层发育不良

外胚层发育不良(ectodermal dysplasias,ED)是一组以缺陷为主要特征的异质性疾病:

- 牙齿。
- 头发。
- 指甲。
- 汗腺。

在上述缺陷中,多汗症或无汗型 ED 更常见;而 X 连锁隐性少汗型外胚层发育不良(XLHED;OMIM 305100)最常见。受影响的男性有以下临床特征:

- 严重的少牙症,乳牙列和恒牙列均可受影响,这些牙齿往往是过小牙或形态异常(图 13.15)。

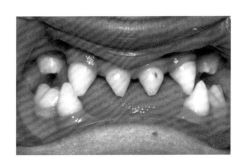

图 13.15　外胚层发育不良

- 头发稀疏,颜色较浅,经常过早脱落导致青少年脱发。
- 汗腺发育不良或再生不良,导致无法出汗(少汗症),体温调节受损。
- 指甲分裂、营养不良或角化异常。

杂合子的女性携带者也会受到 XLHED 的影响,但临床表现一般不严重。

还有一种常染色体隐性遗传的少汗型外胚层发育不良(ARHED;OMIM224900),在临床上与 XLHED 难以区分;然而,受 ARHED 影响的男性和女性可以表现出全部的临床症状。

也有文献报道常染色体显性遗传少汗型外胚层发育不良（ADHED；OMIM 129490），但这种疾病非常罕见，只在少数家族谱系中有记载。

这些少汗型 ED 是因外胚层发育不良蛋白（EDA）的信号通路被破坏所

专栏 13.3　关于外胚层发育不良，小鼠能告诉我们什么？

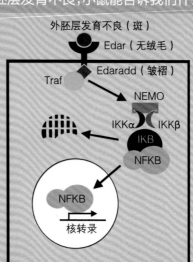

Ectodysplasin 信号通路。IKKα，核因 kappa-B 激酶抑制剂亚基α；IKKβ，核因子 kappa-B 激酶抑制剂亚基β；NEMO，核因子 kappa-B 基本调制器；NFKB，核因子 kappa-B。

许多自然发生的、自发的老鼠突变体可以非常准确地模拟人类少汗型 ED 的特征。斑、无绒毛和皱褶的突变小鼠彼此之间具有难以区分的表型。这些小鼠突变体有缺失或形态异常的牙齿，缺乏汗腺，局部脱发（毛）和被毛结构异常；这些都是少汗型 ED 的特征。这些突变的基因已经被克隆；斑也位于 X 染色体，相当于人类的 EDA1，无绒毛对应 EDAR 和皱褶对应 EDARRADD。事实上，直到在小鼠身上定位克隆出皱褶后，才在人体内找到相应的基因。因此，在小鼠和人类中相同的信号通路被破坏，会产生几乎相同的表型。

虽然牙齿、头发和汗腺乍一看似乎是一组非常多样化的结构，它们的胚胎起源却惊人地相似。所有这些附件都是由上皮组织和间充质组织相互作用而形成，EDA 信号通路在这一过程中发挥着关键作用。EDA 信号在发育中的斑牙，无绒毛和皱褶，不同区域的上皮细胞内均有显著的表达。同时，缺乏 EDA 信号会导致 ED 患者牙齿发育不良（过小牙）或牙齿形态异常，小鼠实验也表明 EDA 信号过多会产生相反的表型：多生牙。

致。这条通路通过上皮细胞和间充质细胞之间相互的信号作用在器官内非常活跃,对正常的发育至关重要(专栏 13.3)。EDA 信号通路是由 EDA 配体结合 EDA 1 型受体(EDAR)而激活的。这种结合导致 EDAR 相关的死亡域蛋白募集(EDARRAD)。EDARRAD 作为细胞质内的一种衔接蛋白,与多种分子相互作用,这些分子最终介导了 NFkB 信号通路的激活。XLHED 是由编码 EDA 配体(EDA1)的基因突变引起的(Xq12-13.1)(Kere et al,1996),而 EDAR 突变可同时引起 ADHED 和 ARHED(Monreal et al,1999)。

半侧颜面短小畸形

半侧颜面短小畸形(HFM;OMIM 164210)是一种相对常见的疾病,主要与单侧颜面部发育缺陷有关(图 13.16)。尽管常染色体显性遗传的家族性病例也有报道,但 HFM 在儿童中的发病率约 1∶5 600,通常为散发。

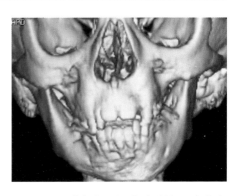

图 13.16　半侧颜面短小畸形的 10 岁儿童的 CT 扫描

与 HFM 相关的临床特征非常广泛,但共同的特征是:

- 面部骨骼不对称,伴随单侧下颌支和髁突发育不全。
- 明显的下颌后缩畸形,伴随下颌不对称。
- 面部骨骼萎缩或塌陷。

这些骨骼缺陷的特征会随着面部的生长变得更加明显。

HFM 患者的软组织也会受到影响:

- 耳廓常严重畸形或缺失(小耳畸形)。
- 耳廓前皮赘很常见。
- 眼眶睑裂(上下眼睑之间的距离)可以缩小。
- 眼球上皮样瘤(眼球上的良性肿瘤)通常是单侧的。

唇腭裂,腭舌肌发育不全和腭咽闭合功能不全比较少见。与此相关的是 Goldenhar 综合征,它包括椎体异常和眼球上皮样瘤以及上述所有的临床特征。

HFM 的病因尚未完全明确,但早期咽弓发育中断与其表型一致。镫骨动脉出血被认为是一种可能的机制(Poswillo,1973),研究表明在 10 号染色体内插入突变基因的转基因小鼠可以表达该综合征的表型;此小鼠表现出小耳畸形,咬合不对称,外耳道、中耳及上颌骨发育异常等(Naora et al,1994;Cousley et al,2002)。

　　人群中的连锁分析表明,*GOOSECOID*(*GSC*)基因可能是 HFM 的候选基因(Kelberman et al,2001)。*GSC* 编码一个在咽弓处高度表达的转录因子,缺乏 *Gsc* 功能的小鼠存在多种颅面缺陷,包括下颌骨喙突和下颌角发育不足或缺失,上颌骨、腭骨和蝶骨的缺损(Rivera-Perez et al,1995;Yamada et al,1995)。

特雷彻·柯林斯(Treacher Collins)综合征

　　特雷彻·柯林斯综合征或颅面下颌骨发育不全综合征(TCS;OMIM 154500),是一种罕见的常染色体显性遗传的面部发育障碍,在活产儿中的发病率约为 1∶50 000(图 13.17)。面部受影响的区域来源于第一和第二咽弓,但即使是同一谱系的成员之间,其临床表现的严重程度也可能有相当大的差异。常见的典型面部特征是:

- 睑裂向下倾斜。
- 颧骨、眶上骨、下颌骨发育不良。
- 下眼睑缺损。
- 严重的耳部畸形,包括外耳、中耳听骨和外耳道闭锁,常导致传导性听力丧失。
- 单纯腭裂,约 1/3 的病例有此症状。
- 通常表现为严重骨性Ⅱ类错𬌗,伴随垂直向比例增加,由下颌发育不足和下颌后下旋转生长引起。

TCS 患者通常在 20 岁前需接受大量的软硬组织重建。这种治疗主要的目的是改善呼吸系统功能和重建受影响的软硬组织。治疗这种疾病需要一个专门的多学科团队(Kobus & Wojcicki,2006)。

　　一项大规模的协作研究发现 *TCOF1* 是 TCS 中的突变基因(••Treacher Collins 协作小组,1996)。*TCOF1* 编码糖浆核仁磷酸蛋白,在核糖体合成的过程发挥重要作用,而核糖体的合成是正常细胞生长和分化必不可少的。不幸的是,用小鼠模型研究 TCS 遇到了阻碍,因为根据其遗传背景,缺乏唯一 *Tcof1* 等位基因功能的小鼠,其 TCS 的表型比人类更严重(Dixon & Dixon,2004)。这些小鼠的脑神经上皮细胞和神经嵴细胞内很少产生成熟的核糖体,导致与早期神经管发育相关的细胞增殖减少而程序性的细胞死亡大量增加,神经嵴细胞向早期的颅面区迁移减少。因此,TCS 的主要缺陷在于神经嵴细胞的产生,这些细胞在发育早期主要分布于第一和第二咽弓,最终负责生成大部分面部骨骼(专栏 13.4)。

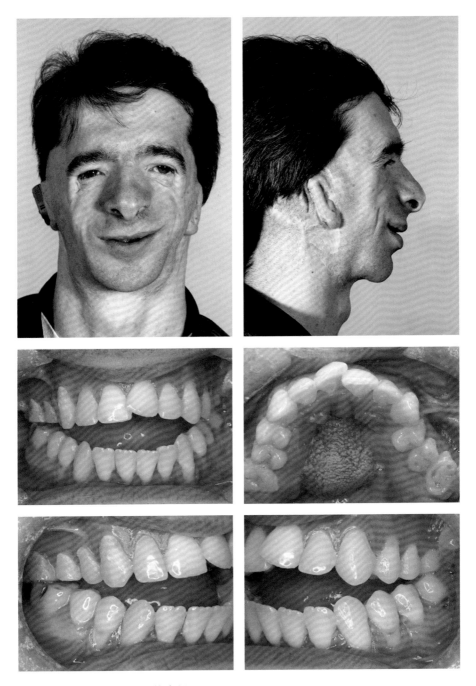

图 13.17 Treacher Collins 综合征

(Francis Smith 提供)

专栏 13.4　拯救患特雷彻·柯林斯综合征的小鼠

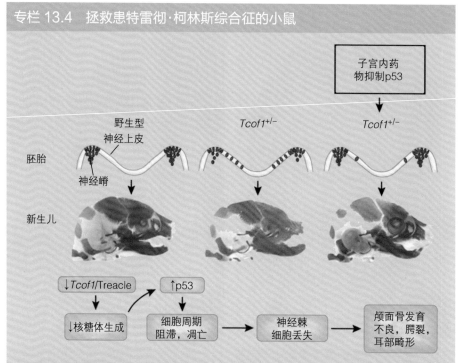

抑制 p53 对 Treacher Collins 小鼠细胞死亡的挽救作用。野生型小鼠体内正常的神经嵴细胞增殖、迁移和颅面发育（左）。在 Tcof1 突变的小鼠体内，神经嵴细胞过早死亡导致颅面骨发育不良和 Treacher Collins 表型（中）。在该突变体中抑制 p53，可以预防神经嵴细胞过早死亡，促使面部正常发育。

(经麦克米伦出版有限公司授权转载自: Nature Medicine; McKeown SJ & Bronner-Fraser M, 2008. Saving face: rescuing a craniofacial birth defect. Nat Med 14, 115–116)

最近，由英国的 Mike Dixon 和美国的 Paul Trainor 领导的研究小组进行了一项具有里程碑意义的合作研究，该研究探讨了 Treacher Collins 综合征小鼠颅面缺陷的修复（••Jones et al, 2008）。这项研究增加了未来治疗严重的先天性颅面缺陷的可能性。

模拟人 Treacher Collins 综合征的 Tcof1 杂合子小鼠模型已经成功建立；功能性糖浆蛋白水平降低导致核糖体合成出现异常，神经嵴前体细胞缺乏增殖，过早死亡。这种作用机制可能是由 p53 蛋白质（调节细胞周期的重要分子）的增加而引起，继发于其稳定性和抗降解性。如果是 p53 的稳定最终导致 Tcof1 胚胎中神经嵴细胞的死亡，那么被抑制会发生什么？重要的是，如果在合适的发育阶段抑制 p53 活性，是否可以挽救其表型？

皮埃尔·罗宾(Pierre Robin)综合征

皮埃尔·罗宾综合征或罗宾序列(PRS;OMIM 261800)(图 13.18)的发病率约为 1：10 000~20 000,它的三个典型特征是:

- 下颌小颌畸形。
- 舌下垂(舌后坠)。
- 单纯腭裂。

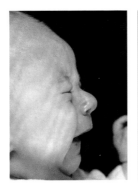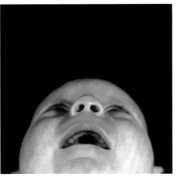

图 13.18　皮埃尔·罗宾综合征

下颌小颌畸形是主要的病因,下颌骨过小导致舌向下向后伸入咽部,舌体被挤压在两侧腭突之间,导致其无法闭合。除了巨大的 U 型腭裂,舌体的位置也会在出生时造成危及生命的呼吸困难,会厌阻塞,阻挡肺部充分吸气(Tan et al,2013)。有几种理论试图解释 PRS 患者下颌骨的生长发育受到如此限制的原因:

- 羊水过少或羊水压力降低,导致下颌颏部压在胸骨上,从而限制了下颌发育(Poswillo,1968)。
- 胚胎发育期间下颌缺乏运动(继发于肌肉无力或张力减退)。
- 胚胎发育过程中的全身生长缺陷。

PRS 很可能也包含遗传成分,因为罗宾序列与其他综合征相关:特别是 Stickler 综合征(OMIM 108300),22q11 缺失综合征(见表 2.1)以及一些极其罕见的伴随心脏、神经和长骨缺陷的疾病。最近,有研究表明 DNA 结合蛋白, SATB2 和 SOX9 可能通过复杂的远距离调控,阻断与罗宾序列相关的通路,调节颌骨的生长(**Benko et al,2009;**Rainger et al,2014)。SOX9 是软骨发育的重要调控因子,该突变可能影响 SOX9 在最终形成麦克尔软骨的脑神经嵴细胞中的表达。

许多 PRS 病例出生时经常因上气道阻塞而紧急抢救,需要行新生儿鼻咽插管或气管切开术。然而,一旦气道稳定通畅,按规定喂养,这些婴儿通常在生命的第一年进行腭裂手术修复后会快速生长。有研究表明,PRS 患者下颌骨代偿性生长可能发生在出生后的 5 年内,但是该观点存在争议。尽管在一些病例中下颌骨的确有生长,有证据表明这些儿童更有可能维持Ⅱ类骨性关系(Daskalogiannakis et al,2001)。

颅缝早闭

颅缝早闭是一类以颅缝过早融合为特征的异质性疾病(图 13.19)。它可以单独发生,也可以与其他一些特征明确的综合征同时发生(Wilkie,1997; Wilkie & Morriss-Kay,2001)。

单纯的颅缝早闭

大约有 1∶2 000 比例的儿童出生时颅骨缝过早融合,最常见的是矢状缝,但冠状缝、额骨缝和人字缝也会受到影响。这些病例通常零星发生,但也可能是家族性的。颅面特征取决于受影响的颅缝,但是通常由于未受影响区域的过度代偿性生长而致颅骨变形。

爱伯特(Apert)综合征

Apert 综合征(OMIM 101200)以颅缝早闭、面中部发育畸形、手脚对称并指并趾畸形以及智力发育迟缓为特征。这是一种散发的或者常染色体显性遗传性疾病,但很罕见,发病率约为 1∶65 000。爱伯特综合征的病理特征是颅骨中线广泛的骨缺损,婴儿早期迅速有新骨生成关闭此缝,冠状缝早期融合。

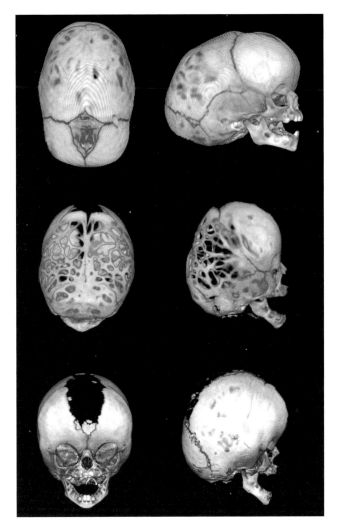

图 13.19 颅缝早闭的计算机断层扫描 CT。最上图是单侧矢状骨缝融合,颅骨横向生长受限。冠状缝和人字缝代偿性的生长形成细长的颅盖。中间的图所示为 Crouzon 综合征,矢状向和冠状向的颅缝融合,上颌骨发育不良。下面的图是 Apert 综合征。双侧冠状向颅缝融合,颅骨中线有较宽的骨缺损,上颌骨发育不足

(来自 David Rice 教授和 Jyri Hukki教授)

它主要的颅面特征包括:

- 陡峭的额头。
- 眼距过宽。
- 眼球突出(眼球向前移位,眼球被眼睑遮挡)和向下倾斜的睑裂。
- 低位耳。

- 上颌发育不足伴拜占庭式上牙弓，牙列严重拥挤。
- 侧腭肿胀，造成假性腭裂的外观。
- 腭裂

克鲁松（Crouzon）综合征

克鲁松综合征（OMIM 123500）包括颅缝早闭、眼球突出和面中部畸形，但四肢不受影响。它的患病率与爱伯特综合征相似，也是散发的或以常染色体显性遗传。克鲁松综合征的特点是从幼年开始多个颅缝过早融合，主要有以下特点：

- 短头畸形（宽头）。
- 明显的眼球突出。
- 上颌发育不足和牙列拥挤。
- 传导性听力丧失。

还有许多其他颅缝早闭的综合征，包括 Pfeiffer（OMIM 101600）和 Saethre–Chotzen（OMIM 101400）。这些疾病，大多数与编码信号分子中的成纤维细胞生长因子家族受体（FGFRs），特别是 *FGFR2* 的基因突变相关：父亲年龄的增加也是一个重要的风险因素。这些获得性功能突变，改变了信号通路的固有活性。成纤维细胞生长因子信号在胚胎发育的许多阶段都很重要，与颅缝早闭相关的突变，对颅骨膜内成骨过程中发生的密切协调的相互作用有显著的影响。

口—面—指综合征

口—面—指综合征（oral-facial-digital syndromes，OFD）是一组异质性发育综合征，包括口、颅面部异常以及手指异常。它最典型的特征是 OFD-1（OMIM 311200），由常染色体显性 X 连锁遗传，在新生儿中的发病率约为 1∶50 000；只有女性会受到影响，因为在男性杂合状态下该综合征是致命的。OFD-1 也具有明显的面部特征，包括：

- 额部隆起。
- 面中部发育不全。
- 鼻根宽阔。
- 眼距宽阔。
- 上唇较短。
- 毛发稀疏易碎。

口腔内，有显著异常增生的系带，形成特征鲜明的口颌面裂（图 13.20）：

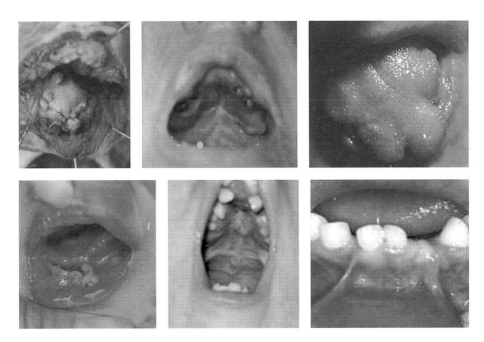

图 13.20 与 1 型口—面—指综合征相关的口腔畸形。这些包括多个颊系带、舌错构瘤、舌裂分叶、牙齿缺损和腭裂（从腭中进行修复）

(经BMJ出版集团有限公司授权, 转载自Thauvin-Robinet, C., Cossée, M., Cormier-Daire, V., et al., 2006., Clinical, molecular, and genotype-phenotype correlation studies from 25 cases of oral-facial-digital syndrome type 1: a French and Belgian collaborative study. J Med Genet 43, 54–61.)

- 上唇中部的裂隙通常延伸到唇红边缘，常伴有更严重的腭裂。
- 横向较深的裂隙将腭部分为原发腭和继发腭，同时贯穿继发腭全长的裂隙，也会延伸至软腭。
- 下颌区亦有系带增生，导致约半数病例有舌裂。

手指（趾）也会出现一系列异常（图 13.21），包括：

- 弯曲（指弯曲）。
- 融合（并趾）。
- 短指畸形。

OFD1 基因已被识别，它编码参与初级绒毛组织和装配的蛋白（Ferrante et al, 2001；Romio et al, 2004），许多细胞群表面都有这些小收缩蛋白。目前已经越来越清楚，纤毛是发育过程中细胞信号传递的重要介质，最近建立的人 OFD-1 小鼠模型表明，正常纤毛在这种情况下的形成是有缺陷的（Ferrante et al, 2006）。

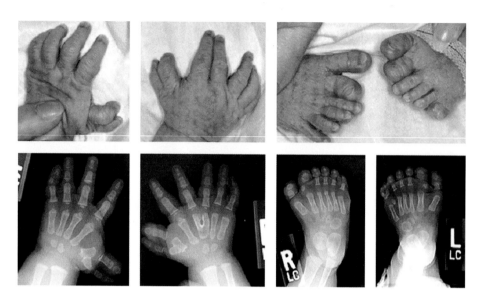

图 13.21　与口—面—指综合征相关的肢体畸形，包括手和脚的畸形、多指畸形、不同程度的短指畸形、并指畸形和指弯曲。

(经Springer Science和商业媒体授权, 转载自Hayes, L.L., Simoneaux, S.F., Palasis, S., et al., 2008., Laryngeal and tracheal anomalies in an infant with oral-facial-digital-syndrome type VI (Váradi-Papp): report of a transitional type. Ped Radiol 38, 994–998.)

前脑无裂畸形

　　前脑无裂畸形（HPE；OMIM 236100）是一种具有临床异质性的复杂的前脑发育缺陷，大脑半球不能分裂成明显的两半（Muenke & Beachy，2000）。这种潜在的大脑畸形对面中部的发育有深远的影响(图 13.22)。最严重的情况下，前脑无法分裂，面部以独眼畸形为特征，一只孤立的眼睛位于未发育的鼻子下方，伴有中线处唇裂和腭裂。HPE 是胚胎致死率最高的原因之一，流产的比例约为 1：250，新生儿的死亡率约为 1：15 000。

　　在一些 HPE 病例中，已经证实了分子缺陷；HPE-3 型（OMIM 142945）是由 Shh 基因突变所致。Shh 编码一个重要的信号分子，它在胚胎的许多区域都表达，包括脊索前板（见图 2.6）。该区域信号的缺乏导致人类和小鼠的前脑分裂失败和 HPE。Shh 也在早期面部表达，在这一发育阶段功能的缺失可能导致面中线的轻度缺陷，包括在乳牙列或恒牙列只形成一颗孤立的中切牙（SMMCI）（图 13.23）。患 SMMCI 者的后代会患有 HPE；因此，SMMCI 是一个公认的风险因素，可能是常染色体显性遗传性 HPE 中最温和的表现之一（Nanni et al，2001）。小鼠是研究 HPE 的有效工具，可以通过删除编码 Shh 通

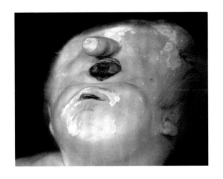

图 13.22　严重的前脑无裂畸形

(感谢伦敦国王学院、戈登博物馆提供图片)

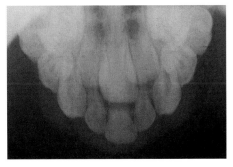

图 13.23　乳牙列与恒牙列均只有一颗上颌中切牙(SMMCI)

路中的成分的基因,生成不同严重程度的 HPE 模型(图 13.24)。

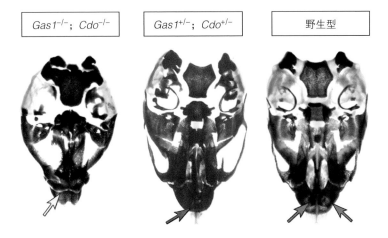

| $Gas1^{-/-}$；$Cdo^{-/-}$ | $Gas1^{+/-}$；$Cdo^{+/-}$ | 野生型 |

图 13.24　HPE 小鼠模型。Shh 共受体 Gas1 和 Cdo 发生突变的小鼠颅骨,切片染色如图(骨为红色,软骨为蓝色)。野生型小鼠有两颗上颌中切牙(绿色箭头所示);然而,Gas1 和 Cdo 功能共同缺失的杂合子小鼠呈现轻症型 HPE 和单颗上颌中切牙(红色箭头所示)。Gas1 和 Cdo 功能均完全丧失,则导致更加严重的 HPE 和显著的颜面畸形,包括面部骨组织缺失,前颌骨早期骨性融合和上颌中切牙缺失(黄色箭头所示)

(图片来自 *Maisa Seppala*)

胎儿酒精综合征

胎儿酒精综合征(fetal alcohol syndrome,FAS)是怀孕期间饮酒过量的直接结果(Jones et al,1973)。据估计,全球范围内,FAS 在不同程度上影响大约

1/100 的新生儿,它也是学习障碍最常见的原因(O'Leary,2004)。FAS 主要的特点包括:

- 躯体发育迟缓。
- 典型的面部特征,包括短扁鼻、面中部发育不足,上唇唇红边缘薄和人中界限不清。
- 腭裂(在更严重的病例中)。
- 中枢神经系统功能障碍。

这种疾病的严重程度与怀孕期间摄入酒精的量和时间成正比。在最极端的情况下,FAS 是 HPE 的一种表现形式。此外,虽然酒精致畸的确切机制尚不完全清楚,但是将发育中的小鸡胚胎置于乙醇环境中会导致颅面区神经嵴细胞群死亡。

(贺娇娇　译,刘佳　审)

进一步阅读

Cobourne, M.T., 2012. Frontiers of Oral Biology Volume 16: Cleft Lip and Palate – Epidemiology, Aetiology and Treatment. (Volume 16). Karger Press, Basel.

Epstein, C.J., Erickson, R.P., Wynshaw-Boris, A., 2004. Inborn Errors of Development: the Molecular Basis of Clinical Disorders of Morphognesis. Oxford University Press, Oxford.

Hennekam, R.C.M., Krantz, I.D., Allanson, J.E., 2010. Gorlin's Syndromes of the Head and Neck. Oxford University Press, New York.

Online Mendelian Inheritance in Man (OMIM). Available at <http://www.nslijgenetics.org/search_omim.html>.

参考文献

Becker, A., Lustmann, J., Shteyer, A., 1997a. Cleidocranial dysplasia: part 1 – general principles of the ortho-dontic and surgical treatment modality. Am. J. Orthod. Dentofacial Orthop. 111, 28–33.

Becker, A., Shteyer, A., Bimstein, E., et al., 1997b. Cleidocranial dysplasia: part 2 – treatment protocol for the orthodontic and surgical modality. Am. J. Orthod. Dentofacial Orthop. 111, 173–183.

•• Benko, S., Fantes, J.A., Amiel, J.A., et al., 2009. Highly conserved non-coding elements on either side of SOX9 associated with Pierre Robin sequence. Nat. Genet. 41, 359–364. **The first reported association between SOX9 regulation and Pierre Robin sequence, providing further evidence of a genetic basis to this condition.**

Bergland, O., Semb, G., Abyholm, F.E., 1986. Elimination of the residual alveolar cleft by secondary bone grafting and subsequent orthodontic treatment. Cleft Palate J. 23, 175–205.

• Cash, A.C., 2012. Orthodontic treatment in the management of cleft lip and palate. Front Oral Biol 16, 111–123. **A definitive account of contemporary orthodontic management of individuals with cleft lip and palate from birth until adulthood.**

Cousley, R., Naora, H., Yokoyama, M., et al., 2002. Validity of the Hfm transgenic mouse as a model for hemifacial microsomia. Cleft Palate Craniofac. J. 39, 81–92.

Daskalogiannakis, J., Ross, R.B., Tompson, B.D., 2001. The mandibular catch-up growth controversy in Pierre Robin sequence. Am. J. Orthod. Dentofacial Orthop. 120, 280–285.

Delaire, J., 1978. Theoretical principles and technique of functional closure of the lip and nasal aperture. J. Maxillofac. Surg. 6, 109–116.

Dixon, J., Dixon, M.J., 2004. Genetic background has a major effect on the penetrance and severity of craniofacial defects in mice heterozygous for the gene encoding the nucleolar protein Treacle. Dev. Dyn. 229, 907–914.

•• Dixon, M.J., Marazita, M.L., Beaty, T.H., et al., 2011. Cleft lip and palate: understanding genetic and environmental influences. Nat. Rev. Genet. 12, 167–177. **A contemporary overview of the genetics underlying orofacial cleft disorders.**

Ferrante, M.I., Giorgio, G., Feather, S.A., et al., 2001. Identification of the gene for oral-facial-digital type I syndrome. Am. J. Hum. Genet. 68, 569–576.

Ferrante, M.I., Zullo, A., Barra, A., et al., 2006. Oral-facial-digital type I protein is required for primary cilia formation and left-right axis specification. Nat. Genet. 38, 112–117.

Fraser, F.C., 1970. The genetics of cleft lip and cleft palate. Am. J. Hum. Genet. 22, 336–352.

Gritli-Linde, A., 2007. Molecular control of secondary palate development. Dev. Biol. 301, 309–326.

• Jayaram, R., Huppa, C., 2012. Surgical correction of cleft lip and palate. Front Oral Biol 16, 101–110. **A contemporary review of the surgical anatomy and current surgical techniques available for the repair of cleft lip, palate and velopharyngeal insufficiency.**

• Jiang, R., Bush, J.O., Lidral, A.C., 2006. Development of the upper lip: morphogenetic and molecular mechanisms. Dev. Dyn. 235, 1152–1166. **A contemporary overview of upper lip formation from both an embryological and molecular standpoint.**

Jones, K.L., Smith, D.W., Ulleland, C.N., et al., 1973. Pattern of malformation in offspring of chronic alcoholic mothers. Lancet 1, 1267–1271.

•• Jones, N., Lynn, M.L., Gaudenz, K., et al., 2008. Prevention of the neurocristopathy Treacher Collins syndrome through inhibition of p53 function. Nat. Med. 14, 125–133. **An important publication demonstrating that an understanding of the molecular pathways underlying an inherited disorder can provide avenues for pharmacologically-mediated preventative strategies.**

Kelberman, D., Tyson, J., Chandler, D.C., et al., 2001. Hemifacial microsomia: progress in understanding the genetic basis of a complex malformation syndrome. Hum. Genet. 109, 638–645.

Kere, J., Srivastava, A.K., Montonen, O., et al., 1996. X-linked anhidrotic (hypohidrotic) ectodermal dysplasia is caused by mutation in a novel transmembrane protein. Nat. Genet. 13, 409–416.

Kobus, K., Wojcicki, P., 2006. Surgical treatment of Treacher Collins syndrome. Ann. Plast. Surg. 56, 549–554.

•• Komori, T., Yagi, H., Nomura, S., et al., 1997. Targeted disruption of Cbfa1 results in a complete lack of bone formation owing to maturational arrest of osteoblasts. Cell 89, 755–764. **These two investigations published simultaneously in the journal Cell (see also Otto et al.) described mice engineered to lack the function of Cbfa1 (now called Runx2). Runx2 encodes a transcription factor essential for the terminal differentiation of osteoblasts. Without normal function of Runx2, there is no bone.**

•• International Human Genome Sequencing Consortium, 2001. Finishing the euchromatic sequence of the human genome. Nature 409, 860–921.

•• International Human Genome Sequencing Consortium, 2004. Initial sequencing and analysis of the human genome. Nature 431, 931–945. **These two landmark publications describe the initial sequencing and analysis of the human genome.**

•• Lee, B., Thirunavukkarasu, K., Zhou, L., et al., 1997. Missense mutations abolishing DNA binding of the osteoblast-specific transcription factor OSF2/CBFA1 in cleidocranial dysplasia. Nat. Genet. 16, 307–310. **Along with Mundlos et al, 1997 the first identification of CBFA1 (RUNX2) as the gene mutated in cleidocranial dysplasia, encoding a transcription factor essential for osteoblast differentiation. The old saying: 'no genes for bones' is untrue.**

Lidral, A.C., Murray, J.C., 2004. Genetic approaches to identify disease genes for birth defects with cleft lip/palate as a model. Birth Defects Res. A. Clin Mol. Teratol. 70, 893–901.

• Mars, M., Houston, W.J., 1990. A preliminary study of facial growth and morphology in unoperated male unilateral cleft lip and palate subjects over 13 years of age. Cleft Palate J. 27, 7–10. **An early investigation of unoperated Sri Lankans with unilateral CLP, providing evidence that in the absence of surgical intervention facial growth is remarkably normal.**

Mars, M., Plint, D.A., Houston, W.J., et al., 1987. The Goslon Yardstick: a new system of assessing dental arch relationships in children with unilateral clefts of the lip and palate. Cleft Palate J. 24, 314–322.

•McKeown, S.J., Bronner-Fraser, M., 2008. Saving face: rescuing a craniofacial birth defect. Nat. Med. 14, 115–116. *An excellent overview of the work carried out by Jones et al, 2008 in preventing Treacher Collins syndrome through pharmacological intervention.*

Monreal, A.W., Ferguson, B.M., Headon, D.J., et al., 1999. Mutations in the human homologue of mouse dl cause autosomal recessive and dominant hypohidrotic ectodermal dysplasia. Nat. Genet. 22, 366–369.

Muenke, M., Beachy, P.A., 2000. Genetics of ventral forebrain development and holoprosencephaly. Curr. Opin. Genet. Dev. 10, 262–269.

Mulliken, J.B., 2000. Repair of bilateral complete cleft lip and nasal deformity – state of the art. Cleft Palate Craniofac. J. 37, 342–347.

••Mundlos, S., Otto, F., Mundlos, C., et al., 1997. Mutations involving the transcription factor CBFA1 cause cleidocranial dysplasia. Cell 89, 773–779. *Along with Lee et al, 1997 the first identification of CBFA1 (RUNX2) as the gene mutated in cleidocranial dysplasia, encoding a transcription factor essential for osteoblast differentiation. The old saying: 'no genes for bones' is untrue.*

Nanni, L., Ming, J.E., Du, Y., et al., 2001. SHH mutation is associated with solitary median maxillary central incisor: a study of 13 patients and review of the literature. Am. J. Med. Genet. 102, 1–10.

Naora, H., Kimura, M., Otani, H., et al., 1994. Transgenic mouse model of hemifacial microsomia: cloning and characterization of insertional mutation region on chromosome 10. Genomics 23, 515–519.

O'Leary, C.M., 2004. Fetal alcohol syndrome: diagnosis, epidemiology, and developmental outcomes. J. Paediatr. Child Health 40, 2–7.

••Otto, F., Thornell, A.P., Crompton, T., et al., 1997. Cbfa1, a candidate gene for cleidocranial dysplasia syndrome, is essential for osteoblast differentiation and bone development. Cell 89, 765–771. *These two investigations published simultaneously in the journal Cell (see also Komori et al.) described mice engineered to lack the function of Cbfa1 (now called Runx2). Runx2 encodes a transcription factor essential for the terminal differentiation of osteoblasts. Without normal function of Runx2, there is no bone.*

Poswillo, D., 1968. The aetiology and surgery of cleft palate with micrognathia. Ann. R. Coll. Surg. Engl. 43, 61–88.

Poswillo, D., 1973. The pathogenesis of the first and second branchial arch syndrome. Oral Surg. Oral Med. Oral Pathol. 35, 302–328.

••Rainger, J.K., Bhatia, S., Bengani, H., et al., 2014. Disruption of SATB2 or its long-range cis-regulation by SOX9 causes a syndromic form of Pierre Robin sequence. Hum. Mol. Genet. 23, 2569–2579. *This investigation demonstrates that the DNA-binding proteins SATB2 and SOX9 may act together via complex cis-regulation to coordinate growth of the developing jaw and that this interaction is implicated in Pierre Robin sequence (see also Benko et al, 2009)*

Rivera-Perez, J.A., Mallo, M., Gendron-Maguire, M., et al., 1995. Goosecoid is not an essential component of the mouse gastrula organizer but is required for craniofacial and rib development. Development 121, 3005–3012.

Roberts-Harry, D., Sandy, J.R., 1992. Repair of cleft lip and palate: 1. Surgical techniques. Dent. Update 19, 418–423.

Romio, L., Fry, A.M., Winyard, P.J., et al., 2004. OFD1 is a centrosomal/basal body protein expressed during mesenchymal-epithelial transition in human nephrogenesis. J. Am. Soc. Nephrol. 15, 2556–2568.

Sandy, J., Williams, A., Mildinhall, S., et al., 1998. The Clinical Standards Advisory Group (CSAG) Cleft Lip and Palate Study. Br. J. Orthod. 25, 21–30.

Sandy, J.R., Roberts-Harry, D., 1993. Repair of cleft lip and palate: 2. Evaluation of surgical techniques. Dent. Update 20, 35–37.

Schendel, S.A., 2000. Unilateral cleft lip repair – state of the art. Cleft Palate Craniofac. J. 37, 335–341.

Shaw, W.C., Dahl, E., Asher-Mcdade, C., et al., 1992. A six-center international study of treatment outcome in patients with clefts of the lip and palate: Part 5. General discussion and conclusions. Cleft Palate Craniofac. J. 29, 413–418.

Singleton, A.B., 2011. Exome sequencing: a transformative technology. Lancet Neurol. 10, 942–946.

Tan, T.Y., Kilpatrick, N., Farlie, P.G., 2013. Developmental and genetic perspectives on Pierre Robin sequence. Am J Med Genet Part C Sem Med Genet 163C, 295–305.

•• Treacher Collins Collaborative Group, 1996. Positional cloning of a gene involved in the pathogenesis of Treacher Collins syndrome. Nat. Genet. 12, 130–136. **The first identification of TCOF1 *as the gene mutated in Treacher Collins syndrome.***

Wilkie, A.O., 1997. Craniosynostosis: genes and mechanisms. Hum. Mol. Genet. 6, 1647–1656.

Wilkie, A.O., Morriss-Kay, G.M., 2001. Genetics of craniofacial development and malformation. Nat. Rev. Genet. 2, 458–468.

Yamada, G., Mansouri, A., Torres, M., et al., 1995. Targeted mutation of the murine goosecoid gene results in craniofacial defects and neonatal death. Development 121, 2917–2922.

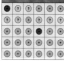

第十四章
循证正畸学

任何医疗干预措施的基本目标都是为患者提供最好的结果。正畸治疗没有什么不同,应始终在循证医学的范围内进行,其定义为:

- 整合最佳研究证据并与临床专业知识、患者价值和患者情况相结合(Straus et al, 2011)。

循证医学常规实践中有许多步骤(专栏 14.1),但关键的组成部分是积累最高质量的证据。不幸的是,所有的研究设计(事实上,具有相同设计的研究)都是不同等的。在正畸学的许多领域中,近代证据基础薄弱。对于正畸医师来说,重要的是能够吸收现有的证据并为患者提供最好的治疗。

专栏 14.1　实践循证医学的五个步骤

1. 提出正确的临床问题
2. 找到最佳的证据
3. 严格评估证据
4. 将批判性评估与临床实践和患者结合起来
5. 评估的有效性

(Adapted from Straus et al, 2011)

证据等级

许多不同的研究设计可用于评估特定医疗干预措施的有效性。证据等级结构提供了一个普遍接受的框架,可以根据实验设计对这些证据进行排序。在可以获得的不同类型的证据中,通常包括以下内容,并按照优劣顺序列出(图 14.1):

- 系统回顾是医学文献的综合回顾,通常与特定的治疗或干预有关。它使用特定的和可重复的方法来进行明确的文献检索并严格地评估各项研究。Meta 分析是一种特殊类型的系统评价,它综合并总结了多个研究的定量数据并使用适当的统计方法得出关于干预的总体效果的结论。

- 随机对照试验（randomized controlled trial, RCT）是一项前瞻性研究，包括将参与者随机分配到实验组或对照组，并随时间推移追踪结果或有意义的结果。
- 队列研究是一项观察性研究，涉及对两组（队列）患者的鉴别。一组接受特定的干预，而另一组则没有。然后在两个样本中追踪有意义的结果。队列研究可以是回顾性或前瞻性的。
- 病例对照研究是一项观察性的回顾性研究，该研究识别有或没有意义结果的病例，并比较它们，以确定结果与暴露于某些危险因素之间的关联。
- 病例系列分析仅仅是对一系列患者的特定结果的描述性报告，无对照组。
- 病例报告是对单个患者的特定结果的描述。
- 临床意见是某个临床医师基于个人经验、专业知识和判断力得出的意见。

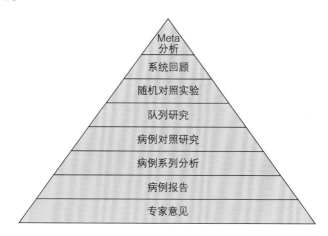

图 14.1 证据等级。金字塔代表与不断上升的研究相关证据的偏倚程度下降。金字塔底部直至随机对照试验为止的区域代表了主要研究，而系统回顾和 Meta 分析则代表了次要研究

从这个列表中可以清楚地看出，适当进行的 RCT（无论是单独进行还是作为系统评价的一部分进行），可为评估特定治疗干预措施的结果提供最佳的可用证据。

然而，观察性研究对于建立大量人群的预后和诊断模型是有用的，并且当 RCT 不可行时也可以使用观察性研究。此外，病例系列和病例报告可以向临床医师介绍异常和罕见的病症或结果，或新的技术以及治疗方法。这可以为将来的研究提供更强大的研究设计基础。

- STROBE（加强流行病学观察性研究报告）是一个由流行病学家、方法

学家、统计学家、研究者和期刊编辑共同发起的国际合作项目,旨在改善观察性研究的实施和推广(von Elm et al,2007)。

随机对照试验

随机对照试验是前瞻性研究的一种形式,涉及将两种或更多种干预措施随机分配给一组个体。它们被视为研究不同治疗干预措施有效性的金标准,提供一致且无偏倚的效果评估。通过将人群随机分配到不同的干预措施中,并以相同的方式对其进行追踪,可以在样本之间实现治疗前的等效性,并且将选择偏倚最小化。重要的是,由于这种治疗前的等效性,任何结果的差异都将归因于干预措施。

- 有学者已经提出了一个 CONSORT(报告试验综合标准)声明,以帮助改善两个并行设计 RCT 的报告(Schulz et al,2010)。

该声明提供了一个 CONSORT 清单和流程图,有助于理解 RCT 的设计、实施和分析,从而评估结果的有效性(图 14.2)。

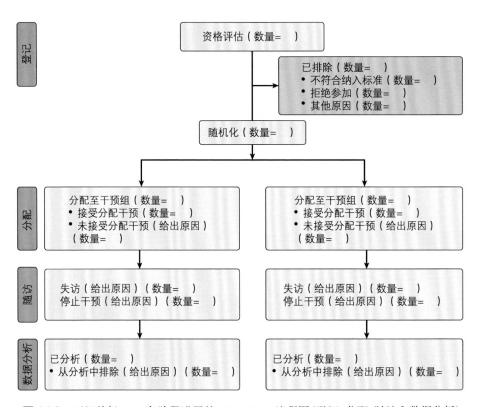

图 14.2　两组并行 RCT 各阶段进展的 CONSORT 流程图(登记,分配,随访和数据分析)

在过去 10 年中,正畸治疗中进行的随机对照试验数量稳步增加,这是一件好事。然而,应该记住的是,RCT 作为研究工具并不是无可非议的(专栏 14.2)。将它们妥善组织起来十分困难,即使资金充足,实施起来也十分昂贵;在某些情况下它们也可能不切实际,并可能涉及伦理问题。有趣的是,许多正畸随机对照试验往往未能发现不同干预措施之间的差异,并且在某些情况下,它们只是证实了之前回顾性研究的结果(Meikle,2005)。

专栏 14.2 随机对照试验(RCTs)的缺点

- RCT 昂贵且耗时。
- 在某些情况下,随机分配干预可能是不符合伦理的,因此不适合用 RCT 进行调查。
- 试验中的临床医师可能被迫采取他们不希望做的干预措施(例如,使用特定的功能矫治器)。
- RCT 并不总是考虑受试者之间的异质性。
- 最有可能从干预中受益的受试者不一定在 RCT 中被识别。
- RCT 内的受试者不一定代表其他人群。

系统回顾

对于任何特定主题或干预措施,系统回顾可为医疗保健专业人员提供来自全世界文献的最佳可用的总结证据。系统回顾不同于传统的叙述性综述,因为它们使用已定义的、具体的和可重复的方法来搜索,批判性地评价和评估现有文献。叙述性综述并没有做到这一点,它往往依赖于没有说明的方法,更容易受到作者个人观点的影响,因此存在较高的偏倚风险。

PRISMA 指南(系统回顾和 meta 分析的首选报告项目)可帮助作者改进系统回顾和 meta 分析报告(Moher et al,2009)。

PRISMA 指南包括一个 27 个项目的清单和一个四阶段流程图,以清楚地说明用于评审的方法(图 14.3)。

偏倚风险

偏倚是从临床试验得出结果的系统误差,这可能导致真实干预效果的低估或高估。不同研究之间存在的偏倚风险不同,这有助于解释结果的变化或异质性;而系统回顾的一个重要组成部分是对纳入的研究进行偏倚风险评估。在 Cochrane 系统回顾中,它构成了回顾过程的特定部分,并被描述为偏倚风

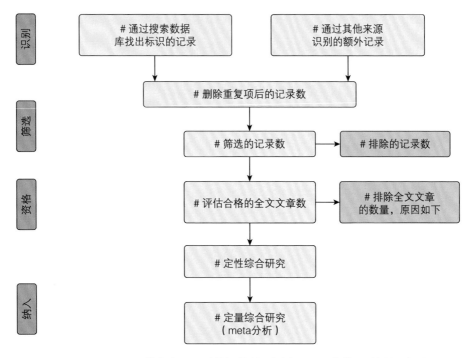

图 14.3 PRISMA 信息流经过系统评价的不同阶段(识别,筛选,资格,纳入)

险工具,通常以简单的图表进行总结(图 14.4)。该工具反映了临床试验中潜在的偏倚来源量:

- 选择偏倚是指在一项研究中被比较的群体基本特征的系统性差异。干预措施的分配方法必须基于随机过程(序列生成)。此外,不应该事先知道这些随机分配(即分配隐藏)。
- 绩效偏倚是指在提供给这些群体的治疗方面的系统性差异,或者在研究中调查的干预措施之外的其他因素暴露程度差异。理想情况下,应该对研究参与者和人员进行盲选(尽管这并不总是可行的),以减少接受干预的信息而不是干预本身可能影响结果的风险。盲选的存在也确保了在研究期间各组接受相似的关注、辅助治疗和诊断研究。
- 检测偏倚指的是在研究中各组间记录结果的系统差异。对结果评估者进行盲选(或遮蔽)可能会降低这种风险,即接受干预的信息,而不是干预本身,影响结果的评估。结果评估者的盲选性对于主观结果的评估尤其重要,例如术后疼痛程度。
- 失访偏倚指的是研究组之间退出的系统差异。从研究中退出会导致结果数据不完整,从数据分析中排除丢失的受试者,可能会产生对干预措

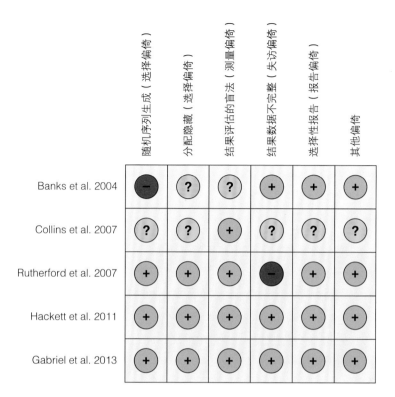

图 14.4　五种研究的偏倚风险汇总(左侧列出)。绿色(+)、黄色(？)和红色圆(−)分别描述了是否不存在特定的偏倚风险(垂直列出),是否无法从研究中包含的信息中辨别出来或是否存在偏倚风险[绿色(+),黄色(？)和红色(−)]

施反应不同的人群。建议进行意向治疗分析,其中应包括所有试验参与者。

- 报告或发表偏倚指的是研究报告和未报告的结果之间的系统差异。在已发表的报告中,统计上有显著差异的分析比没有显著差异的分析更容易被报道,并且有益的分析比有害的分析更容易被报道。这可能导致治疗效果被高估,而在系统评价汇总数据时,这一情况可能会更加复杂。
- 也可能存在其他偏倚来源,这与特定的试验设计或临床环境有关。

Meta 分析

Meta 分析过程涉及汇总来自系统回顾中确定的研究数据,然后进行正式的统计分析。它是基于多项研究的结果,这些研究已被系统地评价为质量高且偏倚风险低。

如果我们打算使用特定的正畸干预措施来影响结果测量(也称为效应测

量),我们需要知道干预措施对结果的相对益处或危害,其由治疗效果的测量值表示(也被称为效应量或效果评价)。

- 在 meta 分析中,计算每项个体研究的治疗效果大小,然后计算总体治疗效果,作为这些个体研究统计的加权平均值。

Meta 分析中的每项研究都基于其结论的强度,以比例的方式对这个加权平均值作出贡献。Meta 分析的结果通常以森林图表示,该图是以整体比例绘制总体效应大小及其置信区间的图形表示。森林图提供了 meta 分析结果的图形摘要,其中:

- 方便地确定结果中的模式。
- 突出强调一致和不一致之处。
- 提供来自多个研究的同时期综合结果。

效应量

一项调查表明,对一特定的正畸干预的结果指标是"具有统计学意义",这意味着这种效果不太可能是偶然发生的。然而,在处理调查多项特定干预措施的研究时,效应量更为重要。与统计意义不同,效应量的计算会考虑到样本量,并相应地进行"加权"。

- 假设存在类似水平的偏倚,则一项研究报告的效应量大而包含个体量少,则该研究的权重要小于那些效应量小但样本量大的研究。这是因为效应量的精确度与样本量成反比,而不精确的研究比精确的研究权重要小。这将在森林图中的整体效果大小中得到反映。

在临床研究中使用不同类型的观察指标,例如连续数据(这些指标可以是沿着特定连续区域的有限值范围,例如用功能矫治器治疗前后的下颌单位长度)或二进制数据(这些指标只有两个值,例如两组患者早期使用功能矫治器时切牙创伤的发生率:要么早期使用功能矫治器,要么未使用功能矫治器;要么经历了切牙创伤,要么没有)。为了计算效应量,我们需要考虑观察指标是连续的还是二进制的:

- 对于连续的结果,数据通常用平均值和标准差表示,效应量用组间平均差值表示(平均差异为零,意味着组间没有差异)。
- 对于二进制结果,数据通常被表示为风险或优势比,这实质上是两种稍微不同的方法来计算干预组而不是对照组中发生的事件(结果)的风险或概率。

解读森林图

森林图通常由从左到右的五列组成(图 14.5)。在第 1 列中,每一个被纳

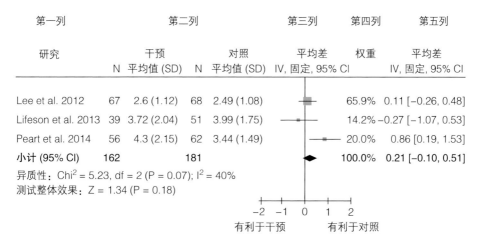

图 14.5 森林图解说明特定干预与对照的影响。在这种情况下,包括了三个研究,这些研究列在第 1 列中。结果数据是连续的,因此在第 2 列中用平均值以及标准偏差表示(注意对于二进制结果,通常数据表示为风险或优势比并以对数标度绘制:以 1 表示无效果,0.01~1 表示有利于干预,1~100 表示有利于对照。第 3 列中可以看到实际的森林图。第 4 列中显示分配给每个研究的百分比权重,并且在第 5 列中看到汇总效应大小数据(具有 95% 置信区间)。还包括异质性的度量 Chi^2 和 I^2,I^2 为 40%,表明异质性相对较低(因此进行了固定效应分析)。对于这种特殊干预,与对照相比,统计学上没有显著差异(菱形穿过无效线)

入 meta 分析的研究都按时间顺序列出。第 2 列提供了与每个研究记录的观察指标和纳入研究的观察指标相关的数据。第 3 列包含实际森林图本身。第 3 列中的垂直线表示无效线,这意味着干预和对照之间没有差异(或零假设)。这条线左边的值有利于干预,而右边的则有利于对照。理想情况下,所有的研究应该显示相同的基本效应(即所有的研究都应该位于无效线的同一侧),即使它们的效率大小不同。研究的置信区间也很重要,因为如果它与垂直线重叠,这意味着结果并不显著。图本身包括一个正方形,一条横线穿过它,正方形的中点代表每个研究的效应量,正方形的面积代表权重(面积越大,效果越大)。水平线显示效应量的 95% 置信区间(这意味着群体中的真实效应有 95% 的可能性在此范围内)。底部的黑色菱形表示干预的整体效应量,其中菱形的宽度显示置信区间。这种总体效应量是对特定人群干预的真正效果的最佳猜测,当然对于固定效应模型也是如此。第 4 列包含每项研究的百分比权重数据。第 5 列包含每项研究和总体的汇总效应量数据(95% 置信区间)。

森林图还将包含相关研究的异质性度量,该方法可以对统计结果背后是否存在真正的差异进行统计估计,或者对这种差异是否仅仅是偶然的提供统计估计。卡方(Chi^2 或 X^2)是由用于导出 P 值的统计检验得到的异质性的检验统计量;自由度(df)等于试验次数减 1,这些值用于计算 P 值。Higgins I^2 统计量是异质性的另一个度量标准(异质性导致的样本估计值之间的差异百分比)。

异质性

Meta 分析中各个研究之间几乎总是存在差异。干预的真实效果的差异称为异质性,可能由以下因素引起:

- 样本量和参与者的差异。
- 正在调查的具体干预措施的差异。
- 在不同的调查中研究结果的方法不同。

除非 meta 分析中包含的所有研究都以相同的方式进行,否则很可能存在一些异质性,对森林图的简要检查可以提供一些线索:

- 理想情况下,单个效应估计值应与汇总效应估计值在同一侧。
- 置信区间应全部重叠。

进行系统回顾时,重要的是确保异质性降至最低。实现这一点的策略包括确保从各个研究中提取的数据是正确的,不合并低质量或根本不同的研究,事实上,如果认为现有研究过于单一,则不应进行 meta 分析。

研究者可以进行更多的正式统计检验来检测异质性,这些检验通常也包含在森林图中,位于研究清单之下。这些测试将使用零假设,即研究之间存在同质性。常用的检验方法是 Higgins I^2 统计量,它是一种衡量异质性如何影响 meta 分析的方法,它代表了由异质性而非偶然导致的研究间总变异百分比:

- I^2 值越高,整个研究的变异性由异质性而非偶然引起的可能性越大。
- $I^2 = 25\%$,50% 和 75% 的值分别为低、中、高异质性(Higgins et al,2003)。

固定效应和随机效应分析

异质性的存在会影响在 meta 分析中使用的模型类型。在低异质性($I^2 < 50\%$)的情况下,固定效应统计分析是合适的,而对于高度异质性($I^2 \geqslant 50\%$),应该使用随机效应分析:

- 固定效应分析假定每项研究都估计相同的真实效应大小,并且它们之间的任何差异都是由于偶然造成的。在这个模型中,较大的研究被赋予更多的权重。整体总效应量通常更精确。
- 随机效应分析假设每个研究具有不同的真实效果,并且这些差异中一些是由于异质性而不是偶然性造成的。在这个模型中,差异是可预期的,较小的研究将给予更多的权重。随机效应分析对总体总效应产生更宽的置信区间,这意味着整体效应量不太准确。

分析类型将影响 meta 分析的结果和解释。在异质性存在的情况下,在随机效应中,与合并估计相关的置信区间比固定效应模型更宽(图 14.6)。

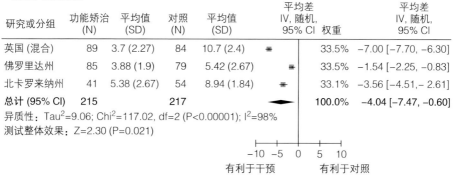

图 14.6 通过对早期和晚期使用功能矫治器治疗效果的系统评价重新绘制的森林图。在这种情况下,显示与覆盖减少相关的 meta 分析(Harrison et al,2007;Thiruvenkatachari et al,2013)。上图显示了 2007 年分析得出的森林图,而下图显示了 6 年后,即 2013 年进行的最新 meta 分析的图表。图表实际上与同样的三个随机对照试验相关,包含相同的数据,但是2007 年图中(上图)进行了随机效应分析,而 2013 年图中(下图)进行了固定效应分析。虽然总体结果是相同的(不出意料,与不治疗相比,早期进行功能性矫治确实有利于覆盖的减少),但整体效应(黑色菱形)估计的置信区间与固定效应分析相比要窄得多。纳入的研究之间的异质性肯定很高:I² 值为 98%,三项独立研究的置信区间完全没有重叠(Schroll et al,2011)

Cochrane 协作网

Cochrane 协作网是一个国际网络,致力于在各个医疗领域传播高质量的证据。该合作项目的名称来自 Archie Cochrane,他是一位著名的苏格兰流行学家,他强烈建议使用 RCT 和系统回顾来为医疗保健提供信息(Cochrane,1972)。

该合作的主要作用之一是促进 Cochrane 系统回顾的准备和传播,Cochrane 系统回顾保存在 Cochrane 系统回顾数据库中,是 Cochrane 图书馆的一部分。相关卫生保健工作者提出并准备评审主题,必须明确解决所提出的问题。Cochrane 对这些回顾的核对和评估有严格的标准,并且必须定期更新。现在数据库中有超过 5 000 篇评价,它们都是免费的,并支持临床医师根据最新的和可靠的证据做出医疗决策。

口腔正畸学现已成为 Cochrane 系统回顾数据库中的代表性专业,具有大量评审方案、完整的评价以及越来越多的最新评价,这些都可以在线免费获取。事实上,自本教材第 1 版出版以来,已经发表了 13 篇关于口腔正畸学新的或更新的系统回顾,内容涉及从帮助停止吮指习惯到磨牙颊管的粘接剂(表 14.1)。然而,这些系统回顾中反复出现的主题是缺乏可用于正确告知临床正畸实践的高质量证据,还有很多工作要补充。

在这本教科书中,我们试图在现有最佳证据的背景下,综合当代正畸实践的理论基础,尽管在许多情况下这仍然是缺乏的。

表 14.1　口腔正畸学 Cochrane 系统回顾 2011-15

Borrie FR, Bearn DR, Innes NP, Iheozor-Ejiofor Z (2015). Interventions for the cessation of non-nutritive sucking habits in children. Cochrane Database Syst. Rev. 3: CD008694.

Agostino P, Ugolini A, Signori A, Silvestrini-Biavati A, Harrison JE, Riley P (2014). Orthodontic treatment for posterior crossbites. Cochrane Database Syst. Rev. 8: CD000979.

Jambi S, Walsh T, Sandler J, Benson PE, Skeggs RM, O'Brien KD (2014). Reinforcement of anchorage during orthodontic brace treatment with implants or other surgical methods. Cochrane Database Syst. Rev. 8: CD005098.

Benson PE, Parkin N, Dyer F, Millett DT, Furness S, Germain P (2013). Fluorides for the prevention of early tooth decay (demineralised white lesions) during fixed brace treatment. Cochrane Database Syst. Rev. 12: CD003809.

Hu H, Li C, Li F, Chen J, Sun J, Zou S, Sandham A, Xu Q, Riley P, Ye Q (2013). Enamel etching for bonding fixed orthodontic braces. Cochrane Database Syst. Rev. 11: CD005516.

Jambi S, Thiruvenkatachari B, O'Brien KD, Walsh T (2013). Orthodontic treatment for distalising upper first molars in children and adolescents. Cochrane Database Syst. Rev. 10: CD008375.

续表

Jian F,Lai W,Furness S,McIntyre GT,Millett DT,Hickman J,Wang Y (2013). Initial arch wires for tooth alignment during orthodontic treatment with fixed appliances. Cochrane Database Syst. Rev. 4:CD007859.

Thiruvenkatachari B,Harrison JE,Worthington HV,O'Brien KD (2013). Orthodontic treatment for prominent upper front teeth (Class II malocclusion) in children. Cochrane Database Syst. Rev. 11:CD003452.

Watkinson S,Harrison JE,Furness S and Worthington HV (2013). Orthodontic treatment for prominent lower front teeth (Class III malocclusion) in children. Cochrane Database Syst. Rev. 9:CD003451.

Yu Y,Sun J,Lai W,Wu T,Koshy S,Shi Z (2013). Interventions for managing relapse of the lower front teeth after orthodontic treatment. Cochrane Database Syst. Rev. 9:CD008734.

Minami-Sugaya H,Lentini-Oliveira DA,Carvalho FR,Machado MA,Marzola C,Saconato H,Prado GF (2012). Treatments for adults with prominent lower front teeth. Cochrane Database Syst. Rev. 5:CD006963.

Guo J,Li C,Zhang Q,Wu G,Deacon SA,Chen J,Hu H,Zou S,Ye Q (2011). Secondary bone grafting for alveolar cleft in children with cleft lip or cleft lip and palate. Cochrane Database Syst. Rev. 6:CD008050.

Millett DT,Mandall NA,Mattick RC,Hickman J,Glenny AM (2011). Adhesives for bonded molar tubes during fixed brace treatment. Cochrane Database Syst. Rev. 6:CD008236.

(文艺 译,刘佳 审)

进一步阅读

Akobeng, A.K., 2005. Evidence in practice. Arch. Dis. Child. 90, 849–852.
Akobeng, A.K., 2005. Principles of evidence based medicine. Arch. Dis. Child. 90, 837–840.
Akobeng, A.K., 2005. Understanding randomised controlled trials. Arch. Dis. Child. 90, 840–844.
Akobeng, A.K., 2005. Understanding systematic reviews and meta-analysis. Arch. Dis. Child. 90, 845–848.
  An excellent series of articles downloadable as a single PDF, which provide a useful introduction to evidence-based practice.
Pandis, N., Cobourne, M.T., 2013. Clinical trial design for orthodontists. J. Orthod. 40, 93–103.
Pandis, N., 2015. Biostatistics in Orthodontics. Design, analysis, reporting and synthesis of clinical studies. Zmk bern. Zahnmedizinische Kliniken der Universität Bern.
Papageorgiou, S.N., Xavier, G.M., Cobourne, M.T., 2015. Basic study design influences the results of orthodontic clinical investigation. J. Clin. Epidemiol. [Epub ahead of print].
The Internet has now produced a number of blog pages dedicated to evidence-based dentistry and orthodontics, the sites listed below represent two very interesting resources, that are continually being updated:
  Kevin O' Brien's Orthodontic Blog <http://kevinobrienorthoblog.com>.
  Dental Elf <http://www.thedentalelf.net>.

参考文献

Cochrane, A.L., 1972. Effectiveness and Efficiency. Random Reflections on Health Services. Nuffield Provincial Hospitals Trust, London. Reprinted in 1989 in association with the BMJ, Reprinted in 1999 for Nuffield Trust by the Royal Society of Medicine Press, London (ISBN 1-85315-394-X).

Harrison, J.E., O'Brien, K.D., Worthington, H.V., 2007. Orthodontic treatment for prominent upper front teeth in children. Cochrane Database Syst. Rev. (3), CD003452.

Higgins, J.P., Thompson, S.G., Deeks, J.J., et al., 2003. Measuring inconsistency in meta-analysis. BMJ 327, 557–560.

Meikle, M.C., 2005. Guest editorial: what do prospective randomized clinical trials tell us about the treatment of class II malocclusions? A personal viewpoint. Eur. J. Orthod. 27, 105–114.

Moher, D., Liberati, A., Tetzlaff, J., et al., 2009. Preferred reporting items for systematic reviews and meta-analyses: the PRISMA statement. BMJ 339, b2535.

Schulz, K.F., Altman, D.G., Moher, D., CONSORT Group, 2010. Statement: updated guidelines for reporting parallel group randomised trials. BMJ 340, c332.

Straus, S.E., Glasziou, P., Richardson, W.S., et al., 2011. Evidence-Based Medicine, fourth ed. Elsevier, Philadelphia.

Schroll, J.B., Moustgaard, R., Gøtzsche, P.C., 2011. Dealing with substantial heterogeneity in Cochrane reviews. Cross sectional study. BMC Med. Res. Methodol. 11, 22.

Thiruvenkatachari, B., Harrison, J.E., Worthington, H., et al., 2013. Orthodontic treatment for prominent upper front teeth (class II malocclusion) in children. Cochrane Database Syst. Rev. (11), CD003452. doi:10.1002/14651858.CD003452.pub3.

Von elm, E., Altman, D.G., Egger, M., et al., 2007. STROBE Initiative. Strengthening the Reporting of Observational Studies in Epidemiology (STROBE) statement: guidelines for reporting observational studies. BMJ 335, 806–808.